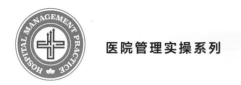

医院管理实操系列

QCC一案例一方法

医院品管圈大赛获奖案例
辅导与点评（上册）

余 波　曾艺鹏　主编

U0196080

复旦大学出版社

总顾问

刘庭芳　陈建平

编写指导委员会

余　波　施庆红　蔡振荣　熊伍军　曾艺鹏　余明华　缪　红
严　耀　陆惠平　易诚青　冯建军　周花仙　沈　顺　李剑锋
沈　杰　张　汉　卢　霞　吴晓君　刘　伟　王志华　段宏伟
严华芳　潘美珍　辛文琳　盛科美

编写委员会

主　　编　余　波　曾艺鹏
副主编　王　艳　龚婧如
编写人员　蔡　敏　陈　玲　陈　莉　陈丽华　富君丽　高培培
　　　　　季　音　孟祥红　毛爱华　马　倩　潘秀红　瞿海红
　　　　　瞿如意　沈梅娜　史哲溪　唐舒亚　唐晓雯　唐佳婉
　　　　　王　佳　徐　英　徐莉红　徐佳靖　叶钰芳　张乐乐

主编简介

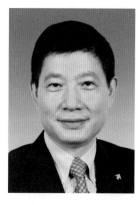

余 波 医学博士、主任医师、二级教授、复旦大学博士生导师、中欧EMBA、清华大学医院管理研究院硕士生导师、上海市医学重点专科学科带头人、上海工匠、上海市领军人才、国务院特殊津贴获得者。曾荣获"上海市仁心医者""上海市优秀共产党员"等荣誉称号。

现任复旦大学附属浦东医院院长、党委副书记，兼任中国质量协会医疗与健康分会副会长、中国医院品质管理联盟副主席、上海市医院协会副会长、中国医师协会血管外科医师分会常务委员、上海市医学会血管外科专科分会主任委员、上海市医师协会血管外科分会副会长等职。

在医院管理实践中，通过战略管理带领医院实现了跨越式发展，两次通过国际医院质量与安全标准认证，连续9年获得全国医院品管圈大赛一等奖，获浦东新区区长质量管理奖和上海市质量管理奖。2020年带领团队实施的"双'C'驱动卓越管理模型在医院管理中的应用"获人民网公立医院高质量发展典型案例及上海市医院管理创新成果三等奖。主编完成《公立医院战略管理案例与实操》及北京协和医学院研究生教材《医院战略管理》。

主编简介

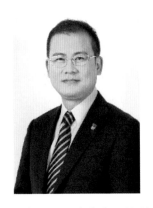

曾艺鹏　复旦大学附属浦东医院副院长、党委委员。

曾荣获复旦大学"十佳百优"（医务)十大优秀医院管理工作者、医院品质管理联盟优秀中层干部、医院品质管理联盟优秀个人；带领团队获全国医院品管圈大赛平衡计分卡专场一等奖、上海市医院协会医院管理创新奖、上海市企业管理现代化成果三等奖。

担任复旦大学临床医学院、河北医科大学临床系"现代医院质量评价与管理工具"课程设计与主讲；北京协和医学院研究生教材《医院战略管理》副主编、《医院管理工具》编委；《公立医院战略管理案例与实操》副主编。

担任医院品管圈大赛问题解决型品管圈专场评委、平衡计分卡专场评委、HFMEA&RCA专场评委、上海市经济和信息化委员会"质量标杆"评委、全国质协系统QC小组评委、河南省质量协会专家。

序 一

在当今的医疗领域，品质管理已成为提升医疗服务质量、提高患者满意度的重要手段。自 20 世纪 90 年代在海南省进行中国医院品管圈（quality control circle，QCC）发起与探索，最后在全国各家医院表现出的勃勃生机，我们看到了品管圈在医疗质量管理中的重要性。这本《QCC 一案例一方法：医院品管圈大赛获奖案例辅导与点评》的出版，是复旦大学附属浦东医院对品管圈在医疗领域应用探索实践的全面总结。

在余波院长的带领下，复旦大学附属浦东医院通过近 10 年时间，进行了基于质量管理工具应用的医院管理体系的建设，从医院战略管理到平衡计分卡设计，从医院问题解决型品管圈到课题研究型品管圈开展，从失效模式与效应分析到根本原因分析法工具应用，均展示了其管理工具运用的娴熟，也引领和推动着医院管理质量的提升。

本书精心挑选了 10 年来医院开展品管圈活动，并在全国医院品管圈大赛中取得优异成绩的获奖案例，包括了问题解决型和课题研究型品管圈的案例。这些案例不仅展示了品管圈在医疗领域的广泛应用，还充分体现了品管圈在提高医疗服务质量、降低成本、提高患者满意度等方面的实际成效。

值得一提的是，本书采用了圈长心得、辅导员讲评和院长点评方法，针对每个圈的案例进行个性化分析，这种分析方法不仅可以让读者更好地理解品管圈的理念和方法，还可以引导读者在实际工作中，思考如何运用品管圈工具，解决实际问题；以及在进行成果总结时，思考如何进行品管圈的评议和改进，是可供评委和辅导员、圈长和圈员学习的具有实战意义的参考书。

本书的出版对于推动品管圈在医疗领域的普及和应用具有重要意义。它不仅为读者提供了丰富的实践经验和智慧，还为医疗质量管理提供了新的思路和方法。我相信，本书也将成为医疗质量管理领域的一本重要参考书籍，为提升医疗服务质量、促进医疗事业发展做出贡献。

在此，我要感谢所有参与品管圈活动的医护人员和管理者们，是你们的努力和付出，让我们有机会看到这些精彩的获奖案例。同时，也要感谢本书的编者和作者，是你们的辛勤工作和无私奉献，让我们能够从这些案例中汲取经验和智慧。

最后，我衷心希望本书能够为读者带来启示和帮助，引导更多的人关注和参与品管圈活动，共同为提升医疗服务质量、促进医疗事业发展做出贡献。

中国医院品质管理联盟主席

中国质量协会医疗与健康分会会长

北京协和医学院卫生健康管理政策学院医院领导力

与管理学系创始系主任

序 二

随着 2016 年原国家卫生与计划生育委员会《医疗质量管理办法》的颁布，明确要求医疗机构应当熟练运用医疗质量管理工具，开展医疗质量管理与自我评价。旨在鼓励医院使用先进、科学的管理工具，以促进医疗质量的持续改进，从而确保医疗安全。

近年来，品管圈作为全面质量管理的重要管理工具，在医院高质量发展精细化管理持续深入开展过程中，逐步在医疗质量、医疗服务，医疗技术、行政和后勤管理等领域中得到运用，其推广成果也越来越显著，不仅提升医院的医疗质量与安全水平，而且通过全体合作、集思广益，充分激发医务工作者的潜能，提升员工发现问题和解决问题的能力。

2013 年始，浦东医院引入品管圈，通过全院全员培训，以及临床医疗护理一线圈员辅导，夯实了自下而上的"全院、全员、全过程"质量管理模式，改变了过去单一自上而下的传统管理模式，实现了医院从经验管理到科学管理、由粗放管理到精细化管理方式的转变。自 2014 年，浦东医院首次参加全国医院品管圈大赛获得一等奖，至今已连续荣获十届大赛一等奖。浦东医院始终秉承"分享经验、传递理念、持续改进"的宗旨，坚持以医院质量持续改进的理念及管理工具的应用为现代化医院建设内涵，历年来举办十二届医院质量与安全管理论坛，努力构建由医院管理者和广大医务人员共同参与的品管圈学习、交流平台，在医院质量管理的发展历程中，贡献力量与价值。

《QCC 一案例一方法：医院品管圈大赛获奖案例辅导与点评》一书，以浦东医院医疗、护理、医技、管理等条线的历年来获奖案例为基础，涵盖了流程优化、质量改善、效率提升、管理创新等方面。该书通过丰富而典型的案例，帮助读者更深入地理解品管圈等质量管理工具的核心理念和方法，更深入探讨和分析实际案例，从中获得启发和借鉴。

希望本书能够引发读者对医院质量管理科学工具应用的兴趣，引发读者在实践中不断创新，将品管圈的应用融入医疗质量管理全过程，并形成长效的质量持续改进机制，促进医疗机构更好地改善服务，提高医疗质量。

上海市医院协会会长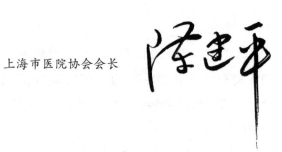

前　言

　　时间的书页不断掀开，发展的命题日新月异。在当前这个充满变革的时代背景下，如何让公立医院把握历史机遇，积极应对各种挑战，不断完善现代医院管理制度，以实现高质量发展，已逐渐成为医院管理者们深入研究、持续探索的关键议题。医院品管圈，作为一种现代化的高效质量管理工具，正以其独特的魅力和优势，引领着医院管理者朝着全员、全过程、全方位的全面质量管理体系目标迈进，为这场深刻的变革提供助力。基于这样的变革背景，复旦大学附属浦东医院（上海市浦东医院）历经十年磨砺，不断融入一线员工的智慧和实践经验，终于汇集成了这部具备实用价值的实战案例汇编。

　　品管圈是一种通过团队协作、集思广益、解决问题的管理手段。它强调运用科学的方法和工具，优化工作流程，提升服务质量，推动全体成员参与和持续改进。在公立医院中，品管圈的应用不仅能激发医护人员的创新意识和团队协作精神，更有助于优化资源配置和提升运营效率，形成一种持续改进、追求卓越的文化氛围，推动医院管理水平实现质的飞跃，从而提升医院的整体竞争力。

　　本书优选了复旦大学附属浦东医院参与全国医院品管圈大赛的特等奖、一等奖等获奖案例，这些案例具有代表性，涵盖了医疗质量、护理管理、后勤服务等多个核心管理领域不同层面的问题解决型、课题研究型和 QFD 创新型品管圈工具应用。通过学习和剖析这些案例，读者可以深入了解品管圈在医院管理中的具体操作方法及其取得的成效，为大家在实际工作中更好地运用品管圈工具来提升医院的管理水平和医疗服务质量提供了宝贵的经验和启示。

　　在刘庭芳教授等品管圈领域专家学者的指导下，本书以复旦大学附属浦东医院院长为代表的医院管理专家在深入剖析获奖案例的同时，对每一个圈组活动开展情况进行了细致点评。这些点评不仅从多个维度和层面对品管圈的应用进行了探讨和分析，更以全面、专业的视角，提供详尽且系统的品管圈知识体系，使读者能够更加深刻地理解品管圈方法的核心要义和应用技巧。同时，这些圈组点评充分展示了医院品管圈在实践案例中的成功应用，也深入剖析了品管圈方法在不同场景下的应用技巧和注意事项，有助于圈组更好地掌握和运用品管圈，为医院品管圈活动的持续发展提供坚实支撑。

在医院品管圈的实践中，团队协作与沟通是确保活动成功的两大支柱。本书凸显了医护人员与管理者之间紧密合作与共同努力对品管圈活动的重要性，这是复旦大学附属浦东医院品管圈队员们的集体智慧结晶。通过强化团队协作和沟通，充分发挥品管圈的作用，实现了医院管理水平和服务质量的全面提升。同时，团队协作与沟通也推进了医院安全文化的培育，增强了员工归属感，提升了团队的凝聚力。本书汇聚了历年品管圈圈长的心得感悟、辅导员的实战经验，他们对品管圈应用从认知缺乏到感悟丰富，无疑为读者提供了有力的支持和帮助，让大家在应用品管圈持续改进的道路上走得更加稳健。这种集体创作的方式也正为医院品管圈活动的可持续发展注入了新的活力。

《QCC—案例—方法：医院品管圈大赛获奖案例辅导与点评》不仅是一部全面介绍品管圈在医院管理中应用与实践的经验总结，更是一部推动医院管理水平和服务质量提升的实战宝典。通过阅读本书，读者可以深入了解品管圈的基本原理和方法，掌握品管圈在医院管理中的实际应用技巧，学习如何更好地进行团队协作和沟通，并通过全国医院品管圈大赛的成功案例汲取宝贵的经验和启示，有助于激发读者的创新思维和实践动力，推动医院品管圈活动持续发展，并对医院管理水平和服务质量的提升、医疗改革的深化探索具有积极的推动作用。

本书在品管圈领域具有一定的学术价值和实践指导意义，希望通过本书，使更多的品管圈圈员了解品管圈方法的理论知识和实践经验。本书基于实践，编者对管理工具的学习理解也还处于不断成长和发展中，期望各专家学者给予指正！

复旦大学附属浦东医院院长　余　波
复旦大学附属浦东医院党委书记　施庆红

目录

上 册

第一篇

问题解决型品管圈

第一章　编者导读——问题导向问题解决型品管圈

　　问题解决型品管圈的 10 大步骤，主要应用了 3 个层级的逻辑思考：①问题为何？　②原因何在？　③该采取何种对策？　实际操作中，如果品管圈圈员掌握好"找问题、找原因、找对策" 3 个层级的逻辑，并利用这 3 层逻辑化繁为简，读懂问题解决型品管圈 10 大步骤，经常性地进行分析思考，就可以不断提高我们发现问题、分析问题和解决问题的能力。

第一节　基本理论与思维方法

　　以问题为导向，遵循 PDCA 循环，应用 10 大步骤程序和统计方法进行质量改进活动，不断培养员工解决问题能力和持续改进工作流程，是问题解决型品管圈的基本特征。问题解决型品管圈以 10 个具体的步骤，为问题解决提供了近乎完美的流程与思考逻辑，但很多初学者，甚至于一些辅导员，都会因 10 大步骤的过程反复而思维混淆，并感到迷惑不解（图 1-1）。

　　开展问题解决型品管圈的圈组，首先要解决的是如何给问题进行准确定义。问题是针对既有的、延续的工作中现状与标准出现的差距，问题的具体命名要求能正确应用衡量指标来阐明，这是品管圈活动统计学方法应用的最基本要求。其次，在解决问题时，要善于应用不同品管手法抓住问题的重点、原因的重点和对策的重点，集中力量解决主要矛盾，将有限的精力、资源放在解决重要的事情上。

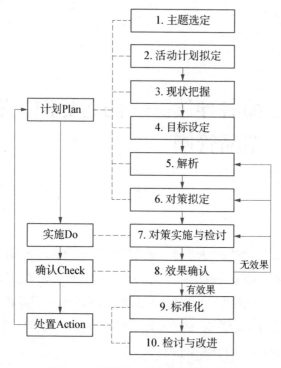

图 1-1　问题解决型品管圈十大步骤

问题解决型品管圈是在众多问题中找到主要问题，然后寻找引发问题的关键原因，针对关键原因确定关键对策，之后将对策具体实施，最终达到改善效果。

第二节　活动程序与内在逻辑

根据"问题、原因、对策"3 层管理工具应用思维逻辑，问题解决型品管圈活动步骤间也建立了很强的逻辑关系（图 1-2）。

问题解决型品管圈应选取圈内需解决具体问题的课题。课题宜小不宜大，在圈组能力范围内，聚焦问题点；主题名称一目了然，尽可能表达主题的特性值；主题释义应围绕主题进行清晰的说明，衡量指标围绕主题释义进行数据化说明。

主题确定之后，首先，找关键问题（把握现况，了解问题的现状和严重程度），圈组通过对流程的梳理，确定关键环节，找到问题，运用层别法厘清问题

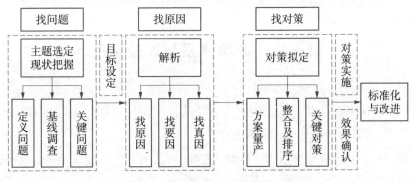

图1-2　问题解决型品管圈程序逻辑图

类型，设计查检表，至现场作查检，收集有关数据和信息，并对查检数据进行分析，运用柏拉图找到关键问题（症结）。

其次，找关键原因，分3步走，每个步骤间因果关系清晰，逻辑关系紧密。

第一步：原因分析，针对主要问题，找出所有可能造成问题的因素，将每一条原因逐层分析到末端原因，以便后续采取对策。

第二步：要因分析，根据圈员经验，对所有末端原因进行评价，确定主要原因。

第三步：真因分析，圈员通过现场测量、试验和调查分析，对每个要因逐条确认，依据要因对问题或症结的影响程度判断是否为真因（注意把握"三现"原则：现场、现物、现实，依据数据和事实客观地确定真因）。

而后，找关键对策，圈员针对造成问题的真因展开充分的头脑风暴，提出所有可能的改善对策，产生大量的方案，通过多维度的评价来确定关键对策，并将其整合及排序。

接下来，按照对策表逐条实施，每个对策实施过程需转动小的PDCA循环，将实施后收集的数据与对策目标进行比较，确认每一个对策实施后的效果。

所有对策实施完成后，需进行1个周期的查检（此周期与现况把握时查检的周期一致，数据间应具有可比性），通过查检数据进行分析、比较，确认目标是否完成，判断改善效果，并将有效措施进行标准化，标准化是品管圈改善历程的重要步骤，能使改善成果长期稳定地维持。

最后，对全过程（包括管理方法、专业技术、圈组综合能力等方面）进行回顾和总结，并提出今后的打算。

第三节　评价体系与评分标准

问题解决型品管圈大赛评分从"活动特征、计划性、解析、实践力及活动成果"4个层面作为活动评价评分的主要方面。

活动特征要求展示要点为"背景—选题—主题释义—选题理由—文献分析"的逻辑过程。

计划性要求展示要点为"计划表—流程图—查检表—柏拉图—目标设定"的逻辑过程。

解析要求展示要点为"原因—要因—真因验证"的逻辑过程。

实践力及活动成果要求展示要点为"真因—对策拟定—对策实施—标准化—检讨与改进"的逻辑过程。

具体如表1-1所示。

表1-1　全国医院问题解决型品管圈大赛评分表

序号	评审项目	评审要素	分值	扣分标准	得分小计
1	活动特征（16%）	（1）提出的问题背景较明确 （2）主题具有高度与深度 （3）主题释义清楚、计算公式正确 （4）选题理由充分 （5）文献分析充分	16分	（1）选题背景与主题缺乏关联性扣0~3分 （2）主题缺乏深度和高度扣0~3分 （3）主题释义不清楚（含衡量指标）扣0~3分 （4）选题理由不充分扣0~2分 （5）相关文献分析缺乏广度和深度扣0~3分	
2	计划性（16%）	（1）活动计划进度设计合理 （2）现状调查完善 （3）流程图制作规范	16分	（1）无活动计划进度表（甘特图）扣2分，进度表设计不合理或不规范扣0~1分	

续　表

序号	评审项目	评审要素	分值	扣分标准	得分小计
		（4）查检表设计完善 （5）柏拉图绘制规范 （6）目标值设定合理 （7）图表应用规范		（2）现状调查方法不完整扣0～2分 （3）流程图制作不规范扣0～2分 （4）查检表设计不科学扣0～3分 （5）无柏拉图或柏拉图不规范扣0～2分 （6）目标值设定不合理或圈能力与改善重点计算有误扣0～2分 （7）调查数据样本量过小扣0～2分	
3	解析 （30%）	（1）分析问题原因客观 （2）要因分析准确 （3）要因评价表完整 （4）查检表设计规范并附有实证原始资料 （5）真因验证有依据、逻辑关联性较强、体现三现原则 （6）图表应用规范	30分	（1）原因分析不充分、不透彻、不正确扣0～5分 （2）无要因评价表或要因评价不准确或方法不合理扣0～5分 （3）无查检表扣5分，查检表设计不规范扣3分 （4）无真因验证扣6分，验证方法不合理或验证的真因不准确扣0～5分 （5）工具或手法应用不正确或不适宜，或图表应用不规范每处扣0～2分	
4	实践力及活动成果 （35%）	（1）对策拟定方法准确 （2）拟定对策具体可行 （3）对策实施规范有效 （4）目标达成率科学合理 （5）无形成果客观规范 （6）标准化规范有效 （7）检讨与改进有针对性	35分	（1）对策拟定方法不准确扣0～3分； （2）未针对真因进行充分、广泛地拟定对策方案扣0～5分； （3）拟定的对策不具体或缺乏可行性每项扣0～2分	

续　表

序号	评审项目	评审要素	分值	扣分标准	得分小计
		（8）图表无缺项，且应用规范		（4）对策实施阶段的计划与执行内容要翔实、针对性强、前呼后应，每处错误或疏漏扣 0~2 分；每项对策的有效性未评估或评估不正确每处扣 0~2 分；无改善前后数据对比或图表对比扣 0~2 分；目标达成率过高或过低扣 0~2 分；无雷达图及其数值表扣 2 分，雷达图或数值表不规范扣 0~1 分 （5）无标准化扣 5 分，标准化不规范扣 0~3 分；无检讨与改进扣 3 分，检讨与改进的内容空洞或冗长扣 0~1 分 （6）无下期活动改善主题扣 1 分 （7）无成果巩固或效果维持扣 0~1 分 （8）工具或手法应用不正确或不适宜，或图表应用不规范每处扣 0~2 分	
5	文字材料 （3%）	（1）前后连贯与逻辑性较强 （2）文字材料制作水平较高	3 分	（1）前后连贯性、逻辑性不强扣 0~1 分 （2）文字材料制作水平不高扣 0~1 分	
	合计				

第二章 医疗品管圈案例

案例 1 降低全院危急值处置联动失败率

圈　名:救生圈。

奖　项:"第三届全国医院品管圈大赛"一等奖。

圈名意义:寓意救治患者、关爱生命,确保患者在浦东医院接受到温馨、及时、高效、安全的服务。

圈徽意义:

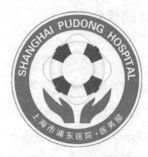

图 2-1 "救生圈"圈徽

(1) 内圈:双手托举着"救生圈"的图案,代表救生圈在危急时刻可以拯救生命,赋予生的希望;托举的双手代表医护人员,寓意医护人员保障患者安全,守护患者生命,带给患者希望。

(2) 外圈:寓示着医务部"救生圈"在医院质量改善的大圈中循环向前,不断提升医疗质量,保障医疗安全。

表 2-1　"救生圈"项目登记表

课题名称:降低全院危急值处置联动失败率						
圈名:救生圈				成立日期:2014 年 6 月 1 日		
成员人数:7 人				平均年龄:33 岁		
圈长:A				顾问:院长　辅导员:医务部主任		
职务	姓名	部门	年龄（岁）	资历	学历	负责工作
圈长	A	医务部	37	17 年	本科	统筹安排各步骤工作
圈员	B	医技科室	29	5 年	本科	收集数据、协调医技人员
	C	病案室	28	5 年	本科	收集数据、统计分析
	D	医技科室	39	16 年	本科	收集数据、实验数据核对
	E	护理部	27	5 年	本科	收集数据、协调护理人员
	F	临床科室	34	6 年	硕士	收集数据、协调临床医师
	G	信息科	38	16 年	本科	信息支持
活动时间:2014 年 6 月 1 日—2015 年 1 月 18 日						

一、圈长心得

2014 年，医院开展质量与安全标准认证工作，根据中国患者十大安全目标对危急值管理的要求，品管圈——"救生圈"应运而生。这是一支由医务部牵头，护理部、信息科、临床科室、医技科室等部门人员组成的质量改善圈，本人被任命为圈长，在感到荣幸的同时，也感受到了肩上所承担的责任。对于没有品管圈实战经验的我来说，这项工作极具挑战，但也是一次非常难得的历练和成长的机会。为了更好地开展工作，这一年，本人还参加了品管圈辅导员课程培训班，系统、全面地学习相关理论知识，边学边做，边做边学，理论结合实践，不断提升自身质量管理能力，助力改善项目有序推进。

80％以上的救生圈圈员是第一次参加品管圈活动，对品管圈工具认识比较粗浅，加上本次的改善主题涉及多个部门、多个环节，改善活动的难度系数明显增大，但圈员们迎难而上，充分发挥主观能动性，群策群力，在院领导的大力支持及辅导老师的帮助下，不断摸索，朝着同一个目标努力。

主题确定后，圈员们第一时间梳理危急值的处置流程。俗话说"万事开头难"，因原本流程中大多数的环节没有可量化、可执行的标准，故而基线调查无法有效实施，圈员们通过查阅大量的文献、对标行业标准等确定了相关标准，为基线调查提供了有力支撑。已经记不清圈员们跑了多少回现场，根据现场工作，对流程图修改了无数次，从而找到了影响危急值处置联动的重点环节。但是，由于信息支持不足，对于各环节点缺失项目的查检，只能人工统计，在设计查检表时，为使查检可执行，查检结果能够达到同质化，大家反复斟酌，将表格设计尽量简化，项目一目了然，易于执行。但即便经过反复推敲的查检表，在查检的过程中，仍然暴露出查检项目层别不清、描述不准确等问题。发现问题一一解决，边查边改，重新厘清项目类型、定义项目名称，反复优化查检表，最后呈现出的是经过实践验证的、较为完整的查检表。查检表虽然已得到最大程度的优化，但现场查检仍需花费大量的人力成本和时间成本，统计难度之大可想而知，作为圈长的我，主动承担这项"大工程"，加班加点，走遍每一个病区，跟踪每一个危急值处置流程的联动性，翻阅每一本台账，查看每一个危急值的处理意见，利用碎片化时间，克服一切困难，圆满完成了非常关键的基线调查步骤，为基线分析提供了详实的数据。

解析是品管圈非常关键的步骤，若不能找到真正的原因，可能导致后面的对策无法"对症下药"而前功尽弃，从原因到要因到真因三者逻辑关系须非常严密。为此，我们组织了数次圈会，结合现场调研，反复讨论、反复论证，梳理出逻辑关系较为严密的解析路径。一路走来，圈员们从找问题到找原因再到找对策，每一步都摸着石头过河，虽走得步履蹒跚，但前进的方向始终坚定不移，过五关斩六将到达对策实施阶段。在具体实施时，仍然遇到了不少问题，尤其是执行第三个对策——建立危急值处置信息系统时，遇到的问题最多，前期圈员们虽然做了很多细节的设计、预判或测试，希望能将危急值处置信息系统的设计理念尽量完整地呈现，但最终也只是实现了部分设想，未实现的部分在后续的工作中逐步完善。

通过品管圈活动，整个团队更加和谐，更有凝聚力，圈员更加自信，更好地实现了个人价值。品管圈活动提升了员工发现问题、分析问题、解决问题的能力，将品管圈的各种手法运用到工作中，以科学的思维方法，利用集体的智慧有效地解决工作中实际存在的问题。圈员们在活动中相互启发、相互沟通，提出创意及构想，营造出整个团队愉快的工作氛围。同时，品管圈也改变了我们的观念：从"要我做"向"我要做"转化。品质管理是不断循环、持续提升的过程，质量改进只有进行时没有完成时，品管圈永远在路上。

二、案例实操辅导

(一) 主题选定

1. **选题背景**　根据医院质量与安全认证标准：医院应制订并实施相应的流程，报告诊断检查的危急值结果；根据中国患者十大安全目标，建立与完善在特殊情况下医务人员之间的有效沟通，做到正确地执行医嘱，处理危急值的医嘱管理。以上条文标准均对危急值管理提出了明确要求。

2. **主题评价**　针对医院管理的薄弱环节，跨部门、多学科的员工组成品管圈改善小组，讨论确定危急值的管理是迫切需要解决的问题。围绕危急值管理展开"头脑风暴"，提出了 7 个候选主题，运用主题评价表，依据权重评价法，选中得分最高的"**降低全院危急值处置联动失败率**"为本次活动主题。

3. **主题定义**　危急值处置联动指的是危急值处置过程中的每个环节都符合要求，即指检查科室（检验科、病理科、放射科、心电图室、超声科）确认危急值后 5 分钟内报告护理人员；护理人员接收到危急值后 5 分钟内报告临床医生；临床医生接到危急值报告后 10 分钟内处理；并 6 小时内在病历中记录。如其中任一环节未完成或超时完成，或记录不完整，则为联动失败。

4. **衡量指标**　衡量指标为危急值处置联动失败率，其计算公式如下。

危急值处置联动失败率 ＝（危急值处置联动失败次数 / 危急值发生次数）× 100%

辅导员问与答

Q：依据患者安全目标中对危急值管理的明确要求，医院指令危急值管理作为本次需改善的问题点，圈员们运用头脑风暴，围绕危急值的处置，提出了一系列问题，如检查科室报告危急值的及时率、护士接收记录危急值结果的准确率、医生处理危急值的规范性等，这么多问题，应如何聚焦？

A：可以做基线调查，用数据说话。考虑到危急值报告、处置流程中各环节的复杂性、多元性，且环环相扣，每个环节均起到关键的作用，各环节间运行直接关系到危急值能否得到及时处置，故对危急值处置流程每个环节所执行的操作是否及时、规范做数据收集及分析(将检查科室出具检测结果、报告危急值到最后医生处置的每个环节纳入),找出问题点。

Q:通过分析基线调查的数据,发现从护士接听危急值结果到医生处理的几个环节出现的问题较多,征求圈外专家意见及圈员讨论后,确定降低危急值处置联动失败率作为本次改善主题,但在主题定义时遇到困难,"危急值联动"这个概念,通过查找行业内标准、文献检索等,没有找到相关参考标准,主题该如何定义?

A:可通过分析历年的基线数据、检索相关文献及对比业内标杆,来确定危急值报告、处置流程中各个环节点时间及相关规范,明确危急值处置联动失败的定义。例如,检查科室确认危急值后5分钟内报告护理人员,5分钟的标准通过分析历史数据后确定;"6小时内在病历中记录",借鉴了行业内的相关管理要求。

Q:跨部门、多学科协作有何作用?

A:该课题为院级层面指令性课题,是由职能部门(医务部)牵头,对危急值报告、处置流程进行改善的课题。危急值报告、处置流程是从检查科室出具危急值结果到护理人员接收并报告结果,再到医生对接收的结果进行处置的一系列环节,该流程涉及人员多、部门广、环节复杂,因此,建立跨部门、多学科协作的团队至关重要。将相关科室员工纳入团队,同时引入圈外机制,发挥各自特长,成员间通力协作,形成团队间成员及圈外人员优势互补的局面,从而凸显整个团队的综合竞争力,强化跨部门协同联动,有效改善流程的通畅性、及时性、规范性等,促进改善活动有效达成。

品管小知识

主题来源

针对存在问题,品管圈圈组应结合实际,选择适宜的主题。主题来源一般有:

(1)指令性主题,通常是被上级部门指令要求做的主题,是指令性必须完成的主题,上级部门足够重视,且力度很强。

(2)指导性主题,由管理部门根据组织绩效、战略、方针、目标等进行分解,推荐品管圈圈组参考的主题。

（3）自选性主题。品管圈圈组自选主题时,可考虑以下方面:①落实组织方针、目标的关键点;②在质量、安全、成本、效率、环保等方面存在问题;③内、外部顾客及相关方的意见和期望。

头脑风暴

当一群人围绕一个特定的兴趣领域产生新观点的时候,这种情境就叫做头脑风暴。由于团队讨论使用了没有拘束的规则,人们就能够更自由地思考,进入思想的新区域,从而产生很多新观点和解决问题的方法。

圈外机制

品管圈管理工具在医院已被广泛应用,品管圈活动逐步从班组间、部门间,拓展延伸至跨部门、多学科间的合作,圈员们逐步打破原有的局限,将品管圈活动从局限的圈内活动转变为开放式的改善活动,建立品管圈的圈外参与机制,通过多方面、多元化的信息渠道、来源,打破壁垒,拓宽思路,将品管圈改善能级进一步发挥、提升。日常工作中发生的问题往往被圈员习以为常、容易被忽视,通过圈外机制的引入,可以避免此类弊端,从不同角度审视、分析,有利于产出更多方案,实现最大范围的集思广益。邀请圈外相关人员参与改善活动,一是同科室的圈外人员可参与,另一种是由相关专业人员或者管理层组成的"智囊团"提供支持、指导。圈外人员的意见具有重要价值,通常在主题选定、解析、对策拟定等步骤应用。

(二) 活动计划拟定

主题确定后,绘制甘特图 (图 2-2),明确活动步骤、日程、各步骤分工及责任人。

(三) 现况把握

1. 危急值报告、处理流程图　为了了解造成危急值处置联动失败的影响因素,绘制了危急值报告、处理流程图 (图 2-3)。从流程图中可以发现,从护理人员记录、复述到医生将处理情况记录在病历中,容易导致改善主题问题点的发生,这是本次活动改善重点。

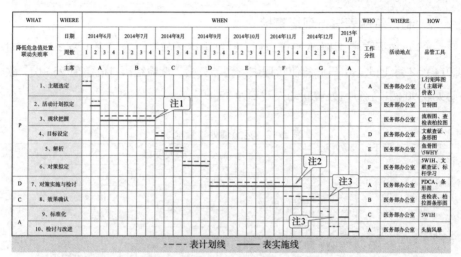

WHAT	WHERE	WHEN																												WHO	WHERE	HOW
降低危急值处置联动失败率	日期	2014年6月				2014年7月				2014年8月				2014年9月				2014年10月				2014年11月				2014年12月				2015年1月		工作分担	活动地点	品管工具
	周数	1	2	3	4	1	2	3	4	1	2	3	4	1	2	3	4	1	2	3	4	1	2	3	4	1	2	3	4	1	2			
	主席	A				B				C				D				E				F				G				A				
P	1、主题选定																															A	医务部办公室	L行矩阵图（主题评价表）
	2、活动计划拟定																															B	医务部办公室	甘特图
	3、现状把握																															C	医务部办公室	流程图、查检表柏拉图
	4、目标设定																															D	医务部办公室	文献查证、条形图
	5、解析																															E	医务部办公室	鱼骨图、5WHY
	6、对策拟定																															F	医务部办公室	5W1H、文献查证、标杆学习
D	7、对策实施与检讨																															A	医务部办公室	PDCA、条形图
C	8、效果确认																															B	医务部办公室	查检表、柏拉图条形图
A	9、标准化																															C	医务部办公室	5W1H
	10、检讨与改进																															A	医务部办公室	头脑风暴

- - - - 表计划线　　——— 表实施线

图2-2 "降低危急值处置联动失败率"活动计划甘特图

注：1. 在现况把握阶段,通过数据验证证明了数据收集方法的真实性及可靠性。

2. 首次使用品管圈的工具,且此次主题为跨部门合作,故对后期对策具体实施预估不足,导致实施线延后。

3. 由于对策实施线延后,以致后续几个步骤延后,后期进度加快,按照计划时间完成。

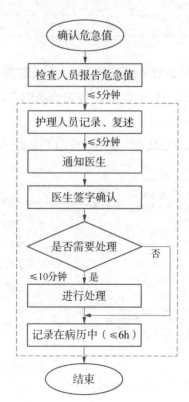

图2-3 危急值处置流程图

注：□□□即为此次活动重点。

2. 制订查检表进行现场查检

（1）数据收集：明确改善重点后，针对重点环节制订查检表（表2-2），对2014年7月1日—31日危急值管理进行现场查检，查检结果：危急值253例，联动失败90例，危急值处置联动失败率为35.6%。

表2-2　危急值处置查检表

日期	科室	住院号	危急值发生例数	危急值处置联动失败例数*	缺失项目						其他
					护士		医生				
					处理	记录	处理	记录			
									记录本	病历	
					超时通知	记录缺项	记录错误	超时处理	未记录处理情况	无医生签名	未在病历中（或>6小时）记录	

（2）数据验证：抽样数65例，联动失败例数21例，危急值处置联动失败率为32.3%，计算符合率为90.7%，由此可以判断此次数据收集的方法有效、可靠。

（3）找出关键问题（症结）：根据查检数据，绘制柏拉图（图2-4），依据

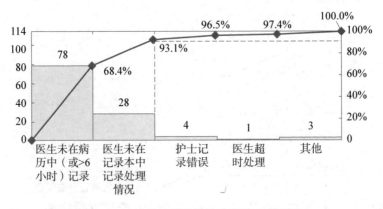

图2-4　造成危急值处置联动失败原因柏拉图

80／20 定律的原理，改善累计百分比为 93.1％的问题点，即医生未在病历中（或 ＞6 小时）记录、医生未在记录本中记录处理情况 2 项。

（四）目标设定

目标设定：期望在 2015 年 1 月 15 日前将危急值处置联动失败率由现况 35.6％降至 14.2％。

辅导员问与答

Q：现况把握为何需要绘制流程图，可以不绘制流程图直接设计查检表吗？查检表与流程图的关系是什么？

A：本主题是围绕危急值处置联动来做改善，涉及范围覆盖危急值处置的整个流程，需依据危急值处置的流程图来找到关键问题，因此，绘制流程图非常重要。梳理流程中每个环节执行的项目，即为查检表中应列出的项目，根据现场查检得到的数据，分析找出整个流程中容易出现问题的环节点。

Q：查检表如何设计？ 有哪些注意事项？

A：设计查检表前，需运用层别法进行分类，依共同的特性区分，各层别之间区分明确。查检的项目可为一种类型，或者多种类型，可根据实际情况按多种方式进行。例如，按不同时间、不同班次进行分层，按设备的型号、使用期长短进行分层，按检查手段、使用条件进行分层，按不同缺陷项目进行分层等。通过现场数据收集，有系统、有目的加以分门别类的归纳及统计，将性质相同、在同一条件下收集的数据归纳在一起进行比较分析。

品管小知识

层别法使用的 3 个重点

（1）在收集数据前就应使用层别法。

（2）可单独使用，也可与其他 QC 手法结合使用。

（3）层别的对象具有可比性。

数据验证

（1）定义：数据验证是指通过统计方法学对所收集数据的可靠性（信度）和有效性（效度）进行验证。

（2）验证方法：未参与第一次数据收集工作的员工或小组，按照相同的方式再次收集数据。同一时间、同一地点、同一对象、同一工具、两人/组分别收集数据，两组数据进行比较，计算公式为：符合率 $= 100\% - \{($ 验证结果 $-$ 收集结果 $)/$ 收集结果 $\} \times 100\%$，若符合率 $\geqslant 90\%$，则验证数据收集方法有效、可靠。

（3）验证时机：

1）执行新的监测指标（特别有助于医院评价和改进一个重要的临床服务流程或结果的临床监测）。

2）在医院网站上或通过其他方式监测数据公布于众。

3）现有的监测指标发生改变，如数据收集工具的改变或数据提取流程改变，或数据提取者变化。

4）从现有监测指标得出的监测结果发生改变而无法解释时。

5）数据来源发生改变，如部分患者纸质病历转化为电子病历，因此，数据来源包括纸质和电子两种形式。

6）数据收集的对象发生改变，如患者平均年龄、并发症、研究方案变更、执行新的诊疗指南或引进新技术和新的治疗方法等。

（4）本课题符合验证时机"执行新的检测指标"，根据抽样量表选取样本，按照相同方法对选取样本进行危急值处置联动项目的查检，经数据验证判断此次数据收集的方法有效、可靠。

目标设定依据

（1）上级下达的考核指标或要求。

（2）顾客及相关方需求。

（3）国内外同行业先进水平。

（4）组织曾经达到的最好水平。

（5）针对症结，预计其解决程度，测算课题将达到的水平。

（五）解析

1. 原因分析 现况把握确定的 2 项问题点为医生未在病历中（或 >6 小时）记录、医生未在记录本中记录处理情况，均为医生记录方面，故合并为"医生未作记录或记录不及时"1 项来进行解析（图 2-5）。

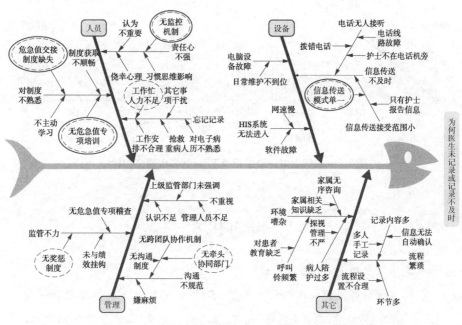

图 2-5 "医生未记录或记录不及时"原因分析鱼骨图

2. 要因分析 针对鱼骨图分析所得的小原因，运用要因评价表进行评分，根据 80/20 法则选出主要原因，共 7 项，分别为：①无牵头协同部门；②工作忙，人力不足；③信息传送模式单一；④无危急值专项培训；⑤危急值交接制度缺失；⑥无奖惩制度；⑦无监控机制。

3. 真因验证 针对选出的 7 项要因，设计出真因验证查检表进行查检，绘制柏拉图（图 2-6），确定真因为：①无危急值专项培训；②信息传送模式单一；③危急值交接制度缺失；④无监控机制。

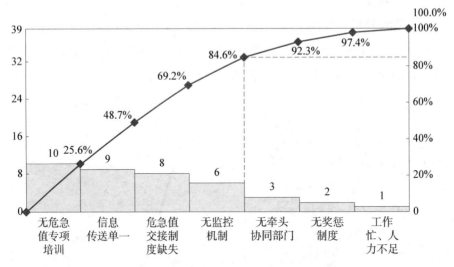

图 2-6　"医生未记录或记录不及时"真因验证柏拉图

辅导员问与答

Q:本案例如何进行真因验证?

A:品管圈强调数据运用的真实性、客观性,需到工作现场进行数据查检、收集。遵循"三现"原则(现场、现实、现物),针对要因,依据数据和事实,客观地确定真因。真因验证是品管圈活动中非常关键的环节,此环节关系到整个品管圈活动的成败,如果真因验证缺失或者不规范,可能导致拟订的对策效果欠佳,甚至是无效对策,导致浪费大量的人力、物力,甚至前功尽弃。

本案例中,圈员们通过评价选定 7 个要因,分别为:①无牵头协同部门;②工作忙,人力不足;③信息传送模式单一;④无危急值专项培训;⑤危急值交接制度缺失;⑥无奖惩制度;⑦无监控机制。根据以上要因,设计查检表,到现场进行数据查检,经过一个周期的查检,统计每一项要因发生的次数,将所有数据进行汇总、分析,运用柏拉图"二八法则",其中无危急值专项培训、信息传送模式单一、危急值交接制度缺失、无监控机制 4 项发生次数占 84.6%,验证为真因。

品管小知识

真因验证的方法

（1）现场验证：到现场，通过试验，取得数据来证明。

（2）现场测试、测量：到现场通过亲自测试、测量，取得数据，与标准进行比较，看其符合程度来证明。

（3）现场调查、分析：对于人主观方面的因素，不能用试验或测量的方法取得数据，则可设计调查表，到现场进行调查、分析，取得数据来确认。

（六）对策拟定

1. 对策拟定及评价　针对解析阶段所确认的真因，经过全体圈员讨论，拟定一系列对策。

2. 对策整合　将相似、相关的对策整合与排序后，为3大对策（表2-3）。

表2-3　"降低危急值处置联动失败率"对策整合表

对策名称	对策内容	真因	地点	负责人	实施时间
对策一：对医务人员进行危急值专项培训	对医务人员进行专项培训；制作危急值规范流程的微电影滚动播放	无危急值专项培训	医院大会堂（线下）、OA专栏（线上）、员工电梯视频	A、B	2014年9月22日
对策二：制订危急值交接制度、运用ISBAR交班模式	运用ISBAR交接班模式制订交接班制度；交接班本中设置危急值交班专栏	危急值交接制度缺失	各病区、门诊诊间	A、B	2014年10月13日
对策三：采用多种模式进行危急值信息传送，并在信息系统设置管控功能	医师工作站设置提示；增加手机短信通知、呼叫中心通知；信息系统设置管控功能	信息传送模式单一；无监控机制	各病区	D、G	2014年11月3日

品管小知识

对策拟定

对策拟定主要是针对造成问题点的真因,拟定所有可能的解决方案和改善对策,并通过评价和整合产生相应的实施对策,制定形成改善计划。一个完善的对策拟定环节被细分为对策拟定与分析、对策评价与筛选、对策整合与排序、对策实施计划的制订4个流程。这4个流程是紧密联系的,只有完成好每一步,才能制订出科学有效的对策。

对策整合与排序

因拟订对策针对不同的真因,可能会采纳相同或相近的改善措施,将此类措施进行梳理、整合,可以节约时间、人力,提高效率,以取得更好的改善成效。对策内容整合好之后,需确定实施的先后顺序,通常按照"先易后难";也可以按照时间进度进行排序,进度快的先实施,慢的后实施;另外,还可以根据改善对策间的相关性进行排序,如果对策间的相关性较强,就需要按照前后逻辑关系进行排序并实施,如果对策间的相关性不强,则可以同时独立实施,以提高对策的实施效率。对策中若涉及信息化方面的改造,往往申请周期较长,拟定好对策即可马上进入信息化申请流程,具体实施时间可在信息化改造正式开始时计算,故而排序可以靠后。

该课题针对"信息传送模式单一""无监控机制"两个真因拟订了4个措施内容,因均涉及信息化改造,对策间的相关性强,将4个措施整合为对策三,按照几个措施间的前后逻辑关系进行了排序。

(七) 对策实施与检讨

1. **对策一** 对医务人员进行危急值专项培训。在例会上对科主任、医干及护士长进行危急值制度、流程的培训并进行考核,将培训PPT发布OA网,要求科内传达,做到人人知晓,人人过关。制作危急值报告规范流程微电影,在院内公共视屏上滚动播放。此对策实施后,危急值处置联动失败率由35.6%降低至29.3%。

2. **对策二**　制订危急值交接制度、运用 ISBAR 交班模式。制订了《加强交接班管理的规定》，在交班本中设置危急值交接专栏，明确要求当天发生的所有危急值必须记录在交班本中。更引入了 ISBAR 交班模式在全院推行，明确规定交班本内容包括简介、状态、背景、评估、建议，建立了标准的沟通模式。对策实施后，危急值处置联动失败率由之前的 29.3% 降低至 20.0%。

3. **对策三**　采用多种模式进行危急值信息传送，并在信息系统中设置报告管控功能。在检验科先行试点，当发生危急值后，信息传送至 HIS 系统，工作界面提醒框报告提醒，同时短信通知到主管医生。此对策实施后，危急值处置联动失败率由之前的 20.0% 降低至 11.8%。

辅导员问与答

Q:对策实施与检讨步骤,需要转动 PDCA,这个 PDCA 和整个品管圈大的 PDCA 区别在哪?

A:对策实施与检讨步骤中的每个对策实施,是针对某一个真因实施一个或若干个措施之后,再对这些措施实施后的成效进行比较,来判断措施是否有效,该 PDCA 仅仅为此项对策从计划-实施-检查-处置的小的 PDCA 循环,只能代表该项对策的实施效果如何,不能代表整个品管圈项目改善成效的好与差。

品管小知识

对策实施注意事项

(1)掌握实施变化(对策→实施→确认→处置)。

(2)预定计划时间内无法解决的难题,建议考虑修正改善方案及完成日期。

(3)对策需考虑长久有效的措施,而非短期有用。

(4)并非所有实施对策都需标准化,应考虑改善成效较佳者进行。

（5）相同的问题点若拟定多个对策时，应分阶段实施，以了解每个对策的改善成效。

（6）若对策互相独立时（针对不同问题点），可同时进行。

（7）尽可能详细记录对策实施过程与结果（可利用查检表）。

（8）拟订的对策不违背医院制度，需获得上级核准方可实施。

（八）效果确认

1. 有形成果

（1）改善后的危急值处置联动失败率降至11.2%（表2-4）。

表2-4   "救生圈"改善前、后各阶段数据

项目	改善前	改善前	改善前	改善中	改善中	改善后
调查日期	2014年 7月	2014年 8月	2014年 9月	2014年 10月	2014年 11月	2014年 12月
资料来源	各病区	各病区	各病区	各病区	各病区	各病区
调查总样本量	253	265	301	331	322	278
危急值处置联动失败数	90	85	92	81	58	31
危急值处置联动失败率	35.6%	32.1%	30.6%	24.5%	18.0%	11.2%

（2）对比改善前后柏拉图：发现造成危急值联动失败问题发生次数已大幅减少，显示本期品管圈改善成效良好（图2-7）。

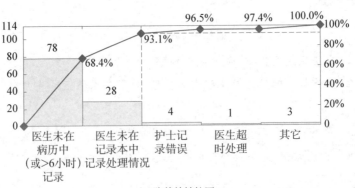

A. 改善前柏拉图

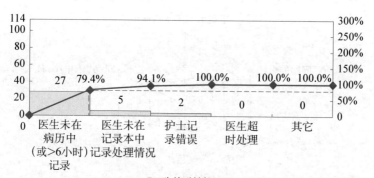

B. 改善后柏拉图

图2-7 "救生圈"改善前后柏拉图

（3）对比改善前后失败类型发生率：考虑到改善前后的样本量不同，用条形图对比改善前后的失败类型发生率，改善后均大幅降低（图2-8）。

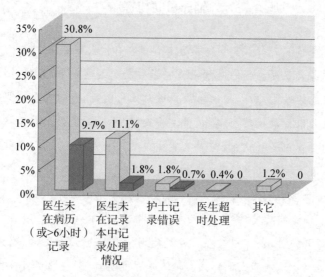

图2-8 "救生圈"改善前后的失败类型发生率

注：■改善前；■改善后

（4）目标达成率：目标达成率为114.0%，进步率为68.5%。

2. **无形成果** 从雷达图（图2-9）可以看出，通过品管圈活动开展，圈员的各项能力均有所提升。

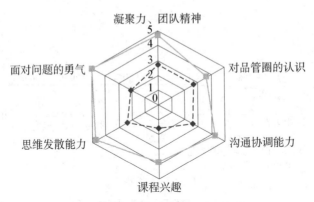

图2-9 "救生圈"活动前后无形成果雷达图

注:-◆-改善前平均值;-■-改善后平均值。

辅导员问与答

Q:效果确认是什么?具体内容有哪些?有什么需要注意的?

A:效果确认是全部的对策实施完毕后所达到的效果,某些对策也许会有相辅相成的效果,所以这一阶段是做总效果的确认。对有形成果、无形成果进行改善前后的比较,分析获得了哪些附加效益。通过效果确认,检查圈组设定的目标值是否达标,与对策实施前的现状对比,判断改善程度,必要时确认圈组活动产生的经济效益和社会效益。

其中,有形成果是直接的、可定量的、经过确认的效果。包括改善前后柏拉图对比、衡量指标前后对比及目标达成率与进步率的计算。若目标达成率过高(>150%)时,表示圈组在目标设定时对自己信心不足,以致目标值设定太低。若目标达成率太低(<80%)的原因可能有:①在设定目标值时高估本圈可改善程度,故在设定目标值时,请圈员根据实际情况共同商讨本圈的圈能力;②在"解析"这一步骤中做得不够彻底,导致造成问题的真正原因没有被挖掘出来;③在"对策拟定"中所选出对策不够有效、有创意,或只是治标不治本的对策,无法真正解决问题;④对策在现场实施过程中,受某些因素(如人、环境、政策等)影响,无法彻底实施,导致效果不佳。

（九）标准化

效果确认后，将有效对策制订成"危急值报告、处理监控流程"，修订了"危急值报告制度""加强交接班管理的规定"。同时对本次 QCC 活动的整个过程进行全面系统的反省和评价，总结活动过程中的优点、缺点及遗留问题，制订持续改进的实施计划。

（十）检讨与改进

小组对本期品管圈活动进行总结，并提出改进方向，遗留问题的解决方案：后续将放射科、病理科、超声医学科、心电图及 POCT 等检测纳入信息系统监控，计划将危急值处置联动失败率降至 0。

在形成标准化后，又进行了以下措施。

（1）强化科室层面对标准化成果的落实。

（2）科室层面对执行效果进行监控，形成院级层面 PDCA 大循环带动科室层面 PDCA 小循环，自 4 月份开展科室层面 PDCA 小循环以后，小环带动大环，循环向前，全院的危急值处置联动失败率明显下降，标准化成果推广效果明显，离终极目标 0 越来越近了。

（3）效果维持追踪：该项目结题后，持续监测了 8 个月，改善后危急值处置联动失败率一直维持在目标值以下，可见本期品管圈活动效果维持良好，设定终极目标为 0，持续改进。

辅导员问与答

Q：哪些措施需要标准化，标准化巩固的效果需要跟踪的时间有要求吗？

A：对策表中通过实施证明有效的措施，需要纳入相关标准或管理制度，如作业标准、作业指导书、设备管理制度、人员管理制度等，报送部门主管批准通过后，在相关领域、科室进行培训、执行，并对措施的巩固效果进行跟踪。标准化巩固的效果需要持续跟踪 3 个月以上。

三、院长点评

（一）案例总评

该课题为问题解决型品管圈，属于医院指令性课题。该小组针对危急值报告、处置流程中造成联动失败的不规范项目进行改善，小组成员遵循 PDCA 原理，按照品管圈十大步骤，基于数据等客观事实进行调查、分析、评价与决策，应用统计学工具，成功将危急值处置联动失败率由改善前的 35.6% 降至改善后的 11.2%，低于该课题的目标值 14.2%，且后续效果巩固良好，可见本次改善活动有明显成效。

（二）过程讲评

1. 活动特征　该课题为院级层面指令性课题，选题相对集中，有助于医院解决瓶颈问题。小组围绕危急值管理方面，查阅大量文献，同时结合医院实际，确定了危急值报告、处置流程中各环节联动情况作为本次改善主题，选题理由充分，主题释义清楚，衡量指标明确。

2. 计划性　制订活动计划表，根据时间节点有序开展改善活动，至现场做现况调查，绘制流程图，找出容易造成危急值处置联动失败的关键环节——从检查科室报告危急值到护士接收，再到通知医生及医生进行处理并在病例中记录等一系列环节。将关键环节涉及的相关操作项目一一罗列，制订查检表，至现场查检，将查检所得造成危急值处置联动失败的项目，运用柏拉图进行排列，依据二八法则，医生未在病历中（或 >6 小时）记录、医生未在记录本中记录处理情况这两个问题累计 93.1% 的问题点，是造成联动失败的关键症结。通过改善重点及圈能力等，运用公式计算，设定目标值为 14.2%，明确在 2015 年 1 月 18 日前将危急值处置联动失败率由 35.6% 降低至 14.2%。

3. 解析　医生未在病历中（或 >6 小时）记录、医生未在记录本中记录处理情况这 2 个问题均为医生记录的问题，因此合并为一条"医生未作记录或记录不及时"来进行解析，以获得影响问题点发生的原因。运用鱼骨图，圈员们头脑风暴，分析得出 36 条末端原因，由全体圈员进行评价，依据二八法则选出主要原因，分别为：①无牵头协同部门；②工作忙，人力不足；③信息传送模式单一；④无危急值专项培训；⑤危急值交接制度缺失；⑥无奖惩制度；⑦无监控机制。随后现场查检，进行真因验证，确定造成医师未记录或记录不及时的真因为以下4项：①无危急值专项培训；②信息传送模式单一；③危急值交接制度缺失；④无监控机制。

4. **实践力及活动成果**　针对真因，小组成员拟定一系列措施，依可行性、经济性、效益性3个维度对拟定的对策进行评价、筛选，之后将相似的对策整合，并按照难易程度及先后逻辑性进行排序，最终制订完整的对策实施计划，从危急值培训、交接制度、信息化3个方面进行改善：一是针对"无危急值专项培训"，通过OA平台、微电影等培训方式，增加了培训形式的多样性，并进行全员考核，要求人人知晓、人人过关；二是针对"危急值交接制度缺失"，引入ISBAR交班模式在全院推行，建立了标准的交班模式；三是针对"信息传送模式单一""无监控机制"，通过信息化的管理手段，建立了完整的危急值报告、监控流程，使危急值得到全面、有效地管理。3个对策实施后，危急值处置联动失败率由35.6%降至11.2%，达到目标值。将有效的措施进行固化、推广，巩固改善成果，制订了"危急值报告、处理监控流程"，修订了"危急值报告制度""加强交接班管理的规定"，并从科室层面推动PDCA，以小环带动大环，将危急值处置联动失败率进一步降低，达到8%以内，凸显了PDCA循环向上的特点。

（三）案例特点与改进建议

1. **主要特点**　该课题结合医院实际，背景明确，理由充分，活动步骤完整，逻辑清晰，以事实为依据，用数据说话，相应工具运用得当。小组通过现况调查找到主要症结，针对症结分析原因，验证4项造成危急值处置联动失败的真因，针对真因拟定对策并实施，通过3个对策实施后，改善成效明显，预期目标达成。后期对成果进行固化、推广，运用PDCA小环带动大环的原理，持续改进，成效得到持续拓展。

2. **改进机会**

（1）程序方面

1）选题：小组按照医院指令确定主题为"降低全院危急值处置联动失败率"，但在查检表设计中，只将病区列为查检区域，建议主题聚焦，修改为"降低医院病区危急值处置联动失败率"。另外，在对危急值处置联动的定义上，如何设定各环节点的时间标准，未作详细表述，数据来源未作充分阐述。

2）原因分析：在运用鱼骨图分析原因时，本课题从人员、设备、管理、其他4个方面进行分析，其他项中包括环境和流程，以上分层不够清晰，互相间有重合，建议从人、机、料、法、环或人、物、法、环等方面考虑，可从全方位清晰展示产生问题的原因。末端原因中"工作忙，人力不足"是两个原因，存在前后逻辑关系，人力不足应该为末端原因，是工作忙的原因。

3）要因票选：对所有末端原因进行要因票选，应识别排除能力范围以外的原因，"人力不足"需向人力资源部门申请、调配，超出圈能力范围。另外，品管圈活动体现民主性、科学性，奖惩制度等在要因票选时尽量不纳入。

4）真因验证：应对每个要因进行逐条确认，判定方式为现场测量、试验和调查分析等，该课题在真因验证环节阐述不充分。

5）对策实施与检讨：在对策二实施时，原定的实施方案未能及时实施，而用其他方案替代，此环节在最后的对策检讨与改进中有提及，但在对策实施与检讨步骤中并未呈现，建议在报告时反映质量改善活动的实际开展情况，若方案与计划不符时，需说明方案变化的具体原因及应对情况。另外，若方案存在不可控因素，建议实施前可运用过程决策程序图法（PDPC）来规避影响因素，在制订计划阶段或进行系统设计时，事先预测可能发生的障碍（不理想事态或结果），从而设计出一系列对策措施以最大的可能引向最终目标（达到理想结果）。

（2）统计方法方面：甘特图中，时间（When）一栏，一个月可能存在5周的情况，需依据实际设定；地点（Where）一栏，应为活动地点，应和每个步骤实际执行的地点一致，如现况调查、真因验证、对策实施等都有在现场执行操作。

（辅导员：曾艺鹏；编写：王艳；圈组成员：蔡敏、王燕莉、杨焕章、文中秋）

案例 2　提高住院患者 VTE 规范预防联动率

圈　名：静心圈

奖　项：第九届全国品管圈大赛"一等奖"

圈名意义：意指一种深层的平安与宁静，没有吵闹与喧哗，通过我们精心护理让患者在住院期间能够放松心情，心态平稳，不骄不躁，以良好的状态积极配合治疗及护理。

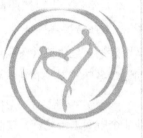

图 2-10　"静心圈"圈徽

圈徽意义:蓝色环圆寓意着我们白衣天使守护患者,对患者无微不至的关爱,努力为患者创建安静祥和的环境;绿色人形寓意着医患和谐,对患者的健康不懈追求和呵护,共同战胜疾病。

表2-5　"静心圈"项目登记表

课题名称:提高住院患者 VTE 规范预防联动率				
圈名:静心圈		成立日期:2021 年 3 月 1 日		成员人数:10 人
圈长:A		辅导员:X		
主要工作:针对住院患者 VTE 风险预防规范率低,利用品管圈提高 VTE 规范预防联动率。				
职务	姓名	科室	职称	主要负责工作内容
圈长	A	普外科	副主任护师	统筹安排各步骤工作
圈员	B	医务部	主任医师	协调各部门人员
	C	普外科	主管护师	数据收集
	D	泌尿外科	主管护师	会议记录、照片采集
	E	老年科	主管护师	查找文献、图表制作
	F	普外科	副主任医师	数据分析、措施落实
	G	信息科	高级工程师	信息支持
	I	护理部	主任护师	活动措施落实,协调护理人员
	J	医务部	副主任医师	活动措施落实、协调临床医师
	H	药剂科	主管药师	活动措施落实、协调药剂人员
活动期间:2021 年 3 月—2021 年 9 月				

一、圈长心得

"提高住院患者静脉血栓栓塞症（venous thrombosis embolism, VTE）规范预防联动率"这一改善主题,涉及多个部门,多个环节。我们的圈员来自医务部、护理部、信息科、药剂科、临床护士及医师等,它涵盖多个专业,在每次讨论时,大家各说各的论点,各说各的理。作为圈长,必须把大家的聚焦点时不时引导至这个主题上，依靠各部门的通力协作才能共同完成。

在品管圈运行过程中，确实碰到了很多困难，如查检表的设计，这关乎到整个 QC 小组活动的程序，起着承上启下的作用。因此，我们剥丝抽茧，运用头脑风暴找出关键点（影响因素），从而最终确定从医生开具预防医嘱超时或未开、护士评估 VTE 风险不规范、护士落实 VTE 预防措施不规范这 3 大因素进行改进。

在确定目标值时也碰到了问题，查阅了大量文献，无法查到关于静脉血栓规范预防的标准，只能通过计算设定目标值为 78.23%。

在对策实施过程中，因低估信息系统开发的复杂性，在这一步差点腰斩，最后在各部门通力合作下，集思广益，啃下了信息系统这块大骨头，在临床运用中获得了肯定。

经过此次品管圈的活动，让静脉血栓的预防联动工作不断提升，使工作更有序化、标准化，减少了隐患的发生。

二、 案例实操辅导

（一）主题选定

1. 选题背景　VTE 是继冠心病和高血压之后，发病率第三的常见心血管疾病，严重威胁人类健康。VTE 也是导致院内患者非预期死亡的重要原因，但 VTE 完全可防可控，积极有效的规范预防可大大降低在院患者发生 VTE 的风险。

2. 政策需求　2021 年，国家卫健委将提高静脉血栓栓塞症规范预防率纳入国家医疗质量安全改进目标。

3. 主题评价　经多部门的讨论确定 VTE 预防管理是迫切需要改进的问题，围绕 VTE 预防管理展开"头脑风暴"，提出了 4 个候选主题，运用权重评价法，选中得分最高的"提高住院患者 VTE 规范预防联动率"为本次活动主题。

4. 定义　VTE 规范预防联动指的是 VTE 规范预防联动过程中，每一个环节符合要求，即指护理人员在规定时限内完成 VTE 风险评估；护理人员在 5 分钟内将 VTE 风险评估报告临床医生；临床医生接到评估报告后 2 小时内开具预防医嘱；护理人员在本班内规范落实各项预防措施。如其中任一环节未按要求完成，则为联动失败。

5. **衡量指标**　衡量指标为规范预防联动率，其计算公式如下。

规范预防联动率＝同期内住院患者 VTE 规范预防联动例数/统计周期内住院患者总例数×100％

辅导员问与答

Q：对课题命名有何要求？

A：课题名称是小组活动内容。解决问题的浓缩，因此，课题名称一定要简洁明确，一目了然，直接针对所要解决的问题，避免抽象。课题设定时要抓住三个要素：对象、问题、结果。即本次活动解决的对象：住院患者 VTE 的规范预防；要解决的问题：规范预防的联动；经过活动后要达到怎样的结果：提高。

Q：同样，在主题定义时，我们碰到了跟危急值品管圈一样的困难，"规范预防联动率"这个概念，在行业内标准、文献检索等途经没有找到相关参考标准，那是怎样来定义？

A：同理，我们借鉴危急值品管圈方法，通过分析历年的基线数据、检索相关文献及对比业内标杆，来确定 VTE 评估、措施落实等各个环节点时限及相关规范。

Q：该课题是如何跨部门、多学科协作的？

A："提高住院患者 VTE 规范预防联动率"这一改善主题，涉及多个部门，多个环节，必须依靠各部门通力协作共同完成。我们的圈员来自医务部、护理部、信息科、药剂科、临床科室等。由于大部分圈员是第一次参加品管圈活动，大家对品管圈工具认识比较粗浅，且本次的改善主题为跨部门合作，改善活动具有一定挑战性。组织的过程中根据每一位成员部门的能力特点，合理安排工作，将圈的优势发挥到最大。

本次主题选择符合国家政策，但在选题的过程中查阅大量文献，了解清楚 VTE 发生的影响因素，考虑可控因素有哪些，针对这些可控因素目前有哪些比较好的措施,在我们临床中引用比较好的措施是不是有推广性。以这些基础知识作为铺垫,我们才能接下来研究 VTE 规范预防联动率。这个主题要求多部门的配合,这种配合不是机械的联动,不仅存在沟通、协调的问题,而且可能出现不可控的因素,如 VTE 信息系统的设计,我们在改善过程中要把这些不可控的因素也要考虑进去。

（二）活动计划拟定

主题确定后,绘制甘特图图 2−11,明确活动步骤、日程、各步骤分工及责任人。

	WHAT	WHERE	WHEN（2021年3月—2021年9月，各月周数1~4，9月1~2；主席 A/B/C/D/E/F/G）	WHO 工作分担	WHERE 开会地点	HOW 品管工具
P	1、主题选定			A	普外科	L行矩阵图（主题评价表）
P	2、活动计划拟定			C	普外科	甘特图
P	3、现状把握			C	普外科	流程图、查检表柏拉图
P	4、目标设定			E、J	普外科	文献查证、条形图
P	5、解析			D	普外科	鱼骨图\5WHY
P	6、对策拟定			E、B	普外科	5W1H、文献查证、标杆学习
D	7、对策实施与检讨（因疫情原因有延期）			G、I	普外科	PDCA、条形图
C	8、效果确认			C	普外科	查检表、柏拉图条形图
A	9、标准化			D	普外科	5W1H
A	10、检讨与改进			H	普外科	头脑风暴

- - - - 表计划线　———— 表实施线

图 2−11　"提高住院患者 VTE 规范预防联动率"活动计划的甘特图

（三）现况把握

1. **住院患者 VTE 规范预防联动流程图**　为了了解造成住院患者 VTE 规范预防联动失败的影响因素,绘制了流程图（图 2−12）,从流程图中可以发现,护理人员评估、VTE 风险评估结果报告、VTE 预防医嘱开具、VTE 预防措施落实,是导致改善主题问题点的发生因素,为本次活动改善重点。

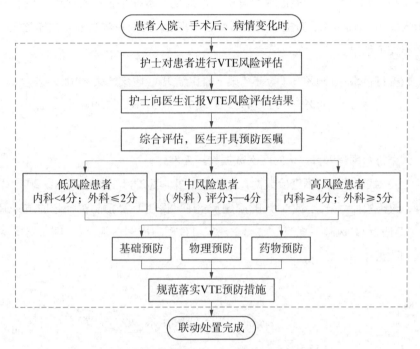

图 2‑12　住院患者 VTE 规范预防联动流程图

注:▢▢▢即此次活动改善重点。

2. 制订查检表进行现场查检

（1）数据收集:明确改善重点后,针对重点环节制订查检表（表 2‑6）,对 2021 年 3 月 15 日—28 日住院患者中 VTE 风险患者进行现场查检,查检结果:查检 270 例,住院患者 VTE 规范预防联动率为 31.85%。

表 2‑6　影响住院患者 VTE 规范预防联动因素现状查检表

日期	姓名	出生年月	护士				医师		护士		其他
			VTE 风险评估		VTE 风险评估结果报告		VTE 预防医嘱开具		VTE 预防措施落实		
			是否在时限内	是否规范	是否在时限内	是否规范	是否在时限内	是否规范	是否在时限内	是否规范	

（2）数据验证：为验证本次查检人员对现况数据把握的准确性，我们分成两组人员 A 组和 B 组，查检后交换再次进行查检，同时对数据进行抽样查检。最终得出如下结果。

数据符合率 = 100％ － （验证结果 － 收集结果）/收集结果×100％

　　　　　 = 100％ － （32.24％ － 31.85％）/31.85％×100％

　　　　　 = 98.34％

数据符合率≥90％，认为两次数据收集无差异。

（3）找出症结：据查检数据，绘制柏拉图（图2－13），依据80/20定律的原理，改善累计百分比83.51％的问题点，即"医生开具预防医嘱超时或未开""护士评估 VTE 风险不规范""护士落实 VTE 预防措施不规范"，即可对本次主题起到改善作用。

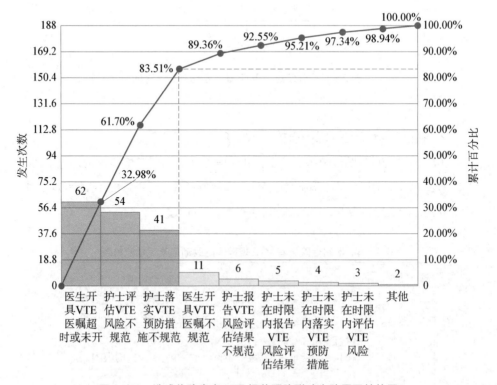

图2－13　造成住院患者 VTE 规范预防联动失败原因柏拉图

（四）目标设定

经查阅文献资料，VTE规范预防联动率无参照目标值，故结合实际情况，根据验算结果得出目标值为 78.23%。

辅导员问与答

Q：目标值设定的水平遵循什么原则？

A：目标值设定水平一般要遵循以下几种原则。

一是目标值具有一定的挑战性。小组活动目标值要高于正常水平，需要小组成员努力攻关才能达到，这样才能更好地调动全体成员的积极性和创造性。

二是目标值应该通过小组的努力可以达到的。如果把目标值定得很高，虽然很有挑战，但小组千方百计努力攻关，仍达不到目标的要求，会挫伤小组成员的积极性。

Q：目标设定需要注意哪些问题？

A：一是目标设定不宜过多。QC小组选题应选择存在的具体问题作为课题，目标又是针对问题设定的，因此，设定一个目标就可以了。如果设定两个及两个以上的目标作为中心进行活动，会使解决问题的过程复杂起来，往往会造成整个活动的逻辑混乱。如果有多个目标，应采用多个课题予以解决。

二是目标应与问题相对应。设定的目标是明确小组活动把问题解决到的程度，因此，必须针对所要解决的问题来设定目标。

（五）解析

1. 原因分析　以现况把握确定改善的问题点为"医生开具预防医嘱超时或未开""护士评估VTE风险不规范""护士落实VTE预防措施不规范"这3项，将这3项的问题绘制鱼骨图来进行解析，以获得影响问题点发生的主要原因，以鱼骨图进行陈述，如图2-14～图2-16所示。

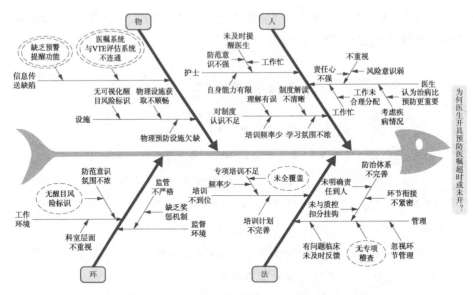

图 2-14　"医生开具预防医嘱超时或未开"原因分析鱼骨图

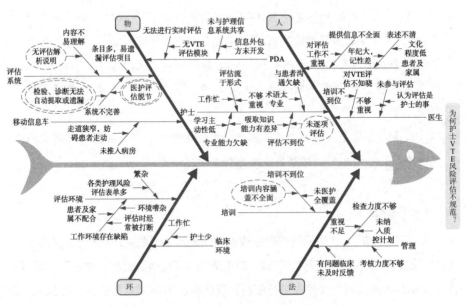

图 2-15　"VTE 风险评估不规范"原因分析鱼骨图

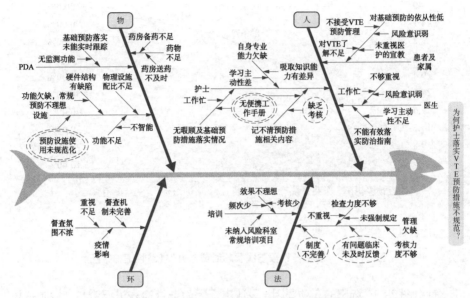

图 2-16 "护士落实 VTE 预防措施不规范"原因分析鱼骨图

2. **要因分析** 针对图 2-14 鱼骨分析所得的小原因进行评分,根据 80/20 法则选出主要原因,共 5 项,分别为:①缺乏相关信息提醒功能;②医嘱系统与 VTE 评估系统不联通;③培训未医护全覆盖;④无专项稽查;⑤无醒目风险标识。

针对图 2-15 鱼骨图分析所得的小原因进行评分,根据 80/20 法则选出主要原因,共 5 项,分别为:①未逐项评估;②无评估解析说明;③检验诊断无法自动提取或有遗漏;④医护评估脱节;⑤培训内容涵盖不全面。

针对图 2-16 鱼骨图分析所得的小原因进行评分,根据 80/20 法则选出主要原因,共 5 项,分别为:①缺乏考核;②无便携工作手册;③预防设施使用未规范化;④有问题临床未及时反馈;⑤制度不完善。

3. **真因验证** 针对图 2-14 选出的 5 项要因,设计出真因验证查检表进行查检,绘制柏拉图(图 2-17),确定真因为:①缺乏预警提醒功能;②医嘱系统与 VTE 评估系统不联通;③无醒目风险标识。

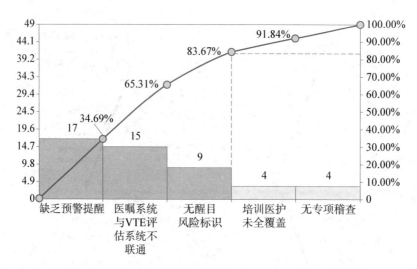

图 2-17　"医生开具预防医嘱超时或未开"真因验证柏拉图

　　针对图 2-16 选出的 5 项要因，设计出真因验证查检表进行查检，绘制柏拉图（图 2-18），确定真因为：①检验及诊断未能自动提取或遗漏；②医护评估脱节。

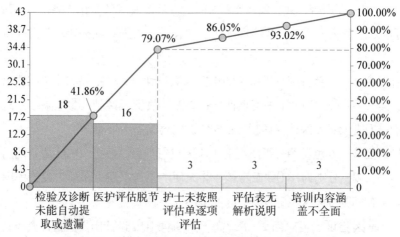

图 2-18　"护士 VTE 风险评估不规范"真因验证柏拉图

　　针对图 2-16 选出的 5 项要因，设计出真因验证查检表进行查检，绘制柏拉图（图 2-19），确定真因为：①预防设施使用未规范化；②无便携工作手册。

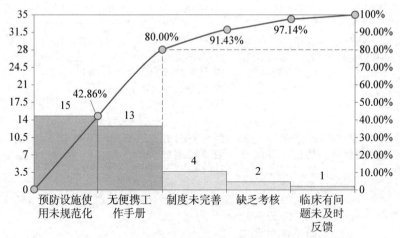

图 2‑19　"护士落实 VTE 预防措施不规范"真因验证柏拉图

辅导员问与答

Q：如何进行真因验证？

A：真因验证是品管圈的核心内容，只有真因验证采用方法正确，采集数据真实有效，才能得出真正的原因。真因验证唯一的有效方式就是使用查检表搜集数据，依次确认每个可能原因的发生与否，然后最终得出结论（发生的原因）。

设定真因验证查检表，按照流程，符合流程逻辑，并确保数据可采集性。要因可能是真因，也可能不是真因，真因是经过查检表数据验证后得到的真实原因。

（六）对策拟定

1. 对策拟定及评价　针对解析阶段所选出的真因，经过全体圈员讨论，拟定相关对策。

2. 对策整合　将相似、相关的对策整合与排序为 3 大对策（表 2‑7）。

表 2-7 "提高住院患者 VTE 规范预防联动率"对策整合表

对策内容	真因	问题点	负责人	实施时间	实施地点
对策一：医护全覆盖多维度培训	医护评估脱节；预防设施使用未规范化	护士 VTE 风险评估不规范；护士落实 VTE 预防措施不规范	A、B	2021 年 5 月 8 日—6 月 8 日	病区
对策二：推进 VTE 医护交互平台建设	缺乏预警提醒功能；医嘱系统与 VTE 评估系统不联通；医护评估脱节；检验及诊断未能自动提取或遗漏	医生开具预防医嘱超时或未开；护士 VTE 风险评估不规范	C、D	2021 年 5 月 15 日—6 月 30 日	病区、信息中心
对策三：制作醒目静脉血栓风险等级牌；制订专项交接制度，运用 ISBAR 交班模式	缺乏预警提醒；无醒目风险标识；医嘱系统与 VTE 评估系统不联通	医生开具预防医嘱超时或未开	E、F	2021 年 6 月 10 日—6 月 24 日	病区、医务部
对策四：规范 VTE 预防操作，建立规范完善的健康教育体系；制作 VTE 预防措施规范落实相关内容的便携"口袋本"	预防设施使用未规范化；无便携工作手册	护士落实 VTE 预防措施不规范	A、C	2021 年 6 月 1 日—7 月 6 日	病区

辅导员问与答

Q：本案例如何进行对策拟定、整合与排序？

A：对策的拟定主要是通过真因提出对策，小组成员通过可行性、效益性、经济性进行评价,通过二八原则,确定科室可以实施的对策,对各个环节进行干预,有效提高医生开具预防医嘱,同时由医务部牵头,建立医护协同评估机制,规范 VTE 相关的预防操作,同步实施。

(2)一个完善的对策拟定环节被细分为对策拟定与分析、对策评价与筛选、对策整合与排序、对策实施计划的制订 4 个流程,通过小组成员头脑风暴,查阅资料,按照 1、3、5 评分方式评价选出可执行的对策,操作性强,按照前后逻辑关系,层层递进进行对策实施。

(3)将相似对策进行整合,归为 4 个对策,一、三、四对策实施难度小,对策二在实施的过程中可能会存在难度,需要信息中心的配合,这个在后期实施的时候可以提前与信息中心沟通,推进 VTE 医护交互平台建设。

(七)对策实施与检讨

1. 对策一 制订"穿脱抗血栓梯度弹力袜操作规范流程"及"深静脉治疗仪操作规范及流程";医院线上培训平台提供制度及 VTE 理论学习课件,医护人员可随时进行学习及考核;线下组织穿脱抗血栓梯度弹力袜、深静脉血栓治疗仪操作、药学知识等专项培训;举办专项国家级培训项目,鼓励全院医务人员积极参与学习。对策实施后,住院患者 VTE 规范预防联动率由实施前的 31.85% 提高至 44.81%。

2. 对策二 与信息科的沟通,建设 VTE 医护交互信息平台;新入院患者,系统自动抓取信息,自动触发 VTE 评分,责任护士进行初核;系统推送中高风险预警提示,医生进行复核;医生不进行确认,则 VTE 弹出框将干扰。对策实施后,住院患者 VTE 规范预防联动率由实施前的 44.81% 提高至 58.89%。

3. 对策三 运用红、黄、蓝三色区分 VTE 高危、中危、低危患者,插在床头卡上,用于提醒医生;医务部发布"加强静脉血栓栓塞症中高风险患者交接管理的规定",在交接本中设置 VTE 中高风险交接专栏;运用 ISBAR 交班模式,达到 VTE 中、高风险有效交接。对策实施后,住院患者 VTE 规范预防联动率由实施前的 58.89% 提高至 66.67%。

4. 对策四 入院-中高风险-手术-出院全程,进行相应的预防宣教策略,制作正确穿脱弹力袜视频及下肢抗血栓操视频,进行规范示教;针对不同阶段的物理设施使用，进行规范操作，起到有效治疗效果；制作 VTE 预防措施规范落实相关内容的便携"口袋本"，做到规范宣教、规范指导患者；制作"基础预防措施落实清单"悬挂于床尾，用于督促患者积极落实措施；针对不同人群，制作静脉血栓预防宣教卡——手机扫描版和视频版，强化预防措施人性化落实。对策实施后，住院患者 VTE 规范预防联动率由实施前的 66.67％提高至 80.74％。

辅导员问与答

Q：制订对策的步骤是什么？原则是什么？

A：制订对策的步骤分为提出对策、研究确定所采取的对策、制订对策表。

（1）提出对策：首先针对每一条主要原因，让全体圈员头脑风暴、从各个角度提出改进的方法。这里可先不必考虑提出的对策是否可行，只要是可能解决这一条主要原因的对策都提出来，这样才能尽量做到不遗漏真正有效的对策。

（2）研究、确定所采取的对策：从针对每一条主要原因所提出的若干个对策中分析研究，究竟选用什么样的对策和解决到什么程度，要分析研究对策的有效性及可实施性。

（3）制订对策表：针对每一条主要原因，按"5W1H"原则制订对策表。"5W1H"即 What（目标）、Who（负责人）、Where（地点）、When（时间）、How（措施）。制订时需注意：不要将对策和措施混淆（对策是针对主要原因采取的改进方案，指的是做什么；措施是改进方案的具体做法，指的是怎么做）；目标尽可能量化；避免抽象用语。

（八）效果确认

1. 有形成果

（1）改善前、后数据如表 2-8 所示。

表 2-8 "静心圈"改善前、中、后数据

项 目	改善前	改善中	改善后
调查日期	2021 年 3 月 15 日—3 月 28 日	2021 年 4 月 20 日—7 月 6 日	2021 年 7 月 10 日—7 月 24 日
资料来源	各科 VTE 患者	各科 VTE 患者	各科 VTE 患者
调查总样本次数	270	1 080	270
住院患者 VTE 规范预防联动率	31.85%	80.74%	81.48%

（2）对比改善前后柏拉图（图 2-20），发现造成住院患者 VTE 规范预防联动低的问题发生次数已大幅减少，显示本期品管圈改善成效良好。

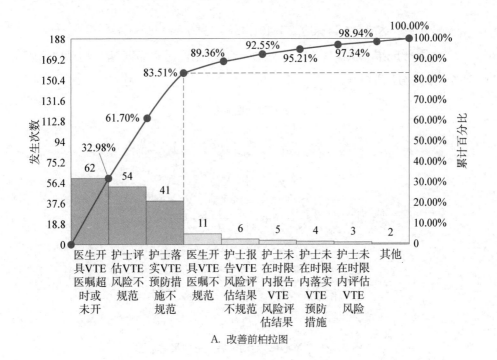

A. 改善前柏拉图

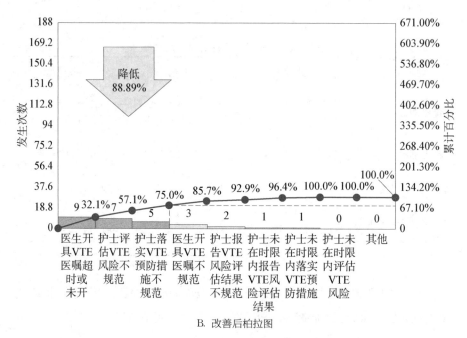

B. 改善后柏拉图

图 2-20　"静心圈"改善前后柏拉图对比

（3）目标达成率：目标达成率 107.15％，进步率 155.82％。

2. 无形成果　从雷达图（图 2-21）可以看出，通过品管圈活动开展，圈员的各项能力均有所提升。

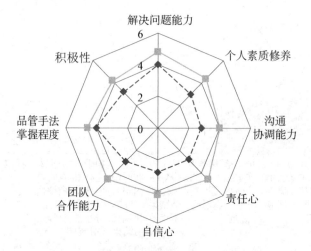

图 2-21　"静心圈"活动前后无形成果雷达图

注：-◆-改善前平均值；-■-改善后平均值。

辅导员问与答

Q：效果检查注意的问题有哪些？

A：效果检查应注意：一是效果检查必须是在对策实施完毕（全部完成并逐条确认达到对策目标要求）后方可进行；二是效果检查是对巩固期进行检查；三是能够计算经济效益的，都应计算经济效益；四是效果确认在有形效益检查的同时，也应注重无形效益的检查。

在效果确认时还需关注数据的可比性，即效果确认数据时间应与现状调查的时间段可比；数据的可信性，即效果确认的目标值不能超出解决问题的范围；项目的一致性，即效果确认与实施前现状对比的项目应保持一致；项目时序性，实施前、后的数据均应按从大到小的顺序统计。

（九）标准化

效果确认后，将有效对策制订成"穿戴抗血栓梯度弹力袜操作规范及流程""深静脉血栓防治仪操作规范及流程""静脉血栓栓塞症风险评估及管理制度""住院患者 VTE 规范预防处置联动流程"等。同时，对本次 QCC 活动的整个过程进行全面系统的反省和评价，总结活动过程中的优点、缺点及遗留问题，制订持续改进的实施计划。

（十）检讨与改进

小组对本期品管圈活动进行总结，并提出改进方向。遗留问题的解决方案：VTE 信息系统与护理信息平台联通，同时与 PDA 联通。通过临床调研，完善VTE 信息系统流程，切实方便符合临床所需。

辅导员问与答

Q：制订巩固措施有哪些内容？

A：制订巩固措施的内容包括：一是有效措施的标准化；二是检验标准化措施正确执行。有效措施标准化是把对策表中通过实施已证明了的有效措施（操作标准、改进的工作流程或规章制度等）报有关主管部门批准，纳入部门相关标准，或将有效措施纳入部门作业指导书、制度等。

制订巩固措施需要注意：一是要将措施落实情况形成文件清晰表述，忌用笼统语言；二是标准化效果跟踪要用数据说明成果巩固状况，确保取得的成果真正得到巩固，并维持在良好的水平上。

三、院长点评

（一）案例总评

2019—2020 年，医院曾发生 2 起因深静脉血栓引起的非预期死亡，这引起了医院管理层的深思及关注。2021 年，国家提出了 VTE 预防管理等患者十大安全目标，旨在提高医-护-患对静脉血栓预防的认识，降低突发死亡率。在此形势下，普外科成立了品管圈团队——"静心圈"，运用品管圈这一质量管理工具对 VTE 规范预防的联动性进行梳理，结合医院自身特点，通过制订多项标准、改进工作流程、建设 VTE 医护交互信息平台等措施，提高该流程中各个环节的工作质量，大大提高了医护对 VTE 的敏感性及联动性，使住院患者 VTE 规范预防联动率由 31.85％提升至 81.48％，高于目标值 78.23％，后续经过 6 个月效果巩固，此次改善活动对 VTE 的规范预防起到了重要作用。

（二）过程讲评

1. 活动特征 该课题为问题解决型品管圈，结合医院实际，确定"提高住院患者静脉血栓规范预防联动率"作为本次改善主题，选题理由充分，主题释义清楚，衡量指标明确。

2. 计划性 本次活动严格按照品管圈的十大步骤进行执行，主题新颖，过程严谨。成立品管圈小组，提出医院急需解决的问题，绘制甘特图，拟定活动计划，明确活动步骤、日程、各步骤分工及责任人，遵照执行。同时对现状进行调查，完善改善前流程图，确定改善重点，对患者进行评估，确定低、中、高风险患者，提高医护及各部门的联动性。

3. 解析 对 3 大改善重点进行原因分析，通过要因评价、真因验证，确认真因。

4. 实践力及活动成果 根据真因进行对策拟定，按照 PDCA 循环法实施，在实施的过程中将有效对策制订成"穿戴抗血栓梯度弹力袜操作规范及流程""深静脉血栓防治仪操作规范及流程""VTE 风险评估及管理制度""住院患者 VTE 规范预防处置联动流程"等，通过效果确认，达到目标值，改善明显，这些对策为有效对策，形成标准化，继续实施。

（三）案例特点与改进建议

1. 主要特点 本次活动在各部门的大力支持下，小组成员齐心协力，圆满完成，将圈的优势发挥到最大。通过采取有效干预措施，将住院患者 VTE 规范预防联动率由实施前的 31.85% 提高至 81.48%，改进效果良好，形成标准化，对本次 QCC 活动的整个过程进行全面系统的反省和评价，总结了活动过程中的优点、缺点及遗留问题，制订了持续改进的实施计划，并提出了下一期改进方向。通过此次品管圈活动，小组成员解决问题能力，沟通能力、思考能力，创新能力，品管圈学习能力均有所提升。

2. 改进机会 在主题选定的过程中按照 1、3、5 评分法进行主题选定，通过小组成员集思广益，提出 VTE 规范预防需要解决的相关问题，提高小组成员发现问题、解决问题的能力。

在进行真因验证时按照现状调查的方式进行数据验证，通过对真因验证确定真因，同时在目标设定后参考文献以及计算设定目标值。对策实施时严格按照 PDCA 循环法进行落实，对三个对策实施后的联动率分别进行调查、分析，根据改善后的数据确定对策是否为有效对策。目标达成率 107%，改进效果良好，对改善后查检表中的顺序按照降序法进行排列，通过改善前后柏拉图对比，对各个维度的项目进行评价，通过对比，确认改善效果。

通过无形效果评价表，对小组成员无形效果进行评价，圈员活动积极性和自信心都有所提高。希望在下次活动中，总结经验教训，继续提升小组品管圈活动能力。

（辅导员：孟祥红；编写：徐莉红、唐舒亚；圈组成员：周花仙、熊伍军、龚婧如、文中秋、王洪军、汤敬东、李婷婷、黄燕红）

案例 3　降低全麻患者术后复苏期低氧血症发生率

圈　名: 复苏圈

奖　项: 全国医院品管圈大赛"三等奖"

复苏圈: 安静又安全,复苏患者,带给手术患者生命的希望,象征健康,朝气蓬勃,重拾健康体魄,愿我们麻醉科的同事彼此努力,团结协作,用优良的技术,规范的流程,带给手术患者安全舒适温馨的体验。

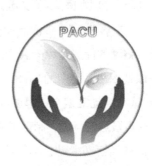

图 2-22　"复苏圈"圈徽

圈徽意义:

(1) 绿叶:象征生命,生机勃勃,预示着春天到来,万物复苏。

(2) 双手:象征我们所有医务工作者都是辛勤劳作、妙手仁心的白衣天使,尽我们所能守护患者的健康。

(3) 背景图案:象征我们众心合一为患者服务,想患者所想,急患者所急,背景的浅蓝色象征着手术患者在我们麻醉苏醒室安全复苏。

表 2-9　"复苏圈"项目登记表

课题名称:降低全麻患者术后复苏期低氧血症发生率				
科室:麻醉科			组圈日期: 2017 年 12 月 1 日	
圈名:复苏圈			辅导员姓名: A	
圈名意义: 安静复苏, 安全复苏, 守护健康			圈长姓名: B	
职务	姓名	年龄	资历	学历
圈长	C	54	30 年	本科
副圈长	D	47	24 年	本科

续　表

职务	姓名	年龄	资历	学历
	E	30	5 年	硕士
圈员	F	44	21 年	本科
	G	39	21 年	本科
主要工作：麻醉科复苏室全麻患者术后复苏工作				
品管圈活动期间：2017 年 12 月—2018 年 6 月				
单位主要指针：降低全麻患者术后复苏期低氧血症发生率，提高患者满意度				

一、圈长心得

在医院发起开展品管圈活动的倡议下，"复苏圈"于 2017 年正式成立，我在品管圈成立时有幸被麻醉科科员们选为圈长，并得到了大家的积极参与与支持，由此，也开始了我们麻醉科全新的医疗安全质量改进之路。

刚接触品管圈的时候脑袋中充满了各种疑问。什么是品管圈？ 品管圈是用来干什么的？ 品管圈要怎么做？ 怎么才能做好品管圈？ 怀着忐忑的心情参加了院部组织的一次次培训，从培训中了解到品管圈是由相同、相近或互补的工作场所的人们自动、自发组成数人一圈的小圈团体，全体合作、集思广益，按照一定的活动程序来解决工作现场、管理、文化等方面所发生的问题及课题，过程中需要运用很多管理工具，如甘特图、查检表、流程图等。而麻醉科成立品管圈是希望通过学习品管圈来达到改善科室医疗安全质量的目的，后来通过品管圈的不断进展，圈员们通过改进手法一步步找出了科室的安全隐患，并最终达到了将质量改进工具熟练的运用到生活和工作中去的目的。

品管圈活动开始后，圈长与各位圈员利用空闲时间积极开展圈会，分配工作、头脑风暴、发表想法、发挥自身所长、提出创意及构思，碰到有不懂的积极查阅相关知识点和文献，亦或是询问辅导员。例如，进展初期，圈员们找不到查检表设计的切入点，设计的查检表一直不是最合适的，圈活动一度陷入停滞状态。于是大家决定抽丝剥茧，将现有的流程制度重新梳理，找到流程中的问题点，根据问题点进行头脑风暴，最后制订了新查检表，药物残留、复苏患者低体温、拔管后气道再梗阻、患者术后疼痛和术前合并症为缺失项目，经辅导员审核后确定可行，整个品管圈的工作才得以顺利开展。一个新的改进工具从认识到了解再到使用会经历一个漫长的过程，这个过程会碰到各种问题和困难，而熟练运用此工具就是在不断克服问题和困难中达到的。

通过圈员们不懈的努力，复苏圈有幸参加了 2018 年度全国品管圈大赛。比赛对于我们来说是锻炼，更是很好的学习机会。通过参加此次全国大赛，我们认识到了自身的优势和不足。"台上十分钟，台下十年功"，8 分钟的汇报见证了 8 个月的质量改进之路，参赛前做了充分的准备，大家卯足劲直奔一等奖而去。但是现实是残酷的，由于第一次参加全国性的大赛，汇报经验不足，上场后大脑更是一片空白，越紧张越忘词，气氛一度陷入尴尬，所幸我们很快调整了心态，虽然汇报完成了，但是只拿到了三等奖的成绩。已成既定的事实，后悔已经来不及了，大赛后大家就此次失利开了一次圈会，总结了失误的原因，圈员们鼓足劲，再接再厉，下次一定要提前考虑到所有可能发生的失误，做好充分的准备，演练所有的可能性，把失误扼杀在摇篮里。

手术室麻醉科这个大家庭，秉着"竭尽所能，提高生命质量；脚踏实地，做好本职工作；提高效率，改善服务品质"的宗旨与目标，通过此次的品管圈活动，我们提高了学习的积极性，加深了对品管手法的认识，学会了运用管理工具，同时也提升了团队的凝聚力。临床工作的最终目的还是服务于患者，只有不断进行质量改进，才能树立良好的医院口碑，实现自我价值。

二、案例实操辅导

（一）主题选定

1. 本期活动主题　降低全麻患者术后复苏期低氧血症发生率。

2. 名词定义

（1）全麻患者：指麻醉药经呼吸道吸入、静脉或肌肉注射进入患者体内，产生中枢神经系统的暂时抑制，临床表现为患者神志消失、全身痛觉消失、遗忘、反射抑制和骨骼肌松弛。对中枢神经系统抑制的程度与血液内药物浓度有关，并且可以控制和调节。这种抑制是完全可逆的，当药物被代谢或从体内排出后，患者的神志及各种反射逐渐恢复，称之为复苏。

（2）全麻苏醒期：指患者在全身麻醉手术结束后进入术后恢复室等待苏醒的过程，患者生命体征监测平稳，并在达到指标时拔除气管导管，观察各项指标正常、氧饱和度≥95％并维持5分钟以上，至指定时间后将患者送回病房。

（3）低氧血症：指血液中含氧不足，动脉血氧分压（PaO_2）低于同龄人的正常下限，主要表现为血氧分压与血氧饱和度下降。成人正常PaO_2为83～108 mmHg。各种原因如中枢神经系统疾患，支气管、肺病变等引起通气和/或换气功能障碍都可导致缺氧的发生。因低氧血症程度、发生的速度和持续时间不同，对机体影响亦不同。低氧血症是呼吸科常见危重症之一，也是呼吸衰竭的重要临床表现之一。

3. 衡量指标　衡量指标为低氧血症发生率，其计算公式如下。

低氧血症发生率＝全麻患者术后复苏期低氧血症发生例数/全麻患者术后复苏例数

4. 选题理由　从以下3个方面考虑。

（1）患者：麻醉安全质量管理有利于降低差错对患者造成直接风险，提高患者满意度。

（2）医护：减少失误，改变工作模式，提高工作效率，提升员工素质。

（3）麻醉恢复室：减少医疗纠纷，促进规范化管理，降低了患者围麻醉期并发症的发生率。

5. 现况数据　选题前，针对所有主题皆做了初步现况调查，围绕降低患者全麻术后复苏期低氧血症发生率这个主题，调查结果发现：2018年1月7日—1月20日这14天麻醉复苏室共发生25例低氧血症患者，发生率为10％。

而国内外文献显示，目前中外医院复苏室平均每周低氧血症发生率为5％～7％，以此作为比较，说明我院目前发生低氧血症患者的数量偏多，更突显以此作为此次改善主题的重要性。

辅导员问与答

Q：如何进行主题选定？

A：可以从3个方面开展：第一，先用层别法来发现问题点：领导层面（医院、科室要求指标），如日常发现的问题、国家或者医院的指导文件、科室现况;个人层面(工作内容、工作环境),如工作流程异常、重点患者病情异常、工作环境改善、外出学习实际开展;客户层面(患者要求):患者抱怨较多、治疗效果不好。第二,问题解决型品管圈可以使用提高或者降低来确定主题内容。第三,采用头脑风暴的方式整理出科室的问题点,通过主题评价法,按照领导重视程度、本期达成性、迫切性和圈能力,让所有圈员按照1、3、5评分后,选择分数最高的作为最优主题。

Q:选择主题后,怎么判断自己选的主题的大或者小?

A:首先,要清晰的了解本圈的圈能力,选定主题不宜过大或过小。所谓主题过大,是超出圈能力所及,如某病区的主题——降低平均住院日、某门诊护士主题——提升预约挂号率等,圈员会因为负荷过重,对圈活动失去兴趣,并且对主题的进展失去信心。主题过小,达成题目过于快速容易,不用开展圈就能达到,就没有建圈的必要了,如提高发票的打印效率。故选定主题前要先进行调研,评估效益,确定是否值得进行。

Q:如何进行调研和效益评估呢?

A:关注上级领导的重视程度、迫切性、可行性和规定时间达成的可能性。是否符合上级政策及法规的需求;是否有日常管理指标或者医院目标;是否有患者安全事件造成不良影响;麻醉是手术的重要环节,是否存在一些非预期的事件,将现有情况、问题点、要求进行梳理,对比相关文献和文件要求,找出问题点,结合圈员能力、规章制度、解决方法、设备使用评估是否在3~6个月周期内达到目标。

(二)活动计划拟定

主题确定后,绘制甘特图(图2-23),明确活动步骤、日程、各步骤分工及责任人。

(三)现况把握

1. **麻醉恢复室工作流程**　为了了解造成全麻患者术后复苏期低氧血症的影响因素,我们绘制了麻醉恢复室工作的流程图(图2-24),借此找出容易造成复苏期低氧血症的改善范围。

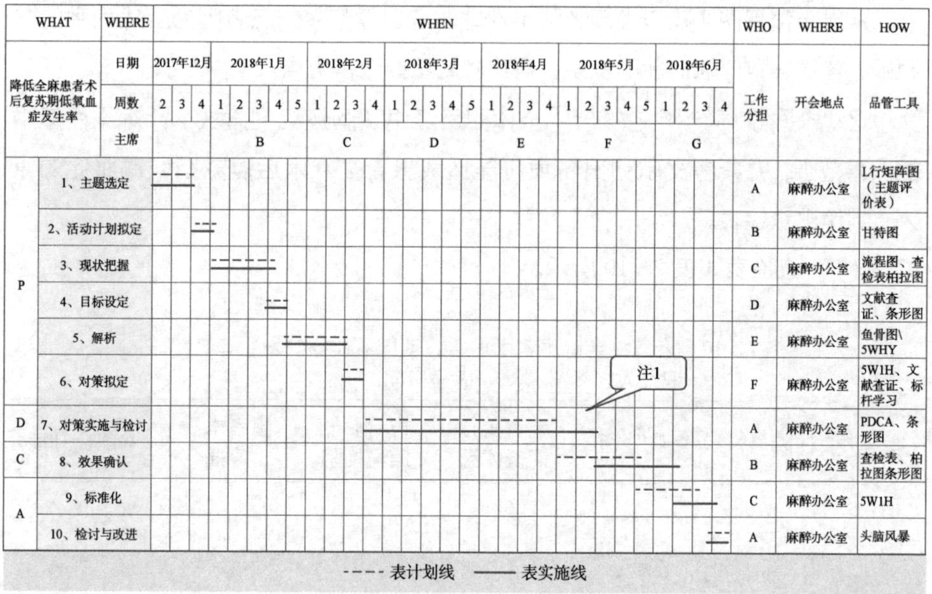

WHAT
WHERE
WHEN
WHO
WHERE
HOW
降低全麻患者术后复苏期低氧血症发生率
日期
2017年12月
2018年1月
2018年2月
2018年3月
2018年4月
2018年5月
2018年6月
周数
2 3 4 1 2 3 4 5 1 2 3 4 1 2 3 4 5 1 2 3 4 1 2 3 4 5 1 2 3 4
主席
B
C
D
E
F
G
工作分担
开会地点
品管工具
P
1、主题选定
A
麻醉办公室
L行矩阵图（主题评价表）
2、活动计划拟定
B
麻醉办公室
甘特图
3、现状把握
C
麻醉办公室
流程图、查检表柏拉图
4、目标设定
D
麻醉办公室
文献查证、条形图
5、解析
E
麻醉办公室
鱼骨图\5WHY
6、对策拟定
F
麻醉办公室
5W1H、文献查证、标杆学习
注1
D
7、对策实施与检讨
A
麻醉办公室
PDCA、条形图
C
8、效果确认
B
麻醉办公室
查检表、柏拉图条形图
A
9、标准化
C
麻醉办公室
5W1H
10、检讨与改进
A
麻醉办公室
头脑风暴
---- 表计划线　—— 表实施线

注：因为对后期对策具体实施预估不足，我们花了3周时间购买对策中的工具，因此对策真正开始实施时间为2月15日，故导致计划线与实施线差距较大。

图 2－23　“降低全麻患者术后复苏期低氧血症发生率”活动计划的甘特图

全麻患者手术结束
进入PACU?
否
是
病情交接
监护
评估
处理
否
符合出PACU标准?
是
回病房

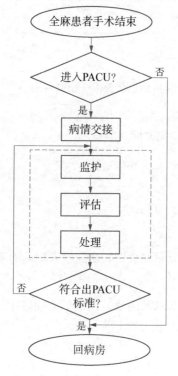

图 2－24　麻醉恢复室工作流程图

注：[ ]即此次活动改善重点。

从以上流程图中可以发现，从手术室转运到复苏室的患者因为上述列举的各原因，容易导致低氧血症的发生，是我们的重要改善重点。

2. 数据收集结果之分析　全体圈员经由头脑风暴的方式，针对流程图中的改善范围，并参考文献列出各项可能造成患者全麻术后复苏期低氧血症的原因，制作出查检表。

（1）查检表如表2－10所示。

表2－10　麻醉科全麻患者术后复苏期低氧血症的发生率查检表

记录人＿＿＿＿＿＿　记录日期：＿＿＿＿＿＿

序号	住院号	药物残留	患者复苏期低体温	拔管后气道再梗阻	患者术后疼痛	术前合并症
1						
2						
3						
4						
5						
6						
合计						

注：以"√"的方式记录发生例数。

查检表同时记录了低氧血症发生的原因及出现低氧血症的日期。

（2）数据收集方式（5W1H）：

1）查检内容：全麻患者术后复苏期低氧血症。

2）查检对象：复苏室全麻术后患者。

3）查检负责人：麻醉复苏室医护。

4）查检时间：2018年1月7日—1月20日。

5）查检地点：麻醉苏醒室。

6）查检方式：苏醒室全麻患者发生低氧血症时，在查检表相应的差错原因上以"√"的方式记录发生例数。

（3）通过查检数据汇总，得出患者全麻术后复苏期低氧血症发生率为：25例/250例＝10％

（4）以发生例数的高低依序排列后绘制柏拉图，如图 2-25 所示。

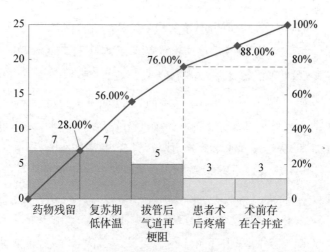

图 2-25　造成全麻患者术后复苏期低氧血症原因柏拉图

由以上柏拉图可看出：造成全麻患者术后复苏期低氧血症的原因为"药物残留""患者复苏期低体温""拔管后气道再梗阻""患者术后疼痛""术前存在合并症"5 项。依照 80/20 法则的原理，改善以上累计百分比 76％的问题，分别是"药物残留""患者复苏期低体温""拔管后气道再梗阻"这 3 个问题，即可对本次主题起到改善作用。

（四）目标设定

1. 目标值设定　在 2018 年 6 月 15 日前将苏醒室全麻患者术后复苏期低氧血症发生率由 10％降低到 4.9％。

2. 设定理由　根据相关文献查证，国内外麻醉复苏室低氧血症发生率 5％～7％，和我们所计算的目标值 4.9％接近，经过全员讨论，确定 4.9％作为此次目标值。

辅导员问与答

Q：活动计划如何拟定？

A：使用甘特图。甘特图是以图示的方式通过活动列表和时间刻度表示活动顺序和持续时间。可以直观地表明任务计划在什么时候进行，以及实际发展与计划要求的对比。横坐标表示时间,纵坐标表示工作顺序和活动内容,采用5W1H进行制作,What(活动内容),When(活动时间,以月/周为单位),Who(负责人),Where(活动位置),Why不体现,虚线为活动计划,实线为活动实际,PDCA的比例为3:4:2:1。

Q:PDCA和QCC的异同点是什么?

A:PDCA可以认为是指导原则,它又称为戴明环,是全面质量管理体系运转的基本方法,一共有4个阶段:计划、实施、检查和处置,所有的问题不可能在一个PDCA循环中全部解决,所以在循环往复中质量在持续改进,大到医院策略管理,小到员工自我管理都可以使用。

QCC是一种解决问题的管理活动,一共10个步骤,在具体活动中遵循PDCA的原则,自动自发、自下而上的通过员工团队合作,对策实施阶段可以由多个PDCA组成,持续改进。

Q:现况把握要注意点什么?

A:现况把握的工作内容是编制流程图,使用查检表搜集原始数据,得到改善前现状,使用层别法绘制柏拉图,找到主要需要改善的问题点。品管圈主题为降低全麻患者术后复苏期低氧血症发生率,可以绘制麻醉恢复室工作流程,从流程中发现重点改善范围,用查检表找出发生低氧血症患者的信息,分析这些患者发生低氧血症的原因,进行分类汇总,最后制作柏拉图,根据80/20法则,即百分之八十的问题是百分之二十的原因造成的,找出占80%的分类合计作为我们首要解决的问题。

(五) 解析

1. 原因分析 以现况把握确定改善的问题点为"药物残留""复苏期低体温""拔管后气道再梗阻"这3项,将这3项的问题绘制鱼骨图来进行解析,以获得影响问题点发生的主要原因,以鱼骨图进行陈述, 如图2-26~2-28所示。

2. 要因分析 针对图2-26鱼骨图分析所得的末端原因,由全体圈员对末端原因运用要因评价表进行评分,根据80/20法则选出主要原因,共5项,分别为:①过度肥胖;②不合理用药;③拮抗不彻底;④缺少肌松监测仪;⑤缺少脑电监护仪。

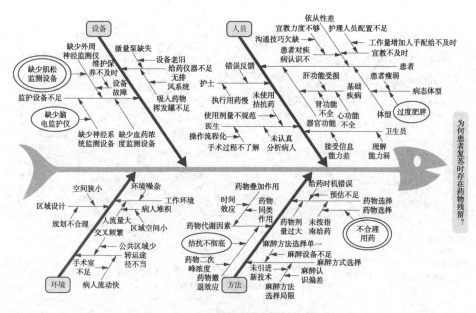

图 2-26　"药物残留"原因分析鱼骨图

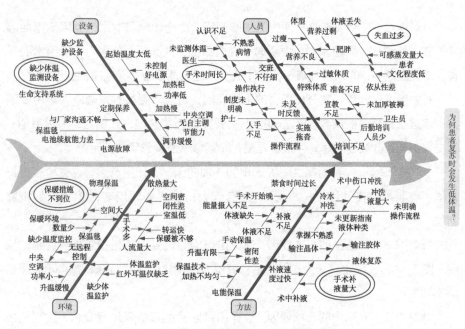

图 2-27　"复苏期低体温"原因分析鱼骨图

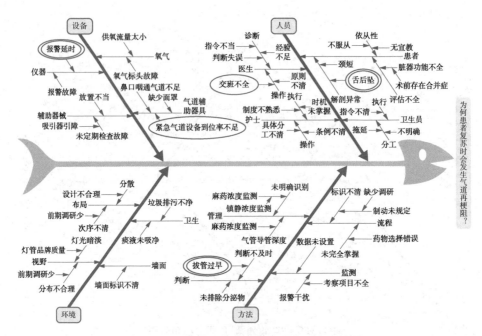

图2-28 "拔管后气道再梗阻"原因分析鱼骨图

针对图2-27鱼骨图分析所得的末端原因，由全体圈员对末端原因运用要因评价表进行评分，根据80/20法则选出主要原因，共5项，分别为：①手术时间长；②失血过多；③术中补液量大；④缺少体温监测设备；⑤保暖措施不到位。

针对图2-28鱼骨图分析所得的末端原因，由全体圈员对末端原因运用要因评价表进行评分，根据80/20法则选出主要原因，共5项，分别为：①舌后坠；②交班不全；③拔管过早；④报警延时；⑤紧急气道设备到位不足。

3. 真因验证　针对图2-26选出的5项要因，设计出真因验证查检表进行查检，绘制柏拉图（图2-29），确定真因为：①不合理用药；②缺少肌松监测仪。

针对图2-27选出的5项要因，设计出真因验证查检表进行查检，绘制柏拉图（图2-30），确定真因为：①术中补液量大；②缺少体温监测设备；③保暖措施不到位。

针对图2-28选出的5项要因，设计出真因验证查检表进行查检，绘制柏拉图（图2-31），确定真因为：①报警延时；②舌后坠；③拔管过早。

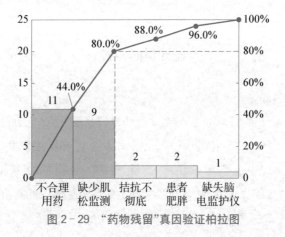

图 2-29 "药物残留"真因验证柏拉图

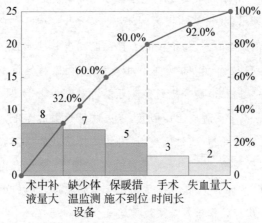

图 2-30 "复苏期低体温"真因验证柏拉图

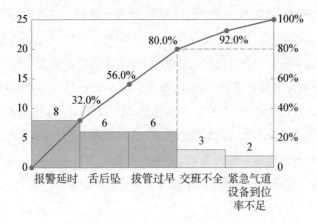

图 2-31 "拔管后气道再梗阻"真因验证柏拉图

辅导员问与答

Q: 怎样彻底分析原因？

A: 绘制鱼骨图，可以使杂乱无章的原因凸显层次感。鱼头向右是原因型鱼骨图，提出问题为"为什么……"。鱼头向左是对策性鱼骨图，提出问题为"如何提高或改善……"。一般按照人、机、料、环、法绘制，由大要因、中要因和小要因组成。药物残留、复苏期低体温、拔管后再梗阻需要绘制3个鱼骨图。注意大因必须用中性词（不说明好坏），中、小因必须使用价值判断（如……不良），采用小骨集约法或大骨展开法，每人准备1~10张卡片，圈员们进行头脑风暴，找出影响因素，将因素填于卡片后贴在鱼骨图上，尽可能多的找出所有可能的原因，不仅限于自己能完全掌控或正在执行的内容。对于人的原因，宜从行动而非思想态度着手，中因跟特性值、小因跟中因要有直接的原因问题关系，要分析到直接可以下对策为止。如果某些原因可以同时归属于两种或者两种以上的因素，以关联性最强的为准，可以考虑三现原则：现时到现场看现物。通过比较，找出相关性最强的原因归类，一个质量特性画一张图，不要将多个质量特性画在一张图上。比如大因：人员；中因：护士；小因：认识不足。这个认识不足偏向于思想态度，可以改成未使用拮抗药，而使用拮抗药可以作为对策来拟定实施。

Q: 确定真因的基本原则是什么？如何判断？

A: 真因验证是品管圈中的核心步骤。真因验证的三现原则，即现场——解决问题要到问题发生的场所去，现物——对发生问题的对象进行确认，现实——依据事实和数据找出问题的根源，只有采集数据真实有效，才能找出真因。根据鱼骨图制作要因评分表，圈员们对要因进行评分，根据80/20法则得出要因，根据80/20法则绘制柏拉图，进行数据验证，找出累计百分比80%的对应项为真因。区别原因、要因、真因之间的关系，原因是解析时使用鱼骨图导出的所有可能的原因，要因是经过鱼骨图导出后原因根据打分得出的原因，真因是对要因经过查检表数据验证后得出的原因。

(六) 对策拟定

1. **对策拟定及评价** 针对解析阶段所确认的真因,经过全体圈员讨论,拟定一系列对策。

2. **对策整合** 将相似、相关的对策整合与排序后,为 3 大对策(表 2 - 11)。

表 2 - 11 "降低麻醉科全麻患者术后复苏期低氧血症的发生率"对策整合表

对策内容		真因	负责人	实施地点	实施时间
对策一	购置肌松监测、脑电监护仪	缺少肌松监测仪	A	麻醉苏醒室	2018 年 2 月 27 日—3 月 20 日
	按照指南给药	用药不合理			
对策二	购置体温监测仪	缺少体温监测仪	B	麻醉苏醒室	2018 年 3 月 21 日—4 月 15 日
	购置加热床垫	保暖措施不到位			
	按照公斤体重补液	术中补液量大			
对策三	苏醒室常备气道紧急应急装置,麻醉医生和插管器械 60 秒到位	舌后坠	C	麻醉苏醒室	2018 年 4 月 16 日—5 月 7 日
	加强拔管后监护	报警延时			
	规范复苏流程	拔管过早			

(七) 对策实施与检讨

1. **对策一** 购置肌松监测仪,遵循指南用药。2018 年 2 月 27 日开始,按照"复苏室全麻患者监测制度"执行工作流程,设计"一看二测三用药"口诀,便于流程的实施,查看麻醉记录单,肌松药末次使用时间是否<30 分钟,使用简易呼吸器测定潮气量值,潮气量<8 ml/kg、肌松监测 TOFF 值<60%,使用肌松拮抗剂,低氧血症发生率由 10%下降到 8%。

2. 对策二　合理补液，购置体温监测仪器，加强保暖措施。按照"全麻患者复苏期低体温流程"处理，申领红外线耳温监测仪，每天监测复苏室温度，确保室温维持在24℃～26℃之间，进入PACU监测患者体温，查看患者补液速度及补液量，患者体温低于36.0℃，使用保温毯，复苏室环境温度低于25.0℃，调节中央空调温度，低氧血症发生率由8%降至7%。

3. 对策三　拔管后加强监护，紧急抢救物品及时到位，规范复苏流程。拔管后麻醉医护普遍大意，是拔管后气道再梗阻的潜在因素，复苏流程没有统一标准，医护对于各种紧急和困难气道无应急方案，复苏室紧急气道装置缺失，设置氧饱和度警戒值为92%，调大报警音量 > 70分贝，BMI指数 > 30，床旁悬挂警示牌，苏醒室备紧急气道装置，麻醉医生和插管器械60 s到位，低氧血症发生率由7%降到4.4%。

辅导员问与答

Q:对策实施阶段要做什么工作?

A:使用5W1H的工作方法,明确任务的目的是什么? 任务的目标是什么? 任务的时间要求怎样? 任务的参与人员是谁? 任务的执行地点是哪里? 清楚如何做? 实施阶段需要先获得上级主管的同意;确定每项对策有固定负责人统筹,任何异常需要详细记录反馈给圈长或者辅导员,经商议后方可终止对策,提出新对策实施;确保采集数据的真实性,做好改善前和改善后的数据采集。

Q:是否可以多因一策?

A:理论上是一因一策,但是在一个对策可以同时解决几个问题的情况下,可以合并在一起来处理,这样可以有效的缩短对策实施的时间。

(八) 效果确认

1. 有形成果

（1）改善前、中、后数据如表2-12所示。

表 2-12 "复苏圈"改善前、后各阶段数据

项目	改善前	改善中	改善后
调查日期	2018 年 1 月 7 日—2 月 7 日	2018 年 3 月 15 日—5 月 16 日	2018 年 5 月 20 日—6 月 16 日
资料来源	麻醉科复苏圈管理小组	麻醉科复苏圈管理小组	麻醉科复苏圈管理小组
调查总样本量	250 例/2 周	750 例/6 周	250 例/2 周
数据	10%	8.0%	4.4%

（2）改善后查检数据汇总表如表 2-13 所示。通过查检数据汇总，得出复苏期低氧血症发生率的现状值为：11 例/250 例×100%＝4.4%

表 2-13 全麻患者术后复苏期发生低氧血症原因汇整表

低氧血症原因	发生例数	百分比（%）	累计百分比（%）
患者复苏期低体温	5	45.45%	45.45%
药物残留	4	36.36%	81.81%
拔管后气道再梗阻	1	9.09%	90.91%
术前存在合并症	1	9.09%	100%
患者术后疼痛	0	9.09%	100%
合计	11	100%	100%

由改善前后柏拉图比较得知，发生拔管后低氧血症各个原因项目皆有所下降。此外，"拔管后气道再梗阻"已不在其中，显示本期品管圈改善良好。

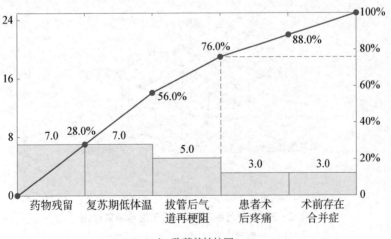

A. 改善前柏拉图

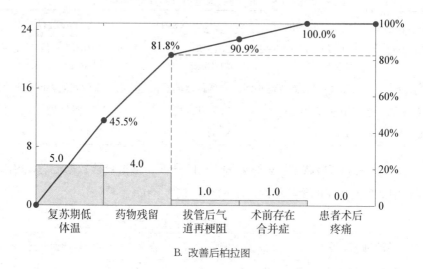

B. 改善后柏拉图

图 2-32　"复苏圈"改善前后柏拉图

（3）目标达成率：目标达成率 109.8%，进步率 127.2%。

2. **无形成果**　从雷达图可以看出：改善前后的各项无形成果都有所提升。其中，我们在沟通协调能力中，大家通过医院的品管圈课程的培训，带教老师对大家品管圈各大步骤的一对一辅导，以及大家定期开圈会，与科室各职工的交流，并且利用了头脑风暴等方法使我们沟通协调能力提升最快，其他无形成果都有均速提升。

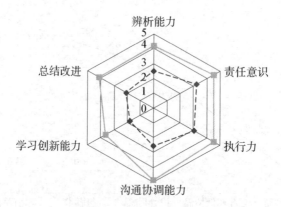

图 2-33　"复苏圈"活动前后无形成果雷达图

注：-◆-改善前平均值；-■-改善后平均值。

（九）标准化

效果确认后，重新制订了流程图。

（十）检讨与改进

1. **优点**　圈员们从多个角度、多个方面发现问题，按要求分配各个步骤的时间，比例合理。查检表分类条目设置得合理细致；数据统计期间得到科室同仁配合，合作愉快。圈员意见一致，统一了共同目标。善用各种方法从各个角度进行解析。拟定的对策可操作性高，可直接实施到日常工作。分工明确，对策实施计划周详，各圈员积极参与。能针对实施的措施收集数据，并分析各方面成果。标准作业程序简洁明了，可行性高。各圈员积极性高，分工合理，整个运作过程中相互配合良好。

2. **缺点**　提出的问题过多、过杂，有些难以实施。对策实施与检讨的时间比原定计划延迟了。统计时间较短，反映的情况可能不太全面。对品管圈能力的期望需重新检视，对可操作度考虑较多，创新体现的不是很充分。由于品管圈能力不足，无法对所有问题拟定对策，只能选择其中可操作部分实施。由于时间问题，各项对策无法分别逐个实施。由于多项对策合并实施效果确认，无法逐项确认其效果，影响分析准确度。个别标准作业流程面对实际具体问题仍存在不足之处。圈会形式较单一，常利用午休时间开会，工作疲劳影响头脑风暴效果。

3. **今后努力方向**　今后在工作中要更多地思考哪些问题对我们很重要，并且需要改善。需进一步加强具体时间跨度的合理性，查检要考虑全面，更加真实地反映现状情况。向更高的目标挑战，将头脑风暴发挥到极致，有更多的创新和想法。能够用最经济有效的对策来解决问题，如果时间允许，尽量分别逐个实施对策，以确保每一个对策的有效性。尽量对每一个实施的对策进行效果确认。标准作业流程仍需要不断改进，完善圈会形式要更加多样化，激发圈员发言热情，合理安排圈会时间。

三、院长点评

（一）案例总评

该课题为问题解决型品管圈，小组针对患者全麻术后复苏期低氧血症发生率偏高，高于中外医院复苏室平均每周低氧血症5%～7%的发生率，小组成员全员参与，分工清晰，遵循 PDCA 原理，按照品管圈十大步骤，基于数据等客观事实进行调查、分析、评价与决策，应用统计学工具，群策群力，经过持续不断的改进和创新活动，成功将患者全麻术后复苏期低氧血症发生率由改善前的10%降至改善后的4.4%，低于该课题的目标值4.9%，且后续效果维持良好，可见本次改善活动有明显成效。

（二）过程讲评

1. 活动特征　该课题为院级层面指令性课题，小组运用全面质量管理的思路和方法制订质量改进计划，按照 PDCA 循环组织开展小组活动，围绕影响低氧血症的因素，发现从手术室转运到复苏室的患者因为低体温、药物残留、再梗阻等原因，容易导致低氧血症的发生，找到改善重点，选题理由充分，主题释义清楚，衡量指标明确，思路清晰，具有良好的逻辑性。

2. 计划性　小组对低氧血症进行深入了解，制订活动计划表，根据时间节点有序开展改善活动，至现场做现况调查，绘制流程图，找出容易导致全麻患者术后复苏期低氧血症发生的关键环节——从手术室转运到复苏室的患者在术后复苏后的环节。将关键环节涉及的相关操作项目进行一一罗列，制订查检表，按照三现原则至现场查检，依照80/20法则，运用柏拉图进行排列，找出改善以上累计百分比76%的问题分别是患者复苏期低体温、药物残留、拔管后气道再梗阻这3个问题，即可对本次主题起到改善作用。通过现况值、改善重点及品管圈能力的计算公式，并与国内外麻醉复苏室低氧血症发生率（5%～7%）进行比较，经过头脑风暴，最终设定目标值为4.9%，明确在2018年6月15日前将苏醒室全麻患者术后复苏期低氧血症发生率由10%降低到4.9%。

3. 解析　运用鱼骨图，圈员们头脑风暴，分别分析得出31条、28条和26条末端原因，由全体圈员进行评价，依据80/20法则选出主要原因。

药物残留的原因为：①不合理用药；②缺少肌松监测仪；③拮抗不彻底；④过度肥胖；⑤麻醉方式选择不当；⑥患者转运迅速；⑦缺少脑电监护仪。随后现场查检，进行真因验证，确定造成低体温的真因为以下两项：①不合理用药；②缺少肌松监测仪。

低体温的原因为：①术中补液量大；②缺少体温监测设备；③保暖措施不到位；④手术时间长；⑤失血量大；⑥手术室低温；⑦禁食时间过长。随后现场查检，进行真因验证，确定造成低体温的真因为以下 3 项：①术中补液量大；②缺少体温监测设备；③保暖措施不到位。

气道再梗阻的原因为：①报警延时；②舌后坠；③拔管过早；④交班不全；⑤术前存在合并症；⑥紧急气道设备到位率不足；⑦机松未恢复。随后现场查检，进行真因验证，确定造成低体温的真因为以下 3 项：①报警延时；②舌后坠；③拔管过早。

4. **实践力及活动成果** 小组成员针对每一条真因，拟定一系列措施，依可行性、经济性、效益性 3 个维度对拟定的对策进行评价、筛选，以 80/20 法则 60 分以上为实行对策，之后将相似的对策整合，并按照难易程度及先后逻辑性进行排序，最终制订完整的对策实施计划，从术中进行麻醉深度检测，合理使用麻醉药物；苏醒室加强保暖措施，术中合理补液，购置温度检测仪；拔管后加强监护，紧急抢救物品及时到位，规范复苏室流程 3 个方面进行改善：一是针对"用药不合理，缺少肌松监测仪"，通过购置肌松检测仪、遵循指南用药加以解决；二是针对"术中补液量大、缺少体温监测设备、保暖措施不到位"，通过合理补液、购置体温检测仪器、加强保暖措施加以解决；三是针对"报警延时、舌后坠、拔管过早"，通过拔管后加强监护，紧急抢救物品及时到位，规范复苏流程加以解决。3 个对策实施后，复苏期低氧血症发生率由 10％降至 4.4％，达到目标值。将有效的措施进行固化、推广，巩固改善成果，改进了"麻醉恢复室工作流程"修订了"麻醉恢复评分标准（Steward 苏醒评分）""麻醉患者评估管理制度""麻醉科查对制度""中深度镇静治疗管理制度""麻醉科管理制度"制订了"麻醉恢复室管理制度"。实施过程注重实施效果的及时验证，实现了对策目标。并从科室层面推动 PDCA，将 PDCA 运用到工作生活中去。

（三）案例特点与改进建议

1. **主要特点** 该课题结合医院实际，背景明确，理由充分，活动步骤完整，逻辑清晰，以事实为依据，用数据说话，相应工具运用得当。小组通过现况调查找到主要症结，针对症结分析原因，针对真因拟定对策，对策经过方案优化，通过三个对策实施后，改善成效明显，达到预期目标值。后期对成果进行固化、推广，运用 PDCA 小环带动大环的原理，持续改进，成效得到持续拓展。圈员们在活动中注重运用质量管理活动工具来分析问题解决问题。

2. 改进机会

（1）程序方面

1）成员：在选择圈员的时候，选择同科室成员，人员较为单一，有一定的局限性，可考虑跨部门、多学科合作。

2）选题：分析选题理由的时候过于表面，可从深层次分析，从选题的迫切性和文件要求展开，根据文献设定目标值，衔接欠妥，未对数据进行相关数据验证。

3）原因分析：在运用鱼骨图分析原因时，本课题从人员、设备、环境、方法4个方面进行分析，某些末端因素描述不恰当，如"全麻比例较高"等均未到末端可直接采取措施的地步，可从全方位清晰展示产生问题的原因。另外，末端原因"肌肉颤抖发热"属于"手术室低温"稍显牵强。鱼骨图在制订时注意大因代表一个具体方向，中因代表概念、想法，小因代表具体事件。

4）要因票选：对所有末端原因进行票选要因，鱼骨图中票选为要因的非末端原因，如"交班不全"和"术前存在合并症"等，应识别排除能力范围以外的原因，"缺少电脑监护仪"需向相关部门申请、调配，超出品管圈能力范围，另外，品管圈活动体现民主性、科学性，奖惩制度等在要因票选时尽量不纳入。

5）真因验证：应对每个要因进行逐条确认，判定方式为现场测量、试验和调查分析等，该课题在真因非末端原因的基础上，真因验证环节阐述不充分。

6）对策实施与检讨：对策"遵循指南用药"执行不明确，可通过培训等达到，对策内容为"全麻术中合理选择药物的半衰期，遵循国内外经典用药指南，术中及术后实时监测患者肌松恢复情况"，未提及到购置仪器后的具体实行过程，活动步骤不明确。

（2）统计方法方面：改善后的柏拉图制表错误，纵轴数值应与改善前一致，100%应该对应。

（辅导员：王艳；编写：陈玲；圈组成员：李占芳、唐卫青、潘梦之、钱晓军、袁媛、庄妹、龚建中）

案例4　提高境外旅客医学观察隔离区
员工感控预防措施达标率

圈　　名：感控圈

奖　　项：第八届全国医院品管圈大赛三级医院综合专场 B 圈组"三等奖"

感控圈：通过院感风险评估手段，对重点环节、重点人群、重点部门等进行评估，制订相应的措施，指导临床执行院感防控措施，降低医院感染风险。

圈徽意义：以圆形为基本图案，以上海市浦东医院 logo 的颜色为主色调，绿色作为基本色，寓意一切服从医院，以医院大

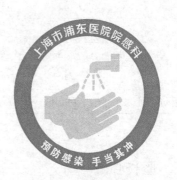

图 2‑34　"感控圈"圈徽

局为重，白色代表清洁；洗手图案则代表了"手卫生"，"手卫生"是医院感染管理工作中最简单、最有效、最经济的控制医院感染的手段，从源头抓起、从基础做起，有效控制医院感染。

表 2‑14　"感控圈"活动登记表

课题名称：提高境外旅客医学观察隔离区员工感控预防措施达标率					
圈名：感控圈			成立日期：2020 年 3 月		
成员人数：10 人			平均年龄：37 岁		
圈长：A			圈顾问：院长、品质管理部主任		
职务	姓名	年龄（岁）	资历	学历	主要负责工作内容
圈长	A	43	主管护师	本科	主题选定、检讨与改进、下期活动主题

续　表

职务	姓名	年龄（岁）	资历	学历	主要负责工作内容
圈员	B	45	主管护师	大专	活动计划拟定
	C	29	医师	本科	现况把握
	D	28	护士	大专	目标设定
	E	26	护士	大专	解析
	F	49	副主任医师	博士	对策拟定
	G	42	主管护师	本科	对策实施与检讨
	H	29	护师	本科	效果确认
	I	42	主管护师	本科	标准化
	J	40	信息工程师	本科	对策实施与检讨

活动期间：2020 年 3 月 2 日—2020 年 6 月 30 日

一、圈长心得

本次品管圈质量改进活动经历了很多，也收获了很多。2020 年 3 月份起，境外疫情暴发，浦东国际机场作为我国"东大门"，大量境外旅客入境，浦东医院既要做好本土疫情控制，又要防止境外疫情输入，医院的新冠疫情防控工作强度超出了想象。

"外防输入，内防反弹"初期，最大的困难是防护用品供应不足，因为新冠疫情席卷全球，各国防护用品都存在短缺现象。国内同样如此，不仅短缺，且很多防护用品质量不佳。我院在本土疫情期间就出现过防护服及医用防护口罩今日用完，明日无货，医疗废物袋作防护靴套使用等情况。在政府、上级卫生行政部门及医院后勤部门的共同努力下，防护用品短缺的难关逐渐熬过去。

作为浦东新区唯一的境外旅客新冠定点筛查医院，我院在非常紧急的情况下改造了境外旅客医学观察隔离区，运营初期困难重重、问题多多，如来不及培训工作人员、防护用品不足、消毒设施设备不足、人员短缺、区域内无监控探头、第三方工作人员防控意识薄弱等，使得区域内感控风险巨大。由于无新冠定点筛查医院的参照标杆，如何做好境外旅客医学观察隔离区疫情防控，保障隔离区所有员工和患者的安全，成为我院疫情防控最急迫的一件事。

院感科专职人员在每天的现场督查中发现，隔离区工作人员院感防控措施达标与否是确保医患双方安全的关键所在。因此，院感科立即组织开展品管圈活动，想通过品管圈活动的实施来降低境外旅客医学观察隔离区的感控风险。通过此次品管圈活动，我们改善了境外旅客医学观察隔离区的各项流程，加强了员工培训，增添了必要的设施设备，并通过不断督查，使境外旅客医学观察隔离区更加规范，更加安全。截止本成果汇报书完成之时，境外旅客医学观察隔离区筛查近万名境外旅客，其中371名阳性患者转定点医院救治。境外旅客医学观察隔离区守住了两个"零感染"底线：员工未发生医院感染，筛查旅客未发生交叉感染。

圈长和圈员们在本次活动中锻炼了自己，在各部门通力协作过程中，逐渐认识、熟知，结下了深厚的友谊，也为后期工作的稳步开展打下了坚实的基础。

二、案例实操辅导

（一）主题选定

1. 选题背景　国家卫生健康委办公厅《关于印发新冠肺炎疫情期间医务人员防护技术指南（试行）的通知》要求医务人员做好个人防护，降低医务人员感染风险。2020年3月初，上海市浦东医院由疫情初期"应急响应、内防输入"阶段转换到"外防输入、内防反弹"阶段。在浦东新区卫健委等上级部门的要求下，医院成为浦东新区唯一的境外旅客新冠定点筛查医院，紧急开辟了境外旅客医学观察隔离区。隔离区共设有100个隔离观察房间，主要接收浦东机场和各隔离点送来的疑似新冠的入境旅客。疫情形势严峻，如何保证境外旅客医学观察隔离区内员工和患者的安全，防止交叉感染，感控措施达标率显得尤为重要。因此，按当前需求立即成立品管圈，提高境外旅客医学观察隔离区感控预防措施达标率。

2. 主题评价　针对新冠疫情，守好两个"零感染"底线，联合相关科室及部门人员组成品管圈活动小组，讨论围绕如何防止境外旅客医学观察隔离区内员工及患者交叉感染发生这个问题，开展头脑风暴，提出数个候选主题，运用主题评价表，依据权重评价法，最终选中得分最高的"提高境外旅客医学观察隔离区员工感控预防措施达标率"为本次活动主题。

3. 主题定义

（1）境外旅客医学观察隔离区：是指我院用于有流行病学史的境外旅客新冠筛查的发热门诊和专门收治新冠肺炎疑似病例的观察病房的总称，由3幢楼组成一个远离普通患者诊疗区域的独立建筑群。

（2）境外旅客医学观察隔离区员工感控预防措施达标：包括根据预期可能的暴露选用正确的手套、隔离衣、口罩、护目镜或防护面罩；在诊疗、护理及检查过程中正确执行手卫生；规范穿戴防护用品、正确处理患者环境中的污染物品；正确隔离患者；人流及物品运送路径规范及正确做好区域内环境物表的清洁消毒等。

4. 衡量指标

提高境外旅客医学观察隔离区员工感控预防措施达标率，其计算公式如下。

提高境外旅客医学观察隔离区员工感控预防措施达标率＝（境外旅客医学观察隔离区员工感控预防措施达标项目数/境外旅客医学观察隔离区员工感控预防措施查检总项目数）×100％

辅导员问与答

Q：境外旅客医学观察隔离区是我院的高风险区域，如何来降低这个区域的交叉感染风险，品管圈小组围绕境外旅客医学观察隔离区存在的一些问题开展头脑风暴，提出了很多问题，如三区两通道使用过程中存在不规范、工作人员院感防控意识不一、防护用品管理混乱、员工穿脱不规范、环境消毒不及时、手卫生执行不到位等，如何来解决这么多的问题？如何降低风险，保证医患双方的安全呢？

A：因为院感防控措施涉及人员、区域、环境、物品等的各个环节，各环节措施落实是否规范直接关系到感控风险的高低。我们对感控措施执行是否规范、是否及时，可以采用基线调查的方式来进行，通过数据收集及分析，来找出容易发生问题的重点环节。

Q：分析基线调查数据后，发现防护用品的使用和消毒措施的执行这两个环节出现的问题最多，征求圈外专家意见及圈员讨论后，确定提高感控预防措施执达标率为本次改善主题,但在主题定义时遇到困难,"感控预防措施"这个概念是自创的,该如何来定义?

A:可以通过检索相关文献、查找行业内标准、搜索感染防控专家共识等来明确感控预防措施的定义及涉及的相关内容。

(二)活动计划拟定

主题确定后,绘制甘特图(图2-35),明确活动步骤、日程、各步骤分工及责任人。

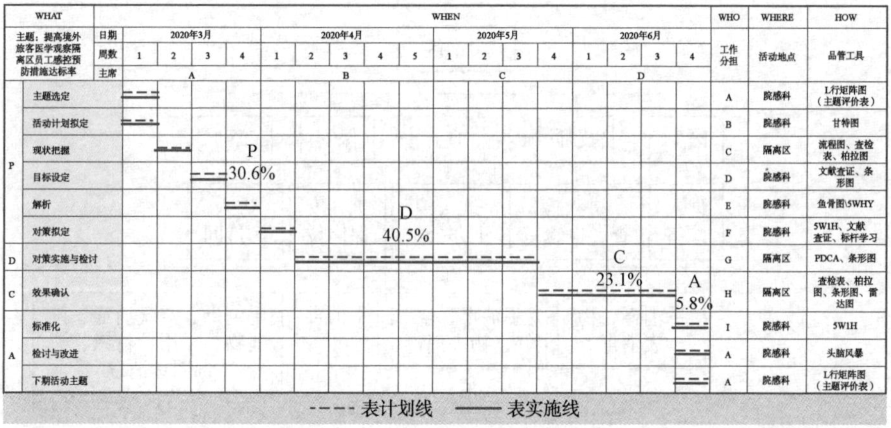

图2-35 "提高境外旅客医学观察隔离区员工感控预防措施达标率"活动计划甘特图

(三)现况把握

1. 境外旅客医学观察隔离区工作全流程图 为了解境外旅客医学观察隔离区中可能会造成院感防控措施不到位的影响因素,我们制作了境外旅客医学观察隔离区作业全流程图(图2-36),借此找出容易造成感控预防措施不达标的改善范围。将清洁区穿戴防护用品、污染区清洁消毒及脱卸区的防护用品脱卸过程等列为此次品管圈的改善重点。

2. 制订查检表进行现场查检

(1)数据收集:明确改善重点后,针对重点环节制订查检表(表2-15),将境外旅客医学观察隔离区员工感控预防措施执行情况分为7项,2020年3月4

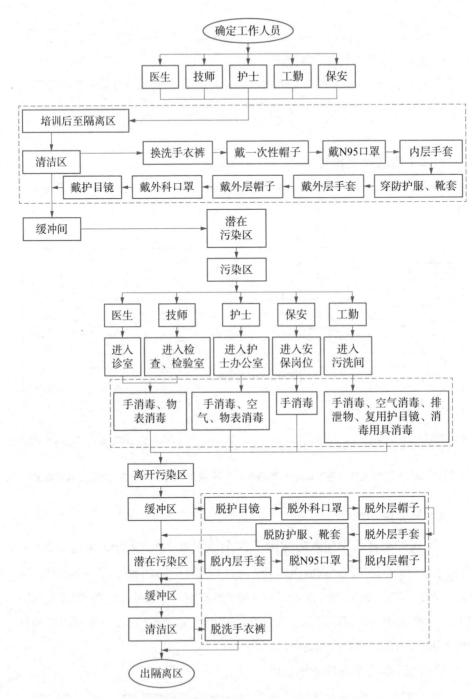

图 2-36 境外旅客医学观察隔离区工作全流程图

注：□□□即此次活动改善重点。

日—2020年3月6日，院感科人员进驻隔离区进行3天的查检，通过现场查检，共查检执行情况项目数783项，其中达标项有353项，达标率为45.1％。

表2-15　境外旅客医学观察隔离区员工感控预防措施执行情况查检表

分类	项目	月　日	
		达标	不达标
防护用品的使用	防护用品的穿戴 穿脱动作 穿脱顺序 防护用品的配置 防护用品的穿脱区域 手卫生		
消毒措施的执行	操作时防护情况 消毒方法 消毒液的配置 消毒时间		
隔离	隔离时间 隔离方法		
污物处理	医疗废物处置 污水处置 排泄物处置 用物处置 织物处置		
手卫生	手卫生时机 手卫生方法		
通道路径	物品运送路线 员工行走路线 患者行走路线		
其他	其他		
合计			
签名			

（2）数据验证：抽样数为203例，其中达标项有87项，达标率为42.9％，计算符合率为95.1％，由此可以判断此次数据收集的方法有效、可靠。

（3）主要问题（症结）：根据查检数据，绘制柏拉图（图2-37），依据80/20定律的原理，80.7％的问题发生在"防护用品的使用"和"消毒措施的执行"这两项。

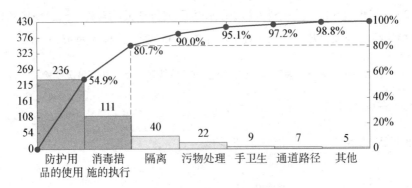

图 2-37　"感控圈"改善前柏拉图

（四）目标设定

根据公式计算，得出目标值为 80.8%，但根据《关于做好新型冠状病毒感染的肺炎防控期间有关医疗管理的通知》的有关要求"确保医务人员零感染"，因此，全体圈员决定将境外旅客医学观察隔离区员工感控预防措施达标率的目标值提高到 100%。

辅导员问与答

Q：疫情防控形势变化快，境外旅客医学观察隔离区设立时间紧迫，无参考标杆，内部流程复杂且无法提前预估，没有固定的工作流程图，需要绘制现场流程图吗？如果要绘制，涉及院感防控的环节太多，如何绘制才能突出重点？

A：需要绘制。可以通过员工进出境外旅客医学观察隔离区的动线及工作流程进行梳理，然后找出需要改善的重点环节。通过梳理后发现员工个人防护穿脱及区域内消毒工作为此次品管圈需要改善的重点。

Q：本案例查检表如何设计和运用？如何查检？

A：设计查检表前可以检索相关文献、规范及标准，明确感控预防措施的定义及相关涉及内容。根据感控预防措施的内容进行分类，如防护用品的使用、消毒措施的执行、污物处理、手卫生、通道路径及其他方面等。通过现场数据收集，有系统、有目的加以分门别类归纳及统计，将性质相同、在同一条件下收集的数据归纳在一起进行比较分析。品管圈活动小组成员通过院感专职人员进驻隔离区现场督查，或监控探头督查，或由隔离区工作人员现场督查等方法完成查检，也可以同时使用以上方法。

Q：通过公式计算得出的目标值能否更改？

A：通过评估整个品管圈活动小组的改善能力及圈员能力等，经目标值公式计算得出此次活动的目标值为80.8%。但疫情防控规范及文件要求医疗机构医务人员"零感染"，80%这个目标值显然不能确保境外旅客医学观察隔离区内每位员工的安全。通过小组讨论，最终将此次活动的目标值确定为100%。

Q：本案例如何进行数据验证？

A：数据验证是指通过统计方法学对所收集数据的可靠性（信度）和有效性（效度）进行验证。验证方法为第三方采用抽样的方式，使用同样的数据收集工具，在相同的时间针对同一对象采集数据，符合率达到90%以上即数据可靠；如低于90%则需分析原因，整改后再次验证，直至90%以上。根据抽样量表选取样本，按照相同方法对境外旅客医学观察隔离区员工感控预防措施达标率情况进行抽样查检，此次抽样查检的达标率为42.9%，经与首次查检的达标率45.1%相比较，两者符合率为95.1%，由此可见此次数据验证有效。

（五）解析

1. **原因分析**　以现况把握确定改善的问题点为"防护用品使用不正确"和"消毒措施执行不达标"这2项，针对这2项问题绘制鱼骨图来进行解析（图2-38、图2-39）。

2. **要因分析**　针对图2-38鱼骨图分析所得的小原因，运用要因评价表进行评分，根据80/20法则选出主要原因。其中防护用品使用不正确的主要原因共6项，分别为：①无针对性培训；②无辅助提示手段；③无防护用品配发人员；④未按岗位需求配备；⑤人员不固定；⑥标识太小。

针对图2-39鱼骨图分析所得的小原因，运用要因评价表进行评分，根据80/20法则选出主要原因。消毒措施执行不达标的主要原因共5项，分别为：

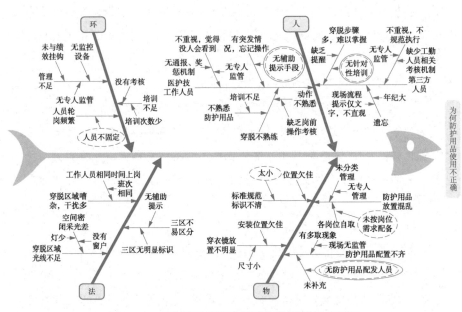

图 2-38　"防护用品使用不正确"原因分析鱼骨图

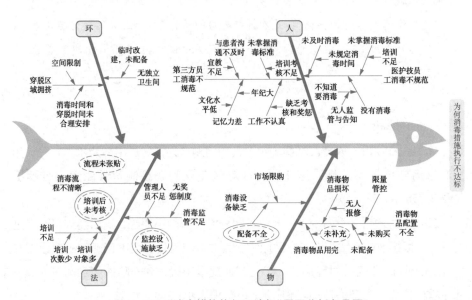

图 2-39　"消毒措施执行不达标"原因分析鱼骨图

①培训后未考核；②监控设施缺乏；③消毒设备配备不全；④消毒物品用完未补充；⑤消毒流程未张贴。

3. **真因验证** 针对图2-38选出的要因，设计出真因验证查检表进行查检，分别绘制柏拉图（图2-40）。确定防护用品使用不正确的真因为：①无针对性培训；②无防护用品配发人员；③三区划分无辅助提示。

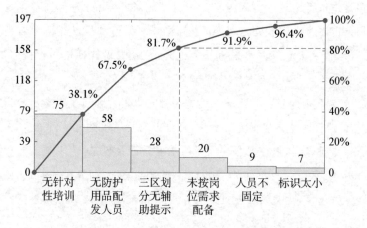

图2-40 "防护用品使用不正确"真因验证柏拉图

针对图2-39选出的要因，设计出真因验证查检表进行查检，绘制柏拉图（图2-41）。确定消毒措施执行不达标的真因为：①培训后未考核；②监控设施缺乏；③消毒设备配备不全。

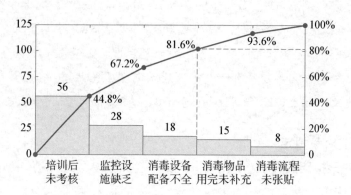

图2-41 "消毒措施执行不达标"真因验证柏拉图

辅导员问与答

Q:画鱼骨图时为何有时候不能细分到小骨?

A:画鱼骨图时可以通过小组讨论的方式,共同探讨,通过提问的方式进行更深层次的分析,经过多次提问后,回答的结果跟上一次一样为止。如:为何消毒措施执行不达标?因为第三方员工消毒不规范;为何第三方员工消毒不规范?因为未掌握消毒标准;为何没有掌握消毒标准?因为培训及考核不足。培训及考核不足可能也不是最终的小骨,还能再进一步提问,为何培训及考核不足,因为来不及培训、培训人员紧缺等。

Q:何为真因验证?真因验证的重要性?本案例如何进行真因验证?

A:真因验证是非常重要的步骤,因为影响问题产生的原因很多,需要对诸多原因进行鉴别,把确实影响问题的主要原因找出来,便于制订对策逐条确认并改进。品管圈活动中真因验证环节非常关键,如果无法验证,则品管圈活动无法继续;如果真因验证缺失或者不规范,可能导致无效对策或拟定的对策效果欠佳,甚至前功尽弃。

该品管圈感控预防措施不达标问题主要为防护用品使用不正确和消毒措施执行不达标这两项,圈员们通过要因评价表进行评分,选出主要原因。其中,防护用品使用不正确问题的要因分别为:无针对性培训、无辅助提示手段、无防护用品配发人员、未按岗位需求配备、人员不固定、标识太小。针对以上要因,到现场进行数据查检、分析,依据柏拉图二八法则,其中无针对性培训、无配发人员、三区划分无辅助提示等3项占81.7%,验证为真因。消毒措施执行不达标问题的要因分别为:培训后未考核、监控设施缺乏、消毒设备配备不全、消毒物品用完未补充、消毒流程未张贴。其中,培训后未考核、监控设施缺乏、消毒设备配备不全等3项占81.6%,验证为真因。

(六) 对策拟定

1. **对策拟定及评价**　针对解析阶段所选出的真因,经过全体圈员讨论,拟定一系列对策。

2. **对策整合**　将对策中性质相似的对策予以合并,最终整合出4大对策(表2-16)。

表2-16 "提高境外旅客医学观察隔离区员工感控预防措施达标率"对策整合表

对策名称	对策内容	真因	地点	负责人	实施时间
对策一：加强培训、操作考核	采取线上、线下方式培训；人员分级分类培训；增加岗前理论及操作考核	无针对性培训、培训后未考核	科教大楼培训室、线上卓越管理学院	B	2020年4月6日—2020年4月15日
对策二：按要求发放防护用品	定点、专人按岗位要求发放防护用品	无防护用品配发人员、三区划分无辅助提示	境外旅客医学观察隔离区防护用品发放处	C	2020年4月16日—2020年4月25日
对策三：增加标识、安装监控	增加跨区防护用品语音及区域目视化标识提醒；现场安装监控	三区划分无辅助提示、监控设备缺乏	境外旅客医学观察隔离区各穿脱区、隔离区重点区域	J	2020年4月26日—2020年5月8日
对策四：配备消毒设备	配备多样化消毒设备	消毒设备配备不全	境外旅客医学观察隔离区重点区域	A	2020年5月9日—2020年5月19日

（七）对策实施与检讨

1. 对策一 采取线上、线下方式培训；人员分级分类培训；增加岗前理论及操作考核。根据工作人员分类，分为医务人员、第三方工作人员（工勤、运送、保安、维修人员等），通过线上卓越管理学院培训、线下理论培训和操作考核。此对策实施后，境外旅客医学观察隔离区感控预防措施达标率由45.08％上升到68.15％（查检期：2020年4月13日—2020年4月15日）。

2. 对策二 定点、专人按岗位要求发放防护用品。在境外旅客医学观察隔离区清洁区外设置固定区域24小时配发防护用品，设定专人按岗位要求统一配置防护用品并负责发放。该对策实施后，境外旅客医学观察隔离区感控预防措施达标率由68.15％上升到75.85％（查检期：2020年4月23日—2020年4月25日）。

3. 对策三 增加跨区防护用品语音及区域目视化标识提醒、现场安装监控。建立隔离区独立的监控系统、三区分隔门安装语音警告提示设备以及增加目视化标识，包括个人防护用品穿脱流程、分区醒目标识等。此对策实施后，境外旅客医学观察隔离区感控预防措施达标率由 75.85％上升到 84.63％（查检期：2020 年 5 月 6 日—2020 年 5 月 8 日）。

4. 对策四　配备多样化消毒设备。增加移动式紫外线车、有人情况下空气消毒机、移动灭菌站及超低容量喷雾器等。此对策实施后，境外旅客医学观察隔离区感控预防措施达标率由 84.63％上升到 91.45％（查检期：2020 年 5 月 16 日—2020 年 5 月 18 日）。

辅导员问与答

Q：对策太多，如何选择需要的对策？

A：采用头脑风暴的方法，小组讨论、共同思考，对每一个要因拟定两个以上的对策，要尽可能多的提供解决对策。先拟定所有可能的解决方案和改善对策，通过评价和整合产生有效的实施对策，并对所有的对策进行整理，最终制订相应的改善计划。提出的对策要兼顾具体性和可行性，避免过于抽象和笼统；需要符合经济效益要求，既要考虑投入产出比，又考虑是否是能力所及的范围，尽量提出自己有能力解决的对策；还要考虑对策实施的时效性，所提的对策最好能针对问题的根本原因提出，而并不是解决问题表面，以此保证对策的长期有效性。此次品管圈活动从可操作性、经济性、能力范围等方面考虑，没有将"各类人员向岗位负责人领取防护用品""穿脱区加装电视循环播放穿脱流程""工勤负责人进驻隔离区监督""专人进驻隔离区监督"等纳入有效对策。

Q：对策经整合后可以节约时间、人力、物力，提高效率，但如何决定先后顺序？

A：确定实施的先后顺序，通常按照"先易后难"；也可以按照时间进度进行排序，进度快的先实施，慢的后实施；另外，还可以根据改善对策间的相关性进行排序。如果对策间的相关性较强，就需要按照前后逻辑关系进行排序并实施，如果对策间的相关性不强，则可以同时独立实施，以提高对策的实施效率。对策中若涉及信息化方面的改造，往往申请周期较长，拟定好对策应马上进入信息化申请流程,具体实施时间可在信息化改造正式开始时计算,故而排序可以靠后。此次品管圈针对"防护用品使用不正确""消毒措施执行不达标"两个方面的真因拟订了4个对策,按照4个对策实施的难易程度和前后逻辑关系进行了排序,并着手改善。

(八) 效果确认

1. 有形成果

(1)改善前、中、后数据:通过各种对策的实施,境外旅客医学观察隔离区感控预防措施达标率由改善前的45.1%上升到改善中期的91.5%,再到改善后的92.4%(表2-17)。

表2-17 "感控圈"改善前、中、后各阶段数据

项目	改善前			改善中			改善后
调查日期 (年月日)	2020年3 月4日	2020年3 月5日	2020年3 月6日	2020年5 月16日	2020年5 月17日	2020年5 月18日	2020年6 月9日
资料来源	境外旅客医学观察隔离区						
调查总样本量	270	260	253	260	245	240	275
感控预防措施达标数	124	116	113	234	223	225	254
感控预防措施达标率	45.9%	44.6%	44.6%	90.0%	91.0%	93.8%	92.4%

(2)对比改善前、后柏拉图:发现造成境外旅客医学观察隔离区感控预防措施不达标项大幅度减少,由此可见本期品管圈改善成效良好(图2-42)。

(3)目标达成率:

1)目标达成率为84.4%;进步率为108.9%。

2)附加效益:①两个"零感染"底线不突破。截止2020年11月6日,我院境外旅客医学观察隔离区收治境外旅客共3 100人,占据浦东机场境外排查旅客的80%以上,其中确诊阳性人数187人,均安全转诊至定点医院作进一步治疗,

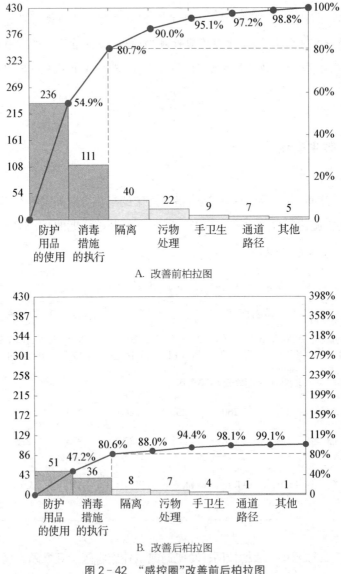

A. 改善前柏拉图

B. 改善后柏拉图

图 2-42 "感控圈"改善前后柏拉图

境外旅客医学观察隔离区未发生医务人员感染及患者交叉感染事件。②员工满意度提升。梳理了境外旅客医学观察隔离区各项工作流程,从根本上降低了的区域内感控风险;通过制订完善的制度及流程,加强培训指导及督查,使区域内员工熟练掌握消毒隔离及院感防控措施,保障了医患双方的安全。③医院获得美誉。境外旅客医学观察隔离区收到了很多境外旅客及家属的表扬信和爱心留言;医院疫情防控受到上级部门及领导的充分肯定及高度赞扬；多家新闻媒体对我院疫情防控进行了广泛的宣传；院感科及感染科获得"复旦大学抗击新冠疫情先进集体"称号，院感科及感染科多名医务人员获得"复旦大学抗击新冠疫情先进个人"称号；获得新型实用专利1项；此项品管圈活动荣获"第八届全国品管圈大赛——三级医院综合专场-B圈组"三等奖。

2. **无形成果** 从雷达图（图2-43）可以看出，通过品管圈活动的开展，在辅导员尽心辅导及圈长的带领下，圈员们在沟通技巧、质管工具应用、凝聚力、责任与荣誉感、解决问题能力、积极性及和谐度等各方面都有了很大的提升。从图中可以看出，圈员的凝聚力和解决问题的能力评分最高；责任与荣誉感、沟通技巧这两方面进步最大，由此可见品管圈的开展对所有圈员的帮助是全面的。

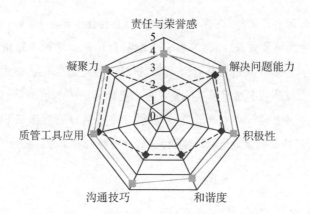

图2-43 "感控圈"活动前后无形成果雷达图

注:-◆-改善前平均值；-■-改善后平均值。

（九）标准化

效果确认后，根据有效对策修订"新冠期间医院感染培训计划""境外旅客医学观察隔离区消毒隔离制度""境外旅客医学观察隔离区CT室的终末消毒流程"等，并对境外旅客医学观察隔离区所有的流程进行了优化。

（十）检讨与改进

小组对本期品管圈活动进行总结，因为工作人员轮转、更替，境外旅客医学观察隔离区员工感控预防措施达标率始终无法真正达到100%。在形成标准化后，又进行了以下措施：

（1）强化境外旅客医学观察隔离区内所有相关科室及部门对标准化成果的落实，通过不断的培训、学习，提高医务人员感控意识和防控能力。

（2）相关科室及部门对执行效果进行监控，形成 PDCA 大循环带动科室层面 PDCA 小循环，小环带动大环，循环向前，不断提高全院员工感控预防措施达标率。

（3）效果维持追踪：该项目结题后，进行持续监测，境外旅客医学观察隔离区员工感控预防措施达标率均能达到 92％左右，可见本期品管圈活动效果维持良好，持续改进。

辅导员问与答

Q：对策已全部实施，但改善效果未达到目标值怎么办？

A：经过对策实施，境外旅客医学观察隔离区员工感控预防措施达标率有了很大的提高，虽未达到目标值，但已明显超过通过目标值公式计算得出的"目标值"；境外旅客医学观察隔离区也未发生医务人员感染及患者交叉感染，说明此次品管圈活动的开展是成功的，下一步可以通过循环 PDCA 进一步朝着100％的目标值迈进，品管圈得出的一些经验和工作方法值得推广。

三、院长点评

（一）案例总评

该课题为问题解决型品管圈，小组组建后，针对提高境外旅客医学观察隔离区员工感控预防措施达标率进行改善。根据 QCC 活动的计划、实施、确认和处置等四个方面及品管圈十大步骤开展活动。此圈基于数据等客观事实进行调查、分析、评价与决策，应用统计学工具，成功将境外旅客医学观察隔离区员工感控预防措施达标率从改善前的45.1％提高到改善后的91.5％，且后续效果巩固良好，可见本次改善活动有明显成效。

（二）过程讲评

1. 活动特征　该课题为院级层面指令性课题，品管圈活动小组围绕境外旅客医学观察隔离区感控管理中存在的问题，结合"内防反弹，外防输入"的疫情防控现状，通过头脑风暴确定境外旅客医学观察隔离区员工感控预防措施达标率为此次改善主题，选题理由充分，主题释义清楚，衡量指标明确。

2. 计划性　制订活动计划，绘制甘特图，根据时间节点有序开展品管圈改善活动，通过至现场做现况调查，绘制流程图，找出容易造成隔离区员工感控预防措施不达标的关键环节，包括隔离区进出流程、防护用品穿脱流程、环境消毒及隔离、污物处置、通道路径、手卫生等等环节。将关键环节涉及的相关感控措施项目一一罗列，制订查检表，至现场查检，将查检所得的感控预防措施不达标的项目运用柏拉图进行排列，依据二八法则，防护用品的使用和消毒措施的执行两项主要问题的不达标率占80.7%。所以，本次主题主要围绕这两方面来开展。

3. 解析　品管圈小组对"防护用品的使用"和"消毒措施的执行"两个主要问题进行解析，经全员头脑风暴绘制出每个问题的特性要因图，共绘制两个特性要因图，把问题的末端原因制表后，由每位圈员给予评分，依80/20原则选出主要原因。将这些选出的主要原因绘制成真因验证调查表，根据三现原则进行真因验证后，绘制出柏拉图，最后得出影响问题点发生的真正原因，真因分别为：①无针对性培训；②无防护用品配发人员；③三区划分无辅助提示；④培训后未考核；⑤监控设备缺乏；⑥消毒设备配备不全。

4. 实践力及活动成果　针对真因，品管圈小组进行对策拟定，依可行性、经济性、圈能力等三个维度对拟定的对策进行评价、筛选，之后将相似的对策进行整合，并按照难易程度及时间先后进行排序，最终制订完整的对策实施方案，从4个方面进行改善：①采取线上、线下方式培训，人员分级分类培训，增加岗前理论及操作考核；②定点、专人按岗位要求发放防护用品；③增加跨区防护用品语音及区域目视化标识提醒、现场安装监控；④配备多样化消毒设备。4个对策实施后，境外旅客医学观察隔离区感控预防措施达标率由45.1%上升到91.5%。将以上4个有效的措施进行固化、推广，巩固改善成果，修订完善"新冠期间医院感染培训计划""境外旅客医学观察隔离区消毒隔离制度""境外旅客医学观察隔离区CT室终末消毒流程""境外旅客医学观察隔离区进出作业流程"等，并循环PDCA，不断提高境外旅客医学观察隔离区员工感控预防措施达标率。

（三）案例特点与改进建议

1. **主要特点**　该课题结合疫情防控及医院境外旅客医学观察隔离区感控实际情况，选题背景明确，通过小组集体头脑风暴后选定主题，主题选定理由充分，通过品管圈活动十大步骤有条理地开展工作，逻辑清晰，以事实为依据，用数据说话，甘特图、柏拉图、鱼骨图及其他相应工具运用得当，使人一目了然。品管圈小组通过现况调查找到主要问题点，针对主要问题点分析原因，进行要因评分，数据验证，得出 6 项境外旅客医学观察隔离区员工感控预防措施达标率低的真因，针对真因拟定对策，并经对策整合后得出 4 个对策并实施。通过对策实施，使境外旅客医学观察隔离区员工感控预防措施达标率有了明显的提高，取得了很好的成效。后期对成果进行固化、推广，运用持续的 PDCA，使境外旅客医学观察隔离区员工感控预防措施达标率一直维持在较高的水平，未发生医务人员感染和患者交叉感染事件。

2. **改进机会**

（1）名词及衡量指标：小组按照医院指令，确定品管圈活动主题为"提高境外旅客医学观察隔离区员工感控预防措施达标率"，但在感控预防措施达标这个定义的界定上存在少许不足，表达不够确切，有很多地方都使用"正确"一词，但何为"正确"，未作详细叙述，建议使用更加确切的词来表达。

（2）要因评分及鱼骨图：在分析原因时，品管圈活动小组通过人、物、环、法等方面考虑，全方位清晰展示产生问题的原因。用鱼骨图进行解析，较为直观，但在分析原因时表述不精准，言语不规范，如小原因"不重视，觉得没人会看到"、末端原因中"现场流程提示仅文字，不直观"等。建议分析原因时，精确提炼文字，使之表达更确切、更明了。

（3）对策实施与检讨：实施的对策较为常规，缺少新意和创新，圈员能力还有待提高；几个科室的圈员之间的默契度和配合度还不够，如信息科负责人的能力还没有完全展现。由于工作人员轮换频繁，导致境外旅客医学观察隔离区员工感控预防措施达标率不能达到 100% 这个目标值，建议医院人力资源部、护理部、医务部等相关部门共同来参与这个项目，做到人员固定，并加强培训、监督，从而进一步提高境外旅客医学观察隔离区员工感控预防措施达标率，确保医患双方的安全，守住两个"零感染"底线。

（辅导员：龚婧如、王艳；编写：毛爱华；圈组成员：龚佳懿、姚炜、张琼琼、徐晓红）

第三章 护理品管圈案例

案例 5 降低抢救口头医嘱现场管理的缺失率

圈　名: 4S 精灵圈

奖　项: 第六届全国医院品管圈大赛"一等奖"

圈名意义: 4S——speed 快速诊治, simple 方便和快捷服务, specialty 专业, safe 安全; 精灵——机智、聪明、充满活力、保护生命。

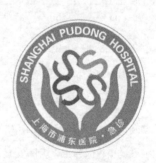

图 3-1 "4S 精灵圈"圈徽

圈徽意义:

(1) 主体绿色代表急诊绿色通道,是生机盎然,精神蓬勃的生命之色。

(2) 四个 S 是急诊优质护理推行的"speed 快速诊治, simple 方便和快捷服务, specialty 专业, safe 安全"。他们像一朵彩色的花,由一双双急诊护士精灵的手托住,精心呵护,为生命保驾护航。

表 3-1　"4S 精灵圈"活动登记表

课题名称:降低抢救口头医嘱现场管理的缺失率

圈名: 4S 精灵圈				成立日期: 2013 年 7 月	
成员人数: 10 人				平均年龄: 33.2 岁	
圈长: A				辅导员: 品管部主任	
所属单位: 上海市浦东医院(急诊科)					
主要工作: 负责急、危、重患者的急救工作					
职务	姓名	年龄(岁)	资历	学历	主要负责工作内容
圈长	A	39	主管护师	本科	计划,领导,组织,培训
圈员	B	36	药师	本科	数据收集、相片采集
	C	36	主管护师	本科	参与调查、数据分析
	D	29	护师	本科	会议讨论问题汇总,制作幻灯片
	E	36	主管护师	本科	培训、数据收集,数据提取
	F	30	护师	本科	参与调查、实际操作
	G	30	护师	大专	活动措施落实、物品准备
	H	41	主治医师	本科	活动措施落实,数据收集协助
	I	27	护师	本科	活动措施落实、数据分析协助、记录表
	J	38	主治医师	本科	指导活动措施落实
活动期间: 2017 年 12 月—2018 年 6 月					
单位组圈动机: 保障患者就医安全,提高科室工作效率,不断改进工作质量。					

一、圈长心得

有幸从 2013 年开始接触品管圈质量管理工具的学习与使用,从刚开始理论学习到 2018 年自己真正作为圈长,带领 9 名圈员完美完成十大步骤。从主题选定开始进行头脑风暴,然后计划拟定、现况把握、目标设定、原因分析、对策拟定、对策实施、效果确认、标准化、检讨与改进等实际运行过程中,需要反复斟酌,团队成员齐心协力、集思广益、头脑风暴、明确分工合作。整个过程环环相扣,比如前期查检数据的不精准会影响柏拉图的二八法则问题,从而影响原因分析、真因验证乃至对策实施与效果确认和标准化，甚至影响整个项目无法开展。

通过开展品管圈活动提升了圈长和圈员的逻辑思维能力，发散性思维能力，口头表达舞台演讲等综合能力。提升了整个团队科室的凝聚力，善于发现问题、解决问题的能力，提升了科室的质量和患者满意度。

俗话说，万事开头难。期间存在的问题和难点：①如何选定一个有价值意义的、夺人眼球的好主题。需要查阅大量的文献，力争主题具体创新性，符合国家/地区的行业政策背景，有利于单位/科室发展，当前急需亟待解决的问题。②怎样抽丝剥茧、一层一层地进行鱼骨图原因分析，寻找真正的末端原因。③对策具有创新性、与众不同、MDT 多部门联合，特别使用到一些防呆的手法、信息化手段等。

口头医嘱是急诊抢救中常用的医嘱方式，也是医院急诊科危重患者抢救中应用最多的医嘱。在口头医嘱的执行中经常出现各种各样的差错，引发医患、护患、医护之间的矛盾或冲突。急诊抢救口头医嘱执行差错主要表现为用药错误、用药剂量错误、用药方法错误等。目前口头医嘱在医院管理中至今尚无明确的定义和标准。根据中国医院协会提出的患者安全目标中有关增进医护沟通管理机制的要求。下达口头医嘱的人员必须是我院有处方权的执业医师，接收口头医嘱的人员必须为有资质的护理人员。

口头医嘱指紧急抢救情况下医师无法下达书面医嘱，由诊疗医师口授，护士记录并执行，于事后补充录入的医嘱。口头医嘱的执行是一个连续、无时间缝隙的过程，极易发生用药错误的情况，主要是受到人和环境因素以及存在或潜在的沟通、理解障碍的影响，还会受到口头医嘱下达者的方言、工作负荷、发音相似的药物、背景嘈杂等因素的影响。规范正确执行口头医嘱是体现医院的质量与安全管理，关乎患者的生命安全。

医院从 2014 年启动国际质量与安全标准认证创建工作，根据国际患者安全目标正确执行患者身份核查标准，要求医院制订并实施相应的流程，规范正确执行口头医嘱和沟通机制，患者评估标准，要求根据医院规定，及时正确评估患者病情。国家患者十大安全目标对口头医嘱也有明确要求。根据以上要求，急诊科成立了品管圈团队——"4S 精灵圈"，运用品管圈这一质量管理工具对抢救口头医嘱及现场管理，结合医院自身特点制订了抢救口头医嘱现场管理方法，以提高该流程中各个环节的工作质量，并持续改进。

"降低抢救口头医嘱现场管理的缺失率"这一改善主题，涉及多个部门，多个环节，必须依靠各部门通力协作、共同完成，因此，我们的圈员来自药剂科、急诊科医疗、急诊科护理、信息科等。由于大部分圈员是第一次参加品管圈活动，大家对品管圈工具认识比较粗浅，且本次的改善主题为跨部门合作，改善活动具有一定挑战性。

圈组运用品管圈工具，按照品管圈十大步骤有序地开展改善活动。在活动过程中，大家充分运用头脑风暴，群策群力，根据二八法则确定了改善重点，对改善重点进行原因分析，验证真因，针对真因，圈员们集思广益，提出了大量宝贵的提案，从 4 个方面实施了切实的改善措施，成功地将抢救口头医嘱现场管理缺失率从活动前 36％降低到活动后的 8.5％，实现了活动目标。抢救口头医嘱的处置流程，从医生正确评估患者病情，护士正确执行口头医嘱、护士正确处理抢救现场、抢救结束正确记录等一系列环节，在改善后，每一个环节处置更加及时、规范。同时，圈员们的凝聚力、思维发散能力、沟通协调能力、面对困难的勇气及对品管圈的认识等各方面能力均有不同程度提升。

本期改善主题已达到了预期目标，我们收获了有形成果、无形成果，并切实地解决了工作中实际存在的问题，且不断持续改进。通过 PDCA 循环原理，对整体和细节进行不断总结分析，对不足提出进一步解决方案并实施，达到改善效果后进行标准化，在科室层面水平推展标准化成果，运用 PDCA 小环带动大环，循环向前的原理，将优势继续推广，使抢救口头医嘱现场管理的缺失率进一步下降，在不断循环的过程中，改善效果得到持续优化。

二、案例实操辅导

（一）主题选定

1. 选题背景　根据国际患者安全目标正确执行患者身份核查标准：医院应制订并实施相应的流程，规范正确执行口头医嘱和沟通机制；患者评估标准：根据医院规定，及时正确评估患者病情。国家患者十大安全目标二，建立与完善在特殊情况下医务人员之间的有效沟通，做到正确执行医嘱中的 2.2 口头医嘱管理。以上条文标准均对口头医嘱管理提出了明确要求。

2. 主题评价　针对口头医嘱管理的薄弱环节，跨部门、多学科的骨干组成品管圈改善小组，讨论确定口头医嘱管理是迫切需要解决的问题，围绕口头医嘱现场管理展开头脑风暴，提出了 4 个候选主题，运用主题评价表，依据权重评价法，选中得分最高的"降低抢救口头医嘱现场管理的缺失率"为本次活动主题。

3. **主题定义** 抢救口头医嘱是指紧急抢救情况下医师无法下达书面医嘱，由诊疗医师口授，护士记录并执行，于事后补充录入的医嘱。

现场管理是指用科学的标准和方法对抢救过程中的各要素，包括人（医务人员）、机（设备、工具）、料（原材料）、环（环境）、信（信息）等进行合理有效的计划、组织、协调、控制和检测，使其处于良好的结合状态。

降低抢救口头医嘱现场管理的缺失率是：降低抢救口头医嘱现场管理过程中的缺失项目数。

4. **衡量指标** 衡量指标为抢救口头医嘱现场管理的缺失率，其计算公式如下。

抢救口头医嘱现场管理的缺失率 = 抢救口头医嘱现场管理缺失的项目数/抢救口头医嘱总管理项目数 × 100％

辅导员问与答

Q:根据国际患者安全目标正确执行患者身份核查标准,患者评估标准,国家患者十大安全目标二,以上标准均对口头医嘱管理提出了明确要求;查阅了关于口头医嘱的一些警示都是血的教训,一致认为口头医嘱管理作为本次需改善的问题点,圈员们运用头脑风暴,围绕口头医嘱的现场处置,提出了一系列问题,如医生开具口头医嘱是否规范,是否有必要开口头医嘱,护士执行是否规范,抢救仪器设备是否及时到位等,这么多问题,应如何聚焦?

A:可以做基线调查,用数据说话。考虑到口头医嘱处置流程中各环节的复杂性、多元性,且环环相扣,每个环节均起到关键的作用,故对口头医嘱处置流程每个环节所执行的操作是否及时、规范做数据收集及分析,找出容易发生问题的重点环节。

Q:通过分析基线调查的数据,发现护士执行口头医嘱几个环节出现的问题较多,征求圈外专家意见及圈员讨论后,确定降低抢救口头医嘱现场管理的缺失率作为本次改善主题,但在主题定义时遇到困难,"现场管理"这个概念,通过查找行业内标准、文献检索等,没有找到相关参考标准,主题该如何定义?

A:依据患者安全目标中对口头医嘱管理的明确要求,小组成员自动、自发,头脑风暴后产生。因考虑到口头医嘱开具、执行、处理、记录等流程中各环节的复杂性、多元性,且环环相扣,每个环节均起到关键的作用,因此将医生下达口头医嘱,和护士执行口头医嘱过程中的环节纳入本次改善活动。每个流程步骤的评估、处置、记录是否规范正确,而且都在抢救现场完成,故而课题命名为"降低抢救口头医嘱现场管理的缺失率"。主题确定后,圈员们通过检索文献、上级政策及行业标准,未找到关于抢救口头医嘱现场管理缺失率的定义,故而,圈员们分析历年的基线数据、检索相关文献及对比业内标杆后,发现无具体的目标要求;无同行业先进单位的基准值,缺乏具体的行业标准。确定了抢救口头医嘱现场管理缺失率的定义。

(二) 活动计划拟定

主题确定后,制订实施计划,圈组成员明确工作任务、时间节点及任务分工大家通力合作,按照计划如期完成。

(三) 现况把握

1. 抢救口头医嘱现场处置流程图 为了解抢救口头医嘱现场管理缺失的影响因素,绘制抢救口头医嘱现场处置流程图(图3-2),从流程图中可以发现,下达口头医嘱、执行口头医嘱容易导致改善主题问题点的发生,是本次活动改善重点。

2. 制订查检表进行现场查检

(1) 数据收集:明确改善重点,针对重点环节制订查检表(表3-2),对2018年1月8日—14日口头医嘱现场管理进行现场查检,查检结果:抢救口头医嘱50人次,查检项目450项,其中缺失项162项,抢救口头医嘱现场管理缺失率为36%。

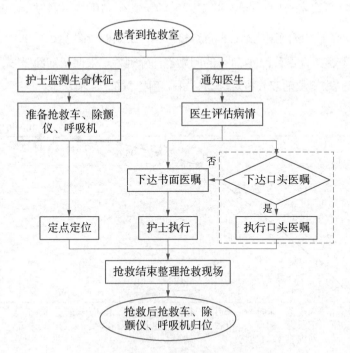

图 3-2　抢救口头医嘱现场处置流程图

注:[□□]即此次活动改善重点。

表 3-2　抢救口头医嘱现场管理查检表

日期	患者姓名	出生日期	规范下达口头医嘱	启用抢救车	规范记录医嘱内容	复读	医生确认	抢救前双人核对药物	保留安瓿	补开医嘱	整理急救药品	查检人

（2）数据验证:进行数据验证（数据验证定义:由另一组人员采用同一标准对前一组查检的样本进行抽检,两组数据进行比较,符合率≥90%,则数据可靠）,抽样数 16 人次,查检项目数 144 项,其中缺失项目数 255 项,抢救口头医嘱缺失率为 38%,计算符合率为 94.44%,由此可以判断此次数据收集的方法真实、可靠。

符合率 = 100％ − （38％ − 36％）/36％ × 100％ = 94.44％

（3）找出关键问题症结：根据查检数据，绘制柏拉图（图3-3），依据80/20法则，改善累计百分比82.1％的问题点，分别为"未保留安瓿""未规范记录医嘱内容""未抢救前双人核对药物""未启用抢救车"4项。

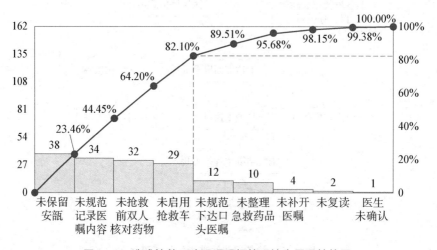

图3-3　造成抢救口头医嘱现场管理缺失原因柏拉图

（四）目标设定

目标设定：期望在 2018 年 4 月 30 日前将口头医嘱现场管理缺失率降至12.5％。

辅导员问与答

Q：什么是柏拉图？绘制柏拉图有哪些注意事项？

A：柏拉图（Pareto chart）也叫排列图、帕累托图，是为寻找影响产品质量的主要问题，用从高到低的顺序排列成矩形，表示各原因出现频率高低的一种图表。排列图绘制的步骤：①收集一定时期的质量数据。②把收集的数据按原因分层，并计算各种原因重复发生的次数，即频数。计算不同原因发生的频率和累计频率，做整理表。③绘制排列图。④寻找少数关键因素，采取措施。柏拉图又称80/20法则，是帕累托发现的。他对当时的社会财富分配问题进行深入研究后发现,财富的绝大部分集中在少数人手中,他把这些人称为"极其重要的少数"。其余的人处在贫困之中,他把这些人称为"不重要的多数"。社会财富的80%掌握在20%的人手中,只要知道这20%的人的行动,就可以掌握社会总行动的80%。即从20%的已知变量中,可推知另外80%的结果。排列图反映了"关键的少数和次要的多数"的观点。在影响质量的因素中,少数一些关键问题重复发生,成为管理者迫切需要解决的问题。排列图就是寻找少数关键因素的方法。

柏拉图制作注意事项:依大小顺序由高而低排列,"其他"项排在最右端"其他"项不应大于柏拉图的前面几项。若超过20%,请将"其他"重新分类。包括其他项的总目别,勿超过8项。累计线必须由原点画出,且穿过第一根柱子的右侧。在80%附近拉线时,不可撞在柱子中间,要包含此根柱子(项目)。柏拉图中累计线为折线,而不是曲线。

Q:本案例如何进行数据验证?

A:本课题符合验证时机"执行新的监测指标",根据抽样量表选取样本,按照相同方法对选取样本进行抢救口头医嘱现场管理项目的查检,经数据验证判断此次数据收集的方法有效、可靠。

在现状调查阶段,小组首先使用流程图梳理抢救口头医嘱现场实施流程,3次使用查检表、统计表、柏拉图找出"未启用抢救车、未规范记录医嘱内容、未抢救前双人核对药物、未保留安瓿"这4个影响课题的主要症结,期间通过邀请另一组人员对查检数据进行抽样检查数据验证,两次数据收集无差异。

(五) 解析

1. **原因分析**　现况把握确定的两项问题点"未规范记录医嘱内容、未保留空安瓿",均为护士行为缺失,故合并为"未规范记录医嘱内容和未保留空安瓿缺失"一项来绘制鱼骨图进行解析(图3-4)。

2. **要因分析**　针对图3-4鱼骨图分析所得的小原因进行评分,根据80/20法则选出主要原因,共6项,分别为:①只说药物简称;②两名医生同时下达口头医嘱;③习以为常;④不想重复记录;⑤无专用容器;⑥无记录本。

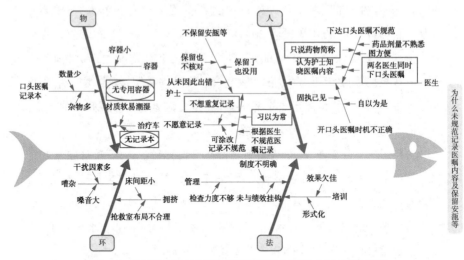

图 3-4　"未规范记录医嘱内容及保留安瓿"原因分析鱼骨图

3. 真因验证　针对选出的 6 项要因，设计出真因验证查检表进行查检，绘制柏拉图（图 3-5），确定真因为：①无记录本；②无专用容器。

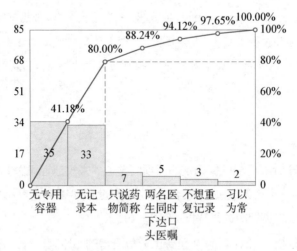

图 3-5　"4S 精灵圈"真因验证柏拉图

辅导员问与答

Q:什么是鱼骨图? 如何绘制鱼骨图?

A:鱼骨图又称因果关系图。所谓鱼骨图就是将造成某项结果的众多原因,以系统的方式图解之,也就是以图表的方式来表达结果与原因的关系,因其图形像鱼骨,因而叫鱼骨图。某项结果的形成,必定有其原因,设法利用图解法找出这些原因来,并加以改善对策,首先提出这个概念的是日本的品管权威石川馨博士,所以鱼骨图又称石川图。

绘制鱼骨图顺序:

顺序①:向全体出席人员明确说出主题。

顺序②:绘出鱼的背骨,将主题注记于前端。

顺序③:就其原因大致分类后,即填写大骨。

顺序④:执行大分类后,再按中骨、小骨、细骨,填入(尽量表达彼此因果关系)。

顺序⑤:完成后,还须查看重要原因有无遗忘。

顺序⑥:排列原因的顺序(依经验决定)

找出大方向原因,大方向的原因通常是"4M",即材料(material)、机器(machine)、人(man)、方法(method)。

一般采用大骨展开法和小骨集约法。要因通常代表是一个具体方向。

中要因通常代表的是一个概念、想法。

小要因通常代表的是具体事件。至少要有 4 根大骨、3 根中骨及 2 根小骨。一支特性要因图就会有 24 个小要因,且这些要因都不能重复。

Q:本案例如何进行真因验证?

A:本案例中,圈员们通过评价选定 5 个要因,分别为:①开启封存流程繁琐;②清点时间过长;③担心清点错误;④物品不适用;⑤抢救药品数量少。针对以上要因,到现场进行数据查检、分析,依据柏拉图"二八法则",其中抢救药品数量少、清点时间过长 2 项占 79.69%,验证为真因。

(六) 对策拟定

1. **对策拟定及评价**   针对解析阶段所确认的真因，经过全体圈员讨论，拟定一系列对策。

2. **对策整合**   将相似、相关的对策整合与排序后，为 4 大对策（表 3 - 3）。

表 3 - 3   降低抢救口头医嘱现场管理缺失率对策整合表

对策名称	对策内容	真因	地点	负责人	实施时间
对策一：购买专用容器、收纳空安瓿及药袋	购买并使用放置安瓿及药袋的专用容器；专用容器贴上醒目标签"待清点药瓶"；将专用容器放在治疗车下；晨会，微信群告知所有护士。	无专用容器	急诊抢救室	A、E	2018 年 3 月 5 日—3 月 11 日
对策二：增加设计口头医嘱记录本，在监护吊塔抽屉内备用	联系宣传科设计修改口头医嘱记录本大小和样式，一人一卡；在监护吊塔内备用，用后集中存档。	无记录本	急诊抢救室	D、H	2018 年 3 月 19 日—3 月 25 日
对策三：设计岗位角色服装，明确班次工作项目；地面贴定点定位标识；悬挂提醒抢救医生"规范下达口头医嘱"的标识	优化排班，在班次上注明抢 2 班负责复读记录，抢 1 班负责核对、执行；上班前穿好不同颜色的工作服，明确提示当天的工作角色；在抢救区域贴角色定位，抢救人员站位明确，井然有序；悬挂提醒抢救医生"规范下达口头医嘱"的标识。	未定人定位	急诊抢救室	B、E	2018 年 4 月 2 日—4 月 8 日

对策名称	对策内容	真因	地点	负责人	实施时间
对策四：设计抢救药品专用箱并安装指纹锁，由药剂科补全抢救药品	设计抢救药品专用箱，里面放置常用抢救药品，备足数量；设指纹锁上锁管理，录入抢救室所有护士指纹，方便开启抢救药品箱；由药剂科通过信息平台，将抢救药品及时配送、补全抢救药品。	抢救药品数量少，清点时间长	急诊抢救室	C、G	2018 年 4 月 16 日—4 月 22 日

（七）对策实施与检讨

1. **对策一**　购买并使用放置安瓿及药袋的专用容器；专用容器贴上醒目标签"待清点药瓶"；将专用容器放在治疗车下；晨会，微信群告知所有护士。此对策实施后，抢救口头医嘱现场管理缺失率由 36% 降低至 29.1%（查检期：2018 年 3 月 12 日—2018 年 3 月 18 日；查检总项目数：450 项；缺失项目数：131 项）。

2. **对策二**　联系宣传科设计修改口头医嘱记录本大小和样式，一人一卡；在监护吊塔内备用，用后集中存档。此对策实施后，抢救口头医嘱现场管理缺失率由 29.1% 降低至 22.4%（查检期：2018 年 3 月 26 日—2018 年 4 月 1 日；查检总项目数：450 项；缺失项目数：101 项）。

3. **对策三**　优化排班，在班次上注明具体负责核对与执行人员的班次；通过目视管理，上班前穿好不同颜色的工作服，明确提示当天的工作角色；在抢救区域贴好角色定位，抢救人员站位明确；悬挂提醒抢救医生"规范下达口头医嘱"的标识。此对策实施后，抢救口头医嘱现场管理缺失率由 22.4% 降低至 15.8%（查检期：2018 年 4 月 9 日—2018 年 4 月 15 日；查检总项目数：396 项；缺失项目数 74 项）。

4. **对策四**　采用设计抢救药品专用箱，里面放置常用抢救药品，备足数量；设指纹锁上锁管理，录入抢救室所有护士指纹，方便开启抢救药品箱；由药剂科通过信息平台，将抢救药品及时配送、补全抢救药品。此对策实施后，抢救口头医嘱现场管理缺失率由 18.7％降低至 8.5％（查检期：2018 年 4 月 23 日—2018 年 4 月 29 日；查检总项目数：450 项；缺失项目数：39 项）。

（八）效果确认

1. 有形成果

（1）改善前、后数据如表 3－4 所示。

表 3－4　"4S 精灵圈"改善前、中、后各阶段数据

项目	改善前	改善中	改善后
调查日期	2018 年 1 月 8 日—1 月 14 日	2018 年 4 月 9 日—4 月 15 日	2018 年 4 月 23 日—4 月 29 日
资料来源	急诊抢救室	急诊抢救室	急诊抢救室
调查总样本次数	50	44	50
抢救口头医嘱现场管理的缺失率	36％	18.7％	8.5％

（2）对比改善前后柏拉图：造成抢救口头医嘱现场管理缺失问题的项目数已大幅减少，显示本期品管圈改善成效良好（图 3－6）。

（3）目标达成率

1）目标达成率 ＝（改善后－改善前）÷（目标值－改善前）×100％

$$= (36 - 8.5)/(36 - 12.0) \times 100\% = 115\%$$

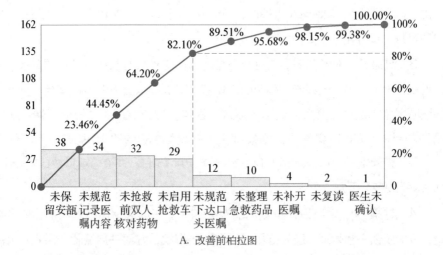

A. 改善前柏拉图

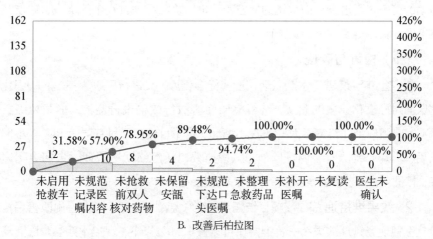

B. 改善后柏拉图

图 3‒6　"4S 精灵圈"改善前、后柏拉图

2）进步率＝［（改善前数据－改善后数据）÷改善前数据］×100％

$$= ［（36－8.5）÷8.5］×100％＝323％$$

2. 无形成果　从雷达图（图 3‒7）可以看出，通过品管圈活动开展，圈员的各项能力均有所提升。

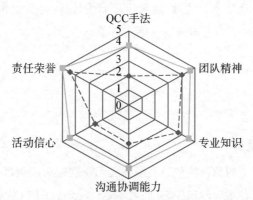

图 3‒7　"4S 精灵圈"活动前后无形成果雷达图

注：‒◆‒改善前平均值；‒■‒改善后平均值。

（九）标准化

效果确认后，将有效对策制订成"急诊抢救班护士岗位说明书""药剂科（急诊药房调剂）岗位说明书""急诊抢救口头医嘱执行制度"。同时，对本次 QCC

活动的整个过程进行全面系统的反省和评价，总结活动过程中的优点、缺点及遗留问题，制订持续改进的实施计划。

（十）检讨与改进

1. 检讨与改进 本期活动在形成标准化后，又进行了以下措施：①强化科室层面对标准化成果的落实。②科室层面对执行效果进行监控，形成院级层面PDCA大循环带动科室层面PDCA小循环。自1月份开展科室层面PDCA小循环以后，小环带动大环，循环向前，急诊抢救口头医嘱现场管理缺失率有明显下降，标准化成果推广效果明显，并持续改进。

2. 效果维持追踪 该项目结题后，继续监测5个月，可以看出改善后抢救口头医嘱现场管理缺失率一直维持在目标值12.0%以下，可见本期品管圈活动效果维持良好，持续改进。

辅导员问与答

Q：本案例提出对策应注意什么？

A：该课题针对"抢救药品数量少，清点时间长"2个真因拟订了3个措施内容，因均涉及信息化改造，对策间的相关性强，将3个措施整合为对策四，按照几个措施间的前后逻辑关系进行了排序。

三、院长点评

（一）案例总评

该课题是小组针对急诊抢救口头医嘱现场管理缺失项目多，不符合"6S"管理与十大安全目标要求自发组织开展的。小组成员通过PDCA循环，应用统计工具，群策群力，经过努力，成功地将抢救口头医嘱现场管理缺失率从活动前36%降低到活动后的8.5%，实现了活动目标。

（二）过程讲评

该课题是现场解决问题型小组活动，遵循PDCA循环，程序规范（非指令性活动程序）。小组活动中的每个步骤都能基于数据分析，统计技术应用恰当，逻辑关系正确,有效解决了工作现场中的实际问题。

1. 选题方面　小组成员发现在日常工作中对"抢救口头医嘱现场管理"的质控检查分数低,存在较大安全隐患,成员通过对"急诊科建设指南(试行)(2009年)"等文件中描述的急诊抢救各环节和卫生部2009年推出的患者十大安全目标中相关规定进行查阅,但是未发现对"抢救口头医嘱现场管理"有具体的量化指标,对2018年1月8日—1月14日期间抢救口头医嘱的现场管理情况进行查检,发现不满足要求,于是确定"降低抢救口头医嘱现场管理的缺失率"这一课题。在现状调查阶段,小组首先使用流程图梳理抢救口头医嘱现场实施流程,3次使用查检表、统计表、柏拉图找出"是否规范下达口头医嘱、是否启用抢救车、是否规范记录医嘱内容、是否抢救前双人核对药物、是否保留安瓿、是否整理急救药品"这6个影响课题的主要症结,期间通过邀请另一组人员对查检数据进行抽样检查数据验证,两次数据收集无差异。随后进行查阅文献、和同行业比较,均未找到相关具体指标,最终通过圈能力计算测得目标值作为活动目标。

2. 原因分析方面　小组围绕主要症结并采用特性要因图从人、机、料、法、环方面开展原因分析,找到7条末端原因。小组通过现场检查、咨询、观察、验证、调查分析的方法,能以客观事实和数据,客观地对末端因素逐条进行要因确认,最终确定了无专用容器、无具体核对人员、口头医嘱本数量少、无专用抢救车4条主要因素。

3. 对策与实施方面　小组针对每一条要因分别提出了多个对策,并通过测试、观察、分析等方法,从可行性、经济性、效益性等方面进行对策综合评价。选择最佳对策方案并制订对策表,对策清楚、目标明确、措施具体。小组严格按照对策表的相关内容开展对策实施,实施过程中也注重数据的收集和整理,并运用图表以及柱状图、折线图等工具、方法,将对策目标进行验证,并逐一交代了对策目标的实施情况。

4. 效果方面　在效果检查阶段,小组运用调查表和柱状图对现状调查环节的各项问题进行检查,发现经过对策的实施,症结问题得到改善,抢救口头医嘱现场管理的缺失率从36%降至活动后的8.5%,比预期的目标值12.5%下降了4.0%,还取得了一些附加效益,缺失率的降低保证了医疗安全,避免医疗纠纷,提高了医院的经济效益与社会效益,提升了医护合作满意度,对医院、科室的医疗安全运行产生了积极影响，降本增效，符合 QCC 活动的基本原则。为对活动所取得的成果加以巩固并持续改进，小组通过完善"急诊抢救班护士岗位说明书""药剂科（急诊药房调剂）岗位说明书"，对"急诊抢救口头医嘱执行制度"及时更新来巩固活动成果。在巩固检查中，小组运用折线图来反映活动前、活动中、活动后、效果跟踪期的抢救口头医嘱现场管理缺失率，说明活动效果持续有效。小组成员着重从管理、流程和综合素质方面认真总结回顾了活动过程中的心得体会与收获，并确定了"提高静脉留置针固定的规范率"作为下一期活动的主题。

（三）案例特点与改进建议

1. **主要特点** 小组选题简单明确、简洁。小组活动中，能以事实为依据，注重用数据说话。小组积极尝试使用多种 QCC 统计方法，尽管存在一定不足，但仍体现了小组勇于探索、敢于实践的进取精神。一是选题结合日常工作现场与难点，活动成效好。二是制订对策阶段做得比较好，制订的对策实施过程中落地，简单方便，效果显著。如针对无专用容器、无具体核对人员、无专用抢救车等 3 个要因，小组分别提出了改进方案，通过实施、观察、分析等方法，来选择最佳对策方案并制订对策表、对策清楚、目标明确措施具体。

2. **改进机会** 程序方面的问题主要是系统考虑不周，存在一定程度地不严密现象。

1）现状调查步骤：查阅了一部分文献与相关行业规范，查阅的文献资料较陈旧，而且无具体的目标要求；无同行业先进单位的基准值，缺乏具体的行业标准。现况调查时间仅为 7 天，50 人次，样本量略显不足，造成有 6 个症结点。

2）设定目标步骤：因无相关行标和先进单位的基准值，设定目标值仅采用了圈能力计算公式得出目标值，目标不具有挑战性，应该遵循 QC 小组活动精益求精的宗旨，设定的目标值更合理、更科学。

3）原因分析步骤：小组开展头脑风暴，并采用特性要因图对现状调查中确定的主要症结开展原因分析，找到 7 条末端因素。该课题中原因不精练，部分末端因素分析不具体，如"怕检查、责任心不强、从未发生差错"没有分析到可以直接采取对策。

（辅导员：曾艺鹏；编写：徐英；圈组成员：陈莉、李婧、茅程、刁建军）

案例6 提高危重症患者 RASS 评分浅镇静达标率

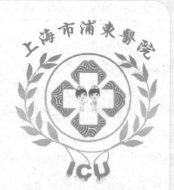

圈　名：如意圈

奖　项：第七届全国医院品管圈大赛"一等奖"

圈名意义：圈中有如意，万事皆如意，象征药到病除，称心如意，医护患共创和谐。

圈徽意义：

（1）红云纹十字：象征幸福，让人有如同家一般的温暖。

（2）绿色圈：象征生命生生不息，生根发芽守护着患者。

（3）橄榄枝：象征和平、重生、美好。

图3-8 "如意圈"圈徽

表3-5 "如意圈"活动登记表

课题名称:提高危重症患者 RASS 评分浅镇静达标率						
圈名: 如意圈			成立日期: 2018 年 12 月 1 日			
成员人数: 9 人			平均年龄: 37 岁			
圈长: A			顾问: 护理部主任　辅导员: 院内品管师			
职务	姓名	部门	年龄（岁）	资历	学历	负责工作
圈长	A	重症医学科	44	21 年	本科	各流程统筹安排
圈员	B	重症医学科	40	21 年	本科	收集数据、协调护理人员
	C	重症医学科	29	7 年	本科	收集数据、统计分析
	D	重症医学科	31	7 年	本科	收集数据、实验数据核对
	E	重症医学科	39	15 年	硕士	收集数据、实验数据核对
	F	麻醉科	47	21 年	本科	收集数据、协调麻醉医师

职务	姓名	部门	年龄（岁）	资历	学历	负责工作
	G	重症医学科	39	15 年	硕士	收集数据、实验数据核对
	H	重症医学科	28	5 年	本科	收集数据、统计分析
	I	重症医学科	39	13 年	硕士	收集数据、统计分析

活动时间：2018 年 12 月 1 日—2019 年 6 月 1 日

一、圈长心得

镇静镇痛治疗是指应用药物手段以消除患者疼痛，减轻患者焦虑和躁动，催眠并诱导顺应性遗忘的治疗。当重症患者的病理损伤来势迅猛时，致病因素一时难以去除，器官强行代偿则有可能因为增加代谢氧耗做功而进一步受到伤害。通过镇静的治疗手段使得重症患者处于"休眠"状态，降低代谢和氧耗，以适应受到损害的灌注与氧供水平，从而减轻强烈病理因素所造成的损伤，为器官功能的恢复赢得时间创造条件。但是过度镇静和镇静不足均会给患者带来损害，近年来浅镇静越来越受到关注与提倡，成为镇静治疗理念上的飞跃。2018 年，美国重症医学会发布的"ICU 成人患者疼痛、躁动/镇静、谵妄、制动、睡眠障碍管理指南"（PADIS 指南）中对于浅镇静给予了强力推荐。

"提高危重症患者 RASS 评分浅镇静达标率"这一改善主题，涉及医疗、护理、麻醉等多部门，必须依靠各部门通力协作、共同完成，因此，我们的圈员有重症医学科的医生、护士以及麻醉医师等。由于临床工作时间不确定，圈员全部到齐开展活动比较困难，并且大部分圈员是第一次参加品管圈活动，对品管圈工具认识比较粗浅，需要边学习边改进，对于临床一线工作者而言本次改善活动具有一定挑战性。

圈组积极学习运用品管圈工具，按照品管圈十大步骤有序地开展改善活动。在活动过程中，大家充分运用头脑风暴，群策群力，根据二八法则确定了改善重点，对改善重点进行原因分析，验证真因，针对真因，圈员们集思广益，提出了大量宝贵的提案，从 3 个方面实施了切实的改善措施，将危重患者浅镇静达标率由改善前的 50.34％提高至改善后的 87.41％。危重症患者镇静治疗流程涉及从医生评估到开具医嘱，从护理人员执行医嘱到临床观察镇静效果、不良反应等一系列环节，在改善后每一个环节处置更加细致、规范。同时，圈员们的凝聚力、思维发散能力、沟通协调能力、面对困难的勇气及对品管圈的认识等各方面能力均有不同程度提升。

本期改善主题已达到了预期目标，我们收获了有形成果、无形成果，并切实地解决了工作中实际存在的问题，且不断持续改进。通过 PDCA 循环原理，对整体和细节进行不断总结分析，对不足提出进一步解决方案并实施，达到改善效果后进行标准化，在科室层面水平推展标准化成果，运用 PDCA 小环带动大环，循环向前的原理，将优势继续推广，使全院的镇静目标逐步提高，在不断循环的过程中，改善效果得到持续优化。

二、案例实操辅导

（一）主题选定

1. **选题背景**　通过对危重患者实行镇静治疗，使患者处于"休眠"状态，降低代谢和氧耗，以适应受到损害的灌注与氧供水平，从而减轻强烈病理因素所造成的损伤，为器官功能的恢复赢得时间创造条件。因此，使用镇静药物使患者保持安全和舒适是 ICU 治疗中最基本的环节。但大剂量、长时间使用镇静药治疗除了不可避免的药物不良反应外，镇静程度、时间掌握不当常常会导致过度镇静，增加并发症，延长患者的苏醒时间，多数 ICU 患者存在镇静过度的问题。Payen等发现入住 ICU 第 2、6 天的患者仅有 43%、31% 接受了标准镇静评估方法，其中 57%、41% 处于深度镇静状态。ICU 机械通气 48 小时内发生镇静过深的患者比例高达 68%，至第 4 天镇静过深仍高达 50%。24 小时内每额外发生 1 次镇静过深，则脱机拔管延迟 12.3 小时；住院病死率增加 10%；6 个月死亡率增加 8%。浅镇静状态能缩短重症患者的机械通气时间，降低谵妄发生率并改善患者预后。近年来，浅镇静越来越受到关注与提倡，成为镇静治疗理念上的飞跃。2018 年，美国重症医学会发布的"ICU 成人患者疼痛、躁动/镇静、谵妄、制动、睡眠障碍管理指南"（PADIS 指南）中对于浅镇静给予了强力推荐。

2. **主题评价**　针对 ICU 临床治疗护理中的薄弱环节，跨部门、多学科的骨干组成品管圈改善小组，讨论并确定了如何规范管理患者镇静镇痛是目前迫切需要解决的问题，围绕患者镇静、镇痛的目标管理展开头脑风暴，提出了 5 个候选主题，运用主题评价表，依据权重评价法，选中得分最高的"提高危重症患者RASS评分浅镇静达标率"为本次活动主题。

3. 定义　危重症患者：指那些病情严重而且复杂，病情变化快，随时可能发生生命危险的患者，这些患者通常有多脏器功能不全，需要严密、连续的病情观察和全面的监护与治疗。

（1）RASS评分：Richmond 躁动-镇静（richmond agitation-sedation scale）程度量表评分。

（2）浅镇静：患者可唤醒并遵嘱简单动作，即睁眼、眼神交流、伸舌、握拳、扭动脚趾5个动作中能做到3个。RASS评分在-2至0分为浅镇静达标（表3-6）。

表3-6　Richmond 躁动-镇静程度量表评分

评分	分级	（RASS 评估量表）描述
4	好斗	非常有攻击性，暴力倾向，对医务人员造成危险
3	非常躁动	非常躁动，拔出各种导管
2	躁动	焦虑身体激烈移动，无法配合呼吸机
1	不安焦虑	焦虑紧张，但身体活动不剧烈
0	清醒平静	清醒自然状态
-1	昏昏欲睡	没有完全清醒，声音刺激后有眼神接触，可保持清醒超过10 s
-2	轻度镇静	声音刺激后能清醒，有眼神接触，<10 s
-3	中度镇静	声音刺激后能睁眼，但无眼神接触
-4	深度镇静	声音刺激后无反应，但疼痛刺激后能睁眼或运动
-5	不可唤醒	对声音及疼痛刺激均无反应

4. 衡量指标　衡量指标为危重症患者RASS评分浅镇静达标率，其计算公式如下。

危重症患者RASS评分浅镇静达标率=同期RASS评分浅镇静患者目标达标人次数/统计周期内RASS评分浅镇静患者总人次数×100%

辅导员问与答

Q：品管圈作为一种有效的质量管理方法，近年来在我国医疗质量管理领域发挥了重要作用。品管圈活动关键在于品管圈活动的最终成果是否与预期相同，因此选择合适的活动主题是非常重要的因素。品管圈活动主题可以从日常管理指标、问卷调查、日常工作中常见问题、交谈中的问题点、作业结果或反省等，从中发现问题。对于本次的品管圈活动又是怎样确立主题的呢？

A：本次主题选定是从临床难点为切入点，围绕镇静管理一块，圈员通过头脑风暴，提出镇静相关的 5 个主题，对每一个问题加以分析讨论，同时对各个问题内容进行检查，确认是否列举明确，避免活动题目太大，不是圈能力所能解决，也避免题目太小，不适合用品管圈手法去解决问题。从 4 个评价维度对每一个备选主题进行 5、3、1 打分，通过汇总所有主题得分的方式，最终确定本次改善主题为：提高危重症患者 RASS 评分浅镇静达标率。在 2018 年美国重症医学会发布的"ICU 成人患者疼痛、躁动/镇静、谵妄、制动、睡眠障碍管理指南"（PADIS 指南）中对于浅镇静给予了强力推荐。

确定本期活动主题后，需对"衡量指标"进行具体的定义与说明。本圈的主题为"提高危重症患者 RASS 评分浅镇静达标率"，对主题中出现的名词，均需要做定义与说明，例如，危重症患者定义、RASS 评分的理论基础、何为浅镇静达标等。接着列出计算公式，确定分子为：同期 RASS 评分浅镇静患者目标达标人次数；分母为：统计周期内 RASS 评分浅镇静患者总人次数。

（二）活动计划拟定

主题确定后，明确活动步骤、日程、各步骤分工及责任人，并按照计划时间如期完成。

（三）现况把握

1. 危重症患者镇静流程图 为了了解影响患者浅镇静达标的因素，绘制了科室危重症患者镇静流程图（图 3-9），从流程图中可以发现，从医生评估到护士每 4 小时的 RASS 评分，容易导致改善主题问题点的发生，为本次活动改善重点。

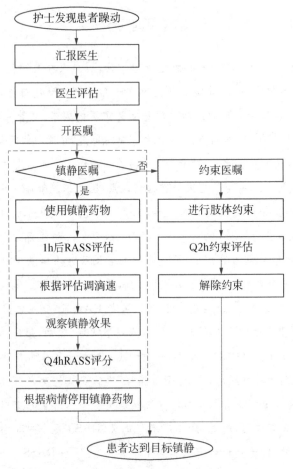

图 3-9　危重症患者镇静流程图

注:[二二]即此次活动改善重点。

2. 制订查检表进行现场查检

（1）数据收集：对 2018 年 12 月 16 日—22 日 ICU 患者 RASS 评分浅镇静达标率进行基线调查，结果为：需浅镇静患者 294 人次，实际浅镇静患者 148 人次，浅镇静现况值 50.34%。针对改善重点制订查检表，查检结果为：镇静前未镇痛 132 人次，未根据病情选择镇静药物 113 人次，镇静前未 RASS 评分 39 人次，未根据镇静评分及时调整镇静药物计量 18 人次，过浅镇静再评估 RASS 变化值>0 有 14 人次，过深镇静再评估 RASS 变化值<0 有 3 人次。

（2）数据验证：浅镇静达标率 52.38%，计算符合率为 95.95%，由此可以判断此次数据收集的方法有效、可靠。

（3）找出症结：根据查检数据，绘制柏拉图（图3-10），依据80/20定律的原理，改善累计百分比76.79％的问题点，分别是"镇静前未镇痛""未根据病情选择镇静药物"两项。

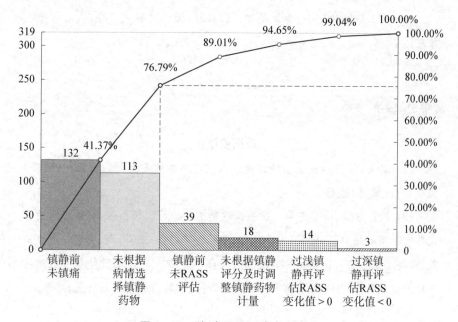

图3-10 "如意圈"现况把握柏拉图

（四）目标设定

目标设定：期望在2019年5月前将浅镇静达标率提高至85.84％。

辅导员问与答

Q：绘制流程图后，我们需要用层别的概念把现象分成不同层面，到现场用查检表统计数据，从而了解所关注问题在不同层面的分布情况。如何规范运用层别法设计查检表，对问题的现状进行查检？

A：为解决某一问题所收集的数据资料往往是综合性的，这些综合性数据资料可按其来源、特征、属性等标识分作两个及以上的组进行分类、整理、汇总，这样可以暴露出问题症结所在，并可对症解决问题。

通常可将数据按以下几种标志进行分层分类：

（1）按时间区分：也就是按年、月、日、班次来区分。

（2）按地点区分：也就是按位置、科室不同来区分。

（3）按症状来区分：也就是按照缺陷种类、特性、状态来分。

（4）按工作流程区分：也就是按工作线路、操作流程来区分，或者按操作者来区分。

品管小知识

数据验证

（1）定义：数据验证是指通过统计方法学对所收集数据的可靠性（信度）和有效性（效度）进行验证。

（2）验证方法：未参与第一次数据收集工作的员工或小组，按照相同的方式再次收集数据。同一时间，同一地点，同一对象，同一工具，两人/组分别收集数据，两组数据进行比较，计算公式为：符合率＝100％－［（验证结果－收集结果）/收集结果］×100％，若符合率≥90％，则验证数据收集方法有效、可靠。

（3）验证时机：

1）执行新的监测指标（特别有助于医院评价和改进一个重要的临床服务流程或结果的临床监测）。

2）在医院网站上或通过其他方式监测数据公布于众。

3）现有的监测指标发生改变，如数据收集工具的改变或数据提取流程改变，或数据提取者变化。

4）从现有监测指标得出的监测结果发生改变而无法解释时。

5）数据来源发生改变，如部分患者纸质病历转化为电子病历，因此数据来源包括纸质和电子两种形式。

6）数据收集的对象发生改变，如患者平均年龄、并发症、研究方案变更、执行新的诊疗指南或引进新技术和新的治疗方法等。

（4）本课题符合验证时机1），根据抽样量表选取样本，按照相同方法对选取样本进行浅镇静项目的查检，经数据验证判断此次数据收集的方法有效、可靠。

（五）解析

1. 原因分析 现况把握确定的两项问题点为"镇静前未镇痛""未根据病情选择镇静药物"，针对两项问题点绘制鱼骨图来进行解析。（图3-11、3-12）。

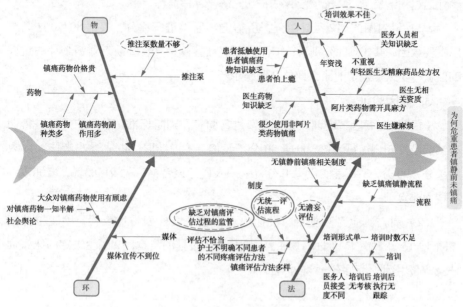

图3-11 "镇静前未镇痛"原因分析鱼骨图

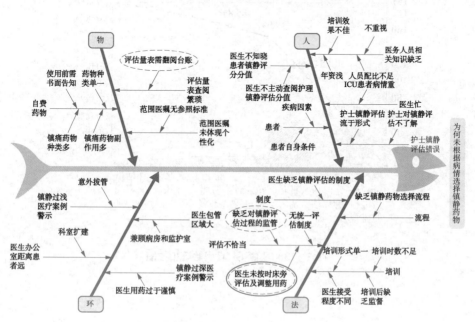

图3-12 "未根据病情选择镇静药物"原因分析鱼骨图

2. 要因分析

（1）针对图 3-11 鱼骨图分析所得的小原因进行评分，根据 80/20 法则选出主要原因，共 5 项，分别为：①培训效果不佳；②推泵数量不够；③缺乏对镇痛评估过程的监管；④无谵妄评估；⑤无统一评估流程。

（2）针对图 3-12 鱼骨图分析所得的小原因进行评分，根据 80/20 法则选出主要原因，共 3 项，分别为：①评估量表需翻阅台账；②缺乏对镇静评估过程的监管；③医生未定时床旁评估及调整用药。

3. 真因验证

（1）针对要因"培训效果不佳"进行验证，判断标准：对医护人员进行镇静镇痛治疗知识进行考核，低于 90 分不及格。验证结果：49 人参与考核，44 人考核分 > 90 分，5 人考核分 < 90 分，医护人员考试合格率为 91.83%，培训效果不佳为非真因。

（2）针对其余 7 项要因，设计出真因验证查检表进行查检，绘制柏拉图（图 3-13），确定真因为：①缺乏对镇静评估过程的监管；②医生未定时床旁评估及调整用药；③无统一评估流程。

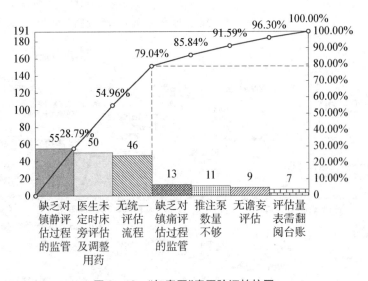

图 3-13 "如意圈"真因验证柏拉图

辅导员问与答

Q:品管圈科学之处是将定性与定量相结合,弥补了传统以经验为主的管理模式,圈员评分选出的要因含有太多主观成分,并没有经过现场的数据收集验证,这些要因不一定是真正的原因,只有通过数据分析验证的要因才是真因。真因验证是品管圈活动中非常关键的环节,此环节关系到整个品管圈活动的成败,如果真因验证缺失或者不规范,可能导致拟定的对策效果欠佳,甚至是无效对策,导致浪费大量的人力、物力,甚至前功尽弃。如何进行真因验证?

A:针对末端原因,遵循"三现"原则(现场、现实、现物),依据数据和事实,客观地确定真因。

该课题,圈员们通过要因评价,选定8个要因,分别为:①缺乏对镇静评估过程的监管;②医生无法定时床旁评估及调整用药;③无统一评估流程;④缺乏对镇痛评估过程的监管;⑤推注泵不够;⑥无谵妄评估;⑦评估量表需翻阅台账;⑧培训效果不佳。针对以上要因,遵循三现原则,到现场进行数据查检、分析,依据柏拉图"二八法则",其中缺乏对镇静评估过程的监管、医生无法定时床旁评估及调整用药、无统一评估流程3项占79.0%,验证为真因。

(六) 对策拟定

1. **对策拟定及评价**　针对解析阶段所选出的真因,经过全体圈员讨论,拟定对策;

2. **对策整合**　将相似、相关的对策整合与排序后, 为3大对策 (表3-7)。

表3-7　提高危重患者RASS评分浅镇静达标率对策整合表

对策	真因	负责人	实施时间	实施地点
对策一: 制订镇痛镇静评估流程	无统一评估流程	F	2019年1月21日—2月3日	ICU
对策二: 实行护士主导的镇痛镇静管理方案	医生无法定时床旁评估及调整用药	G	2019年2月11日—3月3日	ICU
对策三: 建立镇痛镇静过程监管体系	缺乏对评估过程的监管	E	2019年3月11日—3月31日	ICU

(七) 对策实施与检讨

1. **对策一** 建立镇痛、镇静评估体系。制订镇痛、镇静评估流程。在科内对全员进行新评估流程的培训并进行考核，将培训 PPT 发布在微信工作群内，做到人人知晓，人人过关。此对策实施后，危重患者 RASS 评分浅镇静达标率由 50.35％提高至 57.14％。

2. **对策二** 实行护士主导的镇痛、镇静管理方案：①成立 MDT 镇痛镇静管理小组，成员为 ICU 医师、ICU 护士、麻醉医师，职责为监督、培训、会诊；②设计"浅镇静"核查清单，护士作为镇静医嘱执行者，必需核查是否完成清单所列条目后方可执行医嘱；③查阅相关文献，结合药物说明书，制订"右美托咪定剂量调整策略"；④由原来的 q4h 镇静评估修改为 q2h 评估 1 次（护士每 2 小时为患者翻身，借此时机做镇静评估）。此对策实施后，危重患者 RASS 评分浅镇静达标率由 57.14％提高至 70.06％。

3. **对策三** 建立镇痛镇静过程监管体系：①与信息科沟通，将量表信息化，在护士工作站插入 RASS 和疼痛评估的下拉框，需点击评分项目后得出分值，再由高年资老师对评估过程进行监测；②设计"浅镇静"提醒标示牌，提醒医生根据患者镇静需求选择合适药物。此对策实施后，危重患者 RASS 评分浅镇静达标率由之前的 70.06％提高至 86.05％。

(八) 效果确认

1. 有形成果

（1）改善前、后数据如表 3 - 8 所示。

表 3 - 8 "如意圈"改善前后各阶段数据

项目	改善前	对策一	对策二	对策三	改善后
查检日期	2018 年 12 月 16 日—12 月 22 日	2019 年 2 月 4 日—2 月 10 日	2019 年 3 月 4 日—3 月 10 日	2019 年 4 月 1 日—4 月 7 日	2019 年 4 月 8 日—4 月 15 日
资料来源	ICU	ICU	ICU	ICU	ICU
查检总数	294	294	294	294	294
合格率	50.34％	57.14％	70.06％	86.05％	87.41％

（2）对比改善前后柏拉图（图3-14），发现造成RASS评分浅镇静不达标的问题发生次数已大幅减少，由此显示本期品管圈改善成效良好。

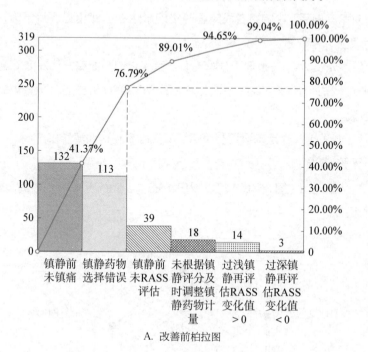

A. 改善前柏拉图

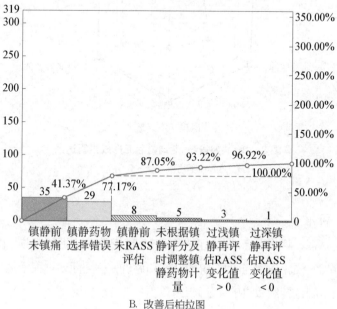

B. 改善后柏拉图

图3-14　"如意圈"改善前后柏拉图

（3）目标达成率：目标达成率104.0%，进步率73.63%。

（4）附加效益

1）对策实施后，影响患者浅镇静药物的米达唑仑使用量逐月下降，节省患者的治疗费。

2）发表论文2篇：《护理干预措施联合程序化镇静镇痛方法对ICU患者的应用效果研究》《右美托咪定联合舒芬太尼用于AECOPD机械通气患者镇痛镇静疗效的观察》。

3）《一张右美托咪定剂量调整策略表》获得专利软件著作权。

2. 无形成果

（1）从雷达图（图3-15）可以看出，通过品管圈活动开展，圈员的各项能力均有所提升。

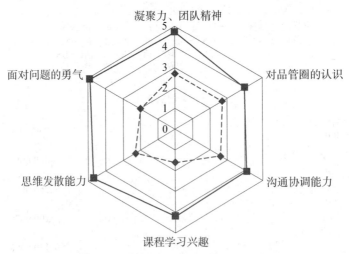

图3-15 "如意圈"活动前后无形成果雷达图

注：- ◆ -改善前平均值；- ■ -改善后平均值。

（九）标准化

效果确认后，将流程标准化，重新修订ICU镇静镇痛护理常规。同时对本次QCC活动的整个过程进行全面系统的反省和评价，总结活动过程中的优点、缺点及遗留问题，制订持续改进的实施计划。

（十）检讨与改进

1. **检讨与改进**　小组对本期品管圈活动进行总结，并提出改进方向：在形成标准化后，又进行了以下措施：①强化科室层面对标准化成果的落实；②针对残留问题（纸质"浅镇静"核查清单执行力下降），借助信息化建设，申请医嘱拦截功能，提高镇静前镇痛的执行率；③科室层面对执行效果进行监控，持续效果追踪。

2. **效果维持追踪**　该项目结题后，继续监测6个月，从推移图（图3-16）可以看出，改善后危重患者RASS评分浅镇静达标率一直维持在目标值以上，可见本期品管圈活动效果维持良好，持续监测。

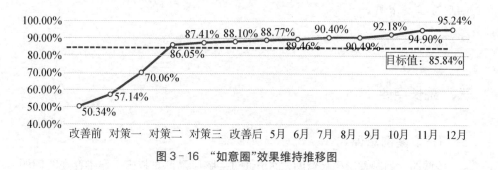

图3-16　"如意圈"效果维持推移图

品管小知识

对策主要是根据形势发展，为了解决特定问题或达到目的所制订的方法或思路。圈员们运用鱼骨图、解析工具圈选出来造成问题点的真因，用头脑风暴的方式寻求解决方案，另外也通过查阅文献、同行做法等寻求解决之道。

一个完善的对策拟定环节被细分为对策拟定与分析、对策评价与筛选、对策整合与排序、对策实施计划的制订4个流程。这4个流程是紧密联系的，只有完成好每一步，才能制订出科学有效的对策。

对策拟定之后，并不是每一个对策都能执行，需要我们从"可行性、效益性、经济性"等指标进行评估。评估时，以圈员能力可解决的对策为优先考虑范畴。每个真因要拟定两个以上的对策，本圈针对真因，提出的对策方案均≥两项,说明圈员们头脑风暴比较彻底,又有一定的创新性,避免了后期无法解决问题的情况发生。

效果确认方式分为"有形成果"和"无形成果"。

本圈的有形成果主要有:①改善前后的数据有了明显的差异,并达成目标值。②改善前后柏拉图中的改善重点百分比及排序也有了明显的改善,客观地呈现改善方案的有效性。③目标达成率104%;进步率73.63%。④对患者而言,通过此次的品管圈,镇静药物的使用量逐月下降,减少了患者的治疗花费。⑤对圈员而言,通过此次品管圈,发表论文两篇,获得专利软件著作权1项。本次活动的成果相对比较丰富,从侧面反映了本次品管圈活动完成度高,效果良好。

三、 院长点评

(一) 案例总评

该课题为问题解决型品管圈,圈员通过头脑风暴针对临床工作中存在的问题点,提出改善主题,再根据4个维度进行打分,最终确定本次主题为:提高危重症患者 RASS 评分浅镇静达标率。小组成员遵循 PDCA 原理,按照品管圈十大步骤,基于数据等客观事实进行调查、分析、评价与决策,应用统计学工具,成功将危重症患者 RASS 评分浅镇静达标率由改善前的 50.34% 提高至改善后的87.41%,高于该课题的目标值 85.84%,且后续效果巩固良好,可见本次改善活动有明显成效。

(二) 过程简介

1. **活动特征** 品管圈与传统的管理工具不同,是通过自下而上的方式,发动每一个基层医务工作人员共同参与,将管理渗透到每一个部门、每一个流程、每一个环节。它将医院传统的经验管理、粗放管理转化成科学管理和精细化管理,将传统的医院管理从定性管理转变为定量与定性兼顾,定量为主的管理,有助于形成长效的质量持续改进机制。

该课题主要为解决临床存在的问题,非常接地气,既规范了整体流程,又提高了患者的满意度。小组围绕镇静管理方面，结合科室实际情况，确定了镇静前未镇痛，未根据病情选择镇静药物两个问题点作为本次改善重点，选题理由充分，主题释义清楚，衡量指标明确。

2. **计划性** 制订活动计划表，根据时间节点有序开展改善活动，至现场做现况调查，梳理本次主题的操作流程，绘制流程图，让圈员对主题有充分的全局认识，为寻找容易造成危重患者 RASS 评分浅镇静不达标的一系列环节提供依据。绘制流程图后，采用层别的概念把现象分为不同层面，将关键环节涉及的相关操作项目进行一一罗列，制订查检表，至现场用查检表统计数据，将查检所得造成危重患者 RASS 评分浅镇静达标低的项目，运用柏拉图进行排列，依据二八法则，找出镇静前未镇痛，未根据病情选择镇静药物这两个问题累计百分比 76.79% 的问题点，是造成危重症患者 RASS 评分浅镇静不达标的关键症结。通过改善重点及圈能力等运用计算公式，设定目标值为 85.84%，明确在 2019 年 4 月 15 日前将危重症患者 RASS 评分浅镇静达标率由 50.34% 提高至 87.41%。

3. **解析** 针对现况把握中依照二八法则找出的改善重点进行解析，运用鱼骨图，圈员们头脑风暴，找出影响问题的原因。利用 5 - WHY 的方式自问自答，列出所有可能影响问题的原因，最终针对改善重点"镇静前未镇痛"分析得出 24 条末端原因，由全体圈员进行评价，依据二八法则选出主要原因，分别为：①培训效果不佳；②推注泵数量不够；③缺乏对镇痛评估过程的监管；④无统一评估流程；⑤无谵妄评估。针对改善重点"未根据病情选择镇静药物"分析得出 29 条末端原因，由全体圈员进行评价，依据二八法则选出主要原因，分别为：①评估量表需翻阅台账；②缺乏对镇静评估过程的监管；③医生无法定时床旁评估及调整用药。

4. **实践力及活动成果** 针对真因小组成员拟定一系列措施，依可行性、经济性、效益性 3 个维度对拟定的对策进行评价、筛选，之后将相似的对策整合，并按照难易程度及先后逻辑性进行排序，最终制订完整的对策实施计划，从制订流程、实行新的管理方案、建立监管体系 3 个方面进行改善。

一是针对"无统一评估流程"，通过制订镇痛镇静评估流程，在科内对全员进行新评估流程的培训并进行考核，将培训 PPT 发布在微信工作群内，做到人人知晓，人人过关。

二是针对"医生无法定时床旁评估及调整用药"，实行护士主导的镇痛镇静管理方案：①成立 MDT 镇痛镇静管理小组；②设计"浅镇静"核查清单；③制订"右美托咪定剂量调整策略"；④调整镇静评估频次。

三是针对"缺乏对评估过程的监管"，通过信息化的管理手段，建立镇痛镇静过程监管体系：①将量表信息化；②设计"浅镇静"提醒标示牌。

三个对策实施后，危重症患者 RASS 评分浅镇静达标率由 50.34% 提高至 87.41%，达到目标值。将有效的措施进行固化、推广，巩固改善成果，重新修订了"ICU 镇静镇痛护理常规"，优化"危重症患者镇静镇痛流程"，并且也收获了不少的附加效益。

（三）案例特点与改进机会

1. **主要特点**　该课题结合 ICU 临床工作的重点及难点，背景明确，理由充分，活动步骤完整，逻辑清晰，以事实为依据，用数据说话，相应工具运用得当。小组通过现况调查找到主要症结，针对症结分析原因，验证 3 项为造成危重症患者 RASS 评分浅镇静不达标的真因，针对真因拟定对策并实施，通过三个对策实施后，改善成效明显，达到预期目标值。后期对成果进行固化、推广，运用 PDCA 小环带动大环的原理，持续改进，成效得到持续拓展。

2. **改进机会**

（1）程序方面：

1）选题：本次活动主题专业性强，对于非重症专业的人员而言比较难懂，小组成员在做名词解释的时候，需要将定义解释的再浅显易懂。

2）现况把握：查检表是收集数据过程中设计的表格，是用来记录事实和分析事实的统计表。查检表的规范、系统和完整非常重要。查检表在使用过程中要确保每一个人查看和记录的项目是相同的，就要求每一个人对查检项目有统一且确定的认知。本次活动的查检表同样存在设计不规范的地方，主要体现在查检表查检项目概念模糊。例如，过浅镇静再评估 RASS 变化值＞0、过深镇静再评估 RASS 变化值＜0 的查检项目，其中如何定义"过浅""过深"，没有客观的数据支撑，不同的查检人员理解可能存在差距，难以确保查检符合事实，应将"过浅、过深"数据化，制订标准，才能客观的查检。

3）原因分析：在运用鱼骨图分析原因时，本课题从人、物、法、环四个方面进行分析，但是从解析内容看，互相间有重合，并且未分析到最末端的原因。但也要避免解析进入死循环，应该利用 5 - WHY 的方式，列举出所有可能的原因。

4）真因验证：真因验证是依据客观事实，根据末端原因对问题（症结）的影响程度进行判断的方法。应对每个要因进行逐条确认，判定方式为现场测量、试验和调查分析等，该课题在真因验证环节阐述不充分。

5）对策实施与检讨：针对真因"无统一评估流程"，仅提出2个方案，经圈员打分采纳1个对策，针对真因"医生无法定时床旁评估及调整用药"，提出3个方案，且全部采纳。这说明小组成员在制订对策时，并未真正头脑风暴，没有提出广泛的改进措施，这样就会导致其所存在的真因由于对策拟定不充分而不能被解除，最终影响了品管圈活动的整体效果。建议在对策制订过程中采用定性和定量相结合的方法，而不是只用单一的对策拟定方法，比如头脑风暴法、5W1H法、愚巧法等联合使用。从系统的观点出发，从整体与部分之间的关系、相互作用、相互制约与相互促进的关系中，正确地提出解决方案。

（辅导员：王艳；编写：瞿如意；圈组成员：王志华、傅晓燕、谭燕、高波、顾东明、张明叶）

案例7 提高住院患者跌倒风险评估符合率

圈　名：生命之托圈
奖　项：第八届全国医院品管圈大赛"二等奖"
圈名意义：医务人员用双手捍卫百姓生命健康的尊严。安全重于泰山，生命不可轻视。
圈徽意义：绿色代表生命；S圈代表安全壁垒；眼睛代表慧眼洞察安全风险；双手代表捍卫人民的生命健康。

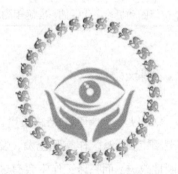

图3-17 "生命之托圈"圈徽

表 3-9　"生命之托圈"活动登记表

课题名称：提高住院患者跌倒风险评估符合率

圈名：生命之托圈					成立日期：2019 年 7 月	
成员人数：13 人					平均年龄：39 岁	
圈长：A					辅导员：护理部副主任	
职务	姓名	部门	年龄（岁）	资历	学历	主要负责工作内容
圈长	A	护理部	54	35	本科	计划、领导、组织、培训
圈员	B	护理部	38	16	本科	参与调查、数据收集、分析
	C	护理部	46	32	本科	参与调查、数据收集、分析
	D	神经内科	37	8	本科	参与调查、数据收集、分析
	E	肾内科	25		大专	参与调查、数据收集、分析
	F	心内科	31	5	大专	活动措施落实
	G	消化内科	36	13	本科	参与调查、数据收集、分析
	H	胃肠外科	28	7	大专	活动措施落实
	I	妇产科	29	5	大专	活动措施落实
	J	内分泌	35	11	本科	参与调查、数据收集、分析
	K	信息科	37	6	硕士	活动措施落实
	L	普外科	32	9	大专	活动措施落实
	M	护理部	23	2	本科	活动措施落实
活动期间：2019 年 7 月—2019 年 12 月						
单位组圈动机：优化评估，准确预测风险，精准施策，降低跌倒事件发生						

一、圈长心得

　　QCC 是一种新型的持续质量管理和改进模式，利用团队成员，发挥每个人的智慧和特长，从工作实际出发，发现问题，找到最佳的解决方法和工作方式，并不断地改进。而临床工作中会有这样那样不同的、层出不穷的问题，需要高效解决，我院早期就引入了 QCC 的质量改进理念，并在临床实践中不断深入，本人在医院的带领下，逐步的学习了品管圈的相关理念，也感受了质量改进工具对解决临床实际问题的有效作用，能够基于临床问题运用 QCC 质量工具解决临床问题，最初是关于中段尿留取不达标的问题进行持续质量改进，通过组建团队，充分发挥团队的力量，群策群力，分析问题原因，进行问题对策的拟定、实施，大大提升了临床中段尿留取标本的达标率，为临床诊疗提供了有效的诊断依据，同时收获了专利项目成果，也培养了团队的合作意识、凝聚力；品管圈质量工具应用对医院质量的提升、团队建设等发挥重大作用。因此，在发现临床存在问题时，要学会运用有效的质量工具，去解决临床实际问题，提升护士、患者、医院等质量成效。

二、案例实操辅导

（一）主题选定

1. 选题背景　住院跌倒（in-hospital falls）是医疗机构中常见且严重的不良事件，约占所有报告事故的 30％—40％。跌倒引起的身体损伤、功能下降以及独立性丧失被称为跌倒伤害。跌倒已被列为国际患者十大安全目标，也纳入了三级医院评审标准。如何准确地识别跌倒风险，为这类患者提供适合的预防措施，消除危险因素，减少患者因跌倒所致的伤害，成为我们重点思考的问题。

上海市浦东医院从 2014 年启动国际质量与安全标准认证创建工作，根据国际患者安全目标 IPSG6.1 标准，要求医院制订并实施相应的流程，护理部成立专项小组，前期完成品管圈项目——跌倒防范措施落实率，在措施落实良好的情况下跌倒事件仍时有发生，经过全体圈员头脑风暴，查找原因，关口前移，产生本期活动主题——提高住院患者跌倒风险评估符合率。

"提高住院患者跌倒风险评估符合率"这一改善主题，涉及多个部门，多个环节，必须依靠各部门通力协作、共同完成。因此，我们组建团队涵盖了医务部、护理部、信息科、临床科室等多部门。因大部分圈员第一次参加品管圈活动，大家对品管圈工具认识也比较粗浅，且本次的改善主题为跨部门合作，改善活动具有一定挑战性。

圈组运用品管圈工具，按照品管圈十大步骤有序地开展改善活动。在活动过程中，大家充分运用头脑风暴，群策群力，根据二八法则确定了改善重点，对改善重点进行原因分析，验证真因，针对真因，圈员们集思广益，提出了大量宝贵的提案，从 3 个方面实施了切实的改善措施，将住院患者跌倒风险评估符合率由改善前的 68.31％提升至改善后的 91.75％。明确跌倒评估时机，统一跌倒风险评估标准解析内容，运用信息系统等一系列的措施，在改善后，评估流程更加清晰明了；同时，圈员们的凝聚力、思维发散能力、沟通协调能力、面对困难的勇气及对品管圈的认识等各方面能力均有不同程度提升。

本期改善主题已达到了预期目标，我们收获了有形成果、无形成果，并切实地解决了工作中实际存在的问题，且不断持续改进。通过 PDCA 循环原理，对整体和细节进行不断总结分析，对不足提出进一步解决方案并实施，达到改善效果后进行标准化，临床科室实现一致化管理。

2. **主题评价**　针对医院管理的薄弱环节，由护理部、医务部、信息科等多部门联合组建品管圈质量改进小组，讨论确定预防患者跌倒的管理是迫切需要解决的问题，围绕预防患者跌倒的管理展开"头脑风暴"，提出了 5 个候选主题，运用主题评价表，依据权重评价法，选中得分最高的"提高住院患者跌倒风险评估符合率"为本次活动主题。

3. **主题定义**

跌倒风险评估：运用跌倒风险评估工具筛选跌倒风险人群。

跌倒风险评估符合性：通过 A（相关责任护士）、B（高年资进行培训标化的护士）2 组护士对同一患者，在同一时间段内进行跌倒风险评估，测评两者评估结果的一致性。

4. **衡量指标**　衡量指标为住院患者跌倒风险评估符合率，其计算公式如下。

住院患者跌倒风险评估符合率＝跌倒风险评估符合条目数/跌倒风险评估总条目数×100％。

辅导员问与答

Q:主题如何选定？如何规范命题？

A:部分依据查阅大量文献，多数基于临床存在的最常见、最麻烦、最头痛的问题，提出多项活动主题，经圈员头脑风暴，对问题加以讨论，按照品管圈主题选定评分要求进行各项评分，得分分值最高项为活动主题。选题最佳方案是基于临床问题结合文献查证最优。

规范的主题需要包含以下3元素：①动词（正向或负向），如提高、增加、提升、降低等；②名词（改善的主题或者研究的对象），如住院患者、跌倒事件等；③衡量指标（评价或观察指标），如满意度、达标率等。

Q：依据患者安全目标中的要求，降低住院患者跌倒的发生及伤害，领导层把提高跌倒风险评估符合率作为本次需改善的问题点，圈员们运用头脑风暴，围绕跌倒风险评估的处置，提出了一系列问题，比如评估项目的主观性，评估条目内容不明确等诸多问题，那么如何进行分析改进？

A：做基线调查了解现状，评估的符合率较低，小组成员针对相关问题进行原因分析，找出问题重点环节。

Q：通过分析基线调查的数据，基于以上存在的问题我们进行了文献查证：结果提示护士存在跌倒风险评估不准确，低估住院患者发生跌倒的风险的现象。我院使用的是汉化版的MORSE跌倒风险评估量表，本量表目前尚无针对条目的定义及解析，针对评估频次也是各家医院自己根据实践自定。因此确定本次改善主题，并进行了主题定义。但在主题定义时遇到困难，通过查找行业标准、检索文献等没有找到相关参考标准，主题该如何定义？衡量指标该如何设定？

A：我们通过文献查证，查阅跌倒评估概念，并依据国际数据验证标准，对符合率进行了定义。

注：

（1）主题进行释义即名词解释，设定活动目标人群的纳入和排除标准，使主题清晰，同时排除混杂人群。

（2）衡量指标的定义与计算方法：指标必须是能通过客观测量或观察得到的，避免主观人为因素；如果衡量指标使用了某工具量表，那就应详细地介绍引用的工具量表。

（3）阐明选题的理由：即对主题的重要性、可行性等进行合理的解释，将国内外的研究背景与科室当前的实际情况相结合来阐述，也可结合前期的调查研究或预试验来说明。从患者、科室、医院3方面角度来展开，同时引入相关文献。

品管小知识

（1）医院医疗质量管理对患者的生命健康具有非常重要的意义，而品管圈作为一种非常适合基层工作人员使用的质量管理工具，在医院已被广泛应用。通过团队的组建，全体成员的精诚合作、集思广益，运用集体的智慧，按照一定的活动程序，使用品管手法，来解决工作现场、管理、文化等多个方面存在的多种质量问题。一方面可提升医疗人员发现和解决医疗问题的意识，调动员工工作的积极性，改善医疗工作环境；另一方面可以提升医疗质量水平，降低医院医疗管理的成本，提高服务效率等。

本项活动由我院护理部组织开展，由护理部牵头，协同医务部、临床医护人员、信息科多部门，对住院患者跌倒风险评估流程进行改善。通过多部门的联合，运用头脑风暴方法，拓展思路，将问题关口前移，从源头解决问题，各部门发挥不同的工作职能，通力协作，建立最佳标准以达到同质化要求，提升护理人员的临床预见性，以正确的实施评估和措施落实，降低跌倒的发生率，降低跌倒伤害及减少医疗成本，提升患者满意度及医院的社会效应。

（二）活动计划拟定

主题确定后，绘制甘特图（图 3 - 18），明确活动步骤、日程、各步骤分工及责任人。

（三）现况把握

1. 住院患者跌倒风险评估流程图　为了解住院患者风险评估过程中的差异，建立同质化的评估标准，达到评估的一致性，绘制了住院患者跌倒风险评估流程图（图 3 - 19），从流程图中可以发现"MORSE 跌倒风险评估量表"评估因子、评估时机两块为本次活动改善重点。

2. 制订查检表进行现场查检

（1）数据收集：明确改善重点后，针对重点环节制订查检表（表 3 - 10），对 2019 年 7 月 22 日—26 日跌倒风险评估现场查检。

WHAT	WHERE	WHEN																											WHO	WHERE	HOW
提高住院患者跌倒风险评估的符合率	日期	2019年7月				2019年8月				2019年9月					2019年10月				2019年11月				2019年12月				工作分担	活动地点	品管工具
	周数	1	2	3	4	1	2	3	4	1	2	3	4	5	1	2	3	4	1	2	3	4	1	2	3	4			
	主席		A				B				C					D				E				F					
P	1、主题选定																										A	护理部	L行矩阵图(主题评价表)
	2、活动计划拟定																										B	八楼示教室	甘特图
	3、现状把握																										C	住院病区	流程图查检表柏拉图
	4、目标设定																										D	八楼示教室	文献查证、条形图
	5、解析																										E	八楼示教室	鱼骨图\5WHY
	6、对策拟定																										A	八楼示教室	5W1H、文献查证、标杆学习
D	7、对策实施与检讨																										B	住院病区	PDCA、条形图
C	8、效果确认																										C	住院病区	查检表、柏拉图条形图、雷达图
A	9、标准化																										D	八楼示教室	5W1H
	10、检讨与改进																										E	八楼示教室	头脑风暴
	‥‥‥‥‥ 计划线　　　 ———— 实施线																											

（图中标注：P 31%　D 38%　C 19%　A 12%）

图 3-18　"提高住院患者跌倒风险评估符合率"活动计划甘特图

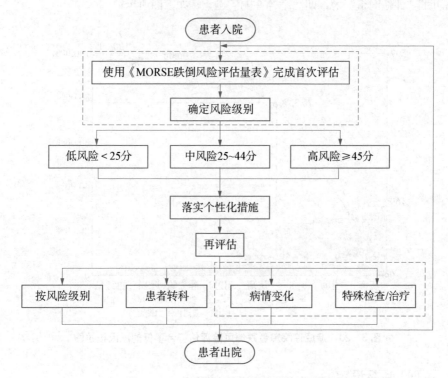

图 3-19　住院患者跌倒风险评估流程图

注：▢▢▢即此次活动改善重点。

表 3-10   住院患者跌倒风险评估符合率查检表

查检日期	患者姓名	评估时机	评估项目						再评估频次	备注
			近3个月内跌倒史	超过1个医学诊断	辅助	静脉输液或使用肝素	步态	认知状态		

（2）查检结果:现场共抽查内科、外科、妇产科患者例数200例,评估总条目数1 600条,其中评估符合条目数1 093,评估符合率为68.31%。

（3）据查检数据,绘制柏拉图（图3-20）,以缺失项发生的高低依序排列,根据80/20法则,改善累计百分比76.33%的问题点,评估量表中"步态""辅助""评估时机"为本期活动存在的问题点,如下图所示:

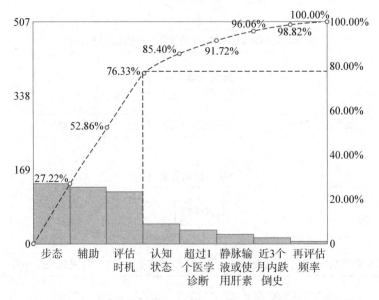

图 3-20   造成住院患者跌倒风险评估符合率低的原因柏拉图

（四）目标设定

参照国际数据验证标准符合率≥90%,设定目标值90%。

辅导员问与答

Q：查检表如何设计？有哪些注意事项？

A：①设计查检表前，需写出并理清事实，绘制现有工作流程；流程图可以清晰显示现有工作流程，把握问题全貌，明确查检重点，避免出现因人而异；依据流程图制作查检表，流程图的每一步都是查检表的内容，流程图绘制可以是已有的执行流程，也可以基于原来的资料；②根据现况资料制作查检表，遵循"三现原则"到现场，针对现物，做现实观察。

品管小知识

规范制订甘特图

品管圈活动进程安排由甘特图来制订，近一半（占47%）的品管项目各阶段的时间未按品管圈规定时间占比拟定，其中以实施阶段时间安排最少。实施阶段作为整个过程的重点应占整个活动周期的40%，同时缺乏地点、活动手法等人力物力的考量。

品管圈各步骤所需的时间根据整个活动的期限来考量并拟定。一个完整的PDCA循环中，计划阶段占活动总时间的30%；实施阶段占活动总时间的40%；检查阶段占活动总时间的20%；处置阶段占活动总时间的10%。以"5W1H"（When、Where、Who、Why、What、How）方式来分配具体任务工作，计划表内应体现具体的时间、地点、负责人、阶段、步骤、方式方法。

设定目标值

品管圈活动的目标值设定：①标杆医院的客观参照值；②按目标值计算公式得来，尽量选择上级标杆医院的客观指标，或查阅文献资料获取，避免通过自己计算出现主观性相对较强，缺乏科学性且可信度低。

数据验证

数据验证是指通过统计方法学对所收集数据的可靠性（信度）和有效性（效度）进行验证。按照品管圈活动要求，每个项目均应对查检数据进行数据验证,验证数据的真实性,但因本项目属于数据符合率的测定,因此参照国际数据验证要求达 90% 即为符合,故为达到符合率要求以及对自身的挑战,将本项目主题目标值提升为 90%。

(五) 解析

因"辅助""步态"都是 MORSE 评估量表中项目,将其合并进行分析;改为"辅助、步态""评估时机"2 项进行原因分析。

1. "步态、辅助"原因分析

(1) 原因分析如图 3-21 所示。

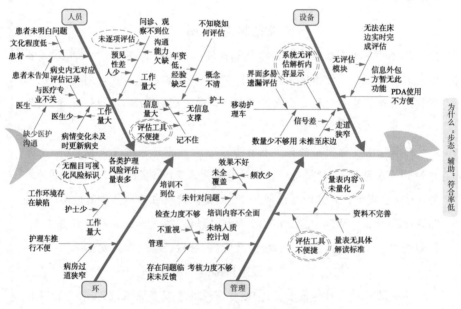

图 3-21　"步态、辅助"原因分析鱼骨图

(2) 要因分析:针对鱼骨图分析所得的小原因进行评分,根据 80/20 法则选出主要原因,分别为:①护士未按照评估表逐项评估;②移动护理车信息系统无评估解析内容;③评估工具不便捷;④无醒目可视化风险标识;⑤MORSE 量表内容未量化。

（3）真因验证：针对选出的 5 项要因，设计出真因验证查检表进行查检，绘制柏拉图（图 3-22），确定真因为：①MORSE 量表内容未量化；②移动护理车信息系统无评估解析内容；③评估工具不便捷。

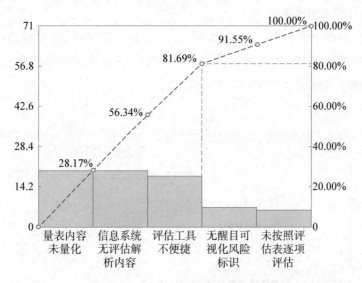

图 3-22 "步态、辅助"真因验证柏拉图

2. "评估时机"原因分析

（1）原因分析如图 3-23 所示。

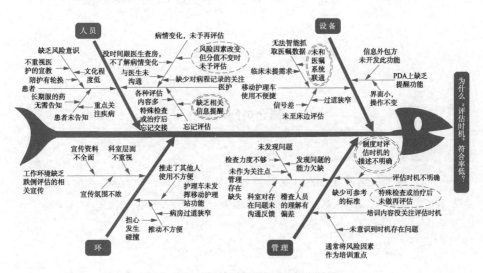

图 3-23 "评估时机"原因分析鱼骨图

（2）要因分析：针对鱼骨图分析所得的小原因进行评分，根据 80/20 法则选出主要原因，分别为①护理信息系统未和医嘱联通；②缺乏相关信息提醒；③制度对评估时机描述不明确；④风险因素改变但分值不变时未予评估；⑤特殊检查或治疗后未作再评估。

（3）真因验证：针对选出的 5 项要因，设计出真因验证查检表进行查检，绘制柏拉图（图 3-24），确定真因为：①护理信息系统未和医嘱联通；②缺乏相关信息提醒；③制度对评估时机描述不明确。

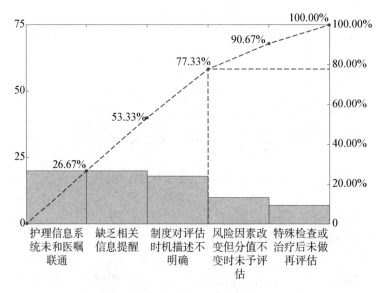

图 3-24 "评估时机"真因验证柏拉图

辅导员问与答

Q：真因验证常见问题有哪些？

A：常见的包括没有针对现况把握中的改善重点进行分析，分析未遵循要按照人员、仪器、材料、方法和环境各方面来考虑，原因尚未追踪至末端，查检表设计不规范等。

Q：为何要进行真因验证？遵循原则是什么？

A：真因验证是品管圈活动的关键环节，能否解析出真正的原因关系到整个品管圈活动的成败。圈员通过评分选出的要因含有太多主观判断，并没有经过现场收集的数据进行验证，这些要因不一定是真正的原因。如果没有验证真因，就开始拟定对策并实施，那么很可能制订的对策效果欠佳甚至无效，导致大量的人力物力浪费。只有通过数据分析验证的要因才是真因。真因验证强调必须采用"三现"（现场、现物、现实）原则收集数据来验证，针对末端原因，遵循"三现"原则，依据数据和事实，客观地确定真因。

Q：本项目如何开展？

A：圈员们通过对"步态、辅助""评估时机"2大问题分别进行了要因评价打分，分别选出5个要因。

"步态、辅助"要因分别为：①护士未按照评估表逐项评估；②移动护理车信息系统无评估解析内容；③评估工具不便捷；④无醒目可视化风险标识；⑤MORSE量表内容未量化。

"评估时机"要因分别为：①护理信息系统未和医嘱联通；②制度对评估时机描述不明确；③缺乏相关信息提醒；④特殊检查或治疗后未做再评估；⑤风险因素改变但分值不变时未予评估。针对以上各大要因制订查检表，遵循"三现"原则至现场进行数据查检、分析，依据"80/20法则"分别绘制柏拉图，最终选定制度对评估时机描述不明确、量表内容未量化、评估工具不便捷、护理信息系统未和医嘱联通、信息系统无评估解析内容、缺乏相关信息提醒6项为本活动的真因。

（六）对策拟定

1. 针对解析阶段所选出的真因，经过全体圈员讨论，拟定如下对策（表3-11）。

2. 对上述对策中性质相似的对策予以合并，最终整合为3个对策（表3-12）。

表 3-11 "提高住院患者跌倒风险评估符合率"对策拟订表

问题点	真因	对策方案	可行性	经济性	效益性	总分	采行	提案人	实施时间	实施地点	负责人	对策编号
评估时机不明确	制度对评估时机描述不明确	文献查证，建立详细的时机标准	52	54	54	160	✓	A	2019年8月26日—9月16日	会议室	A	对策一
		录制培训视频，纳入培训计划，加强学习	32	51	52	135		A				
		借鉴其他医院成熟量表	39	40	36	115		B				
MORSE量表解析标准，存在主观性	量表内容未量化	文献查证，建立详细的量表解读标准，培训全覆盖	52	52	54	158	✓	C	2019年8月26日—9月16日	会议室	A	对策一
		建立规范评估用语，确保一致性	42	31	23	96		D				
		借鉴其他成熟量表	35	29	31	95		D				
(1) 无评估用随身卡片 (2) 无执行走测试工具 (3) 无提醒患者相关风险宣教资料	评估工具不便捷	制作便携时机、解析评估卡	58	50	53	161	✓	E	2019年9月17日—10月12日（国庆节）	病区	C	对策二
		建立跌倒风险知识宣教须知	54	52	52	158	✓	E	2019年9月17日—10月12日（国庆节）	病区	C	对策二
		打印纸质量化表	32	35	41	108		F				
		购买包含各类床头标识的电子床头卡	30	15	19	64		F				
		设置测评患者行走功能工具，正确测评	52	52	54	158	✓	G	2019年9月17日—10月12日（国庆节）	病区	E	对策二

续 表

问题点	真因	对策方案	评价					提案人	实施时间	实施地点	负责人	对策编号
			可行性	经济性	效益性	总分	采行					
护理信息系统未和医嘱联通	护理信息系统未和医嘱联通	与信息科沟通进行信息功能设置	54	51	52	157	∨	G	2019年10月14日—11月1日	信息中心病区	E	对策三
		购买护理大屏,汇总每日护理评估项目	40	53	41	134		H				
移动护理车功能不全	信息系统无评估分析内容	与信息科沟通,建立评估条框置入解析内容	52	52	54	158	∨	H	2019年10月14日—11月1日	信息中心	E	对策三
		将解析标准文档放入护理车	42	31	29	102		I				
无评估信息提醒功能	缺乏相关信息提醒	与信息科沟通,设置护理大屏、护理车的评估项目汇总,提醒评估	50	54	52	156	∨	I	2019年10月14日—11月1日	信息中心	E	对策三
		设置任务菜单	42	31	3	76		J				

表3－12　"提高住院患者跌倒风险评估符合率"对策整合表

对策名称	对策内容	真因	地点	负责人	实施时间
对策一：文献查证，建立详细的时机标准及量表解读标准；全覆盖培训	建立详细的时机标准及量表解读标准，完成全覆盖培训	制度对评估时机描述不明确；量表内容未量化	会议室	A	2019年8月26日—9月16日
对策二：制作便捷跌倒风险评估小卡片；划定行走测试1米线；建立跌倒风险知识宣教须知	制作便捷跌倒风险评估小卡片，护士随身携带，方便评估；划定行走测试1米线，准确评估患者行走状态；建立跌倒风险知识宣教须知，发放患者学习	评估工具不便捷	病区	B	2019年9月17日—10月12日（国庆节）
对策三：建立评估条框置入解析内容；设置护理大屏、护理车的评估项目汇总，提醒评估；与医嘱联通。	建立评估条框，解析内容置入到护理信息系统；设置护理大屏、护理车的评估项目汇总，大屏显示，提醒评估；与医嘱联通；抓取相关跌倒风险数据，如相关药物等	信息系统无评估解析内容；缺乏相关信息提醒；护理信息系统未和医嘱联通	信息中心、病区	C	2019年10月14日—11月1日

（七）对策实施与检讨

1. **对策一**　通过全体圈员进行查阅文献，制订量表时机标准，量表内容解析标准；全体圈员讨论确认后，组织全院护理人员的培训。此对策实施后，由改善前的68.31％提升为76.38％，提升了8.07％（查检期：2019年9月17日—2019年9月22日；样本量：200例）。

2. **对策二**　按照时机、量表解析标准，制作便捷跌倒风险评估小卡片，病房间划定1米线，供患者行走功能测试，制作跌倒风险知识资料，提供患者学习了解；对策实施后，由改善前的68.31％提升为83.88％，提升了15.57％（查检期：2019 年 9 月 29 日—2019 年 10 月 12 日；样本量：200 例）。

3. 对策三 标准置入护理信息系统，方便护士按照模块评估，设置护理大屏、护理车的评估项目汇总，提醒评估，与医嘱系统联通，梳理医嘱相关药物、检查等，建立今日护理模块，依据风险等级及相关医嘱，提醒评估。此对策实施后，由改善前的 68.31% 提升为 91.31%，提升了 23.01%（查检期：2019 年 10 月 28 日—2019 年 11 月 1 日；样本量：200 例）。

（八）效果确认

1. 有形成果

（1）改善前、后数据及效果维持数据如表 3‑13 所示。

（2）成果比较

通过改善前后柏拉图对比（图 3‑25），可以看出"步态、辅助""评估时机"较改善前有了明显降低，从而证实 3 大对策均为有效对策。

（3）目标达成率 108.7%，进步率 34.3%。

2. 无形成果 从雷达图（图 3‑26）可以看出，通过品管圈活动开展，圈员的各项能力均有所提升。

3. 附加效益

（1）设置跌倒风险醒目标识，如床头标识，患者肩部标识贴、腕带扣等；提醒护士重点关注患者并及时完成评估。

（2）通过跌倒风险标识腕带扣的制作，扩展制作了隔离、药物过敏、走失等不同颜色的腕带扣。

（3）提高了跌倒个性化措施的落实率，提高了护士评估能力、风险防范意识，优化护理信息系统功能。

（4）同比 2018 年 7 月—12 月：我院跌倒发生数减少 60%，跌倒伤害同步减少；因跌倒伤害产生的住院费用下降 5.13 万。

（九）标准化

效果确认后，将有效对策制订成"住院患者跌倒风险评估流程"。同时，对本次 QCC 活动的整个过程进行全面系统的反省和评价，总结活动过程中的优点、缺点及遗留问题，制订持续改进的实施计划。

表 3 - 13　"生命之托圈"改善前、后数据及效果维持数据

项目	改善前	改善中	改善后	持续监测								
调查日期	2019年7月22日—26日	2019年8月26日—11月1日	2019年11月4日—8日	2020年1月	2020年2月	2020年3月	2020年4月	2020年5月	2020年6月	2020年7月	2020年8月	2020年9月
资料来源	住院病区	住院病区	住院病区	住院病区	住院病区	住院病区	住院病区	住院病区	住院病区	住院病区	住院病区	住院病区
调查样本数	200	200	200	90	90	90	90	90	90	90	90	90
符合率	68.31%	91.31%	91.75%	91.84%	90.38%	91.68%	90.96%	92.04%	91.24%	92.70%	91.91%	93.05%

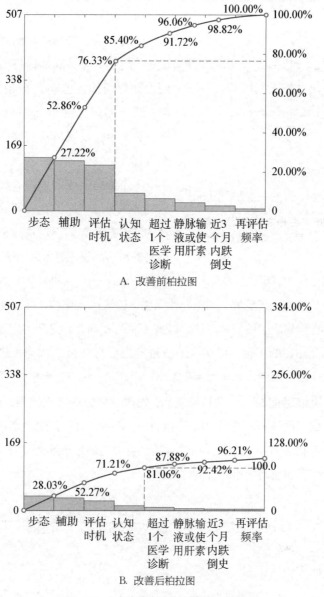

A. 改善前柏拉图

B. 改善后柏拉图

图 3-25　"生命之托圈"改善前后柏拉图

（十）检讨与改进

1. 总结及改进方向　本次品管圈活动达成了预期的目标值，在整个活动中圈员也收获较大，但也存在一些不足，如主题定义无文献及标准定义，圈员自行拟定；查检表的设计对圈员来说有理解上的偏差，培训过程未发现存在分歧的

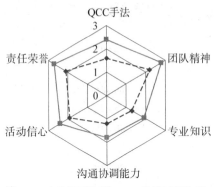

注:----- 改善前平均值；—— 改善后平均值。

图 3-26　"生命之托圈"活动前后无形成果雷达图

点，再次进行查检表分歧点的细化并培训，达成一致，数据重新检测；目标值的设定，因无行业标准及标杆参照，运用圈能力计算得出，出现目标设定偏低等现象。活动需要调动全体圈员的主观能动性，需要圈长及圈员共同努力，尚未能完全发挥。

为了维持改善效果，本次活动根据已有的成果形成了标准化作业书，品管圈活动的结束并不等同于质量改进的终点，更重要的是将品管圈活动提出的干预措施应用到日后的工作中。因此，我们将存在问题列入下一步改进计划，同时将本期开展活动的有效措施进行延展，如压力性损伤、预警风险评估、自理能力等进行了信息设置，优化临床护理信息系统，提高评估的准确性，提升工作效率；同时借助医院信息化建设的平台，更深入地推进护理执行项目的智能化进程，便捷临床，提升护理服务质量，提升患者及家属的满意度，提高社会效应。

2. **效果维持追踪**　该项目结题后，为了解指标的持续效果，进行了 10 个月监测，从如下推移图（图 3-27）可以看出，改善后住院患者跌倒风险评估符合率一直维持在目标值 90% 以上，可见本期品管圈活动效果维持良好，期望通过进一步的优化，目标值有更进一步的提升。

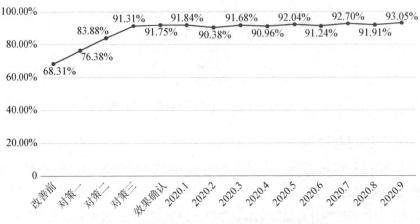

图 3-27　住院患者跌倒风险评估符合率推移图

品管小知识

对策实施之前,可以通过预实验对所拟定的对策进行检验,以确保对策的可操作性和有效性,对策要有创新性和针对性,采用区别于常规作业的改善措施,并确保每个改善重点和真因都有相应的对策来改善。在对策实施过程中,圈员监测及评判对策实施的动态变化,根据效果及时调整,防止出现效果不理想,导致对策效果失败。

本项目将评估时机描述不明确、量表内容未量化、评估工具不便捷、护理信息系统未和医嘱联通、信息系统无评估解析内容、缺乏相关信息提醒等6个真因进行对策拟定,并将其中相关性强的项目进行了对策的整合,整合为三大对策,按照措施间的前后逻辑关系进行了排序。本项目对策中因涉及信息化方面的改造,申请周期较长,将其放置在最后阶段,拟定好对策即可马上进入信息化申请流程,具体实施时间可在信息化改造正式开始时计算。

如何进行效果确认

效果确认目的是通过效果确认阶段与现况把握阶段的数据对比来反映改善效果,为避免相关因素干扰,要求使用同一查检表,选择同等的样本量、合理的调查时间。

有形成果如何展示

主要是通过目标达成率、目标进步率、柏拉图等形式进行展示。

目标达成率在90%~110%,过高或过低反映出目标值设定不合理、受到其他因素较大干扰或拟定的改善对策实施效果不佳。

目标进步率:反映改善的幅度。

改善前后柏拉图对比可以展示项目的整体改善幅度。绘制改善前后柏拉图左纵轴的最大值需一致,以提高可比性。

三、院长点评

(一) 案例总评

本项目为问题解决型品管圈,属于十大患者安全目标之一。圈组成员针对住院患者跌倒风险评估不规范项目进行改善，圈组成员遵循 PDCA 原理，按照品管圈十大步骤，基于数据等客观事实进行调查、分析、评价与决策，应用统计学工具，成功将住院患者跌倒风险评估符合率由改善前的 68.31% 提升为 91.31%，提升了 23.01%，高于本项目目标值 90%，且后续维持效果巩固良好，住院患者跌倒发生与上一年度有下降，可见本次改善活动有明显成效。

（二）过程讲评

1. 活动特征　跌倒为医院十大患者安全目标之一，跌倒不仅仅给患者带来伤害，也给医疗、家庭、社会带来沉重负担；护理部围绕预防跌倒安全目标，挖掘跌倒过程系统存在的问题，结合医院实际，确定了"提高住院患者跌倒风险评估符合率"作为本次改善主题，选题理由充分，主题释义清楚，衡量指标明确。

2. 计划性　制订活动计划表，根据时间节点有序开展改善活动，至现场做现况调查，绘制流程图，找出造成住院患者跌倒风险评估符合率低的关键环节——从患者入院开始首次进行评估、量表使用过程个人理解的一致性、发生变化再评估等一系列环节。依据跌倒风险评估的流程制订本次活动查检表，按照三现原则至现场查检，将查检所得造成住院患者风险评估符合率不准确的项目，运用柏拉图进行排列，依据 80/20 法则，最终找出 MORSE 评估量表中"步态、辅助，评估时机"这 3 个累计百分比达 76.33% 的问题点，即为本项活动造成住院患者跌倒风险评估符合率低的关键问题点。运用圈能力、现况值、改善值的目标值计算公式得出目标值为 83.3%，圈组为更严格要求自己，参照国际数据验证标准将目标值提高到 90%，并明确在 2019 年 12 月 31 日前将住院患者跌倒风险评估符合率改善前的 68.31% 至少提升到 90%。

3. 解析　因"步态、辅助"均为 MORSE 评估量表中项目，我们将其整合为一项进行原因解析；"评估时机"单独进行解析，通过圈员的评价获取问题点发生的原因。运用鱼骨图，圈员们头脑风暴，分析分别得出 36 条、34 条末端原因，由全体圈员进行评价，依据 80/20 法则选出主要原因，"步态、辅助"要因分别为：①护士未按照评估表逐项评估；②移动护理车信息系统无评估解析内容；③评估工具不便捷；④MORSE 量表内容未量化；⑤MORSE 量表内容未量化。"评估时机"要因分别为：①护理信息系统未和医嘱联通；②制度对评估时机描述不明确；③缺乏相关信息提醒；④特殊检查或治疗后未做再评估；⑤风险因素改变但分值不变时未予评估。依据要因制订真因验证查检表并完成现场查检，最后确定 2 个问题点的真正原因，最终选定制度对评估时机描述不明确、量表内容未量化、评估工具不便捷、护理信息系统未和医嘱联通、信息系统无评估解析内容、缺乏相关信息提醒，共计6项。

4. 实践力及活动成果　针对真因，圈组成员拟定一系列措施，依可行性、经济性、效益性3个维度对拟定的对策进行评价、筛选，并将相关性强的对策进行了整合，按照对策的难易程度及先后逻辑性进行排序，最终制订完整的对策实施计划，从量表解析、明确时机查证、信息化3个方面进行改善：①通过全体圈员进行查阅文献，制订量表时机标准，量表内容解析标准；全体圈组讨论确认后，组织全院护理人员的培训。②按照时机、量表解析标准，制作便捷跌倒风险评估小卡片，病房间划定1米线，供患者行走功能测试，制作跌倒风险知识资料，提供患者学习了解；③标准置入护理信息系统，方便护士按照模块评估，设置护理大屏、护理车的评估项目汇总，提醒评估，与医嘱系统联通，梳理医嘱相关药物、检查等，建立今日护理模块，依据风险等级及相关医嘱，提醒评估。三大对策实施后，跌倒风险评估符合率由改善前的68.31%提升为91.31%，提升了23.01%，对策有效，达到目标值。将有效的措施进行固化、推广，巩固改善成果，改进了"住院患者跌倒MORSE评估流程"，修订了"患者跌倒/坠床管理制度""患者身份识别制度"，修订护理质控督察标准、护理部及科室培训计划；全面提升跌倒风险评估的准确性，保障患者安全。

（三）主要特点与改进机会

1. 主要特点　本项目结合医院实际，背景明确，理由充分，活动步骤完整，逻辑清晰，以事实为依据，用数据说话，相应工具运用得当。圈组通过现况调查找到主要问题点，针对问题点进行要因分析，验证6项为造成住院患者跌倒风险评估符合率低的真因，针对真因拟定对策并实施，通过三个对策实施后，改善成效明显，达到预期目标值。后期对成果进行固化、推广，运用PDCA小环带动大环的原理，持续改进，成效得到持续拓展。

2. 改进机会

（1）程序方面

1）选题：圈组通过品管圈主题评价法进行评分确定主题，因文献无法查证跌倒评估符合率的相关定义，圈组通过主题项目的分解对住院患者跌倒风险评估符合率进行定义，欠缺一定的规范性。

（2）原因分析：在运用鱼骨图分析原因时，本课题从人员、设备、管理、其他4个方面进行分析，其他项中包括环境和流程，以上分层不够清晰，互相间有重合，建议从人、机、料、法、环或人、物、法、环等方面考虑，可从全方位清晰展示产生问题的原因。末端原因中部分未至末端还可进行再分，部分原因可能无法考证或说明不够清晰等。

（3）要因票选：对所有末端原因进行要因票选，应识别排除能力范围以外的原因，"人力不足"需向人力资源部门申请、调配，超出圈能力范围，品管圈活动体现民主性、科学性，奖惩制度等在要因票选时尽量不纳入。

（4）真因验证：应对每个要因进行逐条确认，判定方式为现场测量、试验和调查分析等，该项目针对部分真因未明确阐述如何获取，如现场问卷或现场查看等。

科学技术是解决问题的重要手段，从本次活动中充分认识到信息技术发展的重要性，信息技术可以很好地弥补人力资源的不足，减少评估差异，因此，未来要不断地进行护理信息系统的研发，不断地优化信息系统，更好的服务于临床，还时间给护士，还护士给患者，提升护理服务质量。

（辅导员：叶钰芳；编写：孟祥红；圈组成员：周花仙、瞿海红、徐英、李莉）

案例8 提高住院新冠患者俯卧位通气执行规范率

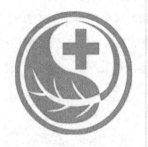

圈　名：应趴尽趴圈
奖　项：第十届全国品管圈大赛"二等奖"
圈名意义：新冠患者能进行俯卧位的，全部要执行俯卧位，以达到预防重症的治疗目标。
圈徽意义：绿色十字架寓意着白衣天使的守护，对患者无微不至的关爱，为患者创建安静祥和的环境；绿色的叶子象征患者健康的肺叶，应趴尽趴圈致力于通过俯卧位通气治疗守护患者肺部健康。

图3-28
"应趴尽趴圈"圈徽

表3-14　"应趴尽趴圈"项目登记表

课题名称:提高住院新冠患者俯卧位通气执行规范率				
圈名:应趴尽趴圈		成立日期:2022年4月10日		成员人数:10人
圈长:A		辅导员:X		
主要工作:针对住院新冠患者俯卧位通气执行规范率低,利用品管圈提高住院新冠患者俯卧位通气执行规范率				
职务	姓名	科室	职称	主要负责工作内容
圈长	A	护理部	副主任护师	组织、策划、分工、培训、追踪
圈员	B	9B病区	主管护师	数据收集
	C	ICU	主管护师	会议记录、照片采集
	D	护理部	护师	查找文献、图表制作
	E	江苏援助医疗队	主任护师	数据分析、措施落实
	F	山西援助医疗队	感控员	活动措施落实、数据收集
	G	河南援助医疗队	副主任医师	活动措施落实,数据分析
	H	ICU	主任医师	活动措施落实,数据分析
	I	信息科	高级工程师	活动措施落实,数据分析
	J	后勤副院长	主任医师	协调、沟通
活动期间:2022年4月—2022年5月				

一、圈长心得

截至2022年4月10日,全球已报告超过4.96亿例的确诊新冠病例、超过600万例的死亡病例。新冠大流行仍在继续,主要在未接种疫苗的高危人群中传播,死亡率很高。高传播性的Omicron毒株已取代了几乎所有国家的其他流行毒株,在全球占据了主导地位。2022年2月下旬,新冠疫情肆虐申城,日益激增的确诊人数牵动着百姓的心。浦医人"疫"不容辞,紧急救治封控区患者,随后我院转型为新冠救治定点医院,打响大上海保卫战。

新型冠状病毒肺炎危重症患者的诊治中,俯卧位通气往往作为有效治疗手段之一应用于临床。在第五版新型冠状病毒肺炎危重症患者的诊治中,俯卧位通气（prone position ventilation, PPV）首次被写入了《新型冠状病毒感染的肺炎诊疗方案》，作为挽救治疗方法，指导临床工作。《新型冠状病毒肺炎诊疗方案》（第九版）中明确指出，俯卧位通气治疗是新冠患者诊疗方法之一。

"提高住院新冠患者俯卧位通气执行规范率"这一改善主题，涉及多个部门，多个环节，需要依靠各部门通力协作才能完成。因此，我们的圈员来自医务部、护理部、院感科、信息科、山西、江苏、河南援助医疗队等。当然，在品管圈运行过程中，遇到了很多困难，如查检表的设计，这关系到整个QC小组活动的程序，起着承上启下的作用。因此，我们抽丝剥茧，运用头脑风暴找出关键点（影响因素），从而确定从执行俯卧位不规范、评估不准确、观察记录不规范这3大因素进行改进。

在确定目标值时也碰到了问题，查阅了大量文献，住院新冠患者俯卧位通气执行规范率无参照目标值，故结合实际情况，根据验算结果得出目标值为67.68%。

为尽快打赢上海保卫战，本圈活动时间有限，如何在较短的时间完成对策实施，包括信息系统开发、流程制订、宣教落实等等，是本圈面临的考验。在各部门集思广益，通力合作下，快速解决了一个又一个问题，在临床运用中也获得了肯定。

经过此次品管圈活动，让俯卧位通气得以有效实施，俯卧位通气时长大幅增加，有效提高了新冠患者诊疗救治能力，降低了医院内新冠患者重症发生率，意义深远。

二、案例实操辅导

（一）主题选定

1. 选题背景　俯卧位通气在新冠肺炎治疗中发挥着至关重要的作用，能减少机械通气相关性肺损伤和改善氧合的作用，降低死亡率。但我国俯卧位通气缺乏规范的实施流程，接受俯卧位通气治疗的比例仅占8.7%，现状不容乐观。我院在定点医院期间，接收多家养老院转介的患者，60岁以上占收治人数的51.2%，新冠病毒对老年人存在较大危害，极易加快病情进展。

2. 政策需求　俯卧位通气在中/重度ARDS治疗中发挥至关重要的作用，在新型冠状病毒肺炎诊疗方案第九版中，明确俯卧位通气治疗为新冠患者诊疗方法之一。

3. 主题评价　经多部门专家讨论确定俯卧位通气的实施是迫切需要改进的问题，围绕俯卧位通气实施展开"头脑风暴"，提出了 5 个候选主题，通过主题评价表，根据 5、3、1 法则进行打分，最终票选出"提高住院新冠患者俯卧位通气执行规范率"作为本次主题。

4. 定义　俯卧位通气是指协助患者置于俯卧位的体位，具有促进患者塌陷的肺泡复张、改善肺通气血流比及呼吸系统的顺应性，减少机械通气相关性肺损伤和改善氧和的作用。俯卧位通气执行包括评估、开具医嘱、执行、监测、记录 5 个环节。若其中一个环节未按规范执行，则视为俯卧位通气执行不符合规范。

5. 衡量指标　衡量指标为俯卧位通气执行规范率，其计算公式如下。

俯卧位通气执行规范率 = 俯卧位通气执行规范条目数/统计周期内俯卧位通气执行总条目数 ×100%

辅导员问与答

Q：通过品管圈活动开展，有什么感悟？

A：品管圈是指工作性质相近或相关的人共同组成一个圈，本着自发的精神，运用各种改善手法，启发个人潜能进行品质管理活动所组成的小组。通过质量改善手法的运用，群策群力，发挥圈员智慧。让每个参与者都能获得参与感、满足感、成就感。从"要我解决"到"我要解决"，提高全员解决问题的能力，一定程度上提升了团队凝聚力。品管圈的开展将质量管理工作从单纯的质量控制转向质量不断的持续改善。

Q：推进过程中，如何实现跨部门、多学科协作？

A：品管圈活动是行动力的表现，并非是单个人的意志可以决定。首先，我们要取得院级领导的支持。"提高住院新冠患者俯卧位通气执行规范率"这一改善主题，得到了院领导的大力支持，为多部门多环节通力协作共同完成任务提供了有力的保障。我们的圈员来自医务部、护理部、院感科、信息科，也邀请了援助医疗队参与。统一的目标是集体前行的关键动力，为了尽快打赢上海保卫战，小组成员自动自发，头脑风暴，发挥各自特长，从圈徽和圈名的设计上,大家优势互补,凸显了整个团队综合实力。同时,在组织过程中,根据每一个圈员的性格特点及能力,安排和落实各环节工作,将圈优势发挥到最大。

本次主题选择符合国家政策,在选题的过程中查阅大量文献,梳理影响俯卧位通气实施的相关因素,通过讨论和对比,将可借鉴的最优措施运用到临床。该主题通过多部门配合,有效的联动,不断地沟通和协调,解决了一个个可控和不可控的因素,有效改善流程的通畅性、及时性、规范性等,促进改善活动有效达成。

(二) 活动计划拟定

主题确定后,圈组成员明确工作任务、时间节点及任务分工,并按照计划时间如期完成。

(三) 现况把握

1. **住院新冠患者俯卧位通气执行流程图**　为了解住院新冠患者俯卧位通气执行规范率的影响因素,绘制了流程图(图3-29),从流程图中可以发现,医生对于俯卧位通气实施的评估、护士执行俯卧位通气、俯卧位通气中止指征、记录,是导致改善主题问题点的发生因素,为本次活动改善重点。

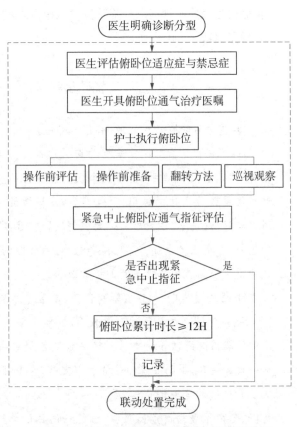

图3-29　住院新冠患者俯卧位通气执行流程图
注:▭即此次活动改善重点。

2. 制订查检表进行现场查检

（1）数据收集：明确改善重点后，针对重点环节制订查检表（表3‑15），对2022年4月12日—13日实施俯卧位通气的住院新冠患者进行现场查检，查检结果：查检199例，住院新冠患者俯卧位通气执行规范率：15.08%。

表3‑15　俯卧位通气执行情况查检表

序号	基本信息			医生评估环节			医嘱环节	执行环节				观察记录环节		备注
	病区	床号	住院号	诊断分型明确	适应症评估	禁忌症评估	医嘱准确	操作前准备	翻转方法	通气时间	结束操作	并发症预防观察记录	紧急终止俯卧位通气指征评估	

（2）数据验证：为验证本次查检人员对现况数据把握的准确性，圈员分成两组A组和B组，查检后组员互换再次进行查检，同时对数据进行抽样查检。数据符合率≥90%，说明数据收集无差异。

（3）找出症结：据查检数据，绘制柏拉图（图3‑30），依据80/20法则，改善以上累计百分比81.07%的问题点，分别为执行俯卧位不规范、评估不准确、观察记录不规范3项，即可对本次主题起到改善作用。

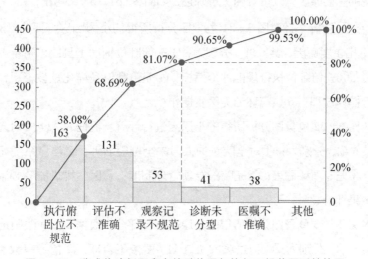

图3‑30　造成住院新冠患者俯卧位通气执行不规范原因柏拉图

(四) 目标设定

经查阅文献资料，住院新冠患者俯卧位通气执行规范率无参照目标值，故结合实际情况，根据公式计算结果得出目标值为 67.68%。

辅导员问与答

Q:目标值设定在什么时候进行?

A:目标值设定一般分如下 2 种情况:

一是在主题选定后(现况把握前)就进行目标设定:如果主题选定是按照医院或领导要求进行的,一般领导会给予明确的目标。这样的目标一般是医院或领导根据其他医院或相同科室优秀现状给予我们的挑战目标。

二是在现况把握后进行目标设定:大多数我们的目标设定是在现况把握(得出选定主题的数据现况)后,圈员根据柏拉图导出的重点改善项目占比及圈能力计算得出。

(五) 解析

1. 原因解释   现况把握确定的 3 项问题点"执行俯卧位不规范""评估不正确""观察记录不规范"针对 3 项问题点绘制鱼骨图来进行解析,以获得影响问题点发生的主要原因,以鱼骨图进行陈述,如图 3 - 31 ~ 3 - 33 所示。

2. 要因分析   针对图 3 - 31 鱼骨图分析所得的小原因进行评分,根据 80/20 法则选出主要原因, 共 6 项, 分别为:①无俯卧位辅助工具;②无专人负责执行俯卧位;③无俯卧位执行规范评价指标;④无俯卧位多样化宣教资料;⑤无俯卧位执行操作流程;⑥执行环节无医生操作。

针对图 3 - 32 鱼骨图分析所得的小原因进行评分,根据 80/20 法则选出主要原因, 共 6 项, 分别为:①对全院医护人员未全覆盖培训;②信息系统无提醒评估功能;③无专项评估表;④无院部专项管理制度;⑤医生排班流动频繁;⑥无培训后效果评价。

针对图 3 - 33 鱼骨图分析所得的小原因进行评分,根据 80/20 法则选出主要原因, 共 5 项, 分别为:①记录频次 (每 H) 要求不合理;②指脉氧数量不足;

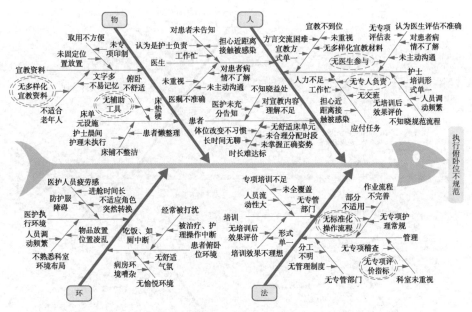

图 3-31 "执行俯卧位通气不规范"原因分析鱼骨图

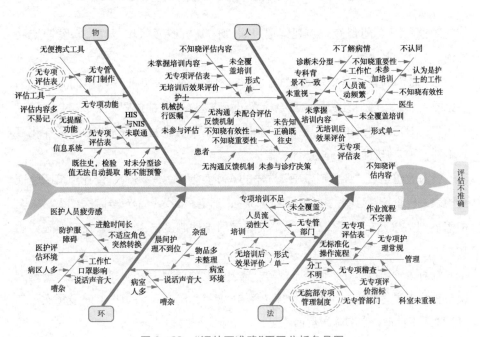

图 3-32 "评估不准确"原因分析鱼骨图

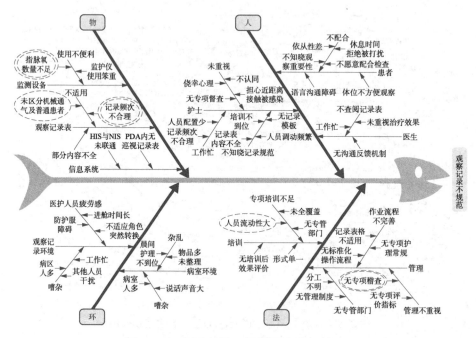

图3-33　"观察记录不规范"原因分析鱼骨图

③无观察记录规范督查；④观察记录表为区分机械通气和普通；⑤医护流动性大。

3. **真因验证**　针对改善重点"执行俯卧位通气不规范"选出的6项要因（见图3-31），设计出真因验证查检表进行查检，绘制柏拉图（图3-34），确定真因为：①无俯卧位辅助工具；②无俯卧位执行操作流程；③无俯卧位多样化宣教资料；④无俯卧位执行规范评价指标。

针对改善重点"评估不正确"选出的6项要因（图3-32），设计出真因验证查检表进行查检，绘制柏拉图（图3-35），确定真因为：①对全院医护人员未全覆盖培训；②无专项评估表；③无院部专项管理制度；④信息系统无提醒评估功能。

针对改善重点"观察记录不规范"选出的5项要因（图3-33），设计出真因验证查检表进行查检，绘制柏拉图（图3-36），确定真因为：①记录频次（每H）要求不合理；②指脉氧数量不足；③无观察记录规范督查。

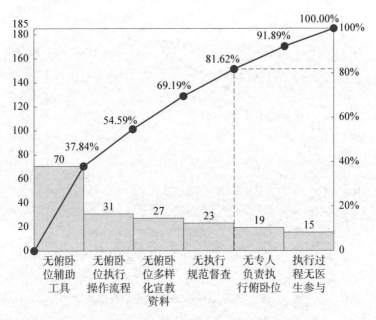

图 3-34　"执行俯卧位通气不规范"真因验证柏拉图

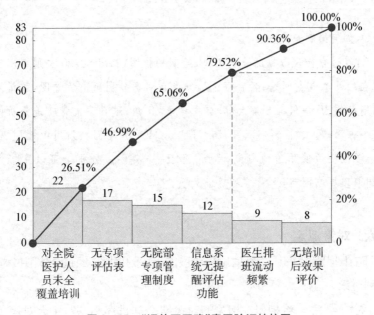

图 3-35　"评估不正确"真因验证柏拉图

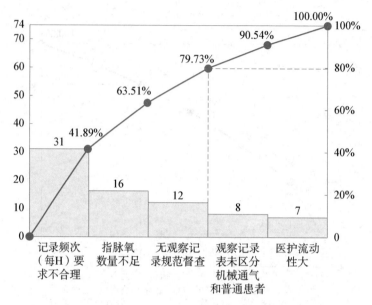

图 3‑36   "观察记录不规范"真因验证柏拉图

辅导员问与答

Q：如何绘制鱼骨图？

A：经过查检表数据的分析汇总，绘制柏拉图，利用 80/20 法则得出现状中存在的几个重点问题。然后将这几个重点问题分别画出鱼骨图，解析发生该问题的原因。一般画 6 条大骨，与主骨呈 60°角。这 6 条大骨就是分析问题的 6 个方面，"人、机、料、法、环、测"，即"5M1E"。大要因必须用中性词描述；中、小要因必须使用价值判断，如…不良；小要因应分析至可以直接下对策。选取重要原因时，尽量不要超过 7 项。

（六）对策拟定

1. 对策拟定及评价   针对解析阶段所确认的真因，经过全体圈员讨论，拟定一系列对策。

2. 对策整合   将相似、相关的对策整合与排序后，为 4 大对策（表 3‑16）。

表 3-16　"提高住院新冠患者俯卧位通气执行规范率"对策整合表

对策名称	对策内容	真因	地点	负责人	实施时间
对策一：成立院部专项管理委员会，建立专项督查和专人负责机制	成立院-科二级专项管理工作组；建立专项监督机制；科室设专人专岗	无院部专项管理制度；无俯卧位执行规范评价指标；无观察记录规范督查	医务部、护理部、病区	A	2022 年 4 月 20 日—4 月 25 日
对策二：制订俯卧位通气治疗相关文件规范，并进行医护全覆盖培训与考试	制订俯卧位通气治疗操作相关规范与流程；组织医护参加线上培训与考核；联合各医疗队开展经验交流会	无执行俯卧位标准化操作流程；无专项评估表；记录频次（每 H）要求不合理；对全院医护人员未全覆盖培训	病区	B	2022 年 4 月 27 日—5 月 2 日
对策三：购买翻身辅助工具，建立规范完善的健康教育体系，营造舒适俯卧位氛围	提供翻身辅助工具，购买相关仪器设备；建立规范完善的健康教育体系；营造舒适俯卧位氛围	无俯卧位辅助工具指脉氧数量不足；无多样化宣教资料	护理部、后勤保障部、病区	C	2022 年 5 月 3 日—5 月 19 日
对策四：开发俯卧位通气执行信息系统	借助信息技术支持，开发俯卧位通气执行信息系统	无专项评估表；信息系统无提醒评估功能	信息科、病区	D	2022 年 5 月 21 日—5 月 28 日

（七）对策实施与检讨

1. 对策一　院部成立"俯卧位通气治疗"专项管理委员会，科室成立医护共建的"俯卧位通气管理小组"，形成二级组织架构，将俯卧位通气纳入科主任、护士长考核指标。科室设置专班组长，委员会、科室定期进行督查，于晨交班、护理质控、护士长会议多场合进行反馈。对策实施后，俯卧位通气执行规范率由实施前的 15.08% 提高至 31.37%。

2. 对策二　参与上海市定点医院联合护理部及新冠救治专家组关于俯卧位通气项目培训，联合山西、河南、江苏支援医疗队共同召开质量改进工具在俯卧位通气中的应用研讨沙龙。分别制订危重患者、清醒俯卧位通气治疗护理常规、安全核查表、巡查记录单及操作流程规范和评分表。医院线上培训平台提供制度及俯卧位通气操作学习课件，进行线上理论加线下实操考核。该对策实施后，俯卧位通气执行规范率由实施前的 31.37% 提高至 51.17%。

3. **对策三** 为便于患者实施俯卧位通气，购买枕头；就地取材，改良手术室枕头组合一体垫。紧急采购指脉氧，起到有效监测氧饱和效果。制作多语言版本宣教视频、便携"口袋宣教折页"、原创朗朗上口的口号提醒"能趴就趴、应趴尽趴、早趴早好"，营造"全员一起趴"的氛围。

护士定时下病房指导患者俯卧位通气，采用以新带老，以年轻患者为榜样，延长俯卧位通气时长。该对策实施后，俯卧位通气执行规范率由实施前的 51.17% 提高至 77.89%。

4. **对策四** 智慧信息，智慧医疗，HIS 系统内增设自动匹配勾选诊断分型。随后弹窗提醒执行"俯卧位通气治疗"，并进入适应症、禁忌症评估。医护联动，医生开具医嘱并审核执行后，护士携带 PDA 至床旁执行，双人核对签名后。医生端便可查询执行记录。该对策实施后，俯卧位通气执行规范率由实施前的 77.89% 提高至 85.41%。

辅导员问与答

Q：制订对策有什么策略？

A：对策的拟定需要针对每一条真因，进行头脑风暴，从各个维度展开思路，针对每一个对策进行分析研究，考虑选用什么样的对策和解决所要达到的程度。注意需要避免采用临时性的应急措施作为对策。发挥圈员的能力，选择最优的对策进行拟定。

（八）效果确认

1. 有形成果

（1）改善前、后数据如表 3-17 所示。

表3-17 "应趴尽趴圈"改善前、中、后数据

项目	改善前	改善中	改善后
调查日期	2022年4月10日—4月19日	2022年4月20日—5月17日	2022年5月20日—5月25日
资料来源	各科执行俯卧位通气治疗患者	各科执行俯卧位通气治疗患者	各科执行俯卧位通气治疗患者
调查总样本次数	199	806	180
住院新冠患者俯卧位通气执行规范率	15.08%	77.89%	85.41%

（2）对比改善前后柏拉图：发现造成住院新冠患者俯卧位通气执行不规范的问题发生次数已大幅减少，由此体现本期品管圈改善成效良好（图3-37）。

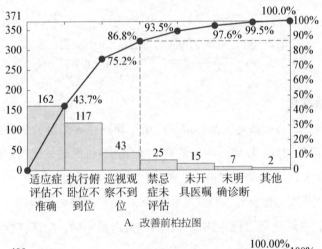

A. 改善前柏拉图

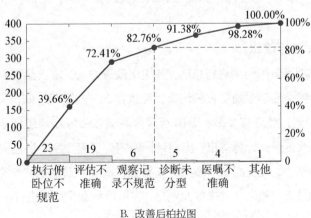

B. 改善后柏拉图

图3-37 "应趴尽趴圈"改善前后柏拉图

（3）目标达成率：目标达成率126.20%，进步率480.97%。

2. **无形成果**　从雷达图（图3-38）可以看出，通过品管圈活动开展，圈员的各项能力均有所提升。

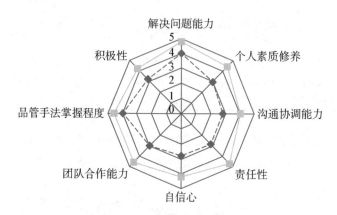

图3-38　"应趴尽趴圈"活动前后无形成果雷达图
注：--◆--改善前平均值；--■--改善后平均值。

（九）标准化

效果确认后，将有效对策制订成"危重型新冠患者俯卧位通气治疗护理常规""清醒俯卧位通气治疗患者护理常规""危重型/机械通气患者俯卧位通气治疗安全核查单及巡视记录单""俯卧位通气治疗操作教学视频"等，形成俯卧位通气管理一系列标准化作业书。同时对本次 QCC 活动的整个过程进行全面系统的反省和评价，总结活动过程中的优点、缺点及遗留问题，制订持续改进的实施计划。

（十）检讨与改进

小组对本期品管圈活动进行总结，并提出改进方向。本次品管圈活动达到了预期目标值，整个活动中圈员收获较大，但也存在一些不足，如目标值设定，因无行业标杆参照，经查阅文献，参照新冠救治国家督导专家组要求，结合圈能力、现况值及改善重点计算得出，出现目标设定偏低等现象；活动需要调动全体圈员的主观能动性，需要圈长及圈员共同努力，本次活动尚未能完全发挥。为了巩固所取得的成果，圈活动并未就此停止，在形成标准化后又进行以下措施：

（1）完善新冠定点医院医疗质量管理相关文件。

（2）编写医院应急管理手册。

（3）科室落实标准化持续并监测，形成院级层面 PDCA 大循环带动科室层面 PDCA 小循环，小环带动大环，循环向前，住院新冠患者俯卧位通气执行规范率不断提高，标准化成果推广效果明显。

（4）效果追踪：对策实施后持续监测，可以看出，通过方策群组对策实施后，住院新冠俯卧位通气执行规范率一直维持在目标值以上达到 85.41%，超过目标值，可见本期品管圈活动效果维持良好，持续改进。

三、院长点评

（一）案例总评

本次课题围绕提高住院新冠患者俯卧位通气执行规范率展开讨论，俯卧位通气利用重力作用改善重症患者氧合，是目前能降低重度 ARDS 病死率的常用治疗手段之一。在新冠疫情期间，新型冠状病毒对患者肺的损伤导致出现 ARDS 的症状和体征，在危重患者救治过程中，重症医护人员积极开展患者俯卧位通气进行肺保护效果明显。"应趴尽趴、早趴早好"的口号提示医务人员早期识别高危患者，及时进行预防，采取干预措施降低重症率，强化预防措施规范的落实，使住院新冠患者俯卧位通气执行规范率由 15.08% 提升至 85.41%，有效提高住院新冠患者俯卧位通气执行规范率。

（二）过程简介

1. 活动特征　品管圈活动的特点是被授予一定权利的一个小组，每人都有参与决策和解决问题的机会，优点是有利于发挥每个人的创造性思维，以便达到提高护理质量的目的。圈员充分发挥自己的主观能动性，集思广益，并把各种原因根据圈员投票多少排出顺序，运用鱼骨图、柏拉图等形式分析原因，最后根据原因采取相关措施给予改善。

2. 计划性　本次活动严格按照品管圈的十大步骤进行执行，受疫情影响，为加快患者救治，快速、精准、时效性是此圈的显著特点。急需解决的问题已摆在眼前，成立品管圈小组，使用甘特图拟定活动计划。明确活动步骤、日程、各步骤分工及责任人，各科室提高协作能力，严格遵守时间限制。同时对现状进行调查，完善改善前流程图，确定改善重点，制订俯卧位通气的规范、流程及相关制度，相关措施精准实施。

3. **解析**　对 3 大改善重点进行原因分析，通过要因评价、真因验证确认真因。

4. **实践力及活动成果**　根据真因进行对策拟定，按照 PDCA 循环法实施，在实施的过程中将有效对策制订成"危重患者俯卧位护理常规""清醒患者俯卧位护理常规""俯卧位通气操作流程""俯卧位通气安全核查表""俯卧位通气巡视记录单"等，通过效果确认，达到目标值，改善明显，此对策为有效对策，形成标准化，继续实施。

（三）案例特点与改进机会

1. **主要特点**　本次活动在院部领导、各部门的大力支持下，小组成员齐心协力，圆满完成，群策群力，将圈的优势发挥到最大。通过良好的跨专业团队协作，明确目标，采取有效干预措施，将住院新冠患者俯卧位通气执行规范率为由实施前的 15.08％提高至 85.41％，改进效果良好，形成标准化。对本次 QCC 活动的整个过程进行全面系统的反省和评价，总结活动过程中的优点、缺点及余留问题，制订持续改进的实施计划，对本期品管圈活动进行总结，并提出下一期改进方向。通过此次品管圈活动，小组成员解决问题能力，沟通能力、思考能力，创新能力、负压能力，品管圈学习能力均有所提升。

2. **改进机会**　在主题选定的过程中，与以往通过小组成员头脑风暴来选定主题有所不同。定点医院期间我院接收多家养老院转介患者，60 岁以上占收治人数的 51.2％。俯卧位通气在新冠肺炎治疗中发挥着至关重要的作用，能有效改善氧和，降低死亡率。但我国的俯卧位通气缺乏规范的实施流程，接受俯卧位通气治疗的比例仅占 8.7％，现状不容乐观。俯卧位通气的实施必须提上进程，科学、快速提出俯卧位通气规范执行相关需要解决的问题，需要进一步提高小组成员发现问题解决问题的能力。

在进行真因验证时按照现状调查的方式进行数据验证，通过对真因验证确定真因，同时在目标设定后参考文献，根据目标的可行性设置可以实现的目标。对策实施时严格按照 PDCA 循环法进行落实。受时间影响，4 个对策实施时部分同步进行，对四个对策实施后的俯卧位通气执行规范率分别进行调查，分析，根据改善后的数据确定对策是否为有效对策。目标达成率 126.2%，改进效果良好，对改善后查检表中的顺序按照降序法进行排列，通过改善前后柏拉图对比。对各个维度的项目进行评价，通过对比发现通过俯卧位通气的实施改善了信息系统预警评估环节，增设了俯卧位通气实施前安全核查步骤，形成了医嘱开具-执行-记录的医护联动，确认改善效果。

　　通过无形效果评价表，对小组成员无形效果进行评价，圈员活动积极性和协调能力有待继续改善。我院在上海本轮新冠疫情成功救治 108 岁抗美援朝老兵。创下国内年龄最高的新冠患者救治记录，也创下国内重症新冠患者治愈年龄记录。与时逐、铸精医，我们向世界讲述中国抗疫故事。希望持续提升小组品管圈活动能力。

（辅导员：龚婧如；编写：瞿海红；圈组成员：曾艺鹏、瞿如意、王志华、文中秋）

案例 9　降低急诊留观患者的滞留率

圈　名: 4S 精灵圈

奖　项: 第十届全国医院品管圈大赛"二等奖"

圈名意义: speed 快速诊治, simple 方便和快捷服务, specialty 专业, safe 安全; 精灵: 机智, 聪明, 充满活力, 保护生命。

圈徽意义: 主体绿色代表急诊绿色通道, 是生机盎然, 精神蓬勃的生命之色。四个 S 是急诊优质护理推行的 speed 快速诊治, simple 方便和快捷服务, specialty 专业, safe 安全, 他们像一朵彩色的花, 由一双双急诊护士精灵的手托住, 精心呵护, 为生命保驾护航。

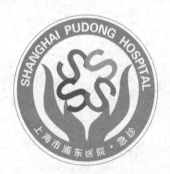

图 3-39　"4S 精灵圈"圈徽

表 3–18   "4S 精灵圈"活动登记表

课题名称:降低急诊留观患者的滞留率

圈名: 4S 精灵圈	成立日期: 2013 年 7 月
成员人数: 10 人	平均年龄: 33.2 岁
圈长: A	辅导员: 品管部主任

所属单位: 上海市浦东医院（急诊科）

主要工作: 针对急诊留观患者滞留时间大于 72 小时的人员多，医疗安全风险高，利用品管圈降低急诊留观患者的滞留率，加快患者周转，提高工作效率和患者满意度。

职务	姓名	年龄（岁）	资历	学历	主要负责工作内容
圈长	A	39	主管护师	本科	计划，领导，组织，培训
圈员	B	36	药师	本科	数据收集、相片采集
	C	36	主管护师	本科	参与调查、数据分析
	D	29	护师	本科	会讨论问题汇总，制作幻灯片
	E	36	主管护师	本科	培训、数据收集，数据提取
	F	30	护师	本科	参与调查、实际操作
	G	30	护师	大专	活动措施落实、物品准备
	H	41	主治医师	本科	活动措施落实，数据收集协助
	I	27	护师	本科	活动措施落实、数据分析协助、记录表
	J	38	主治医师	本科	指导活动措施落实

活动期间: 2022 年 1 月—2022 年 9 月

单位组圈动机: 保障患者就医安全，提高科室工作效率和患者满意，提升医院的声誉，不断改进工作质量。

一、 圈长心得

有幸从 2013 年开始接触品管圈质量管理工具的学习与使用，从刚开始理论学习到 2018 年自己真正作为圈长，带领 9 名圈员完美的完成十大步骤。这是第二次担任圈长，主要针对常态化疫情防控形势下急诊留观患者滞留现象严重，住院流程不畅等情况进行组圈。从主题选定开始进行头脑风暴，然后在计划拟定、现况把握，目标设定、原因分析、对策拟定、对策实施、效果确认、标准化、检讨与改进等实际运行过程中，需要反复斟酌，团队成员齐心协力、集思广益、头脑风暴、明确分工合作。整个过程环环相扣，如前期查检数据的不精准会影响柏拉图的二八法则问题，从而影响原因分析、真因验证、对策实施与效果确认和标准化，甚至影响整个项目无法开展。

通过开展品管圈活动提升了圈长和圈员的逻辑思维能力，发散性思维能力，口头表达舞台演讲等综合能力。提升了整个科室团队的凝聚力，提升了善于发现问题、解决问题的能力，提升了科室的质量和患者满意度。

俗话说，万事开头难。期间存在的问题和难点：①如何选定一个有价值意义的、夺人眼球的好主题。需要查阅大量的文献，力争主题具体创新性，符合国家/地区的行业政策背景，有利于单位/科室发展，当前亟待解决的问题。②怎样抽丝剥茧一层一层地进行鱼骨图原因分析，寻找真正的末端原因。③对策具有创新性、与众不同、MDT多部门联合，特别是使用到一些防呆的手法、信息化手段等。

急诊留观患者病情复杂、病情变化快、并发症多、多为系统性疾病；患者数量和重症患者就诊的随机性强，急诊留观秩序相对杂乱，致环境拥挤，医疗护理工作难度大。国家卫生健康委员会对急诊留观时间明确规定不超过72小时。但研究表明，即使在非疫情期间，急诊留观超过48小时的患者占总留观比例40%以上，且多为病情重同时合并多系统受累的患者。我院是三级综合性医院，浦东南部地区最大的集医疗、教学、科研、预防、保健和康复为一体的区域性医疗中心，年急诊量达40万人次。随着周围大量外来人口导入，老龄化趋势加重，高龄及危重症患者居多，而且老年患者常伴有多种基础疾病，且病情重、预后差、住院时间长，导致患者在急诊滞留较长时间。大量患者滞留急诊，患者的情绪、治疗、安全等有很大的风险，易造成医疗安全隐患，患者满意度低。当前常态化疫情防控形势下，国家卫健委明确颁发多部疫情防控指令，减少人员聚集，保持1～2米的间距。而过多的留观滞留患者，造成人员聚集，不利于疫情防控，应加快减少患者的滞留和聚集，才能更好杜绝疫情的爆发。因此，急诊留观滞留现象愈发严重，改善留观滞留的问题刻不容缓。通过QCC小组发现问题，提出切实可行的方案，有效解决急诊留观拥挤状况，缓解急诊患者滞留情况，减少医患矛盾，降低因患者长时间滞留急诊而引起的风险。

"降低急诊留观患者的滞留率"这一改善主题，涉及多个部门，多个环节，必须依靠各部门通力协作、共同完成，因此，我们的圈员来自医务部、信息科、门急诊部、入院管理中心、信息科等。由于有3位圈员是第一次参加品管圈活动，相对其他几位圈员对品管圈工具认识比较粗浅，且本次的改善主题为跨部门合作，改善活动具有一定挑战性。

圈组运用品管圈工具，按照品管圈十大步骤有序地开展改善活动。在活动过程中，大家充分运用头脑风暴，群策群力，根据二八法则确定了改善重点，对改善重点进行原因分析，验证真因。针对真因，圈员们集思广益，提出了大量宝贵的提案，从4个方面实施了切实的改善措施，成功地将急诊留观患者的滞留率从活动前19.75%降低到活动后的5.39%，实现了活动目标。急诊患者的就诊留观转归流程，从预检挂号、医生接诊、辅助检查、会诊评估、留观、转归等一系列环节，在改善后，每一个环节处置更加及时、规范。同时，圈员们的凝聚力、思维发散能力、沟通协调能力、面对困难的勇气及对品管圈的认识等各方面能力均有不同程度提升。

本期改善主题已达到了预期目标，我们收获了有形成果、无形成果，并切实解决工作中实际存在的问题，且不断持续改进。通过PDCA循环原理，对整体和细节进行不断总结分析，对不足之处提出进一步解决方案并实施，达到改善效果后标准化，在科室层面水平推展标准化成果，运用PDCA小环带动大环，循环向前的原理，将优势继续推广，使急诊留观患者的滞留率进一步下降，在不断循环的过程中，改善效果得到持续优化。

二、案例实操辅导

(一) 主题选定

1. 选题背景　急诊留观秩序相对杂乱，致环境拥挤，医疗护理工作难度大。国家卫生健康委员会对急诊留观时间明确规定不超过72小时。但研究表明，即使在非疫情期间，急诊留观超过48小时的患者占总留观比例40%以上，且多为病情严重同时合并多系统受累的患者。我院是三级综合性医院，浦东南部地区最大的集医疗、教学、科研、预防、保健和康复为一体的区域性医疗中心，年急诊量达40万人次。随着周围大量外来人口导入，老龄化趋势加重，高龄及危重症患者居多，而且老年患者常伴有多种基础疾病，且病情重、预后差、住院时间长，导致患者在急诊滞留较长时间。大量患者滞留急诊，患者的情绪、治疗、安全等有很大的风险，易造成医疗安全隐患，患者满意度低。当前常态化疫情防控形势下，国家卫健委明确颁发多部疫情防控指令，减少人员聚集，保持1~2米的间距。过多的留观滞留患者，造成人员聚集，不利于疫情防控，应加快减少患者的滞留和聚集，才能更好杜绝疫情的爆发。因此，急诊留观滞留现象愈发严重，改善留观滞留的问题刻不容缓。

2. **主题评价**　针对急诊留观患者的滞留情况，跨部门、多学科的骨干组成品管圈改善小组，讨论确定改善急诊留观滞留是迫切需要解决的问题，围绕医院年度重点工作、急诊部门规章、危重患者抢救制度等展开头脑风暴，提出了 5 个候选主题，运用主题评价表，依据权重评价法，选中得分最高的"降低急诊留观患者的滞留率"为本次活动主题。

3. **主题定义**　急诊留观：由于各种原因不需或不能立即住院，其疾病谱广、周转快、流动性大，患者发病元凶不明、诊断不明确、病情易发生变化，需要密切观察并提供必要的护理服务。

滞留：指患者进入急诊留观室至收住病房或者出观的时间，急诊留观时间超过 72 小时。

4. **衡量指标**　衡量指标为滞留率，其计算公式如下。

滞留率＝同期内留观大于 72 小时的患者总例数/统计周期内留观患者的总例数×100％

辅导员问与答

Q:主题选定时名称有什么要求?

A:主题选定是品管圈项目的第一步,可以使用头脑风暴的方式,列出工作场所的问题点。寻找问题点可以从 5 个方向度着手:日常管理指标、问卷调查、日常工作中常见的问题、交谈中发现、作业结果中反省中发现。当备选主题选出后,要对每一个问题进行分析讨论,并对各个问题的内容进行检视,以确认是否列举明确。明确主题应包含 3 项元素:动词＋名词＋可衡量的指标。

Q:怎样理解课题的大与小?

A:选择课题宜小不宜大;课题名称应该一目了然地看出要解决什么问题,不抽象;选题理由要充分简明扼要。课题名称是本次小组活动内容、解决问题的浓缩,一定要简洁、明确、一目了然,直接针对所要解决的问题,避免抽象。如果选题太大,会出现不是圈能力所及;如果选题太小,不必要通过品管圈活动来开展。

Q：选题背景与选题理由有何区别？

A：选题背景是医院的目标管理方向、领导的方针、上级的指示和要求。包括来自无法满足顾客的需求、上级主管的要求及同仁所期盼的工作环境等。包括政策要求、同行比较、标杆学习、现况和绩效指标有差异、文献佐证。如《三级综合医院评审标准实施细则》，参考其他医院所推行过的或发表过的文献等。选题理由强调主题对本圈、科室、患者、医院的作用，表达应具体且为事实，并且把资料量化，包括现况数据。

Q：本案例如何实现跨部门、多学科协作？

该课题为现场问题解决型课题小组活动，非指令性活动程序，是小组成员自动自发，头脑风暴后产生，并联合品管部、药剂科、急诊医疗等多部门合作，但缺少了非常重要的信息科人员，在后期运行过程中及时邀请信息科人员加入。因此，建立跨部门、多学科协作的团队至关重要，将相关科室骨干纳入团队，同时，引入圈外机制，发挥各自特长，成员间通力协作，形成团队间成员及圈外人员优势互补的局面，从而凸显整个团队的综合竞争力，强化跨部门协同联动，有效改善流程的通畅性、及时性、规范性等，促进改善活动有效达成。

（二）活动计划拟定

主题确定后，绘制甘特图（图3-40），明确活动步骤、日程、各步骤分工及责任人。

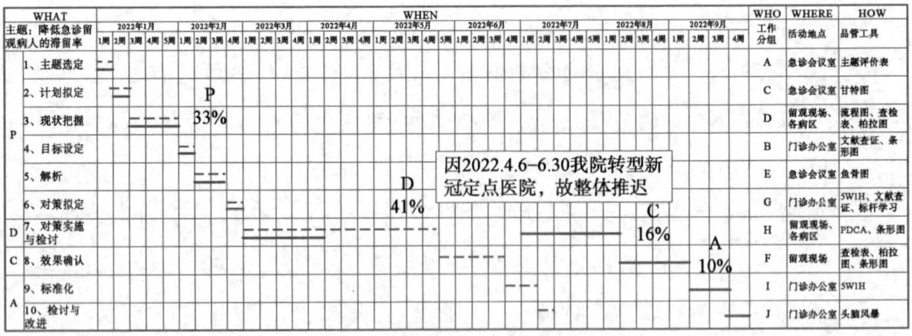

图3-40　"降低急诊留观患者的滞留率"活动计划甘特图

注：此次主题为跨部门合作，大家通力合作；因疫情原因2022年4月6日—6月30日急诊关闭，项目顺延完成。

品管小知识

　　主题选定以后就要拟定活动计划,要预估整个活动过程所需的时间,规划进度,可以让圈员按照计划执行操作,避免出现拖拉现象。

　　(1) 预估各步骤所需要的时间:P,30%的时间,掌握问题重点,以求改善过程更有效率;D,40%的时间,圈员将实施对策养成习惯并落实;C,20%的时间,确认改善成效;A,10%的时间,整理资料,建立标准内容。中间出现延迟或停滞需要说明原因。

　　(2) 运用甘特图时可用5W1H:What(标题)、When(日期)、Who(负责人是谁)、Where(地点在哪里)、How(所运用到的方法)、Why(项目步骤),让进度更完善。

(三) 现况把握

　　1. 急诊患者诊疗流程图　为了解急诊留观患者滞留现况,绘制急诊患者诊疗流程图 (图 3 - 41),从流程图中可以发现,下达留观治疗、入观、出观,容易导致改善主题问题点的发生,为本次活动改善重点。

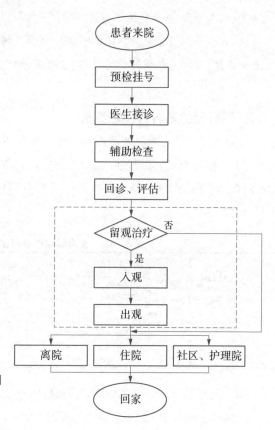

图 3 - 41　急诊患者诊疗流程图
　注:▭即此次活动改善重点。

辅导员问与答

Q:流程图有什么作用?

A:

(1)绘制流程图是为了梳理关注主体的操作流程,找出其中容易出错的环节,甚至整体改善原有的流程。绘制流程图的目的,是以图形的方式展示流程中所有步骤发生的次序,界定输入与输出之间的相互关系以总览整个作业流程。

(2)流程图可以指出流程中的重复与瓶颈,若能详细列出与主题相关的流程,会有助于报告阅读者有进一度了解;对圈员来说可以从流程图中的缺失或易出错的环节,明白接下来改善切入方向及范围。

Q:绘制流程图有哪些注意事项?

A:流程图有规定的一系列基本符号。圆矩形框表示一个流程的开始或结束;矩形框表示一个普通的处理流程,菱形框表示判断,选择决定流向路径;箭头表示流程方向。还有表示文件及档案储存的图形。将这些流程图符号相连接,可组成不同的逻辑结构,包括循序结构、选择结构、重复结构。

2. 制订查检表进行现场查检

(1)数据收集:明确改善重点,针对重点环节制订查检表(表3-19),根据调查表对留观患者的滞留现况进行汇总分析,7天内留观总人次405人,其中留观时间≥72小时的总人次80人,得出急诊留观患者的滞留率:80/405×100%=19.75%。

表3-19　急诊留观患者滞留查检表

序号	日期	患者姓名	出生日期	≥72 小时		留观医生	病情分级	留观科室	滞留现况	查检人
				是	否					

(2)对留观≥72小时的患者,根据检伤分级进行现况调查,依照从高到低排序,并绘制柏拉图,通过二八法则得出滞留人数主要集中在检伤二级和三级的患者。

表3-20 急诊留观患者滞留检伤分级统计表

病情检伤级别	滞留人数	百分比	累计百分比
检伤三级	42	52.50%	52.50%
检伤二级	24	30.00%	82.50%
检伤四级	10	12.50%	95.00%
检伤一级	4	5.00%	100.00%
总计	80	100.00%	100.00%

（3）找出关键问题：根据查检数据，绘制柏拉图（图3-42），依据80/20法则，改善累计百分比81.25%的问题点，即"专科未收治""出观未离院"2项。

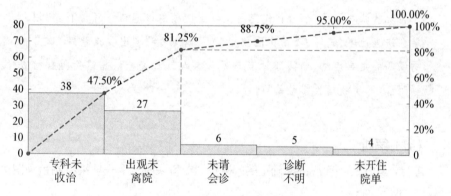

图3-42 急诊留观患者滞留原因柏拉图

（四）目标设定

目标设定：期望在2022年6月5日前将急诊留观患者的滞留率降至6.67%。

辅导员问与答

Q：如何确定目标？设定目标重要吗？

A：确定主题后，必须制订活动目标，根据医院或部门方针及计划，考量圈组目前的水准，由全体圈员自主设立目标值，检验目标达成的可能性，是否有能力所及，是否有共同的方向，是否能在活动期限内完成。目标尽可能数据化、具体明确化，是否能被评价，能够被肯定，不能收集数据时，以文字来叙述达成的目标。目标值与改善项目的多少及活动效益密切相关,因此需要特别重视目标设定的方法。

设定目标,既有有形目标和无形目标,以实质的指标或转化为经济效益的形式来表现的目标为有形目标,可利用前后的比较来确认是否达到目标值。无形目标是指很难用具体指标表现的目标,以雷达图来观察的状况,一般不设目标值,但需设定无形成果所要达到的向度。

Q:本案例如何进行数据验证?

A:本课题符合验证时机"执行新的监测指标",根据抽样量表选取样本,按照相同方法对选取样本进行降低急诊留观患者的滞留率的查检,经数据验证判断此次数据收集的方法有效、可靠。

在现状调查阶段,小组首先使用流程图梳理急诊患者诊疗流程,使用到了层别法查检表、统计表、柏拉图找出"专科未收治"、"出观未离院"这2个影响课题的主要症结,期间通过邀请另一组人员对查检数据进行抽样检查数据验证,两次数据收集无差异。

(五) 解析

1. 原因分析　现况把握确定的问题点"专科未收治"一项来绘制鱼骨图进行解析(图3-43)。

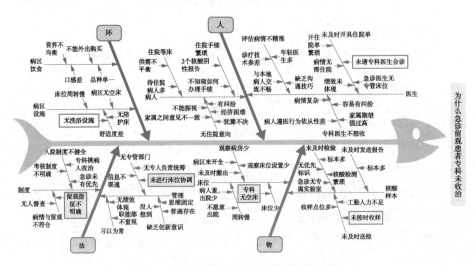

图3-43　"专科未收治"原因分析鱼骨图

2. **要因分析** 针对鱼骨图分析所得的小原因进行评分, 根据 80/20 法则选出主要原因, 共 6 项, 分别为: ①未请专科医生会诊; ②无洗浴设施; ③留观指征不明确; ④未进行床位协调; ⑤专科无空床; ⑥未及时收样。

3. **真因验证** 针对选出的 6 项要因, 设计出真因验证查检表进行查检, 绘制柏拉图 (图 3-44), 确定真因为: ①未进行床位协调; ②留观指征不明确; ③呼吸、心内科无空床。

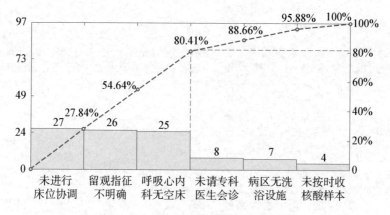

图 3-44 "4S 精灵圈" 真因验证柏拉图

辅导员问与答

Q: 本案例如何进行真因验证?

A: 本案例中, 圈员们通过评价选定 6 个要因, 分别为: ①未请专科医生会诊; ②无洗浴设施; ③留观指征不明确; ④未进行床位协调; ⑤专科无空床; ⑥未及时收样。针对以上要因, 到现场进行数据查检、分析, 依据柏拉图 "二八法则", 其中①未进行床位协调; ②留观指征不明确; ③呼吸心内科无空床 3 项占 80.41%, 验证为真因。

(六) 对策拟定

1. **对策拟定及评价** 针对解析阶段所确认的真因, 经过全体圈员讨论, 拟定一系列对策。

2. **对策整合** 将相似、相关的对策整合与排序后, 确定为 4 大对策 (表 3-21)。

表 3-21　"降低急诊留观患者滞留率"对策整合表

对策名称	对策内容	真因	地点	负责人	实施时间
对策一：建立急诊留观专项督查考核工作组	修订细化留观标准；对急诊科医护人员进行培训考核；医生工作站提醒"谨慎留观"，并督查执行情况；安排医疗组长审核入出观标准	留观指征不明确	急诊科	A、C	2022 年 3 月 1 日—3 月 11 日
对策二：病区加床、加快住院患者周转	病区走道加床，安装氧气等基本设施，收治病情相对稳定的患者；加快病区床位周转使用，提高周转率；同一楼层平行收治	呼吸心内科无空床	13 楼 A/B 病区、10 楼 A/B 病区	B、E	2022 年 3 月 17 日—3 月 27 日
对策三：流程再造，建立入院管理中心，主诊医师负责制，全院床位统一管理	建立入院管理中心，专部门专人负责；实行主诊医师负责制；信息联通，全院床位统一化，统一安排	未进行床位协调；呼吸心内科无空床	入院管理中心、急诊科	D、E	2022 年 7 月 1 日—7 月 10 日
对策四：院内外多部门、多系统合作，助建双向转诊联动模式	做好延续护理，提供患者基本的医疗服务；联动社区、护理院、养老院等机构，接收老弱、姑息治疗的患者，构建区域化医疗服务；医警联动分流无名氏等特殊患者	无法安置患者去处；未指定部门负责	医务部、门急诊部、社区	H、I	2022 年 7 月 18 日—7 月 28 日

（七）对策实施与检讨

1. 对策一　修订细化留观标准；对急诊科医护人员进行培训考核；医生工作站提醒"谨慎留观"，并督查执行情况；安排医疗组长审核入出观标准。此对策实施后，2022 年 3 月 12 日至 2022 年 3 月 16 日急诊留观患者滞留率由 19.75%降低至 15.23%。

2. **对策二** 病区走道加床，安装氧气等基本设施，收治病情相对稳定的患者；加快病区床位周转使用，提高周转率；同一楼层平行收治。此对策实施后，2022年3月28日至2022年4月1日急诊留观患者滞留率由15.23%降低至13.27%。

3. **对策三** 建立入院管理中心，专部门专人负责；实行主诊医师负责制；信息联通，全院床位统一化，统一安排。此对策实施后，2022年7月11日至2022年7月17日急诊留观患者滞留率由13.27%降低至9.35%。

4. **对策四** 做好延续护理，提供患者基本的医疗服务；联动社区、护理院、养老院等机构，接收老弱、姑息治疗的患者，构建区域化医疗服务；医警联动分流无名氏等特殊患者。此对策实施后，2022年7月29日至2022年8月4日急诊留观患者滞留率由9.35%降低至6.04%。

辅导员问与答

Q：拟定对策常用的方法有哪些？

A：(1) 愚巧法（防呆法）：是指愚笨的人也可以因为防范措施的设立而避免错误的发生，其方法的精神在于利用简单的方法，避免人员产生错误，一次将事情做对。

(2) PQCDSM法：有没有更省时、省力、省人的方法；有没有可提高质量的方法；有没有更省钱的方法；有没有更快速交货的方法；有没有更安全的方法；员工士气高涨还是低落。

(3) 缺点列举法：把工作的缺点、界限统统写出来，将缺点、界限制成一览表，对各项目进行评估，利用头脑风暴想出消除缺点的构想。

(4) 特性列举法：选出改良的主题，决定应改良的部分，列出改良对象的产品特性，使用头脑风暴法找出特性上的改变。

(5) 愿望列举法：列举自己对工作的愿望、要求、预测，从容易的愿望去实现。可以与特性列举法组合使用。

(6) 十点分析法：从十个向度进行思考分析。

(7) 七合法（5W2H）：为什么要这样做，为什么他做，为什么要在那里做，为什么要在那时候做，为什么要做，为什么要那样做，为什么要花那么多钱。

（8）运用工业工程程序分析的原则（ECRS），以删除、合并、重排、简化的方式进行思考，能获得更好的效能，找到更佳的工序方法。

Q：对策实施需要注意哪些？

A：（1）掌握实施的变化（对策-实施-确认-对策-实施-确认），如果确认对策无效，需要重新拟定对策，再实施再确认。

（2）如短期内无法解决的难题，建议考虑修正改进方案和完成日期。

（3）针对相同问题点拟定了多项对策，切莫同时实施，应分段实行以了解每个对策的改进成效。

（4）尽可能详细记录对策实施过程与结果。

（5）运用 PDCA 循环来执行对策。

（6）并非所有实施对策皆须标准化，应考虑改善成效较佳或可形成制度、规范的对策进行标准化。

（八）效果确认

1. 有形成果

（1）改善前、后数据如表 3-22 所示。

表 3-22　"4S 精灵圈"改善前、中、后各阶段数据

项目	改善前	改善中	改善后
调查日期	2022 年 1 月 17 日—1 月 23 日	2022 年 7 月 11 日—7 月 17 日	2022 年 7 月 29 日—8 月 4 日
资料来源	急诊留观区	急诊留观区	急诊留观区
调查总样本次数	405	246	182
急诊留观患者滞留率	19.75%	9.35%	6.04%

（2）对比改善前后柏拉图：发现造成急诊留观患者滞留的缺失问题项目数已大幅减少，由此显示本期品管圈改善成效良好（图 3-45）。

（3）目标达成率：目标达成率 104.82%；进步率 69.42%。

2. 无形成果　从雷达图（图 3-46）可以看出，通过品管圈活动开展，圈员的各项能力均有所提升。

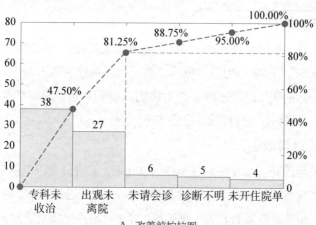

A. 改善前柏拉图

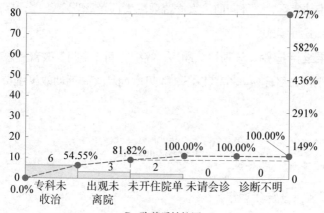

B. 改善后柏拉图

图3-45 "4S精灵圈"改善前、后柏拉图

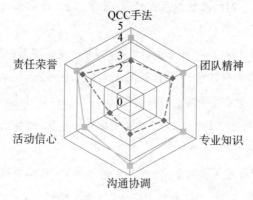

图3-46 "4S精灵圈"活动前后无形成果雷达图

注:◆改善前平均值;■改善后平均值。

（九）标准化

效果确认后，将有效对策修订"留观患者管理制度""急诊留观时间超过 72 小时的管理规定""转院（转诊）制度""三无及特殊患者管理制度"等。同时对本次 QCC 活动的整个过程进行全面系统的反省和评价，总结活动过程中的优点、缺点及遗留问题，制订持续改进的实施计划。

（十）检讨与改进

1. **检讨与改进**　本期活动在形成标准化后，又进行了以下措施：①强化科室层面对标准化成果的落实；②科室层面对执行效果进行监控，形成院级层面 PDCA 大循环带动科室层面 PDCA 小循环，自 1 月份开展科室层面 PDCA 小循环以后，小环带动大环，循环向前，急诊留观患者滞留率明显下降，标准化成果推广效果明显，并持续改进。

2. **效果维持追踪**　该项目结题后，继续监测 2 个月，改善后急诊留观患者滞留率一直维持在目标值 6.67% 以下，可见本期品管圈活动效果维持良好，持续改进。

辅导员问与答

Q:提出对策应注意什么？

A:(1) 对策拟定时须全员共同参与讨论与决策，切莫少数人草率为之。

(2) 所提出的对策应力求具体可行，避免笼统抽象，在进行头脑风暴时，可以天马行空、不加以限制地产生对策，先追求量，再逐项进行审慎评估对策施行的可行性。

(3) 符合经济效益，花费金钱解决问题，并不是品管圈的精神所在，最佳方法是在所有圈员的努力下，想出最低成本且符合圈能力的对策。

(4) 顾及执行者对于对策的接受性及时效性。对策选出以后需要进行说明，包括对策执行的目的、意义、实施顺序及有效时间，以利于执行者了解与管控。

(5) 对策需考虑长久有效，能够产生持续性效果，对所提出的对策应为治本而非治标。该课题针对"专科无空床"的真因拟订了 2 个措施内容，因均涉及流程再造、病区加床、建立入院管理中心、推行主诊医师负责制等,将3个措施整合为对策二、三,按照几个措施间的前后逻辑关系进行了排序。

Q:效果确认应注意哪些?

A:(1)效果确认时,衡量指标应与改善前一致,如果改善前后收集的数据不一致,则无可比性,无法确认总效果。

(2)改善前后柏拉图比较时注意主题的衡量指标在图中纵坐标的一致性。

(3)计算经济效益时,转换方法要合理。

(4)统计的效果要实事求是。

(5)改善前中后的时间段要明确,否则会导致数据收集产生误差。

(6)效果确认时,要谨防收集的数据太少,收集的方式不正确或数据收集时间太短。

(7)图表绘制完,需附注数据来源、收集时间、收集者等相关信息。

(8)用图表形象化的展示现状值、目标值及改善后的值。

(9)需要针对雷达图改善前后结果变化明显的评价项目做说明。

三、 院长点评

(一)案例总评

该课题是小组针对急诊留观患者滞留,造成急诊环境拥挤、医疗安全隐患大、患者满意度低等情况,特别是常态化疫情防控形势下,不符合急诊科质量管理标准与十大安全目标要求自发组织开展的。小组成员通过 PDCA 循环,应用统计工具,群策群力,经过努力,成功地将急诊留观患者滞留率从活动前 19.75% 降低到活动后的 6.04%,实现了活动目标。

(二)过程讲评

该课题是现场解决问题型课题小组活动,遵循 PDCA 循环,程序规范(非指令性活动程序)。小组活动中的每个步骤都能基于数据分析,统计技术应用恰当,逻辑关系正确,有效解决了工作现场中的实际问题。

1. **选题方面**　小组成员发现急诊留观患者滞留，急诊环境拥挤，医疗安全隐患大，患者满意度低等情况，特别是常态化疫情防控形势下，不符合急诊科质量管理标准与十大安全目标，成员通过查阅文献与行业规章《急诊科建设指南（试行）(2009年)》等文件中明确规定急诊患者留观时间不超过72小时，加快急诊患者的分流。对2022年1月17日—1月23日期间急诊留观患者留置情况进行查检，发现滞留率为19.75%，超过行业标准，于是确定"降低急诊留观患者滞留率"这一课题。在现状调查阶段，小组首先使用流程图梳理急诊患者诊疗流程，对急诊患者滞留情况进行现场问卷调查并进行分层查检，首次使用到亲和图对滞留情况进行汇总，3次使用查检表、统计表、柏拉图找出"专科未收治""出观未离院"这2个影响课题的主要症结，期间通过邀请另一组人员对查检数据进行抽样检查数据验证，两次数据收集无差异。随后进行查阅文献、和同行业比较，均未找到相关具体指标，最终通过圈能力计算测得目标值作为活动目标。

2. **原因分析方面**　小组围绕主要症结并采用特性要因图从人、机、料、法、环全面开展原因分析，找到6条末端原因。小组通过现场检查、咨询、观察、验证、调查分析的方法，能以客观事实和数据，客观地对末端因素逐条进行要因确认，最终确定了留观指征不明确、专科无空床、未进行床位协调、无法安置患者去处、未指定部门负责5项主要因素。

3. **对策与实施方面**　小组针对每一项要因分别提出了多个对策，并通过测试、观察、分析等方法，从可行性、经济性、效益性等方面进行对策综合评价。选择最佳对策方案并制订对策表，对策清楚、目标明确、措施具体。小组严格按照对策表的相关内容开展对策实施，实施过程中也注重数据的收集和整理，并运用图表以及柱状图、折线图等工具、方法，对对策目标进行验证，并逐一交代了对策目标的实施情况。在对策三实施过程中，首次使用PDPC表进行流程再造，是本次活动的亮点。

4. **效果方面**　在效果检查阶段，小组运用调查表和柱状图对现状调查环节的各项问题进行检查，发现经过对策的实施，症结问题得到改善，急诊留观患者滞留率从19.75%降至活动后的6.04%，比预期的目标值6.67%下降了0.63%，还取得了一些附加效益。滞留率的降低保证了医疗安全，避免医疗纠纷，提高了医院的经济效益与社会效益，提升了医护合作满意度，对医院、科室的医疗安全运行产生了积极影响，降本增效，符合QCC活动的基本原则。为对活动所取得的成果加以巩固并持续改进，小组通过完善"留观患者管理制度""急诊留观时间超过 72 小时的管理规定""转院（转诊）制度""三无及特殊患者管理制度"，及时更新来巩固活动成果。在巩固检查中，小组运用折线图来反映活动前、活动中、活动后、效果跟踪期的急诊留观患者滞留率，说明活动效果持续有效。小组成员着重从管理、流程和综合素质方面认真总结回顾了活动过程中的心得体会与收获，并确定了"提高急诊科危重患者 SBAR 转运交接的规范率"作为下一期活动的主题。

（三）案例特点与改进建议

1. **主要特点**　小组选题简单明确、简洁。小组活动中，能以事实为依据，注重用数据说话。小组积极尝试使用多种 QC 统计方法，尽管存在一定不足，但仍体现了小组勇于探索，敢于实践的进取精神。

主要特点：一是选题结合科室质控与现场管理难点，活动成效好。二是制订对策阶段做得比较好，制订的对策实施过程中落地，简单方便，效果显著。如针对留观指征不明确、专科无空床、无协调机制、无法安置患者去处等 4 个要因，小组分别提出了改进方案，通过实施、观察、分析等方法，来选择最佳对策方案并制订对策表，对策清楚，目标明确，措施具体。

2. **改进机会**　程序方面的问题主要是系统考虑不周，存在一定程度不严密现象。

（1）现状调查步骤：仅查阅了一部分文献与相关行业规范，查阅的文献资料较陈旧，而且无具体的目标要求；无同行业先进单位的基准值，缺乏具体的行业标准。现况调查时间仅为 7 天，80 人次，样本量略显不足，造成有 5 个症结点。

（2）设定目标步骤：因无相关行标和先进单位的基准值，设定目标值仅采用了圈能力计算公式得出目标值，目标不具有挑战性，应该遵循 QC 小组活动精益求精的宗旨，使设定的目标值更合理、更科学。

（3）原因分析步骤：小组开展头脑风暴，并采用特性要因图对现状调查中确定的主要症结开展原因分析，找到 7 项末端因素。该课题中原因不精练，部分末端因素分析不具体，如"未按时收样""营养不均衡"等没有分析到可以直接采取对策。

（辅导员：曾艺鹏；编写：徐英；圈组成员：陈莉、李婧、郑艳丽、茅程、刁建军、蔡敏）

第四章 医技管理品管圈案例

案例 10 降低门诊药房药品调剂差错件数

圈　名：甜甜圈

奖　项：第二届全国医院品管圈大赛"一等奖"

圈名意义："甜甜圈"顾名思义甜蜜而美好；甜蜜患者：希望患者来到药房就能感受到甜蜜而温馨的家的感觉；甜蜜同事：希望药剂科的同事彼此团结共筑美好大家庭；甜蜜你我他：希望用真心呵护、无微不至的关怀和服务共创医院、科室、医患的美好未来。

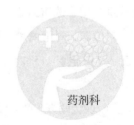

图 4-1 "甜甜圈"圈徽

圈徽意义：圈徽的底色为绿色，绿色生机勃勃，象征着生命；绿色宽容、大度，象征着爱与希望；绿色积极向上，象征着青春与活力。用手托起由药片组成的爱心，意喻着双手递出去的每一份药都富含着我们的爱心、关心、真心与责任心。十字代表着医院及全体医务工作者，精心地呵护着我们的病患，并引领着大家勇往直前，驶向新的彼岸。

表4-1　"甜甜圈"活动登记表

课题名称:降低门诊药房药品调剂差错件数

圈名: 甜甜圈				成立日期: 2013 年 7 月 1 日		
成员人数: 6 人				平均年龄: 29 岁		
圈长: A				顾问: 院长　辅导员: 药剂科主任		
职务	姓名	部门	年龄（岁）	资历	学历	负责工作
圈长	A	药剂科	29	5 年	大学	各流程统筹安排
圈员	B	药剂科	26	1 年	硕士	收集数据、协调人员
	C	药剂科	33	8 年	大学	收集数据、统计分析
	D	药剂科	29	2 年	硕士	收集数据、数据核对
	E	药剂科	29	2 年	硕士	收集数据、统计分析
	F	药剂科	26	1 年	硕士	收集数据、数据核对
活动时间: 2013 年 7 月 1 日—2014 年 2 月 28 日						

一、圈长心得

品管圈就是由相同、相近或互补之工作场所的人们自动自发组成数人一圈的小圈团体，然后全体合作、集思广益，按照一定的活动程序，活用品管圈七大手法，来解决工作现场、管理、文化等方面所发生的问题。

自从接触并系统学习了品管圈后，我觉得品管圈的方式改变了过去一成不变的领导分配任务的模式。每一位圈员都是主人翁，大家以"要我做"转化成"我要做"。在工作中发现问题，并能运用品管圈的手法比较系统地解决问题，增加了大家的责任心。

另外，品管圈也增加了科室的凝聚力。我们大家在一起开会，一起脑力激荡，一起为同一件事达成共识等。每个人都发挥了自己的所长，快乐工作，并能以患者为中心，更好地为患者服务，提高患者的满意度。

我们这次的主题是"降低门诊药房药品调剂差错件数"，在科主任担任辅导员、每位圈员根据各自特点分配好各自任务后成立了"甜甜圈"，然后一起脑力激荡，为达成降低差错的目标努力前行。在这半年学习并开展品管圈的活动中，我们知道了柏拉图、鱼骨图、查检表、PDCA 循环等之前都没听过但确实很有实用性的品管圈手法。品管圈开展前，门诊药房药品调剂差错件数是 12 件/天，通过绘制流程图寻找缺失项，然后通过查检并绘制柏拉图找出主要差错原因，利用鱼骨图进行解析，通过 80/20 法则找出要因，从要因中查检出真因，然后拟定了 4 个有效对策，最后建立了标准化流程。我们通过品管圈活动将门诊药房药品调剂差错件数下降至了 3 件/天，并水平推展至急诊药房，达到了很好的效果，提高了患者满意度。

在为期半年的品管圈活动中，医院领导和职能科室给予了我们很大的帮助。他们告诉过我们，品管圈不是我们想象中那么的死板严肃，而是一种活泼愉快的气氛。确实，我们有了这样愉快的氛围，在院领导和辅导员老师的帮助下，大家共同的努力，充满对医院建设的热情，我们医院的品管圈活动一定会办得有声有色，医疗质量也将持续提升！

二、案例实操辅导

（一）主题选定

1. 选题理由

（1）患者：药品的质量能否得到保证，药品的使用能否安全、合理，药品调剂的正确性将直接关系到临床药物治疗的效果，关系到患者的生命安全。保证药品调剂的正确性，减少差错能避免给患者带来不必要的麻烦甚至是严重的后果；缩短患者的等候时间；提升患者满意度，为其创造信任、舒心的取药环境。

（2）科室：能提升科室整体管理水平、人员素质和专业水准；增强竞争力，增加患者信任度；防止医疗纠纷，提高绩效与收益；提高团队协作力，增加团队荣誉感。

（3）医院：门诊药房窗口是体现医院整体服务水平的一个重要岗位，而且直接影响到医院的医疗质量，经济效益和社会声誉。保证用药安全，减少差错是医院医疗质量管理的重点，是国际药品质量管理的核心条目，是三级医院等级评审的要点。

（4）个人：提高业务水平，增加自信；保障自我利益，提高收入；提高责任意识，减轻工作压力。

2. 主题评价　选题前，针对所有主题皆做了初步现况调查，在降低门诊药

房药品调剂差错件数的这个主题，调查结果发现：2013 年 7 月 26 日这一天门诊药房共发生药品调剂差错（内差）13 件。而根据相关文献显示，目前国内医院门诊药房药品调剂差错（内差）的发生达到每周 26～179 件不等。平均每天有 4～25 件发生，以此作为比较，说明我院目前发生差错的数量偏高，故更突显以此作为此次改善主题的重要性。

3. **主题定义**　门诊药房药品调剂差错指调剂门诊药品过程中发生的内差，即在药品调剂过程中发生，至配发给患者时已被纠正的差错。

4. **衡量指标**　衡量指标为调剂差错，定义：指调剂过程中的内差，即在药品调剂过程中发生，至配发给患者时已被纠正的差错。

计算方式：以件数计算。

品管小知识

选择主题应注意以下几点：

（1）主题宜小不宜大。

（2）主题名称应一目了然地看出要解决什么问题，不抽象。

（3）选题理由要充分且简明扼要。

本次品管圈主题是自选主题，小组通过对部门实际工作情况，抓住工作现场的痛点，并通过现况调查和文献查阅，反映出该主题的必要性，简明扼要，主题名称一目了然地看出要解决什么问题，不抽象。但是主题选取"件数"作为特性值，要注意活动前后的处方数对比，要有可比性。

（二）活动计划拟定

主题确定后，绘制甘特图（图 4 - 2），明确活动步骤、日程、各步骤分工及责任人。

（三）现况把握

1. **门诊药房药品调剂流程**　为了解造成门诊药房药品调剂差错的影响因素，我们绘制了门诊药房药品调剂流程图（图 4 - 3），借此找出容易造成门诊药房药品调剂差错的改善范围。

WHAT	WHEN							WHO	WHERE	HOW
主题（日期/周数）	2013年7月	2013年8月	2013年9月	2013年10月	2013年11月	2013年12月	2014年1月	负责人	开会地点	品管工具
P 主题选定								A	主任办公室	L行矩阵图（主题评价表）
活动计划拟订								B	主任办公室	甘特图
现况把握								C	临床药学室	流程图、查检表、柏拉图
目标设定								D	主任办公室	条形图
解析								E	临床药学室	鱼骨图
对策拟订								F	主任办公室	头脑风暴、评价法
D 对策实施与检讨								A	临床药学室	PDCA、PDPC、条形图
C 效果确认								B	主任办公室	查检表、柏拉图、条形图
A 标准化								C	主任办公室	
检讨与反省改进								D	主任办公室	
下期活动主题								E	主任办公室	主题评价表
整理资料								F	临床药学室	

图4-2　"降低门诊药房药品调剂差错件数"活动计划甘特图

注:1. 首次使用品管圈的工具,对后期对策具体实施预估不足,故导致计划线与实施线差距甚大(花了3周时间购买对策中的工具,因此对策真正开始实施时间为11月4日)。

　2. 由于对对策实施预估不足,故导致效果确认的计划线与实施线差距也很大。

　3. 由于这期品管圈即将结束,故标准化与检讨与改进同时进行。

　4. 由于这期品管圈即将结束,故下期活动主题与整理数据提前完成。

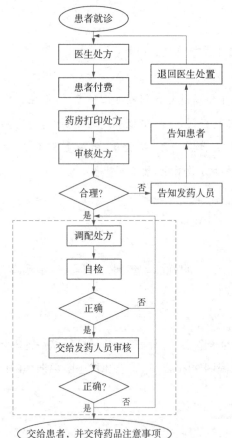

图4-3　门诊药房药品调剂流程图

注:▭▭▭即此次活动改善重点。

2. 制订查检表进行现场查检

（1）数据收集:明确改善重点后，针对重点环节制订查检表（表4-2），对2013年8月20日—29日发药人员发现药品调配差错时，在查检表相应的差错原因上以"正"的方式记录差错次数，查检结果: 119件/10天 = 12件/天。

表4-2　门诊药房药品调配差错(内差)查检表

记录日期: ＿＿＿＿＿＿

发药窗口: ＿＿＿＿＿＿

差错原因	时间段							
	7:30—8:30	8:30—9:30	9:30—10:30	10:30—11:30	11:30—13:30	13:30—14:30	14:30—15:30	15:30—17:00
1. 药品数量差错								
2. 漏拿药品差错								
3. 一品两规差错								
4. 药品包装相似差错								
5. 药品名称相似差错								
6. 药品摆放位置相近差错								
7. 拆零药品差错								
8. 加药差错								
9. 药篮放错窗口差错								

注:以"正"的方式记录差错次数。若出现表格中没有的差错原因，请大家在接下去的空白处填写下。差错3、4、5、6下面的空白处，请大家把具体出差错的药品写出来。

查检表同时记录了差错原因及出现差错的时间段，11:30—13:30、15:30—17:00两个时间段由于患者较少，窗口也减少，故将其合并。

1）查检内容: 门诊药房药品调配差错（内差）。

2）查检对象: 门诊药房药品调配人员。

3）查检负责人: 门诊药房药品发药人员。

4）查检时间: 2013年8月20日—8月29日。

5）查检地点: 门诊药房。

6）查检方式: 发药人员发现药品调配差错时，在查检表相应的差错原因上以"正"的方式记录差错次数。

（2）找出主要问题（症结）：根据查检数据，绘制柏拉图（图 4-4），造成门诊药房药品调配差错（内差）之原因为药品数量差错、药品名称相似差错、一品两规差错与药品摆放位置相近差错等 7 项。依照 80／20 定律的原理，改善以上累计百分比 88.24％的问题，分别是药品数量差错、药品名称相似差错、一品两规差错与药品摆放位置相近差错这 4 个问题，即可对本次主题起到改善作用。

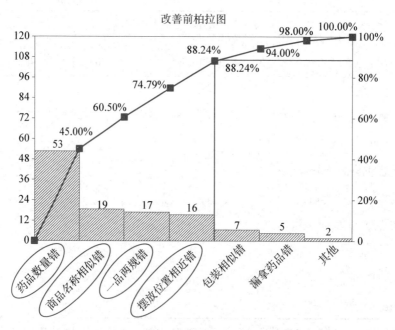

图 4-4　造成门诊药房药品调配差错（内差）原因柏拉图

（四）目标设定

目标设定：期望在 2014 年 1 月 15 日前将门诊药房药品调配差错（内差）的件数由平均每天 12 件降低至平均每天 5 件。

（五）解析

1. 原因分析　以现况把握确定改善的问题点为"药品数量差错""药品名称相似差错""一品两规差错"与"药品摆放位置相近差错"这 4 项，将这 4 项的问题绘制鱼骨图来进行解析，以获得影响问题点发生的主要原因，以鱼骨图进行陈述。根据鱼骨图选出了末端原因，由全体圈员对末端原因进行评分，然后根据

80/20 法则选出主要原因。针对所选出的要因，设计出真因验证查检表，根据数据绘制出柏拉图。其中，通过解析发现"药品名称相似差错""一品两规差错"的主要原因相似，故将这两项合并成 1 项绘制鱼骨图（图 4-5～4-7）。

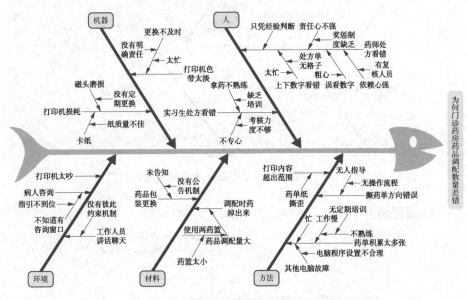

图 4-5　"药品数量差错"原因分析鱼骨图

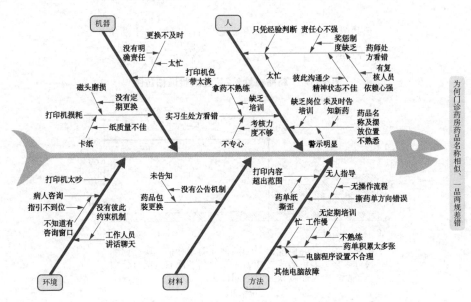

图 4-6　"药品名称相似、一品两规差错"原因分析鱼骨图

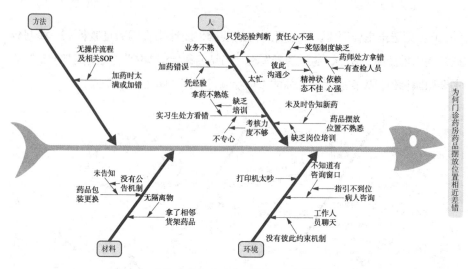

图4-7 "药品摆放位置相近差错"原因分析鱼骨图

2. **真因验证** 如图4-8~4-10所示。

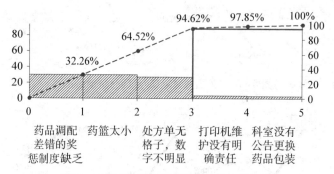

图4-8 "药品数量差错"真因验证柏拉图

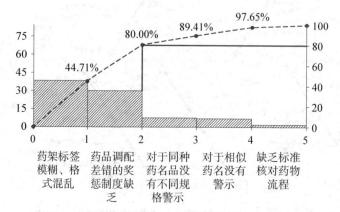

图4-9 "药品名称相似、一品两规差错"真因验证柏拉图

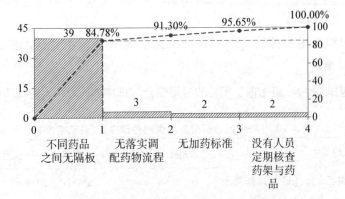

图4-10　"药品摆放位置相近差错"真因验证柏拉图

品管小知识

原因分析注意要点

（1）针对问题或症结进行原因分析；因果关系清晰，逻辑关系紧密。

（2）可从人、机、料、法、环等方面考虑，以充分展示产生问题的原因，避免遗漏。

（3）将每一条原因逐层分析到末端原因，以便采取对策。

（4）收集所有的末端原因，识别并排除圈组能力范围以外的原因，确认要因。

真因验证注意要点

品管圈圈组应针对末端原因，遵循"三现"原则（现场、现实、现物），依据数据和事实，客观地确定真因：

（1）对每个要因进行逐条确认，必要时可制订真因确认计划。

（2）依据要因对问题或症结的影响程度判断是否为真因。

（3）判定方式为现场测量、试验和调查分析。

鱼骨图注意要点

（1）大要因通常代表是一个具体方向。

（2）中要因通常代表的是一个概念、想法。

（3）小要因通常代表的是具体事件。

（4）至少要有4根大骨、3根中骨及2根小骨。一支特性要因图就会有24个小要因，且这些要因都不能重覆。

（六）对策拟定

1. 对策拟定及评价　针对解析阶段所确认的真因，经过全体圈员讨论，拟定一系列对策。

2. 对策整合　将相似、相关的对策整合与排序后，为4大对策（表4-3）。

表4-3　"降低门诊药房药品调剂差错件数"对策整合表

对策	真因	负责人	实施时间
对策一：购买大号药篮	药篮太小	A、B	2013年11月4日
对策二：重新设计药架标签及新药公告栏，调整药品摆放位置	药架标签模糊；格式混乱；不同药品之间无隔板	C、D	2013年11月18日
对策三：重新设计配药清单格式	处方单无格子，数字不明显	E、F	2013年12月2日
对策四：制订药品调配人员考核管理办法	药品调配差错的奖惩制度缺乏	A、B	2013年12月16日

品管小知识

对策拟定注意要点

（1）针对真因、最末端因来思考改善对策。

（2）评价改善对策，从可行性、经济性、效益性等方面考虑。

（3）对策内容应为永久有效对策，而非应急临时对策。

（4）可参考文献查证、同行经验等。

（5）考虑对策相互关系，拟订实施顺序及时间并进行工作分配。

（6）对策拟订后，需获得上级核准方可执行。

（七）对策实施与检讨

1. 对策一　购买大号药篮，于每个窗口放置2个大号药篮。以供药师们调配药品数量大的处方时使用，避免了由于药篮太小所致的漏拿或药品掉落造成的数量差错。

对策处置：①通过在每个窗口添加大号药篮，药品调配差错有所减少，经由效果确认为有效对策，故继续在门诊药房实施；②将此对策进行新增及修订到原本药剂科管理手册中的处方调配操作规程标准书。

2. 对策二　包括：①重新设计药架标签，统一使用打印标签，增加放置标签的塑料卡槽，避免了原磁性标签容易脱落以及由于药架标签格式混乱所造成的一品两规、药名相似药品调配差错。②参考相关文献"一品两规药品必须分开摆放"的规定，我们重新设计名称相似及一品两规药品的摆放位置，采取对角线或上下两层摆放方式将其分隔开。针对治疗高血压类药物存放过于密集问题，特别重新规划药柜，将药品分两个柜子存放且将药名相似及一品两规药品分别放于不同柜子中。避免由于一品两规及药名相似药物放置不规范、不同药品之间无隔板所造成的一品两规、药名相似和药品摆放位置相近差错。③重新设计新药公告栏，选取专门区域放置，增强科室宣导，引起药师重视。避免药师不能及时从公告栏上知晓新药信息而导致的一品两规和药名相似药品调配差错。

对策处置：①通过对标签、新药公告栏以及药品摆放位置的重新设计后，药品调配差错有明显改善。经由效果确认为有效对策。并将对策进行新增及修订到原本的药剂科管理手册中的药品摆放管理制度标准书。②门诊药房组长会定期检查上述硬件设施的完好性。③实施该对策时，我们遇到了药师们的反对，但依循PDPC方案，我们顺利的解决了问题，该对策才得以顺利实施。

3. 对策三　包括：①配药清单纸张换大。②把数量部分字体加大，变明显，避免了原配药清单上数字不明显所造成的药品调配数量差错。

对策处置：通过将配药清单纸张换大、数量部分字体加大，药品调配差错有明显改善。经由效果确认为有效对策，故继续在门诊药房实施，并将此对策进行新增及修订到原本的药剂科管理手册中的处方调配操作规程标准书。

4. 对策四　包括：①制订药品调配人员考核管理办法。②根据管理办法，每日由发药人员对调配人员进行考核，若调配人员没有出现内差的，则在调配人员考核表上画五角星；每月获得最多五角星者为当月调配之星，可以获得的经济奖励500元。若连续三个月五角星获得最少者，将扣除第三个月奖金500元。这样可以避免由于药品调配差错的奖惩制度缺乏引起的药师注意力不集中的问题。

对策处置：①通过制订药品调配人员考核管理办法，药品调配数量、一品两规和药名相似、药品摆放位置相近差错有明显改善。经由效果确认为有效对策，继续在门诊药房实施。②上述对策内容列入标准化，制订门诊药房药品调配人员考核管理办法。

（八）效果确认

1. 有形成果

（1）改善前、后数据（表4-4）。

表4-4　"甜甜圈"改善前、后各阶段数据

项目	改善前	改善中	改善后
调查日期	2013年8月20日—8月29日	2013年11月4日—12月29日	2013年12月30日—2014年1月5日
资料来源	门诊药房	门诊药房	门诊药房
调查总样本量	2559件	2754件	2803件
数据	11.9件/天	6.8件/天	3.1件/天

（2）对比改善前后柏拉图：考虑到改善前后的样本量不同，因此采用差错发生率绘制柏拉图。由改善前后柏拉图比较得知，造成门诊药房药品调剂差错的原因皆有所下降。此外，累计造成80％的问题点中，"药品摆放位置相近差错"已不在其中，显示本期品管圈改善成效良好（图4-11）。

（3）目标达成率：127.5％；进步率73.9％。

（4）附加效益：经效果确认发现4个对策都有效，故从2014年1月8号起将对策一"购买大号药篮"和对策三"重新设计配药清单格式"水平推展到急诊药房。

注：由于时间关系，目前该两个对策还未进行效果确认；考虑到2014年急诊药房将进行国际认证准备工作，故对策二和对策四暂不水平推展。

2. 无形成果

从雷达图（图4-12）可以看出，改善前后的各项无形成果都有所提升。其中，在沟通协调能力中，大家通过医院的品管圈课程的培训，定期开圈会，与科室各职工的交流，并且利用了头脑风暴等方法使我们沟通协调能力提升最快，其他无形成果都有均速提升。

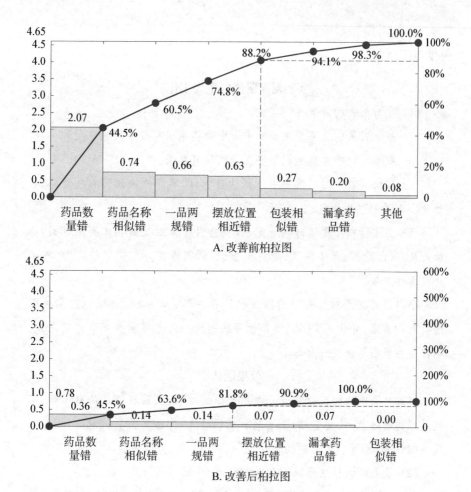

A. 改善前柏拉图

B. 改善后柏拉图

图 4-11 "甜甜圈"改善前后柏拉图

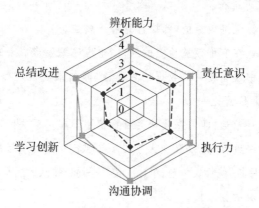

图 4-12 "甜甜圈"活动前后无形成果雷达图

注:-◆-改善前平均值;-■-改善后平均值。

品管小知识

实施对策阶段的主要工作

(1) 按对策表的对策逐一实施。

(2) 每条对策的实施要按照对策表中的措施栏目逐条实施。

(3) 每条对策在实施完成后要立即确认其结果。

(4) 确认没有达到对策表中所定的目标时,要评价措施的有效性,必要时要修正说采取的措施。

(5) 实施过程中要随时做好记录,包括对每条对策的具体实施时间、参加人员、活动地点、具体做法、费用支出、遇到困难并如何克服等,以期真实反映活动全貌。

小组严格按照对策表中的措施栏目逐条实施,实施过程中也注重数据的收集和整理,并运用 PDPC 等品管圈新七大手法进行难点克服并记录。基本符合品管圈活动程序要求。

效果确认

(1) 效果确认的目的是验证主题选择的准确性、目标设定的科学性、实施过程的有效性,内容包括:①主题目标的检查;②活动前后的对比;③经济效益的计算;④社会效益的描述。

(2) 效果确认应注意以下几个方面。

1) 效果确认必须在对策全部实施完毕(全部完成并逐条确认达到对策目标要求)后方可进行。

2) 能够计算经济效益的,都应计算经济效益。

3) 效果确认在有形效益检查的同时,也应注意无形成果的检查。

4) 在确认中还需要关注数据的可比性,即效果确认检查数据时间应与现况调查的时间段可比。

5) 数据的可信性,即效果确认的目标值不能超出解决问题的范围。

6) 项目的一致性,即效果确认与实施前现状对比的项目应保持一致。

7) 项目时序性,统计实施前、中、后,其数据均应按从大到小的顺序统计。

8) 项目解决的彻底性。

（九）标准化

修订制度——"门诊药房处方调配操作规程标准书""门诊药房药品摆放位置作业标准书""门诊药房药品调配人员考核管理办法"。

品管小知识

标准化

（1）标准化的主要工作包括：①订定各项作业基准；②相关作业标准化；③思考再发防止的措施；④做好文件标准化手续；⑤进行标准化教育；⑥技术累积；⑦水平展开。

（2）标准化的注意事项包括：①不使用"适当""加强""注意""随时"等模棱两可的字眼；②用数字表示、用范例表示、用图面或表格等表示；③标准书不要文章化，尽量以条文式书写；④要适合实际情形。

（3）常见的标准化缺失包括：①有标准说明但没书面资料；②标准书建立未有标准化作业程序；③标准内容和对策不符；④没有思考防止再发之对策；⑤标准化后未教育训练；⑥没有水平展开到类似的作业上；⑦未有日常管理之效果维持；⑧未定期检讨标准化之适合性。

（4）业务部门标准化的执行要点包括：①在业务执行前，应按标准对员工进行培训；②作业标准应放置在工作场所，以便员工生产时参照，管理员指导时检核；③严格按照标准化要求执行，当有更改流程排序、作业方法及管理值时，应提出需求申请变更，不得私自修改标准化作业书。

（5）品质部门标准化的监督要点包括：①稽核业务执行单位是否按照标准化作业，并核对标准化的完整性、合理性；②对现场作业提出流程改进意见及建议；③对流程问题点进行研究与分析，持续追踪，防止问题再发；④追踪改善SOP之问题点，直至改善为止。

（十）检讨与改进

小组对本期品管圈活动进行总结，并提出改进方向：本次品管圈活动达成了预期的目标值，在整个活动中圈员也收获较大，但也存在一些不足，如主题选定，提出的问题过多过杂，有些难以实施；现状把握，统计时间较短，反应的情况可能不太全面；目标设定，对圈能力的期望需重新检视；解析，对可操作度考虑较多，创新体现的不是很充分；对策拟定，由于圈能力不足，无法对所有问题拟定对策，只能选择其中可操作部分实施；效果确认，由于多项对策的合并实施效果确认，无法逐项确认其效果，影响分析准确度；圈会运行情形，圈会形式较单一；常利用午休时间开会，工作疲劳影响头脑风暴效果。

为了维持改善效果，本次活动根据已有的成果形成了标准化作业书，品管圈活动的结束并不等同于质量改进的终点，更重要的是将品管圈活动提出的干预措施应用到日后的工作中。因此，我们将存在问题列入下一步改进计划，同时将本期开展活动的有效措施进行延展，由于在 2014 年上半年将进行医院质量与安全标准认证的准备工作，因此把本次活动对策二中如"在药架侧面贴上药品分类标识"等放到医院质量与安全标准认证的准备工作中实施，将在 2014 年中前得到改善。

三、 院长点评

（一）案例总评

该品管圈为问题解决型品管圈项目。在选题方面，围绕日常工作中的频发问题，从各项评审点中的关键指标出发，选定"降低门诊药房药品调剂差错件数"作为本次活动主题，从重要性、迫切性、可行性方面选题既符合实际又体现改进。通过现场查检、应用柏拉图找到了药品数量差错、药品名称相似差错和一品两规差错、摆放位置相近差错 3 个问题点，分别应用鱼骨图对问题点进行了原因分析，找出了 70 多个末端原因，鱼骨图丰满且逻辑严谨，通过要因评分、现场查检即真因验证确定了 5 个真因，经圈员们头脑风暴制订对策及对策实施，该圈的对策也是较为客观，从防呆原则出发，包括警示化标识、药篮品种更换、配药单设计等，成效方面有明显的改善。整个活动过程注重用数据说话，工具使用规范，是一个较好的品管圈成果项目。

（二）过程简介

1. **活动特征** 本品管圈结合药剂科工作特点，在"应有"现象与"实际"现象间找出了偏差，即问题点。由于首次接触品管圈活动，选题方面做到了小而实，选择了本部门力所能及的课题。活动各步骤做到了人尽其用、各司其职。

2. **计划性** 本次品管圈活动严格按照品管圈十大步骤展开，并利用甘特图绘制时间计划，明确负责人及相应分工；圈员们围绕所选定的主题，经常与圈友们利用品管圈会议、讨论等形式，通过数据收集和头脑风暴掌握了事实真相，并加以客观的系统分析，绘制改善前流程图，明确了改善重点所在。目标设定考虑了绩效评估、团队凝聚力、工作积极性，通过查阅大量的文献，设定了目标。

3. **解析**　通过现场查检、应用柏拉图找到了药品数量差错、药品名称相似差错和一品两规差错、摆放位置相近差错3个问题点，分别应用鱼骨图对问题点进行了原因分析，找出了70多个末端原因，鱼骨图丰满且逻辑严谨，通过要因评分、现场查检即真因验证确定了7个真因，为下一步对策拟定提供了依据。

4. **实践力及活动成果**　经圈员们头脑风暴制订对策及对策实施，该圈的对策也是较为客观，从防呆原则出发，包括警示化标识、药篮品种更换、配药单设计等，并应用新七大品管手法之一的PDPC法，在对策实施前做好相关预案。同时针对已经确定的对策进行跟踪评估，对措施内容进行全面的把握，随时根据课题进展，发现新问题并采取措施，达到了活动目标。标准化是品管圈维持改善成果的重要步骤，其目的是技术储备，提高效率，防范错误再发，是品管圈活动不可缺少的部分，是对策效果得以长期维持的重要保证。本期品管圈活动的标准化是基于现场逐一建立的标准操作流程，详细记录了作业程序和内容，表述清晰。成果方面还进行了水平推广，带动其他部门一起参与，进一步增加了科内各部门的情感交流与思维碰撞。

（三）案例特点与改进机会

1. 主要特点

（1）品管圈步骤完整，手法运用得当，工具使用规范。

（2）整个活动过程注重用数据说话，记录非常详实。

（3）应用新七大品管手法之一的PDPC法，在对策实施前做好相关预案。

（4）原因解析透彻，体现团队充分头脑风暴。

（5）对策具体，可实施和推广。

（6）效果显著，成果明显。

2. 改进机会

（1）程序方面：

1）现况把握：首先查检表展示的是差错的原因，但从实际内容看，还是以差错种类进行了层别，查检表用词方面还需要进一步斟酌。

2）原因分析：从鱼骨图分析，末端原因有些还可以进一步展开，形成真正的末端原因；而有些末端原因之前，还可以进一步分析，就突然跳到了末端原因，可能的原因是在现场的工作人员直接主观认为，并没有每一步分析下来。

3）真因验证：部分真因偏主观，如缺乏奖惩制度，没有落实三现原则。

4）效果确认：除了达标率和进步率，基本上看不到其他方面的效果，包括患者满意度方面，包括因差错而造成的患者、医院、药师等经济上的衡量指标，也都可以考虑并进行统计记录。另外，包括进一步设计配药单、药品标签和药篮等，都可以转化成专利；信息系统和流程的完善等，可以在科研上的进一步深入研究。

（2）统计方法方面：

1）甘特图：时间（When）一栏，一个月可能存在 5 周的情况，需依据实际设定。

2）地点（Where）一栏，应为活动地点，应和每个步骤实际执行的地点一致，比如现况调查、真因验证、对策实施等都有在现场执行的操作。

（辅导员：陆惠平；编写：蔡敏；圈组成员：余波、曾艺鹏、龚婧如、傅博、高培培、罗瑛、刘彦儒）

案例 11　降低门诊药房现场管理缺失率

圈　名：钥匙圈

圈名意义：钥匙谐音"药事、药师"，药事在全院占着举足轻重的地位，药师担当着全院药品管理与药品使用管理的重责。每一位药师就像一把钥匙，由一个无形的圈，紧紧联系在一起，守护患者的健康，解决工作中出现的各种问题。

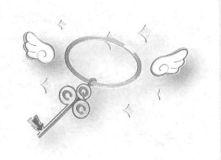

图 4-13　"钥匙圈"圈徽

圈徽意义：

（1）钥匙：我们的知识如同一把万能钥匙，打开患者的心扉，送去健康。患者的用药安全、健康就是我们努力的目标和最诚挚的心愿。

（2）翅膀：我们所有医务工作者都是辛勤劳作、妙手仁心的白衣天使，尽我们所能守护患者的健康。

（3）背景图案：一颗颗闪亮的星星代表我们美好的愿望，门诊药房欣欣向荣，团结协作，悉心呵护每一位患者。寓示着药剂科"钥匙圈"在医院质量改善的大圈圈中循环向前，不断提升医疗质量，保障医疗安全。

表4-5 "钥匙圈"活动登记表

课题名称:降低门诊药房现场管理缺失率

圈名: 钥匙圈		成立日期: 2016 年 12 月 1 日				
成员人数: 12 人		平均年龄: 31 岁				
圈长: A		顾 问: 医务部 辅导员: 药剂科专员				
职务	姓名	部门	年龄（岁）	资历	学历	负责工作
圈长	A	门急诊药房调剂	33	8	本科	统筹安排各步骤工作
圈员	B	门急诊药房调剂	31	7	本科	收集数据、协调各级人员
	C	门急诊药房调剂	30	5	本科	收集数据、统计分析
	D	门急诊药房调剂	28	2	硕士	收集数据、统计分析
	E	门急诊药房调剂	28	2	硕士	收集数据、实验数据核对
	F	门急诊药房调剂	28	2	硕士	收集数据、实验数据核对
	G	门急诊药房调剂	28	2	硕士	现场管理
	H	门急诊药房调剂	28	2	本科	文件汇总及 PPT
	I	品质管理部专员	35	10	本科	圈活动把控
	J	信息科工程师	31	7	本科	信息支持
	K	设备科工程师	32	7	本科	设备支持
	L	后勤专员	35	5	本科	药剂相关后勤工作支持

品管圈活动期间: 2016 年 12 月—2017 年 6 月

一、圈长心得

本期活动主题：降低门诊药房现场管理缺失率。现场管理指的是门诊药房现场的管理标准参照"6S"标准进行，重点解决现场管理中的药品管理。现场管理缺失项指的是全体药房人员及药剂科"6S"工作领导小组设定查检内容，出现一次不符合管理规范的，即认为有缺失，为现场管理缺失项。

品管圈作为一种科学的实用工具大大提高了药房的工作效率，增强了同事之间的沟通协作能力，让参与活动的每个人都更深入地了解工作中遇到的问题，发现问题的原因并运用品管圈工具去解决，在工作态度和意识上有了很大程度的提高，主人翁精神油然而生。由辅导员与各位圈员一起头脑风暴，每位圈员积极参与，各自发挥所长，有集体荣誉感；时刻保持奋发向上的精神，快乐工作！整个团队在品管圈的活动中提升了凝聚力、责任心、自信心，逐渐成长为一个富有活力的；能做事、做成事的崭新团队。

原卫生部三甲医院评审检查要求医院药学部门采用一定的管理模式，按照PDCA循环原理，制订及组织、实现通过质量管理计划的循环过程，实现医疗质量和安全的持续改进。通过医院品管圈课程的培训学习，带教老师的一对一辅导，定期开圈会及一起头脑风暴制订解决方案和对策，本圈现场管理主导思想确定为：整理（seiri）→整顿（seiton）→清扫（seiso）→清洁（seiketsu）→素养（shitsuke）→安全（security）。这六个单词前面字母都是"S"，所以统称为"6S"。其目的是提高效率，保证质量，使工作环境整洁有序，预防为主，保证安全。"6S"现场管理的本质是一种执行力的企业文化，强调纪律性的文化。"6S"管理方法，强调从基础做起，是基于现实的改善，更注重对员工智力的开发，而不是通过大量投资来解决问题，体现现代管理思想、方法与手段。

二、案例实操辅导

（一）主题选定

1. 选题背景

（1）门诊药房根据国际理念推倒重建，急需现场管理的标准来满足新的发药模式及更好的药品管理。

（2）明年医院即将迎来要求更苛刻的国际复评审，这既是对门诊药房的挑战，更是对新药房新发药模式新管理的一次最新检验。

（3）《药师法》出台，这既是每位药师的挑战，更是每位药师的机遇。药师的工作职责也从之前偏向于"以药品为中心"逐步转型成"以患者为中心，以合理用药为根本"的药学服务新模式。所以相应的现场管理水平也需进一步提升。

2. 主题评价　以评价法进行主题评价（表4-6）。

表4-6　"钥匙圈"主题评价表

候选主题	上级政策	重要性	迫切性	圈能力	总分	顺序	选定
提高药品账货相符率	21	30	25	20	98	3	
降低取药患者等待时间	25	31	25	15	96	5	
降低门诊患者退药率	25	18	31	22	97	4	
降低门诊药房现场管理缺失率	30	32	32	25	111	1	☆
减少门诊药患纠纷	27	22	21	21	91	6	

评价说明	分数/人数	上级政策	重要性	迫切性	圈能力
	1	从没听过	次重要	半年以后再说	需两个以上科室协助解决
	2	偶尔听说	重要	三个月以后再说	需一个科室协助解决
	3	常常提起	极重要	燃眉之急	能力所及

3. 主题定义

（1）现场管理：门诊药房现场的管理标准参照"6S"标准进行，重点解决现场管理中的药品管理。

（2）现场管理缺失项：全体药房人员及药剂科"6S"工作领导小组设定查检内容，出现一次不符合管理规范的，即认为有缺少，为现场管理缺失项。

4. 衡量指标
衡量指标为现场管理缺失率，其计算公式如下。

现场管理缺失率＝管理缺失项/总查检项目数×100％。

5. QC STORY 判定表
由于本期品管圈活动需改善内容较多，涉及的环节较多，故圈员们考虑是否为课达型品管圈，故决定先用 QC STORY 判定表来判定本期品管圈活动的类型（表4-7）。

表4-7　"钥匙圈"QC STORY 判定表

课题研究型	关系程度		问题解决型
以前未曾有过经验，欲顺利完成首次面临的工作	4.0	5.0	欲解决原来已在实施工作中的问题
欲大幅度打破现状	3.5	5.0	欲维持或提升现状水平
欲挑战魅力性品质、魅力性水平	2.5	4.5	欲确保当然质量、当然水平
欲提前应对可预见的课题	3.0	4.0	欲防治再发生已出现的问题
通过方案，IDEA 的追究与实施可达成目标的	2.5	5.0	透过真因探究而消除问题
判定结果	合计得分		判定结果
×	15.5	23.5	√

关系程度（三段评价）：大＝5，中＝3，小＝1，总计 12 人判定。根据 QC STORY 判定表，最终判定本期品管圈为问题解决型品管圈。

辅导员问与答

Q:好的开始是成功的一半，而选择一个好的主题，也是成功的开始。选主题需要从必要性、重要性、紧急性、共通性、可行性、挑战性等方面考量。主题是品管圈活动的灵魂,圈员可利用头脑风暴的方式,表达不同的意见,碰撞出更多的脑力激荡火花。门诊药房的圈员们在日常的工作管理中,在日常工作的沟通、交谈中,包括与同事、患者、患者家属等,在这些交谈中,也可以发现一些问题点。面对林林总总的问题点,圈员如何确定主题?

A:问题点的产生,往往来自无法满足内外部人员的需求,医院上级的要求和内部工作人员所期盼的或者说是理想的工作环境等。可以在产生的问题点中加以讨论分析,选出数个备选主题,并将主题按照规范的要求列举明确。明确的主题应该具有具体的衡量指标。然后对备选主题进行评价(优先次序矩阵法),每个圈员参与评价,评价项目和打分方法事先统一,评价后汇总分析,得分最高者即可确认为本期品管圈的活动主题。

(二)活动计划拟定

主题选定后就要拟定活动计划,要预估整个活动所需的时间,规划活动进度,圈组成员明确工作任务、时间节点及任务分工。

(三)现况把握

1. 门诊药房现场管理流程图 为了解门诊药房现场的实际情况,让圈员能正确地把握现况,绘制针对这个主题的流程图,梳理此主题的操作流程,找出其中容易出现缺失的环节,分析找出原因(图4-14)。

2. 制订查检表进行现场查检

(1)数据收集:在查检表设计之初,药剂科"6S"工作领导小组及门诊药房所有员工对实际工作中出现的一些问题进行讨论,针对现况把握中的大家提出的问题进行整理和归类。圈员们查阅大量文献资料,并以头脑风暴方式设计出了"门诊药房现场管理查检表",由药剂科"6S"工作领导小组连续14天登记收集出现的问题(表4-8)。

(2)找出关键问题(症结):对查检结果进行数据统计,并绘制柏拉图(图4-15)。依照80/20定律的原理,可得出货架药品在规定区域内摆放不整齐、发生药品差错与潜在差错、患者取药等候时间长这3个问题为本次活动主要改善项。

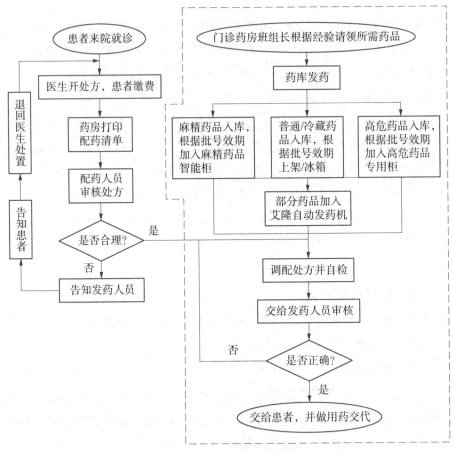

图4-14　门诊药房现场管理流程图

注:[___]即本次活动改善重点。

表4-8　门诊药房现场管理查检表

序号	查检内容	查检结果
1	开关窗准时,窗口环境整洁	8:00—9:00（　　　） 13:00—14:00（　　　）
2	温湿度记录完整,符合贮存规定	8:00—9:00（　　　） 13:00—14:00（　　　）
3	货架药品在规定区域内摆放整齐	8:00—9:00（　　　） 13:00—14:00（　　　）
4	药品标签完整,配药单清晰	8:00—9:00（　　　） 13:00—14:00（　　　）

续　表

序号	查检内容	查检结果	
5	批号效期先进先出	8:00—9:00（　　　）	
		13:00—14:00（　　　）	
6	患者取药等候时间（＜5 min）	8:00—9:00（　　　）	
		13:00—14:00（　　　）	
7	退还药品及时归还，不合格药品及时登记	8:00—9:00（　　　）	
		13:00—14:00（　　　）	
8	特殊药品按制度有效管理	8:00—9:00（　　　）	
		13:00—14:00（　　　）	
9	不发生药品差错与潜在差错	8:00—9:00（　　　）	
		13:00—14:00（　　　）	
10	不合格处方拒配并有效沟通	8:00—9:00（　　　）	
		13:00—14:00（　　　）	

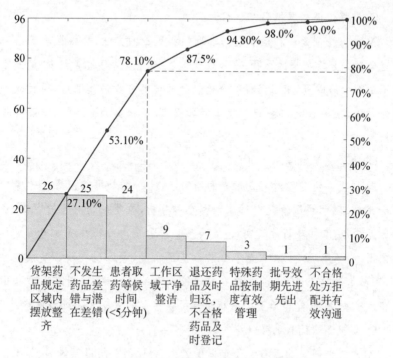

图 4－15　门诊药房现场管理缺失现况把握柏拉图

(四) 目标设定

根据现况调查数据统计结果，显示门诊药房现场管理缺失率为 34.3%。通过公式计算，目标值设定为 15.7%。

辅导员问与答

Q:什么是目标设定?

A:目标设定是需要确定目标的项目、目标值及完成时间。目标设定时需有据可依,考量圈目前的水准,并有挑战性和可能性。目标值与改善项目的多少与活动效益密切相关,所以要特别重视目标设定这个环节。我们通常会从两个方面设定目标,即有形目标(成果)和无形目标(成果),以实际的指标或者转化为经济效益的形式来表达的成果,称为有形成果。无形成果是很难用具体指标表现的,我们通常使用雷达图来观察达成的状况,一般不设定目标值,通常用前后对比的方法来展示无形成果的获得。

Q:数据验证需要做吗? 怎么做?

A:数据验证是一种检查数据准确性和质量的方法,是根据确定结果的预定义模式分析数据的过程:有效或无效。在这里,我们通常会请"第三方",即不是圈中的成员,采用同样的查检表和同样的方式采集数据,通过双方数据的对比,来检查之前由圈员收集的数据,验证数据的真实性、正确性和完整性。

Q:为什么要做现况调研?

A:现况调研是针对调查对象的当前状况、特征及规律而展开的专门调查研究。对现行问题情况进行深入调查和分析,收集一切有关的事实、资料和数据,彻底掌握现行的真实状况,为下一步的需求分析和建立逻辑模型提供依据。为了能正确地知晓目前正在发生的情况,做好现况调研是很重要的环节。做好了这个步骤,就能提高品管圈活动的成功率。分析现况调研中的流程和缺失项目,能为后面的解析步骤提供很好的依据和分析的思路。

Q:现况调研的目的是什么?

A:现况调研是为了目标设定提供依据,为原因分析提供依据。如果没有了解实际情况,也就无法决定目标值和达成期限。如果没有做现况调研,就无法掌握问题的第一手资料。

Q:现况调研的基本步骤是什么?

A:在现况调查的步骤中,我们会用到流程图、层别法、查检表、柏拉图等工具和概念。

Q:流程图有什么作用?怎么画?

A:流程图主要用于说明某一个过程,这个过程可以是某个操作的操作流程,也可用于表达完成任务所需的步骤,是运用一些图形来表示工作流程的一种极好的方法,因为"千言万语不如一张图",绘制流程图能梳理关注的主题的操作流程,找出其中容易出错的环节和流程。圈员可以从绘制的流程图中知晓改善重点和范围。

绘制流程图时,需要用一些标准符号代表某些类型的动作,有规定的基本符号。

将流程图的基本符号连接,可以组成不同的逻辑结构,一般有:循序结构、选择结构和重复结构,有的说法为顺序结构、选择结构和循环结构。

Q:如何确定目标?设定目标重要吗?

A:目标设定就是针对主题选定中的衡量指标进行改善后现况预估。目标的设定要明确且符合逻辑,既有挑战性,又要可达成。大多数目标设定是在现况把握后,即得出选定主题的数据现况后,圈员根据柏拉图导出的重点改善项目占比及圈能力计算得出。也有一些情况是在主题选定后,现况把握前就进行目标设定,这样的目标一般是医院或领导根据其他医院或相同科室优秀现状给予圈员的挑战目标。设定的目标尽可能数据化,具体明确化,考虑活动结束后是否能评价,在规定时间内完成具体目标(目标要量化)。目标的设定有助于圈员知晓圈活动的目标,可评估目标达成的可能性,帮助圈员明确方向,有共同的努力目标,并在期限内完成。

(五) 解析

1. **原因分析**　以现况把握确定改善的问题点为门诊药房药品摆放混乱、患者取药等候时间较长、门诊药房发生的差错与潜在差错这 3 项, 将这 3 项的问题绘制鱼骨图来进行解析，以获得影响问题点发生的主要原因，以鱼骨图进行陈述。

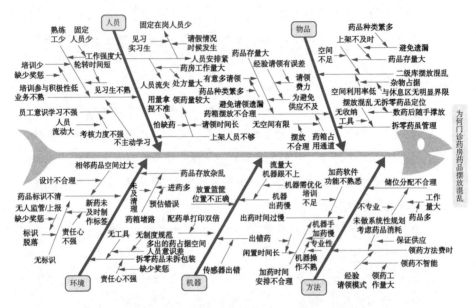

图 4-16 "门诊药房药品摆放混乱"原因分析鱼骨图

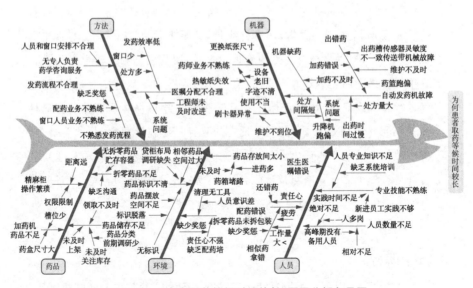

图 4-17 "患者取药等候时间较长"原因分析鱼骨图

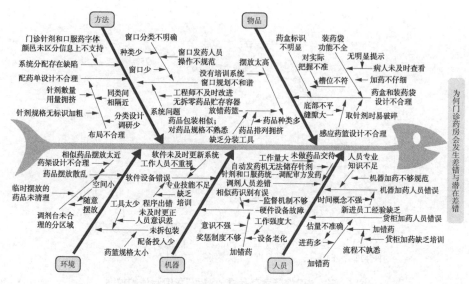

图 4-18 "门诊药房会发生药品差错与潜在差错"原因分析鱼骨图

2. 要因分析 根据每张鱼骨图分析出得小原因，制订本圈的要因票选表，各圈员各自评分，打分标准需事先统一并标注在表格下方，圈员打分后进行统计数据，根据80/20法则票选出主要原因。

3. 真因验证 根据要因票选后得到的要因，设计真因验证查检表进行查检，由钥匙圈的圈员进行了为期1周两个时间段的跟踪查检，并根据查检数据绘制真因验证柏拉图。

（1）"药品摆放混乱"真因验证柏拉图（图4-19）显示，其中"摆放不合理"和"请领费时"两项占80.0%。

（2）"取药等候时间"真因验证：根据柏拉图（图4-20）显示，其中，"货柜布局设计调研"、"无拆零药品贮存容器"和"药品摆放空间不足"3项占87.0%。

（3）"发生差错潜在差错"真因验证：根据柏拉图（图4-21）显示，其中，"取针剂时易碎掉"和"门诊针剂和口服药字体颜色未区分"两项占84.0%。

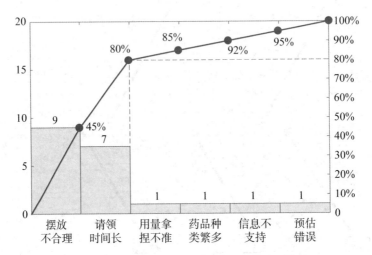

图4-19　"门诊药房药品摆放混乱"真因验证柏拉图

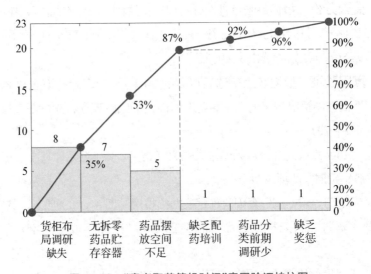

图4-20　"患者取药等候时间"真因验证柏拉图

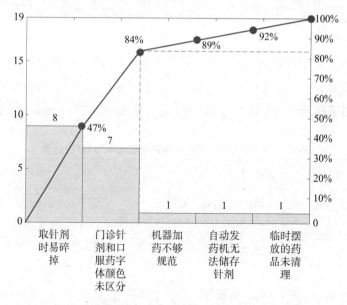

图 4 - 21 "门诊药房发生差错与潜在差错"真因验证柏拉图

辅导员问与答

Q:特性要因图是什么?

A:特性要因图是采用头脑风暴的方法,由多人共同讨论,找出事情因果关系,详细分析原因的一种图形,其形状很像鱼骨,所以常常称它为"鱼骨图"。鱼骨图有两种类型:①原因追求型(鱼头向右):列出可能会影响过程的相关因素,进一步找出主要原因,并以此表示结果与原因之间的关系。②对策追求型(鱼头向左):在于制订如何防止问题点、如何达成目标结果的对策。

Q:本案例如何进行真因验证?

A:品管圈强调数据运用的真实性、客观性,需到工作现场进行数据查检、收集。遵循"三现"原则(现场、现实、现物),针对要因,依据数据和事实,客观地确定真因。本案例中,圈员们通过讨论绘制了 3 个鱼骨图,进行了充分的头脑风暴,3 条鱼骨图也非常丰满,彻底地分析了问题点。将鱼骨中的原因进行票选后得出要因,分别针对问题点的要因进行了真因验证,得到了 7 个真因。找到真正原因后,我们制订对策也会更加具体和直观。所以这个步骤非常重要,一定要充分地讨论分析!

(六) 对策拟定

1. **对策拟定及评价**　针对解析阶段所确认的真因，经过全体圈员讨论，拟定一系列对策。

2. **对策整合**　将相似、相关的对策整合与排序后，为3大对策 (表4-9)。

表4-9　"降低门诊药房现场管理缺失率"对策整合表

对策名称	对策内容	真因	地点	负责人	实施时间
对策一：优化药品供应链，对药品请领进行智能化管理	建立全新的药品物流解决方案；探索创新药品请领模式；仓储空间整合再造	请领费时前期设计不适合现有模式	门诊药房	圈员	2017 年 2 月 27 日—3 月 13 日
对策二：提高门诊药房处方调配速率，减少取药等候时间，提高患者满意度	开展药品介绍活动；调整冰箱和麻醉箱，优化药品位置；设置方便柜；设置拆零药品柜	无拆零药品贮存容器；药品分类前期调研少；货柜布局设计调研	门诊药房	圈员	2017 年 3 月 14 日—3 月 26 日
对策三：输液药品统一由静配中心调配发放，指定科室药品门诊药房定点定时定量配送	患者取药过程经历门诊药师以及静配中心审方药师双重审核，用药安全得到双重保障；减少经过患者拿药给护士的环节，既能避免药品的破损又能保障患者用药依从性	取针剂时易碎；门诊针剂与口服药颜色未区分	门诊药房	圈员	2017 年 3 月 27 日—4 月 9 日

辅导员问与答

Q：拟定对策需注意什么？

A：进行对策拟定时要求全员参与讨论，提出的方案应具体可行，避免抽象难以理解，执行困难；方案提出时应考虑最佳经济效益，最低成本原则；对策应考虑执行者的接受性和对策的时效性。

> Q:如何评价与选择对策?
>
> A:对策通过头脑风暴拟定之后,并不是所有的对策都能执行。我们需要再一次用到"评价法"进行评价选择,根据评估指标进行评分,选择最合适的方案。每个真因最好拟定至少两个对策,从中选出一个最优方案。

(七)对策实施与检讨

1. **对策一** 优化药品供应链,对药品请领进行智能化管理。在工作中不难发现前期设计不适合现有模式,请领费时等因素直接影响处方调配速率,且不断有"新药"进入药房,如何能优化药品供应链,对药品请领进行智能化管理是重点。故制订了以下改善措施:①建立全新的药品物流解决方案;②探索创新新药请领模式;③仓储空间整合再造。通过引进新的药品物流系统,在供应链下,药品以单元进行管理,可以精细化到一盒,一管,甚至一粒药品,并且所有药品实行唯一单元包出入库,整个流通过程均使用条码标签进行管理。改建血透、放射、无痛药房库,改建二级库。

实施后使库存量整体减少,药品成本降低;药房领药时间由 2 小时缩短到目前 2 分钟,请领工作量大大降低;以单元包方式存放二级库,过道及货架旁无药箱堆放;门诊药房药品摆放混乱缺失项由原来的 26 件/2 周降低至现在的 8 件/2 周。

2. **对策二** 提高门诊药房处方调配速率,减少取药等候时间,提高患者满意度。我们组织药师开展药品介绍活动;开展现代化"智能麻醉箱"的使用和特殊管理药品培训,强化专业知识,增强操作意识,加强特殊管理药品的安全使用。在两侧配药台下面设置方便柜。简化拆零药品调配流程,利用住院药房自动分包机预先分装完成,设置拆零药品柜。在查检过程中,为计算调配每张处方的速率及查检后期的改善效果,本次活动关键的步数收集工作中运用了小米手环计步器。对配药人员进工作时段记步数,并辅以"小米运动"软件来整理和采集数据。

对策二实施后平均每张处方调配步数由改善前 19.5 步降至 12.7 步,减少了 6.8 步;取药等候时间较长缺失项由原来的 24 件/2 周降低至现在的 13 件/2 周。

3. **对策三** 输液药品统一由静配中心调配发放,指定科室药品门诊药房定点、定时、定量配送。利用信息化技术优化患者取药流程,针剂药品统一由静配中心调配发放,不通过患者直接领取。患者取药过程经历门诊以及静配中心审方药师双重审核,用药安全得到双重保障。药师调配工作量降低,精力更集中于审方。减少经过患者拿药给护士的环节,而是静配中心直接运送到输液室,既能避免药品的破损又能保障患者用药依从性。

通过对策三的实施,门诊药品调配差错明显降低;门诊药师处方调配效率大大提高;患者用药依从性大大提高;针剂药品破损率明显降低;门诊药品调配差错率降低了48%,针剂药品破损率降低了66.7%。

辅导员问与答

Q:对策实施阶段要做什么工作?

A:实施对策前,要让执行者充分理解对策的执行步骤和方法,圈员进行分工合作,当有疑问时,需作具体说明,必要时要PDPC的分析;如遇到无法解决的难题,则应考虑修订对策方案和完成日期。实施过程中尽可能详细介绍实施过程,并留影像资料用以佐证,一个对策实施结束后可用查检表协助来表示实施过程与实施后的结果展示。

Q:一个问题点有多个实施对策,可以同时实施吗?

A:如果一个问题点有多个对策,不可几个对策同时实施,以免混淆各个对策的实施效果,对策应逐个实施,并考量每个对策的实施效果。

(八)效果确认

1. 有形成果

(1)改善前、中、后数据如表4-10所示。

表4-10　"钥匙圈"改善前、中、后数据

项目	改善前	改善中	改善后
调查日期	2017年1月2日—1月15日	2017年2月27日—4月9日	2017年4月10日—4月23日
资料来源	药剂科"6S"工作领导小组	药剂科"6S"工作领导小组	药剂科"6S"工作领导小组
调查样本总量	280件/2周	840件/6周	280件/2周
缺失率	34.3%	21.7%	13.6%

（2）改善前后柏拉图（图 4-22）：通过改善前后的柏拉图对比，可以看出

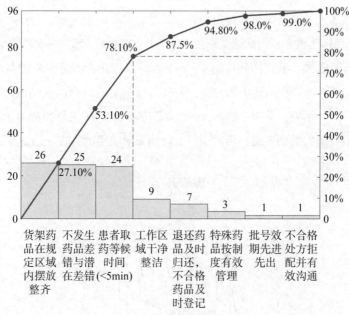

A. 改善前柏拉图

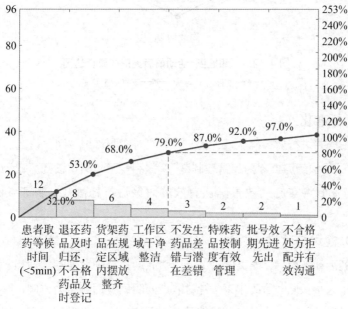

B. 改善后柏拉图

图 4-22 "钥匙圈"改善前后柏拉图

改善后"患者取药等候时间"问题较改善前有了明显的提高，并且"门诊针剂发生差错与潜在差错率""货架药品在规定区域内摆放整齐"问题也有一定的改善，从而也证实3大对策均为有效对策。

（3）目标达成率：目标达成率为111.3%，进步率152.2%。

2. **无形成果**　从雷达图（图4-23）中可以看出：改善前后的各项无形成果都有所提升，特别在沟通协调方面，大家通过医院品管圈课程的培训学习，带教老师的一对一辅导，定期开圈会，一起头脑风暴制订解决方案和对策，使我们的沟通和协调能力得到了进一步的提升，其他无形成果都有较好的提升。

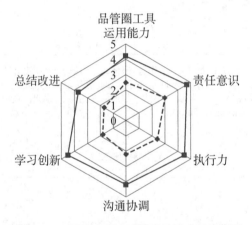

图4-23　"钥匙圈"活动前后无形成果雷达图
注：--◆--改善前平均值；—■—改善后平均值。

（九）标准化

对策实施并进行效果确认后，我们将有效对策制订成"门急诊药房发药机加药标准""门急诊药房拆零药品管理制度"，并制作了"门急诊药房自动加药机操作流程"。我们将实施后效果确认有效的对策进行标准化，制订或修订标准作业。

（十）检讨与改进

品管圈活动结束后，圈员讨论每个步骤活动过程中发现的优缺点，将这些优缺点根据十大步骤逐一罗列出来，针对缺点要明确今后的努力方向，比如在主题选定时圈员讨论发现优点是各圈员能从多个角度多个方面发现问题，缺点是提出的问题过多过杂，有些难以实施，今后的努力方向则讨论出在工作中要更多地思考哪些问题对我们很重要，并且需要改善。

在标准化后，"钥匙圈"圈员们并没有放弃数据的收集和对比，从 5 月份起，每月的最后两个整周进行的效果维持监测数据来看，监测指标都是低于目标线 15.7％，表明效果维持有成效，本期品管圈活动效果显著。

辅导员问与答

Q：检讨时应注意什么？

A：所提出的优缺点需要取得全体圈员的共识，大家应一起讨论或每人填写后再汇总，而不该一言堂，由某个人说了算，且呈现的描述要完整。

Q：什么是残留问题？

A：残留问题是在本次品管活动中预估能改善而最终没有改善的问题，也有可能是改善过程中出现的新问题。我们在检讨与改进的步骤中应将残留问题列出，并提出解决方案，标注预估完成的时间节点。

三、院长点评

（一）案例总评

该课题为问题解决型品管圈，是医院门诊药房自发的品管圈项目。该小组针对门诊药房的现场管理缺失情况使用"6S"的管理指导思想进行改善，小组成员遵循 PDCA 原理，按照品管圈十大步骤，基于数据等客观事实进行调查、分析、评价与决策，应用统计学工具，成功将门诊药房的现场管理缺失率由改善前的 34.3％降至改善后的 13.6％，低于该课题的目标值 15.7％，且后续效果巩固良好，可见本次改善活动有明显成效。

（二）过程讲评

1. 活动特征　该课题的品管圈小组围绕门诊药房的现场管理方面，结合医院实际，查阅了文献资料，并比对了其他医院的管理现况，确定了使用"6S"的现场管理指导思想作为本次改善主题，选题理由充分，主题释义清楚，衡量指标明确。

2. **计划性**   制订活动计划表，根据时间节点有序开展改善活动，至现场做现况调查，绘制流程图，找出容易造成门诊药房现场管理缺失的关键环节，并以头脑风暴方式设计出了"门诊药房现场管理查检表——药品管理"，由药剂科"6S"工作领导小组连续 14 天至现场查检，登记收集出现的问题点。将查检所得造成门诊药房药品管理缺失的项目，运用柏拉图进行排列，依据二八法则，门诊药房药品摆放混乱、患者取药等候时间较长、门诊药房会发生药品差错与潜在差错这 3 个问题累计百分比 78.1% 的问题点，是造成门诊药房管理缺失的主要问题点。通过改善重点及圈能力等运用计算公式，设定目标值为 15.7%，明确将门诊药房的现场管理缺失率由改善前的 34.3% 降至 15.7%，但在目标设定中未明确完成的时间点。

3. **解析**   通过查检后数据统计分析，制作柏拉图，可得出货架药品在规定区域内摆放不整齐，发生药品差错与潜在差错，患者取药等候时间长这 3 个问题为本次活动主要改善项。运用特性要因图，圈员们充分头脑风暴，分别分析得出 $35 + 47 + 37 = 117$ 条末端原因，由 12 名圈员进行评价，依据二八法则选出主要原因，随后现场查检，进行真因验证，"前期设计不合适现有模式""请领费时""货柜布局设计调研""无拆零药品贮存容器""新药空间少""取针剂时易碎掉"和"门诊针剂和口服药字体颜色未区分"为真因。

4. **实践力及活动成果**   针对真因，小组成员拟定一系列措施，依可行性、经济性、效益性 3 个维度对拟定的对策进行评价、筛选，之后将相似的对策整合，并按照难易程度及先后逻辑性进行排序，最终制订完整的对策实施计划，从优化药品供应链，对药品请领进行智能化管理；提高门诊药房处方调配速率，减少取药等候时间，提高患者满意度；输液药品统一由静配中心调配发放，指定科室药品门诊药房定点定时定量配送 3 个方面进行改善。

一是门诊药房搬迁后缺少对药师的相关性培训，而且由于用量拿捏不准，药品种类繁多，信息不支持，预估错误等因素，难免会使门诊药房药品摆放混乱。故制订了以下改善措施：建立全新的药品物流解决方案；探索创新新药请领模式；仓储空间整合再造。

二是门诊药房药品种类繁多，缺少对药师的相关性培训；在配药过程中，须调配药品位置较远，调配品种多，影响调配速率；机器药品补给不及时，导致窗口所需药品缺少、延误窗口发药；手工拆零数药现象较多，消耗时间，对药名的书写也存在不规范现象。故制订对策如下：①开展药品介绍活动；②开展现代化"智能麻醉箱"的使用和特殊管理药品培训，强化专业知识，增强操作意识，加强特殊管理药品的安全使用；③在两侧配药台下面设置方便柜；④简化拆零药品调配流程，利用住院药房自动分包机预先分装完成，设置拆零药品柜。

三是针对针剂易碎的特性，不加入门诊自动加药机，药师调配工作量大，审方精力少。故利用信息化技术优化患者取药流程，针剂药品统一由静配中心调配发放，不通过患者直接领取。

三个对策实施后，门诊药房管理缺失率由 34.3% 降至 13.6%，达到目标值。将有效的措施进行固化、推广，巩固改善成果，制订了"门急诊药房发药机加药标准""门急诊药房自动加药机操作流程""门急诊药房拆零药品管理制度"，并从科室层面推动 PDCA，以小环带动大环，进一步完善了门诊药房的现场管理。

（三）案例特点与改进建议

1. **主要特点**　该课题结合医院实际，背景明确，理由充分，活动步骤完整，逻辑清晰，以事实为依据，用数据说话，相应工具运用得当。小组通过现况调查找到主要症结，针对症结分析原因，验证 7 项为造成门诊药房现场管理缺失的真因，针对真因拟定对策并实施，通过三个对策实施后，改善成效明显，达到预期目标值。后期对成果进行固化、推广，运用 PDCA 小环带动大环的原理，持续改进，成效得到持续拓展。

2. **改进机会**

（1）程序方面

1）选题：本期圈员有 12 人，备选主题 5 个，参加评价人数 8 人，未全员参与评价。

2）原因分析：在运用鱼骨图分析原因时，本课题从人员、物品、管理、环境、药品等几个方面进行分析，共分析了 3 个特性要因图，原因大同小异，未标注制图时间、制图人信息，未圈注真因。

3）要因票选：对所有末端原因进行要因票选，应识别排除能力范围以外的原因，"人力不足"需向人力资源部门申请、调配，超出圈能力范围，另外，品管圈活动体现民主性、科学性，奖惩制度等在要因票选时尽量不纳入。要因票选表制作时呈现序号，能一目了然地看到共有多少个原因参加票选。

4）真因验证：此步骤完成较规范。

　5）对策实施与检讨：对策实施过程中的查检数据与后期呈现数据不一致，圈员在查检过程中应注意数据的表达和呈现要与主题一致。绘制的流程图可能流程较多，但也要注意绘制的规范性。

　（2）统计方法方面

　1）甘特图：时间（When）一栏，一个月可能存在5周的情况，需依据实际设定；地点（Where）一栏，应为活动地点，应和每个步骤实际执行的地点一致，如现况调查、真因验证、对策实施等都有在现场执行的操作。

　2）特性要因图：绘制时应将问题点写在鱼头处，注明绘制时间、绘制人，圈选出要因、真因，并加以备注解释。

　（辅导员：曾艺鹏、蔡敏；编写：富君丽；圈组成员：朱亚虹、来磊、卢萧萧、蒋喆、朱晗、徐佳莉、王艳）

案例 12　提高糖尿病患者治疗膳食的达标率

圈　名：营养圈

奖　项：第九届全国医院品管圈大赛糖尿病专场"二等奖"

营养圈：旨在通过上海市浦东医院营养科全体营养师共同努力，以专业的营养思维，前沿的营养知识，为病友提供优质营养治疗服务。

圈徽意义：

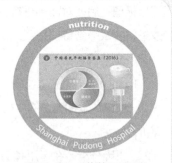

图 4-24　"营养圈"圈徽

　（1）内圈：为最新版中国居民平衡膳食餐盘，平衡膳食是合理营养的根本途径，告诉我们如何合理饮食，保持健康，营养治疗也是必不可少。

　（2）外圈：为绿色，不仅象征着生机盎然，积极向上，同时也寓意着绿色食品的重要性。

表 4 - 11　"营养圈"活动登记表

课题名称:提高糖尿病患者治疗膳食的达标率						
圈名: 营养圈			成立日期: 2021 年 2 月 3 日			
成员人数: 10 人			平均年龄: 39 岁			
圈长: A			辅导员姓名: K			
成员基本数据						
职务	姓名	年龄	科室	资历	学历	负责工作
圈长	A	55	营养科	37 年	本科	组织协调
圈员	B	48	医务部	29 年	博士	现场调查
	C	53	内分泌	30 年	博士	数据收集
	D	47	信息科	28 年	本科	幻灯制作
	E	50	营养科	28 年	本科	数据统计
	F	28	营养科	8 年	本科	数据收集
	G	28	营养科	2 年	硕士	照片制作
	H	25	营养科	3 年	本科	图表绘制
	I	36	营养科	13 年	本科	查阅文献
	J	27	营养科	4 年	本科	现场汇报
营养圈活动期间: 2021 年 2 月—2021 年 9 月						

一、圈长心得

2019 年，我国成人糖尿病患者已达 1.164 亿，居于全球首位。作为糖尿病治疗的五驾马车之一，饮食控制是基础治疗手段。糖尿病治疗膳食通过控制总能量，保持合理的碳水化合物、蛋白质、脂肪百分比，供给合理的平衡膳食。帮助糖尿病患者建立正确的饮食习惯，达到控制血糖、延缓并发症产生的目的。然而现实不容乐观，大多数住院的糖尿病患者，对吃什么吃多少毫无概念。因而我们希望为患者提供精准的治疗膳食，使患者在住院期间养成良好的饮食习惯，同时满足三级医院临床营养质控的要求。

因此，我们选择"提高糖尿病治疗膳食达标率"这一改善主题，涉及全院的多个部门、多个环节，必须依靠各部门通力协作、共同完成。我们的"营养圈"

由来自医务部、护理部、营养科、信息科、内分泌科的 10 名圈员组成，大家各有所长，分工合作。由于本次的改善主题涉及跨部门合作和信息系统升级，使改善活动具有挑战性。

我们圈组运用品管圈工具，按照品管圈十大步骤有序地开展改善活动。为确保活动顺利开展，圈员们有序进行，我们运用甘特图拟定活动计划。绘制流程图和查检表充分把握现状，查阅大量文献，结合圈能力和行业水平，合理设定目标值。根据查检结果绘制柏拉图，二八法则确定了改善重点。绘制鱼骨图，抽丝剥茧，找出末端原因。针对所选出的要因，设计真因验证查检表，针对真因，圈员们集思广益头脑风暴，提出了大量宝贵的提案，结合实际将性质相似的对策合并，最终整合成三大对策，从 3 个方面实施了切实的改善措施，将糖尿病治疗膳食达标率由改善前的 31％ 提升至改善后的 82％。糖尿病治疗膳食发放流程，从患者信息整合到膳食推荐热能的给出，从能量分段食谱的制订到治疗膳食的制备发放，从医生饮食医嘱开具到结合执行情况的反馈调整，一系列环节在改善后，处置更加及时、明确、规范。同时，改善后的团队凝聚力、沟通协调、活动信心等各项指标均有提升，特别在沟通协调方面进步明显。我们营养科也成功申请到国家"注册营养师实践教学基地"。

本期改善主题已达到了预期目标，我们不仅收获了有形成果、无形成果，切实地解决了工作中实际存在的问题，还获得了"减少患者住院时间""降低患者的医疗费用""提高患者的满意度"等附加效益。通过 PDCA 循环原理，对整体和细节不断分析总结，进一步优化发放流程和备餐标准。达到改善效果后进行标准化，制订"糖尿病患者治疗膳食标准书"。后续将继续优化营养诊疗系统，在全院范围内培训推广。从糖尿病患者最多的内分泌科逐渐推展至糖尿病肥胖外科、肾内科及全院其他科室。使全院的糖尿病治疗膳食达标率进一步升高，在不断循环的过程中，改善效果得到持续优化。

二、案例实操辅导

（一）主题选定

1. 选题背景　伴随着经济的快速发展和生活水平的提高、生活方式的转变，全球糖尿病患者数以惊人的速度增长。1980 年，我国糖尿病患病率仅为

0.67%；2013 年，飙升至 10.4%。根据国际糖尿病联盟（International Diabetes Federation, IDF）最新数据，2019 年我国成人糖尿病患者已达 1.164 亿，居于全球首位。中国已成为全球糖尿病流行的中心。作为糖尿病治疗的五驾马车之一，饮食控制是基础治疗手段。

2. **主题评价**　由于医院糖尿病患者治疗人数众多，难以使每个糖尿病患者都得到个性化处理，医院跨部门、多学科的骨干组成品管圈改善小组，讨论并确定糖尿病患者治疗膳食的管理是迫切需要解决的问题，围绕糖尿病患者治疗膳食，通过头脑风暴，运用主题评价表，依据权重评价法，选中得分最高的"提高糖尿病患者治疗膳食的达标率"为本次活动主题。

3. **定义**　糖尿病治疗膳食：通过控制总能量，保持合理的碳水化合物、蛋白质、脂肪百分比，供给合理的平衡膳食。帮助糖尿病患者建立正确的饮食习惯，达到控制血糖、延缓并发症产生的目的。从以下 4 方面考察每位患者的治疗饮食：饮食医嘱、食谱能量设计、患者执行、菜品配制，4 项指标均符合，判定该患者的治疗膳食达标。

4. **衡量指标**　衡量指标为糖尿病患者治疗膳食的达标率，其计算公式如下。

糖尿病患者治疗膳食的达标率 =（抽取糖尿病治疗膳食达标人数/抽取糖尿病治疗膳食总人数）×100%

辅导员问与答

Q：课题来源和课题背景有什么区别？

A：课题来源，即课题从哪里来，有多方面的含义。一是课题来源渠道，比如指导性课题、指令性课题、单位科研项目等；二是选题来源渠道，比如课题指南、自拟选题等；三是课题来源有时也理解为课题选题依据。一般来说，课题来源主要指课题从什么地方获得，即课题的方向。

课题背景，是指一项课题的由来、意义、环境、状态、前人的研究成果等，以及研究该课题所具有的条件等。每一个课题的背景是有差异的，比课题来源更加的具体、明确。课题背景是课题申报书的一部分，能够让审核人了解本课题是基于什么基础上确定的，有什么创新性以及研究意义和价值。

总之,课题来源和课题背景对确定一个研究课题,都是不可缺少的。课题来源,更多的是方向,比较宽泛和笼统,且可能是多个课题的来源渠道。课题背景,主要针对某一点,会更加精准和具体。

Q:本课题如何跨部门、多学科协作?

A:该课题是营养科自选性课题,由营养科牵头,联合医务部、信息科、内分泌科等科室,对糖尿病患者治疗膳食进行改善的课题。糖尿病治疗膳食是从医生开具膳食医嘱、营养师配对食谱到食堂配制治疗膳食、配膳员核对患者信息并送餐的一系列环节,该流程涉及人员多、科室广、环节复杂。因此,建立跨部门、多学科协作的团队至关重要,将相关科室骨干纳入团队,发挥各自特长,成员之间沟通协作,通过分析数据明确现状,找出症结,确定改进目标和方向,让流程更通畅、时效、全面,促进改善活动有效达成。

(二) 活动计划拟定

为了确保活动能够顺利的开展,通过绘制甘特图(图4-25)进行工作分配,明确活动步骤、日程、各步骤分工及责任人。

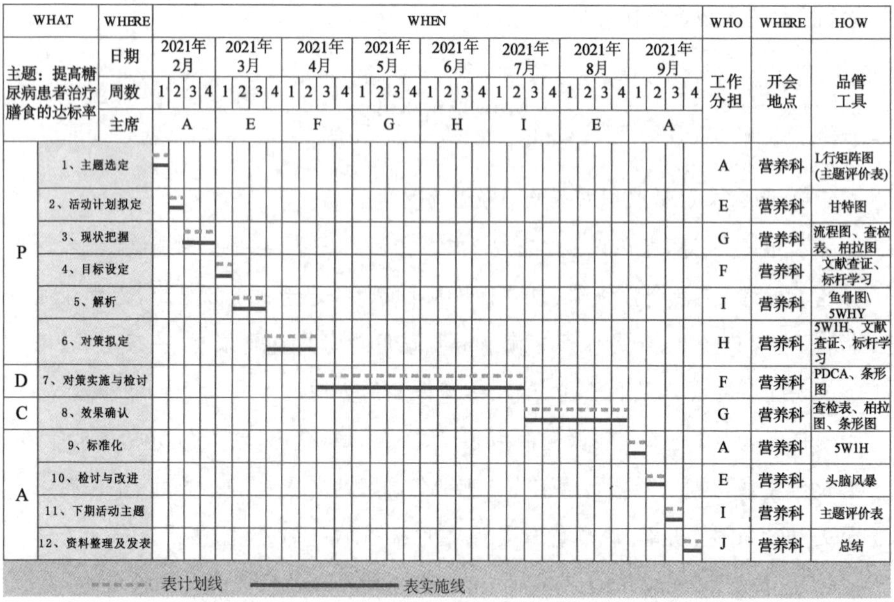

图4-25 "提高糖尿病患者治疗膳食的达标率"活动计划甘特图

(三) 现况把握

1. **糖尿病患者就餐流程图**　为了解糖尿病治疗膳食达标率不高的原因，绘制糖尿病患者就餐流程图 (图 4 - 26)，借此找出改善重点。从流程图中可以发现，从医生下达饮食医嘱到配膳员送餐，都是糖尿病治疗膳食完成的关键环节，影响糖尿病治疗膳食达标率，可能是此次改进的重点。

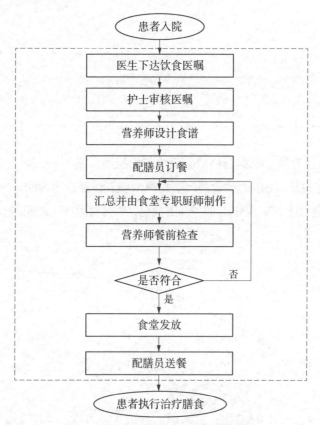

图 4 - 26　糖尿病患者就餐流程图

注：[___]即此次活动改善重点。

2. 制订查检表进行现场查检

(1) 数据收集：全体圈员经由头脑风暴的方式，对实际工作中出现的一些问题进行讨论、整理和归类。针对流程图中的改善范围，设计出 "糖尿病患者治疗膳食达标率查检表" (表 4 - 12)，对 2021 年 2 月 16 日全院各病区进行现场查检。查检结果：查检样本量 60 人次，不达标 41 例，糖尿病患者治疗膳食的达标率为 31%。

表 4－12　糖尿病患者治疗膳食达标率查检表

序号	科室床号	姓名	饮食医嘱	身高（cm）	体重（kg）	BMI（kg/m²）	年龄（岁）	套餐	推荐热能	套餐热能	饮食医嘱符合	食谱能量设计符合	患者执行符合	配制菜品符合	是否符合
合计															
达标率															

（2）找出症结：根据查检数据，绘制柏拉图（图 4－27）。由柏拉图可看出，食谱能量设计不相符、饮食医嘱不相符两项累计百分比为 85.7%。依照 80/20 法则，改善以上累计百分比 85.7% 的问题，即可对本次主题起到改善作用。

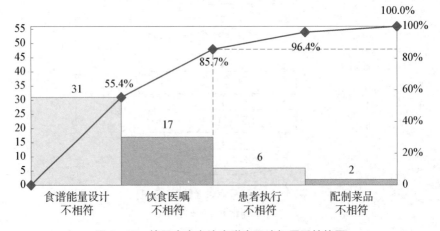

图 4－27　糖尿病患者治疗膳食不达标原因柏拉图

（四）目标设定

目标设定：在 2021 年 9 月 30 日前将糖尿病治疗膳食达标率由 31% 提高至 80%。

辅导员问与答

Q:糖尿病患者治疗膳食达标的标准如何得出?

A:圈员们依据上海市营养质控对糖尿病治疗膳食的考核要求,认真分析营养质控文件、检索相关文献并对比业内标杆后,确定了糖尿病患者治疗膳食达标的各个环节点及相关规范,明确了糖尿病患者治疗膳食达标的定义。

Q:根据什么内容判定该患者的治疗膳食达标? 样本量如何确定?

A:我们从以下4方面考察每位患者的糖尿病治疗膳食:饮食医嘱、食谱能量设计、患者执行、菜品配制,4项指标均符合,判定该患者的治疗膳食达标。查检样本量:样本量的大小可以由统计学专用的公式确定,得出平均每日糖尿病患者人数为100,将抽样数定为60。

Q:饮食医嘱符合、食谱能量设计符合、患者执行符合、配制菜品符合分别是什么意思?

A:饮食医嘱符合指医生开具的饮食医嘱符合患者实际营养需求,包括能量需求、疾病变化、肝肾功能等。例如,糖尿病肾病患者应开具低蛋白糖尿病饮食,区别于一般糖尿病患者。

食谱能量设计符合指营养师编制的食谱符合患者的能量需求。

患者执行符合指患者能进食全部的糖尿病治疗膳食,除医院提供的治疗饮食外,不私自进食其他食物。

配制菜品符合指食堂专职厨师制作的治疗饮食,与营养师开具的食谱在菜品种类、份量、烹调方法等方面均相符。

Q:流程图有什么作用?

A:首先,一张简明的流程图,能帮你梳理活动流程的先后顺序,让策划、思考的思路更清晰、逻辑更顺畅,有助于流程的逻辑实现和有效解决实际问题。其次,流程图还能帮助我们查漏补缺,避免活动流程、逻辑上出现遗漏,确保活动流程的完整性。通过梳理、琢磨流程上的步骤和关键节点,可以快速发现遗漏之处,以便及时整改,保证后续方案执行的顺畅。最后,当一件事情的执行步骤比较复杂,判定条件较多,用一张流程图,就能高效地解决沟通问题。

品管小知识

查检表

是使用简单易于了解的标准化图形,人员只需填入规定之检查记号,再加以统计汇整其数据,即可提供量化分析或比对检查用,此种表格称为点检表或查核表。以简单的数据,用容易理解的方式,制成图形或表格,必要时记上检查记号,并加以统计整理,作为进一步分析或核对检查之用。

查检表是按照系统工程分析方法,在对一个系统进行科学分析的基础上,找出各种可能存在的风险因素,然后以提问的方式将这些风险因素列成的表格。可按团队、设备、时期等类别,由风险管理专业人员、生产技术人员和工人共同参与编制。

编制程序如下:①将整个项目看作一个系统,再把系统分成若干个子系统;②找出各个子系统存在的风险因素;③针对各个项目风险因素,查找有关控制标准或规范;④根据项目风险因素的大小及重要程度依次列出问题清单。

(五) 解析

1. **原因分析**　以现况把握确定改善的问题点为"食谱能量不符合""糖尿病饮食医嘱不符合"这两项,将这两项问题绘制鱼骨图来进行解析,以获得影响问题点发生的主要原因,以鱼骨图进行陈述(图4-28、4-29)。

2. **要因分析**　针对鱼骨图分析所得的小原因进行评分,根据80/20法则选出主要原因。

(1)"食谱能量不符合"的原因分别为:①食谱能量未细分;②外包食堂节约成本;③系统饮食医嘱设置单一;④烹调操作厨师缺乏培训。

(2)"糖尿病饮食医嘱不符合"的原因为:①缺乏饮食医嘱培训;②患者提供信息不正确;③系统饮食医嘱设置单一;④缺少医嘱督查考核机制。

3. **真因验证**　针对选出的7项要因,设计出真因验证查检表进行查检,绘制柏拉图(图4-30、4-31),确定真因:①缺乏饮食医嘱培训;②系统饮食医嘱设置单一;③食谱能量未细分。

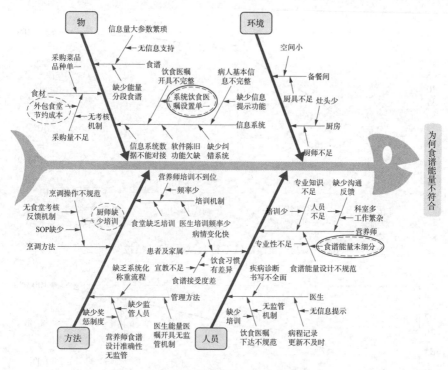

图 4–28　"食谱能量不符合"原因分析鱼骨图

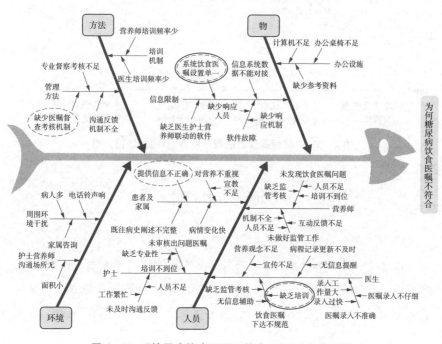

图 4–29　"糖尿病饮食医嘱不符合"原因分析鱼骨图

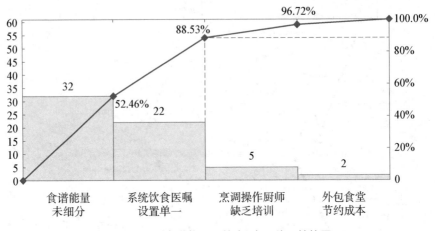

图4-30 "食谱能量不符合"真因验证柏拉图

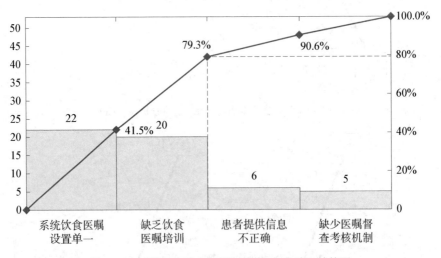

图4-31 "糖尿病饮食医嘱不符合"真因验证柏拉图

辅导员问与答

Q:什么是鱼骨图?

A:鱼骨图由日本管理大师石川馨先生发明,故又名石川图。鱼骨图是一种发现问题"根本原因"的方法,也可以称之为"因果图"。其特点是简洁实用,深入直观。它看上去有些像鱼骨,问题或缺陷(即后果)标在"鱼头"处。在鱼骨上长出鱼刺,上面按出现机会多寡列出产生问题的可能原因,有助于说明各个原因是如何影响后果的。

Q:为什么使用鱼骨图?

A:鱼骨图的绘制可以使我们杂乱无章的原因更有层次感和完整感,使其形成一个整体。鱼骨图是我们原因解析的重要工具。

Q:本案例如何进行真因验证?

A:真因验证是品管圈的关键环节,决定着医院品管圈活动的最终成效。真因验证强调采用"三现"(现场、现物、现实)原则收集数据,只有经过现场收集的数据进行分析验证的要因才是真因。查检表是真因验证收集数据过程中常用来记录事实和分析事实的统计表。查检表的内容可以归纳为查检目的、查检项目的理由、查检人员、查检时间、查检地点、查检方法和查检样本量。

该课题,圈员们通过要因评价,选定"食谱能量不符合"的 4 个要因,分别为:①食谱能量未细分;②系统饮食医嘱设置单一;③烹调操作厨师缺乏培训;④外包食堂节约成本。"糖尿病饮食医嘱不符合"的 4 个要因,分别为:①系统饮食医嘱设置单一;②缺乏饮食医嘱培训;③患者提供信息不正确;④缺少医嘱督查考核机制。针对以上要因,到现场进行数据查检、分析,依据柏拉图"二八法则",得出"食谱能量未细分""系统饮食医嘱设置单一"两项占了 88.53%,为"食谱能量不符合"的真因。"系统饮食医嘱设置单一""饮食医嘱下达不规范"两项占了 79.3%,为"糖尿病饮食医嘱不符合"的真因。

品管小知识

特性要因图,也称作鱼骨图或石川图,是一种根据结果寻找影响结果的原因的方法。特性要因图在问题改善方面被认为是最方便、迅速且有效的方法之一,在品管圈中应用十分广泛。在特性要因图中,大骨、中骨和小骨分别代表大因、中因和小因。大因一般从 5 个方面考虑,即 4M1E,分别为:人(man)、仪器(machine)、材料(material)、方法(method)和环境(environment)。品管圈原因解析要深入,尤其对中小原因的分析应透彻。需要经过圈员充分讨论,深追到末端的原因。

本案例仅从人、物、法、环这 4 个方面进行分析,不够清晰和全面,建议从人、机、料、法、环、测等方面考虑,以充分展示产生问题的原因,避免遗漏。"糖尿病饮食医嘱不符合"的末端原因中护士"人员不足未及时沟通反馈"和"工作繁忙未及时沟通反馈"是同一个原因,存在前后逻辑关系,"人员不足未及时沟通反馈"为正确末端原因,是工作繁忙的原因。

(六) 对策拟定

1. 对策拟定及评价　针对解析阶段所选出的真因,经过全体圈员讨论,依可行性、经济性、效益性等项目进行对策选定。

2. 对策整合　将相似、相关的对策整合后,为 3 大对策 (表 4-13)。

表 4-13　"提高糖尿病患者治疗膳食达标率"对策整合表

对策内容	真　因	实施地点	负责人	实施时间
对策一:医嘱设置不同的能量梯度;对接膳食系统,给出能量推荐量	系统饮食医嘱设置单一	信息科营养科	A、D、G	2021 年 5 月 8 日—6 月 30 日
对策二:设置不同能量梯度的糖尿病食谱;对糖尿病治疗膳食进行称重	食谱能量未细分	营养科	C、G、H	2021 年 7 月 2 日—7 月 31 日
对策三:制订饮食医嘱督查表;做好培训推广	缺乏饮食医嘱培训	营养科	A、B、E	2021 年 7 月 12 日—8 月 17 日

(七) 对策实施与检讨

1. 对策一　医嘱设置不同的能量梯度,对接膳食系统,给出能量推荐量。将营养诊疗系统更新升级,并对接 his 系统读取患者的身高、体重、疾病状况等基本信息;营养师汇总患者信息,给出全日推荐总热能,发送至 his 系统;医生根据推荐热能开具带能量的饮食医嘱。医嘱"膳食"分类中"糖尿病"细分为"糖尿病＜1300 kcal""糖尿病 1300～1500 kcal""糖尿病 1500～1700 kcal""糖尿病1 700～1 900 kcal""糖尿病＞1 900 kcal"。此对策实施后，糖尿病治疗膳食达标率从31％改善至48％。（查检日期：2021年6月29日；样本量：60例；符合例数：29例）。

2. **对策二**　设置不同能量梯度的糖尿病食谱、对糖尿病治疗膳食进行称重。编制不同能量梯度的糖尿病治疗膳食食谱，根据患者病情变化调整食谱；进行餐前检查，与治疗膳食厨师沟通，确保制备的治疗膳食符合食谱要求；配膳员发放糖尿病膳食到患者床位前，并向营养师反馈患者执行情况；营养师收到患者的膳食执行情况反馈，协助医生调整饮食医嘱。对策实施后，食谱能量设计符合率从改善前的48％提升至目前的100％。糖尿病治疗膳食达标率从48％改善至70％。（查检日期：2021年7月27日；样本量：60例；符合例数：42例）。

3. **对策三**　制订糖尿病膳食医嘱督查表、做好培训推广。经全员讨论后制订了糖尿病医嘱督查表，对重点病区糖尿病患者治疗膳食医嘱开具情况进行督查，并指正；制作糖尿病膳食医嘱培训ppt，在科室内和糖尿病治疗膳食医嘱开具问题较多的科室进行培训。此对策实施后，饮食医嘱准确率从改善前的72％提升至目前的90％。糖尿病治疗膳食达标率从70％改善至82％。（查检日期：2021年8月17日；样本量60例；达标例数：49例）。

（八）效果确认

1. 有形成果

（1）改善前、后数据如表4-14所示。

表4-14　"营养圈"改善前、后数据汇总

达标率不高的原因	改善前			改善后		
	发生数	百分比（％）	累计百分比（％）	发生数	百分比（％）	累计百分比（％）
食谱能量设计不相符	31	55.4	55.4	0	0	100
饮食医嘱不相符	17	30.4	85.7	6	50	50
患者执行不相符	6	10.7	96.4	4	33.3	83.3
配制菜品不相符	2	3.6	100	2	16.7	100
合计	56	100	—	12	100	—

（2）对比改善前后柏拉图（图4-32），发现"食谱能量设计不相符""饮食医嘱不相符"这两个问题得到了明显的改善，从而也证实了对策实施效果良好。

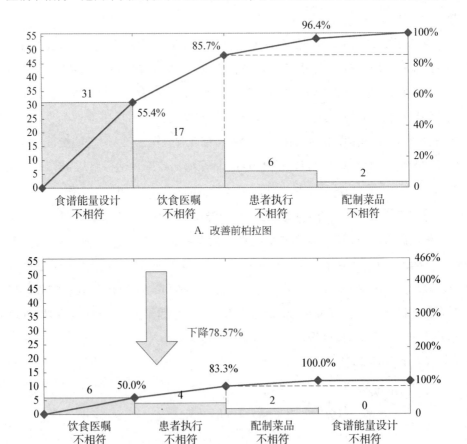

图4-32 "营养圈"改善前后柏拉图

（3）目标达成率：

1）目标达成率：105%；进步率：164.5%。

2）附加效益：

① 平均住院日：减少患者住院时间；住院时间从2021年1月平均8.43天降低至9月7.79天。

② 经济效益：增强患者治疗效果，促进康复，降低患者的医疗费用。糖尿病患者的住院费用从2021年1月平均14 875.3元，降低至同年9月平均

13 744.5 元。

③ 社会效益：提高医疗服务效率，改善患者的生活质量，提升满意度。2021年1月患者满意度为87％。2021年9月满意度为93％。

④ 水平推展：先从糖尿病患者最多的内分泌科开始实施，效果显著。逐渐推展至糖尿病肥胖外科、肾内科及全院其他科室。

2. **无形成果**　从雷达图（图4-33）可以看出：改善后圈员的各项能力均有所提升，特别在沟通协调方面，大家通过医院品管圈课程的培训学习，带教老师的一对一辅导，以及大家定期开圈会，一起头脑风暴制订解决方案和对策，使沟通和协调能力得到了进一步的提升。

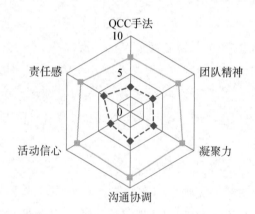

图4-33　"营养圈"活动前后无形成果雷达图

注：-◆-改善前平均值；-■-改善后平均值。

（九）标准化

效果确认后进行标准化。将行之有效对策制订成"糖尿病患者治疗膳食标准书"，并将糖尿病治疗膳食发放流程图中的重点部分进行了细化，促进持续改进的实施。

（十）检讨与改进

1. **检讨与改进**　小组对本期品管圈活动进行总结，并提出改进方向。由于经验不足，拟定计划时对每个环节时间的实际需求把握不全面，导致对策实施期间，主要针对糖尿病较多的科室实施，部分未培训科室的能量医嘱开具数量较少。后续将继续优化诊疗系统，加强全院范围内的培训推广。

2. 效果维持追踪   该课题结束后，我们选择了 2021 年 5 月—10 月进行了效果追踪。实施对策之后，我们持续关注糖尿病治疗膳食达标率。从效果追踪图中发现，在对策实施的一段时间内，糖尿病治疗膳食达标率上升明显，至 8 月份达到最高值并趋于平稳。后期仍需不断改进，个别标准作业流程面对实际具体的问题仍存在不足之处，标准流程仍需要不断改进完善，并在全院水平展开，提高达标率。

辅导员问与答

Q：对策实施前有哪些确认事项？

A：①需要对策实施的负责人确认开展时间、开展地点。每项对策有固定负责人进行统筹负责；如果两种对策存在干扰，实施或者效果确认有影响时，必须分开实施；开展时间应包含改善前数据采集和改善后数据采集，开展的地点要符合"三现"原则（现场、现物、现实）。②对策实施前需要培训的内容，提前进行培训合格后再实施。③对策实施前需获得上级主管的同意方能实施。

Q：对策实施中有哪些注意事项？

A：①负责人跟踪实施过程，任何异常需详细记录反馈圈长或辅导员。经辅导员或圈员全体商议后可中止异常对策，提出新的对策实施。②数据采集确保真实有效。③改善效果有时，可进行检讨与标准化的制作；改善效果无时，需重新检讨提出改善对策。

品管小知识

对策拟定

完善的对策拟定通常细分为：对策拟定与分析、对策评价与筛选、对策整合与排序、对策实施计划制订 4 个流程，每个流程都不可或缺。在对策制订的过程中，建议采用定性和定量相结合的方法，综合运用多种对策分析与制订的方法，如头脑风暴法、5W1H 法、4M1E 法、改善十二点要素法、愚巧法等。在逻辑分析和判断推理的基础上，运用演绎归纳的原理，结合矛盾分析法进行分析。另外,还要有系统性思维,从系统的观点出发,从整体与部分之间的关系、相互作用、相互制约与相互促进的关系中,综合、精确地考察对象,从而在运用与变化中及时、正确地提出解决方案。只有针对真因进行对策拟定,才可能找到治本的改善对策,实现其改善主题的目标设定。同时,所拟定对策要充分且具有可操作性。

该课题针对真因,小组成员拟定一系列措施,依可行性、经济性、效益性3个维度对拟定的对策进行评价、筛选,之后将相似的对策整合,并按照难易程度及先后逻辑性进行排序,最终制订完整的对策实施计划,从信息化、糖尿病治疗膳食发放流程、饮食医嘱培训三个方面进行改善。针对"缺乏饮食医嘱培训""系统饮食医嘱设置单一""食谱能量未细分"3个真因拟订了6个措施内容,因均涉及信息化改造,对策间的相关性强,将6个措施最终整合为3个对策,并按照措施间的前后逻辑关系进行了排序。

标准化

标准制订具备四大要求,即准确性、数量化、现实可操作性、修订及时。在制订标准时,要避免使用"适当""加强""注意""随时"等抽象词语。标准中还应多使用图和数字,使每个读标准的人能以相同的方式解释标准。

为明确糖尿病治疗膳食发放流程、规范糖尿病治疗膳食制备发放过程中相关人员的岗位职责,圈员们制订了《糖尿病患者治疗膳食标准书》,内容包含:发放流程图、相关人员岗位职责、"治疗膳食医嘱督查表""能量分段对照表""称重膳食病历记录表""糖尿病主食称重对照表"等各项内容。通过对关键环节进行规范和细化,力求为患者提供个性化精准的糖尿病治疗膳食。

三、院长点评

(一) 案例总评

该课题为问题解决型品管圈,是营养科自选性课题。该课题针对患者入院后医生开具膳食医嘱,到营养师设计食谱、食堂配餐等环节中造成不符合的项目进行改善,小组成员遵循 PDCA 原理,按照品管圈十大步骤,基于数据等客观事实进行调查、分析、评价与决策，应用统计学工具，成功将糖尿病患者治疗膳食的达标率由改善前的31％提高至改善后的82％，高于该课题的目标值80％，且后续效果巩固良好，可见本次改善活动有明显成效。

（二）过程讲评

1. **活动特征**   该课题为营养科自选性课题，小组围绕如何改善糖尿病患者的膳食管理，结合我院糖尿病患者治疗人数众多，难以每个糖尿病患者都得到个性化处理，从而确定了提高糖尿病患者治疗膳食的达标情况作为本次改善主题，选题理由充分，主题释义清楚，衡量指标明确。

2. **计划性**   制订活动计划表，根据时间节点有序开展活动和工作分配，至现场做现况调查，绘制流程图，找出可能造成糖尿病患者治疗膳食不达标的关键环节：从医生下达饮食医嘱到护士审核医嘱到营养师设计食谱，再到配膳员订餐、厨师制作治疗膳食、营养师餐前检查、食堂发放治疗膳食及配膳员送餐等环节。将关键环节涉及相关操作一一罗列，然后制订查检表，到现场进行查检，将查检所得造成糖尿病患者治疗膳食不达标的数据汇总，运用柏拉图进行排列，依据二八法则，得出"食谱能量设计不相符""饮食医嘱不相符"两项问题的累计百分比为85.7％，改善这两项问题点，即可对本次主题起到改善作用。通过改善重点及圈能力等运用计算公式，设定目标值为80％，明确目标在2021年9月30日前将糖尿病治疗膳食达标率由31％提高至80％。

3. **解析**   分别对"食谱能量不符合""糖尿病医嘱不符合"两项问题进行解析，以获得影响问题点发生的原因。运用鱼骨图，圈员们头脑风暴，各分析得出36条末端原因，由全体圈员进行评价，依据二八法则选出主要原因。"食谱能量不符合"的4个要因，分别为：①食谱能量未细分；②系统饮食医嘱设置单一；③烹调操作厨师缺乏培训；④外包食堂节约成本。"糖尿病医嘱不符合"的4个要因，分别为：①系统饮食医嘱设置单一；②缺乏饮食医嘱培训；③患者提供信息不正确；④缺少医嘱督查考核机制。随后现场查检，进行真因验证，确定"食谱能量不符合"的真因为以下2项：①食谱能量未细分；②系统饮食医嘱设置单一。"糖尿病医嘱不符合"的真因为以下2项：①系统饮食医嘱设置单一；②饮食医嘱下达不规范。

4. **实践力及活动成果**   针对真因，小组成员拟定一系列措施，依可行性、经济性、效益性 3 个维度对拟定的对策进行评价、筛选，之后将相似的对策整合，并按照难易程度及先后逻辑性进行排序，最终制订完整的对策实施计划，从信息化、糖尿病治疗膳食发放流程、饮食医嘱培训 3 个方面进行改善，一是针对"系统饮食医嘱设置单一"，将营养诊疗系统更新升级，与 his 系统对接，营养师汇总患者信息，给出全日推荐总热能，医生根据推荐热能开具带能量的饮食医嘱；二是针对"食谱能量未细分"，营养师编制糖尿病分段能量食谱，餐前检查并称重，并根据配膳员反馈的患者执行情况，及时调整食谱。制订糖尿病治疗膳食发放标准，明确了发放流程；三是针对"缺乏饮食医嘱培训"，制订饮食医嘱督查表，对重点病区治疗膳食医嘱开具情况进行督查，在科室内和饮食医嘱开具问题较多的科室进行培训。3 个对策实施后，糖尿病治疗膳食达标率从 31% 改善至 82%，达到目标值。将有效的措施进行固化、推广，巩固改善成果，制订了"糖尿病患者治疗膳食标准书"，继续优化诊疗系统，加强全院范围内的培训推广。

（三）案例特点与改进建议

1. **主要特点**　该课题结合医院糖尿病患者实际情况，选题明确，理由充分，活动步骤完整，逻辑清晰，遵循 PDCA 循环开展活动，基于数据、信息等客观事实进行调查、分析、评价与决策，正确的应用统计方法，对收集的数据和信息进行整理、分析、验证并作出结论。小组通过绘制流程图、现况调查找到主要症结，针对症结分析原因，验证 3 项为糖尿病患者治疗膳食不达标的真因，针对真因拟定对策并实施，通过 3 个对策实施后，改善成效明显，尤其是针对"食谱能量未细分"这一要因提出的对策优化，过程清晰，数据充分，达到预期目标值。后期对有效的措施进行固化、推广，巩固改善成果。

2. **改进机会**

（1）程序方面

1）选题：该课题为小组自选主题，在选题中没有数据详细表述我院糖尿病患者数量及治疗膳食情况等基本情况，未作充分阐述。

2）原因分析：在运用鱼骨图分析问题点时，本课题仅从人、物、法、环这 4 个方面进行分析，不够清晰和全面，建议从人、机、料、法、环、测等方面考虑，以充分展示产生问题的原因，避免遗漏。糖尿病膳食医嘱不符合的末端原因中护士"人员不足未及时沟通反馈"和"工作繁忙未及时沟通反馈"是同一个原因，存在前后逻辑关系，"人员不足未及时沟通反馈"为正确末端原因，是工作繁忙的原因。

3）要因票选：对所有末端原因进行要因票选时，应识别并排除圈组能力范围以外的原因，"外包食堂节约成本"需向主管食堂的后勤保障部协调，超出圈能力范围。

4）真因验证：应对每个要因进行逐条确认，真因验证强调采用"三现"（现场、现物、现实）原则收集数据，只有经过现场收集的数据进行分析验证的要因才是真因。对于人的方面的有些因素，不能用试验或测量的方法取得数据，则可设计调查表，到现场进行调查、分析取得数据来确认，该课题在真因验证环节阐述不充分。

5）对策实施与检讨：其一，由于经验不足，本次活动对策拟定的方法较单一，仅运用了头脑风暴法。之后的品管圈活动应考虑多种方法的灵活运用，例如，5W1H法、4M1E法、改善十二点要素法、愚巧法等；其二，在"对策拟定与分析""对策评价与筛选"两个流程中缺乏圈外参与机制与评价制度。除了在本科室内，在相关科室、整个医院范围内征集问题的解决方案和改善对策，让品管圈组以外的相关人员参与进来，有助于实现最大范围的集思广益，寻找最佳的改善对策，同时，征求圈外相关人员的意见，也保证了对策筛选的合理性和有效性；其三，本次活动的实施主要集中在糖尿病患者较多的内分泌科，后续在全院其他科室推广过程中可能会面临诸如"疾病影响因素复杂""患者执行困难"等更多新的问题和挑战。我们将运用品管圈的工具与思维，不断发现问题，解决问题，持续改进医院的服务质量。

（2）统计方法方面　甘特图：时间（when）一栏，一个月可能存在5周的情况，需依据实际设定；地点（where）一栏，应为活动地点，应和每个步骤实际执行的地点一致，比如现况调查、真因验证、对策实施等都有在现场执行的操作。

（辅导员：龚婧如；编写：唐佳婉、史哲溪；圈组成员：潘如意、潘美珍、唐伟红、陈聿华）

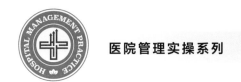

医院管理实操系列

QCC一案例一方法

医院品管圈大赛获奖案例
辅导与点评（下册）

余 波　曾艺鹏　主编

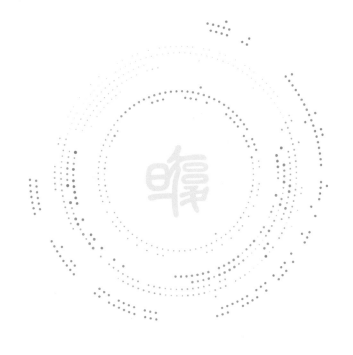

复旦大学出版社

总顾问

刘庭芳　陈建平

编写指导委员会

余　波　施庆红　蔡振荣　熊伍军　曾艺鹏　余明华　缪　红
严　耀　陆惠平　易诚青　冯建军　周花仙　沈　顺　李剑锋
沈　杰　张汉卢　霞　吴晓君　刘　伟　王志华　段宏伟
严华芳　潘美珍　辛文琳　盛科美

编写委员会

主　　编　　余　波　曾艺鹏
副主编　　王　艳　龚婧如
编写人员　　蔡　敏　陈　玲　陈　莉　陈丽华　富君丽　高培培
　　　　　　季　音　孟祥红　毛爱华　马　倩　潘秀红　瞿海红
　　　　　　瞿如意　沈梅娜　史哲溪　唐舒亚　唐晓雯　唐佳婉
　　　　　　王　佳　徐　英　徐莉红　徐佳靖　叶钰芳　张乐乐

主编简介

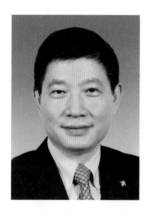

余 波　医学博士、主任医师、二级教授、复旦大学博士生导师、中欧EMBA、清华大学医院管理研究院硕士生导师、上海市医学重点专科学科带头人、上海工匠、上海市领军人才、国务院特殊津贴获得者。曾荣获"上海市仁心医者""上海市优秀共产党员"等荣誉称号。

现任复旦大学附属浦东医院院长、党委副书记，兼任中国质量协会医疗与健康分会副会长、中国医院品质管理联盟副主席、上海市医院协会副会长、中国医师协会血管外科医师分会常务委员、上海市医学会血管外科专科分会主任委员、上海市医师协会血管外科分会副会长等职。

在医院管理实践中，通过战略管理带领医院实现了跨越式发展，两次通过国际医院质量与安全标准认证，连续9年获得全国医院品管圈大赛一等奖，获浦东新区区长质量管理奖和上海市质量管理奖。2020年带领团队实施的"双'C'驱动卓越管理模型在医院管理中的应用"获人民网公立医院高质量发展典型案例及上海市医院管理创新成果三等奖。主编完成《公立医院战略管理案例与实操》及北京协和医学院研究生教材《医院战略管理》。

主编简介

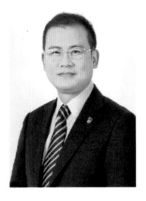

曾艺鹏　复旦大学附属浦东医院副院长、党委委员。

曾荣获复旦大学"十佳百优"（医务)十大优秀医院管理工作者、医院品质管理联盟优秀中层干部、医院品质管理联盟优秀个人；带领团队获全国医院品管圈大赛平衡计分卡专场一等奖、上海市医院协会医院管理创新奖、上海市企业管理现代化成果三等奖。

担任复旦大学临床医学院、河北医科大学临床系"现代医院质量评价与管理工具"课程设计与主讲；北京协和医学院研究生教材《医院战略管理》副主编、《医院管理工具》编委；《公立医院战略管理案例与实操》副主编。

担任医院品管圈大赛问题解决型品管圈专场评委、平衡计分卡专场评委、HFMEA&RCA专场评委、上海市经济和信息化委员会"质量标杆"评委、全国质协系统QC小组评委、河南省质量协会专家。

序 一

在当今的医疗领域，品质管理已成为提升医疗服务质量、提高患者满意度的重要手段。自 20 世纪 90 年代在海南省进行中国医院品管圈（quality control circle，QCC）发起与探索，最后在全国各家医院表现出的勃勃生机，我们看到了品管圈在医疗质量管理中的重要性。这本《QCC 一案例一方法：医院品管圈大赛获奖案例辅导与点评》的出版，是复旦大学附属浦东医院对品管圈在医疗领域应用探索实践的全面总结。

在余波院长的带领下，复旦大学附属浦东医院通过近 10 年时间，进行了基于质量管理工具应用的医院管理体系的建设，从医院战略管理到平衡计分卡设计，从医院问题解决型品管圈到课题研究型品管圈开展，从失效模式与效应分析到根本原因分析法工具应用，均展示了其管理工具运用的娴熟，也引领和推动着医院管理质量的提升。

本书精心挑选了 10 年来医院开展品管圈活动，并在全国医院品管圈大赛中取得优异成绩的获奖案例，包括了问题解决型和课题研究型品管圈的案例。这些案例不仅展示了品管圈在医疗领域的广泛应用，还充分体现了品管圈在提高医疗服务质量、降低成本、提高患者满意度等方面的实际成效。

值得一提的是，本书采用了圈长心得、辅导员讲评和院长点评方法，针对每个圈的案例进行个性化分析，这种分析方法不仅可以让读者更好地理解品管圈的理念和方法，还可以引导读者在实际工作中，思考如何运用品管圈工具，解决实际问题；以及在进行成果总结时，思考如何进行品管圈的评议和改进，是可供评委和辅导员、圈长和圈员学习的具有实战意义的参考书。

本书的出版对于推动品管圈在医疗领域的普及和应用具有重要意义。它不仅为读者提供了丰富的实践经验和智慧，还为医疗质量管理提供了新的思路和方法。我相信，本书也将成为医疗质量管理领域的一本重要参考书籍，为提升医疗服务质量、促进医疗事业发展做出贡献。

在此，我要感谢所有参与品管圈活动的医护人员和管理者们，是你们的努力和付出，让我们有机会看到这些精彩的获奖案例。同时，也要感谢本书的编者和作者，是你们的辛勤工作和无私奉献，让我们能够从这些案例中汲取经验和智慧。

最后，我衷心希望本书能够为读者带来启示和帮助，引导更多的人关注和参与品管圈活动，共同为提升医疗服务质量、促进医疗事业发展做出贡献。

中国医院品质管理联盟主席

中国质量协会医疗与健康分会会长

北京协和医学院卫生健康管理政策学院医院领导力

与管理学系创始系主任

序 二

随着 2016 年原国家卫生与计划生育委员会《医疗质量管理办法》的颁布，明确要求医疗机构应当熟练运用医疗质量管理工具，开展医疗质量管理与自我评价。旨在鼓励医院使用先进、科学的管理工具，以促进医疗质量的持续改进，从而确保医疗安全。

近年来，品管圈作为全面质量管理的重要管理工具，在医院高质量发展精细化管理持续深入开展过程中，逐步在医疗质量、医疗服务，医疗技术、行政和后勤管理等领域中得到运用，其推广成果也越来越显著，不仅提升医院的医疗质量与安全水平，而且通过全体合作、集思广益，充分激发医务工作者的潜能，提升员工发现问题和解决问题的能力。

2013 年始，浦东医院引入品管圈，通过全院全员培训，以及临床医疗护理一线圈员辅导，夯实了自下而上的"全院、全员、全过程"质量管理模式，改变了过去单一自上而下的传统管理模式，实现了医院从经验管理到科学管理、由粗放管理到精细化管理方式的转变。自 2014 年，浦东医院首次参加全国医院品管圈大赛获得一等奖，至今已连续荣获十届大赛一等奖。浦东医院始终秉承"分享经验、传递理念、持续改进"的宗旨，坚持以医院质量持续改进的理念及管理工具的应用为现代化医院建设内涵，历年来举办十二届医院质量与安全管理论坛，努力构建由医院管理者和广大医务人员共同参与的品管圈学习、交流平台，在医院质量管理的发展历程中，贡献力量与价值。

《QCC 一案例一方法：医院品管圈大赛获奖案例辅导与点评》一书，以浦东医院医疗、护理、医技、管理等条线的历年来获奖案例为基础，涵盖了流程优化、质量改善、效率提升、管理创新等方面。该书通过丰富而典型的案例，帮助读者更深入地理解品管圈等质量管理工具的核心理念和方法，更深入探讨和分析实际案例，从中获得启发和借鉴。

　　希望本书能够引发读者对医院质量管理科学工具应用的兴趣，引发读者在实践中不断创新，将品管圈的应用融入医疗质量管理全过程，并形成长效的质量持续改进机制，促进医疗机构更好地改善服务，提高医疗质量。

上海市医院协会会长　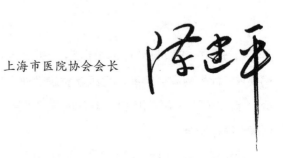

前 言

时间的书页不断掀开，发展的命题日新月异。在当前这个充满变革的时代背景下，如何让公立医院把握历史机遇，积极应对各种挑战，不断完善现代医院管理制度，以实现高质量发展，已逐渐成为医院管理者们深入研究、持续探索的关键议题。医院品管圈，作为一种现代化的高效质量管理工具，正以其独特的魅力和优势，引领着医院管理者朝着全员、全过程、全方位的全面质量管理体系目标迈进，为这场深刻的变革提供助力。基于这样的变革背景，复旦大学附属浦东医院（上海市浦东医院）历经十年磨砺，不断融入一线员工的智慧和实践经验，终于汇集成了这部具备实用价值的实战案例汇编。

品管圈是一种通过团队协作、集思广益、解决问题的管理手段。它强调运用科学的方法和工具，优化工作流程，提升服务质量，推动全体成员参与和持续改进。在公立医院中，品管圈的应用不仅能激发医护人员的创新意识和团队协作精神，更有助于优化资源配置和提升运营效率，形成一种持续改进、追求卓越的文化氛围，推动医院管理水平实现质的飞跃，从而提升医院的整体竞争力。

本书优选了复旦大学附属浦东医院参与全国医院品管圈大赛的特等奖、一等奖等获奖案例，这些案例具有代表性，涵盖了医疗质量、护理管理、后勤服务等多个核心管理领域不同层面的问题解决型、课题研究型和 QFD 创新型品管圈工具应用。通过学习和剖析这些案例，读者可以深入了解品管圈在医院管理中的具体操作方法及其取得的成效，为大家在实际工作中更好地运用品管圈工具来提升医院的管理水平和医疗服务质量提供了宝贵的经验和启示。

在刘庭芳教授等品管圈领域专家学者的指导下，本书以复旦大学附属浦东医院院长为代表的医院管理专家在深入剖析获奖案例的同时，对每一个圈组活动开展情况进行了细致点评。这些点评不仅从多个维度和层面对品管圈的应用进行了探讨和分析，更以全面、专业的视角，提供详尽且系统的品管圈知识体系，使读者能够更加深刻地理解品管圈方法的核心要义和应用技巧。同时，这些圈组点评充分展示了医院品管圈在实践案例中的成功应用，也深入剖析了品管圈方法在不同场景下的应用技巧和注意事项，有助于圈组更好地掌握和运用品管圈，为医院品管圈活动的持续发展提供坚实支撑。

在医院品管圈的实践中，团队协作与沟通是确保活动成功的两大支柱。本书凸显了医护人员与管理者之间紧密合作与共同努力对品管圈活动的重要性，这是复旦大学附属浦东医院品管圈队员们的集体智慧结晶。通过强化团队协作和沟通，充分发挥品管圈的作用，实现了医院管理水平和服务质量的全面提升。同时，团队协作与沟通也推进了医院安全文化的培育，增强了员工归属感，提升了团队的凝聚力。本书汇聚了历年品管圈圈长的心得感悟、辅导员的实战经验，他们对品管圈应用从认知缺乏到感悟丰富，无疑为读者提供了有力的支持和帮助，让大家在应用品管圈持续改进的道路上走得更加稳健。这种集体创作的方式也正为医院品管圈活动的可持续发展注入了新的活力。

《QCC 一案例一方法：医院品管圈大赛获奖案例辅导与点评》不仅是一部全面介绍品管圈在医院管理中应用与实践的经验总结，更是一部推动医院管理水平和服务质量提升的实战宝典。通过阅读本书，读者可以深入了解品管圈的基本原理和方法，掌握品管圈在医院管理中的实际应用技巧，学习如何更好地进行团队协作和沟通，并通过全国医院品管圈大赛的成功案例汲取宝贵的经验和启示，有助于激发读者的创新思维和实践动力，推动医院品管圈活动持续发展，并对医院管理水平和服务质量的提升、医疗改革的深化探索具有积极的推动作用。

本书在品管圈领域具有一定的学术价值和实践指导意义，希望通过本书，使更多的品管圈圈员了解品管圈方法的理论知识和实践经验。本书基于实践，编者对管理工具的学习理解也还处于不断成长和发展中，期望各专家学者给予指正！

复旦大学附属浦东医院院长　余　波

复旦大学附属浦东医院党委书记　施庆红

目 录

第二篇

课题研究型品管圈

第五章 编者导读——目标导向课题研究型品管圈

课题研究型品管圈按照问题解决型品管圈的思维逻辑，在执行品管圈的活动步骤中，也主要应用了 3 个层级的逻辑思考：一是期望为何？ 二是具体目标何在？ 三是该采取何种方策？ 在执行研究型品管圈时，品管圈圈员掌握好"找期望、找目标、找方策" 3 个层级的思维逻辑，以课题研究型品管圈十大步骤为基础，应用这三层逻辑，不断突破限制思维，寻找创新课题的解决方案。

第一节 基本理论与思维方法

课题研究型品管圈是以 PDCA 循环为基础理念，按照品管圈十大步骤来开展的质量改进活动，与问题解决型品管圈不同之处在于"课题明确化""方策拟定""最佳方策追究" 3 个核心步骤（图 5 - 1）。

开展课题研究型品管圈的圈组，首先要解决的是如何明确期望？ 期望是品管圈团队的愿景、梦想，或者说是共同想创造的一种产品、一个理念、一种服务或是一种方法。有的期望来源于本行业，可以以确认标杆方法体现；有的期望来源不同行业、产品、方法之间的借鉴，需要力求创新设计与转换；通过细划明确期望特性值与现状之间差距可以产生的望差，以找到需改进期望可形成具体可实施目标，这是课题研究型品管圈的寻找创新突破的过程，也是课题明确化的过程，是课题研究型品管圈实施的要点、难点。面对困难，在这一阶段需要圈组利用 PDCA 大循环包小循环，小循环保大循环方式，小步快走方式，边推进，边明

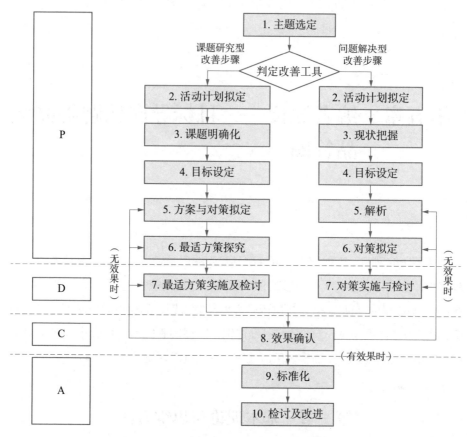

图 5-1　课题研究型品管圈与问题解决型品管圈活动步骤

确，边实施，边评价，边改进。课题研究型品管圈可以同时拥有多个改进目标。

第二节　活动程序与内在逻辑

　　按照"找期望、找目标、找方策"3个层级的思维逻辑，以课题研究型品管圈十大步骤程序逻辑如下（图 5-2）。

　　课题研究型与问题解决型品管圈在思维方式、推进方法等诸多方面均有所区别，适用范围也自然有所差异。问题解决型品管圈针对既有的、延续的工作中现状与标准出现的差距（问题），以既有的工作方法为前提予以解决，在实施中追寻原因，对现状工作做出部分改进。

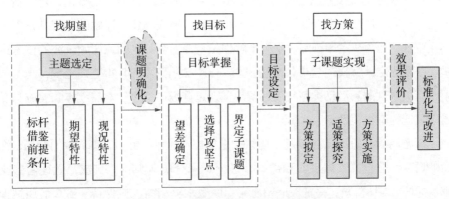

图5-2 课题研究型品管圈程序逻辑

课题研究型品管圈定义为圈组成员针对现有的管理、服务、方法、技术、技能等无法满足实际需求，运用新的思维探讨新方法、项目、服务、技术以达到更有挑战性的目标，最终实现"新规业务（操作）的应对""现状突破"和"魅力性品质的创造"3个目标之一。在新的期望与目标产生后，不以既有的工作方法为前提，而是通过对策、手段，创造出新的工作方法达成新的期望值（图5-3）。

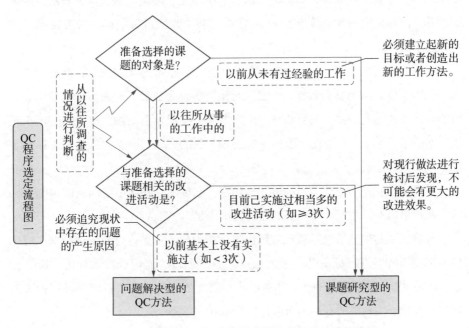

图5-3 课题研究型与问题解决型品管圈方法选择流程

在主题选定阶段，选题要具有创新性、科学性与应用性，必要时，对创新对象进行说明，通过文献查证论证课题的可行性。模式构建在课题研究型品管圈中不可或缺，包含在主题选定之中用于解构整个改善项目，阐述课题研究的技术路线。主题选定以后我们会进行改善工具判定，利用 QC-STORY 判定表，判定结果直接关系到改善活动类型是问题解决型还是课题研究型，对后续步骤实施与品管工具选择有决策性影响。

课题明确化阶段首先要基于需求，把握现况水平。针对课题，做出全面、细致的调查和分析，依据事实和数据，进行定量分析与判断；其次，通过借鉴文献、标杆、对比分析，来把握期望水平，期望水平和需求应保持一致；最后把握现况水平与期望水平之间的望差，决定攻坚点。目标设定要与攻坚点保持一致，目标不宜多，要可测量、可检查，有可借鉴数据做依据。

方策拟定根据攻坚点提出多个方策，然后通过各个维度的打分进行评价，利用 80/20 法则将选出的方策进行重组，整合成方策群组。

最佳方策追究是课题研究型品管圈的灵魂所在，探究包括方策实施顺序、期待效果预估、障碍（副作用）的预测及事前防范对策等，确定最适方策。在此步骤中用到的品管工具较多，如 PDPC 法、系统图法、箭头图法、得失表法、矩阵图法等。根据最适方策，按 5W1H 制订对策表，做到对策明确，对策目标可测量，措施具体。

对策实施要按照制订的对策表逐条实施方案，每条方案实施后，检查相应方案目标的实施效果及其有效性。一条"对策"实施完成后，若未实现其目标，就说明其具体措施有问题，需要调整。在此步骤中会出现直方图、控制图使用不正确；实施中的效果，只用柱状图描述实施前、后的比较，而无对策目标，只是定性地说明目标达成。

效果确认就是检查课题目标的完成情况，必要时，确认小组创新成果的经济效益和社会效益。注意计算经济效益要实事求是。

标准化是对创新成果的推广应用价值进行评价，并进行处置。对有推广应用价值的创新成果进行标准化，形成相应的管理制度、流程或技术标准（设计图纸、作业文件、作业指导书）；对专项或一次性的创新成果，将创新过程相关资料整理存档。注意申请专利不可以作为标准化来体现。

检讨与改进要做到真实有效，从创新角度对在专业技术、管理方法和圈组综合素质等方面进行全面的回顾，总结圈组活动的创新特色与不足，提出下一次活动课题。此环节需重视 QC 小组活动过程的优势与不足的总结。

第三节　评价体系与评分标准

课题研究型品管圈大赛评分从"活动特征、课题明确化与计划性、方策拟定与最适方策探究、执行力及活动成果"4 个层面作为活动评价评分为主要方面：

活动特征要求展示要点为"背景—选题—主题释义—选题理由—QC STORY 判定—文献分析"的逻辑过程；课题明确化与计划性要求展示要点为"模式构成示意图—活动计划表—项目掌握—望差值—攻坚点—目标设定"的逻辑过程；方策拟定与最适方策探究要求展示要点为"方策拟定—方策评价—最适方策探究"的逻辑过程；执行力及活动成果要求展示要点为"对策实施—效果确认—标准化—检讨与改进"的逻辑过程。如表 5-1 所示。

表 5-1　全国医院品管圈大赛"课题研究型品管圈"评分表

序号	评审项目	评审要素	分值	扣分标准	得分小计
1	活动特征（10%）	（1）选题具有创新性、科学性与应用性 （2）选题具有推广价值 （3）QC STORY 判定准确 （4）中外文献全面、深刻	10 分	（1）选题内容缺少查新扣 0~2 分 （2）选题缺乏科学性和推广应用价值扣 0~2 分 （3）无 QC STORY 判定分析扣 0~3 分 （4）有 QC STROY 判定分析但不客观、欠准确扣 0~2 分 （5）中外文文献分析不充分（文献总数不少于 20 篇，英文不少于总数的 1/3）扣 0~2 分 （6）中外文献分析缺乏广度、深度与客观性扣 0~3 分	

序号	评审项目	评审要素	分值	扣分标准	得分小计
2	课题明确化与计划性（25%）	（1）提出的课题明确化结构完整、层次分明、符合逻辑，模式构建科学、精准、直观明了 （2）创意的发挥程度较高，课题的明确化具有高度与深度，创新性较强 （3）活动计划进度设计合理 （4）项目掌握分析全面、完整，望差值设定合理 （5）攻坚点发掘准确 （6）攻坚点选定表制作规范 （7）攻坚点发掘评价项目科学合理 （8）目标值设定合理	25分	（1）无课题明确化实际内容扣4分 （2）有课题明确化内容但方向欠明确，创新性差，价值不高扣0~2分 （3）无模式构成示意图扣4分，有模式构成示意但不规范扣1~2分 （4）无活动计划进度表（甘特图）扣3分，设计不规范扣0~2分 （5）项目掌握不全面扣0~3分 （6）调查方法不科学扣0~2分 （7）期望水平设定不合理或望差值计算有误扣0~2分 （8）攻坚点发掘的评价项目不科学扣0~2分 （9）所发掘攻坚点不合逻辑扣0~3分 （10）目标设定值无科学依据扣0~2分 （11）标杆设定缺少论述（不少于100字）扣0~2分	
3	方策拟定与最适方策探究（32%）	（1）方策拟定方法准确 （2）拟定方策具体可行 （3）方策评价方法科学合理 （4）最适方策探究方法准确 （5）障碍和副作用判定客观合理、要应用PDPC法 （6）消除障碍方法有效 （7）图表应用规范	32分	（1）方策拟定不充分、不科学、不合理扣0~5分 （2）无方策拟定评价表扣5分，方策评价不准确、方法不合理扣0~3分 （3）无最适方策探究表扣7分 （4）无最适方策评价扣5分，评价项目或方法不合理、不准确扣0~3分 （5）无障碍判定或副作用判定扣4分，判定不合理扣0~3分 （6）无消除障碍措施扣4分，措施不合理扣0~3分	

续　表

序号	评审项目	评审要素	分值	扣分标准	得分小计
4	执行力及活动成果（30%）	（1）方策实施规范有效 （2）效果确认真实规范 （3）目标达成率科学合理 （4）有形成果真实有效 （5）无形成果规范客观 （6）标准化规范有效 （7）检讨与改进真实有效 （8）图表无缺项，且应用规范	30分	（1）方策实施顺序不合逻辑扣0~3分 （2）方策实施描述不具体或有错误每项扣0~3分 （3）方策实施阶段的计划与执行内容要正确、规范、前呼后应，每处错误或疏漏扣0~3分 （4）每项方策的有效性未评估或评估不正确每处扣0~3分 （5）无改善前后数据对比或图表对比扣0~3分 （6）目标达成率过高或过低扣0~3分 （7）无雷达图及其数值表扣2分，雷达图或数值表不规范扣0~1分 （8）无标准化扣5分，标准化不规范扣0~3分 （9）无捡讨与改进扣3分，检讨与改进的内容空洞或冗长扣0~1分 （10）无成果巩固或效果维持扣0~2分	
5	文字材料（3%）	（1）前后连贯与逻辑性较强 （2）文字材料制作水平较高	3分	（1）前后连贯逻辑性不强扣0~1分 （2）文字材料制作水平不高扣0~1分	
	合计				

第六章 课题研究型品管圈案例

案例 13 医院社区协同的胃肠肿瘤 MDT 新模式构建

圈　名：常维康圈

奖　项：第四届全国医院品管圈大赛课题研究型品
管圈专场一等奖

圈名意义：常，谐音"肠"，亦有"经常"之意；维，谐音
"胃"，亦有"多维度""维护"之意；康，健康。总的圈名
代表"多维合作，肠胃安康"。意指通过多学科、跨团
队合作，实现对胃肠道肿瘤患者全流程健康管理，
为胃肠肿瘤患者提供优质服务，提高治疗疗效。

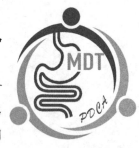

图6-1　"常维康圈"圈徽

圈徽意义：

（1）内圈：胃肠模型图，代表以胃肠肿瘤患者为中心，从肿瘤预防、早诊
断、多学科综合治理、随访、社区支持，全流程的健康管理；MDT，是 multi
disciplinary team 的缩写，代表多学科团队协作模式是本品管圈的核心所在；
PDCA，代表通过 PDCA 不断循环，质量持续改进，推动模式构建和流程再造。

（2）外圈：由三个不同颜色的人环抱成圈，代表多维合作，其中包括院
内多学科专家合作团队，院内跨部门协同合作，全科医生和专科医生团队
合作，分级诊疗，社区首诊，上下联动。

表6-1　"常维康圈"项目登记表

课题名称：医院社区协同的胃肠肿瘤 MDT 新模式构建				
圈名：常维康圈			成立日期：2015 年 9 月 1 日	
圈长：A			顾问：院长	
副圈长：B			辅导员：品质管理部主任	
职务	姓名	职称	部门	圈员分工
圈长	A	副主任医师	胃肠外科	组织、统筹、实施
圈员	B	主管技师	质控办	组织、实施
	C	主任医师	胃肠外科	对策实施、效果确认
	D	副主任医师	医务部	部门协调
	E	副主任医师	内镜诊疗部	对策实施、效果确认
	F	主任医师	消化内科	文献资料查找及目标设定
	G	副主任医师	病理科	宣教活动策划、编导
	H	主治医师	门诊部	调查分析
	I	主治医师	普外科	数据收集
	J	副主管护师	造口门诊	临床实施、数据收集
	K	副主任医师	胃肠外科	对策实施、效果确认
	L	科员	病友服务部	秘书、电脑制作
	M	主治医师	肿瘤内科	数据收集、对策实施
	N	科员	信息科	对策实施、信息支持
	O	科员	医联部	调查分析、对外联络
	P	主治医师	社区卫生中心	对策实施、调查分析
	Q	医师	社区卫生中心	对策实施、调查分析
	R	医师	胃肠肿瘤专科	数据收集
活动时间：2015 年 9 月 1 日—2016 年 7 月 31 日				

一、圈长心得

　　上海市浦东医院"常维康圈"的活动时间为 2015 年 8 月—2016 年 7 月，这是一个跨部门、跨学科、跨医院合作的圈组。在国际质量安全标准认证中，提出了多医疗场所、部门及多项服务整合与协调的管理需求，但当时医院尚未形成多学科跨团队照护管理标准的管理路径与管理模式。因此，2015 年 8 月 25 日，医院领导在普外科例行行政查房后，组织了多学科就胃肠肿瘤患者的诊疗问题进行调研，会上院长提出建议：由普外科牵头，组织多学科管理团队，探索与试点医院多学科管理模式。常维康圈由此组建而成，同时成立了院内胃肠肿瘤 MDT 团队，以胃肠外科为主导，多学科参与的综合诊疗模式。

建立圈组后，各成员和各部门通过协同合作，运用课题研究型的品管圈运作模式和操作步骤对患者就诊流程、社区转院流程等进行再造和改善，旨在打破传统的胃肠肿瘤患者就诊和管理模式。在改善过程中，我们利用医院医联体优势，整合各学科资源，流程再造，构建院内以胃肠肿瘤患者为中心的多学科诊疗团队，并将团队工作从医院外延至社区服务中心，促进胃肠专科医师与全科医师团队协作，共同建立一个"以患者为中心"，联合社区与医院共同构建的，基于患者全流程管理的胃肠肿瘤患者就医管理模式，为胃肠肿瘤患者提供从预约诊疗、多学科综合治疗、随访、社区支持等全流程健康管理。

本次活动打破了现有内外科分科格局，外延至社区卫生服务中心。针对"胃肠肿瘤患者术前诊疗时间长""胃肠肿瘤手术患者流失""胃肠肿瘤患者出院随访不到位"三大问题点展开一系列改善与新模式构建。通过改造胃肠镜室，利用我院复旦疑难病理会诊中心和云病理平台，缩短胃肠肿瘤患者术前平均确诊时间，减少患者流失；利用医联体平台，加强社区胃肠肿瘤的早发现、早治疗；利用多途径进行宣教；加强信息建设，完善预约、检查、随访流程。

本次活动确定为课题研究型品管圈活动，医院在此前从未有过相关经验，想要顺利完成首次面临的工作，大幅度打破现状，必须提前应对可预见的课题，通过方案、IDEA 的追究与实施方可达成目标。也正因为是第一次参与课题研究型品管圈模式，对于十大步骤的转换不够熟练，对于其中图表工具的运用程度也不够丰富。另外，许多圈员平时只熟悉临床业务的开展，对品管圈工具了解甚少，两位来自社区卫生服务中心的圈员更是第一次听说品管圈。因此，此次跨部门、跨单位的课题研究型改善活动创新与挑战共存。

二、 案例实操辅导

（一）主题选定

1. 选题背景　第一，国际质量安全标准认证第五版标准 COP. 2 中指出：

医院可采用特定程序来整合和协调为每位患者提供的医疗服务。首先，患者治疗过程是一个动态过程，它包括许多医务人员、多个医疗场所、部门及多项服务，患者治疗活动的整合和协调可以促进高效的治疗过程，有效利用人力和其他资源，产生更好的治疗结果。第二，随着医学的发展，综合医院医学专科的分科越来越细。每个分科只注重自己系统的疾病，而忽视了其他系统的疾病。临床存在分科过细的问题，对医学人才的培养也趋于专科化，造成部分医生视疾病为某个器官或系统的病变而忽视整体诊断和治疗较为局限。严重影响患者的就医环境和利益。目前有很多专科发展也开始运用整合医学思维方法及理念。第三，医院医疗管理现状提示，当前各专业科室之间针对患者有效管理的存在相互矛盾；社区与专科间的信息沟通不流畅；这需要重新构建专科管理流程，以患者为中心导向，实施病员全流程管理。

2. **主题评价**　针对胃肠外科日常业务运营与管理过程中，亟需改善的几个流程缺陷与薄弱点，通过小组成员的头脑风暴讨论，列举出目前最重要、最迫切解决的 5 个候选主题。运用 L 矩阵图法绘制了相对权重评分表，包含领导重视程度、可行性、本期达成性和圈能力 4 个项目，经 17 名圈员的分值投票得出相应的比例。并依据不同评价项目的权重比例结果，运用主题评价表针对 5 个候选主题进行评分，最终推选出"医院社区协同的胃肠肿瘤 MDT 新模式构建"作为本次活动的改善主题。

3. **主题定义**　"胃肠肿瘤 MDT"是指以胃肠外科为主导的，多学科参与的综合诊疗模式（简称 MDT）。团队成员包括：普外科、肿瘤内科、放疗科、放射科、病理科、内镜中心、消化内科、护理部、门诊部、质控办、社区等指定的专人。"社区"是指浦东医院医疗协同网范围内的 11 家社区卫生服务中心。"模式"是指胃肠肿瘤患者的全流程医疗管理模式。

4. **选题理由**　对患者而言，通过联合社区的多学科深入交流与紧密合作，实现胃肠肿瘤诊疗理论、技术和经验的全面融合，为胃肠肿瘤患者提供个性化、规范化、连续性、全流程的高质量诊疗方案，方便患者就诊，提高患者满意度和治疗疗效。对同仁而言，加强科室沟通和交流，提高各学科学术水平，共享发展成果和患者资源；加强专科医生与社区全科医生间的分级诊疗联动。对院方而言，有效整合学科，发挥各学科优势形成合力，提高医院胃肠道肿瘤诊治水平，扩大学术和社会影响力，建立与社区的双转诊协作机制。

5. 衡量指标   新模式构建目标：指建立"以患者为中心"，联合社区与医院共同构建的，基于患者全流程管理的胃肠肿瘤患者就医管理模式（图6-2、6-3）。

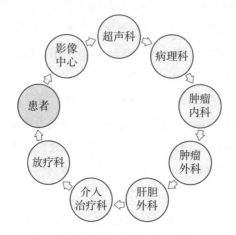

图6-2   "常维康圈"改善前模式图

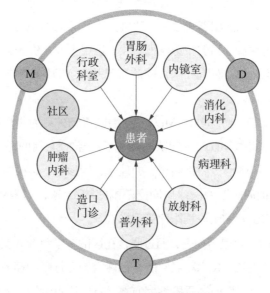

图6-3   "常维康圈"改善后新模式图

6. 改善工具判定   根据 QC STORY 判定表（主题类型判定表），分别罗列了5项课题研究型和问题解决型品管圈不同的特点描述，由圈员针对关系程度进行3段评价，结果得出此次改善活动更适合采用课题研究型品管圈。

辅导员问与答

Q:课题研究型品管圈如何选题? 其要点是什么?

A:在品管圈活动的推动过程中,很多人遇到的第一个困惑就是主题选定。首先,主题的选定得益于问题的发现,在医院的日常诊疗和管理活动中,要善于挖掘、勤于记录,用头脑风暴找到存在的所有问题。其次,要对所有的问题进行初步判断,数据是否很难收集、主题是否方便衡量、样本周期是否过长等。发现问题后可以用类似于 IDT 树的方法从不同的角度筛选主题,如该问题是否已有对策、是否缺乏 SOP、是否跨部门。都排除后,再利用主题评价表来确定目前最重要、最迫切解决的作为品管圈活动主题。

对于课题研究型品管圈而言,在筛选问题时不只是考虑目前为止的现况,更应多考虑今后可能的走向与计划,从多角度进行检讨,将必须解决、理应达成的问题全部罗列出来,也可邀请上级领导与院外相关人员一起商讨。将筛选出的问题围绕着效果、紧迫性、困扰程度、将来的预测、上级方针等多维度进行评估,锁定所筛选出的问题。选出的主题要具有创新性、科学性和应用性,具有一定的推广价值。

Q:新模式如何判定? 为什么要用课题研究型手法?

A:在课题研究型品管圈的评分标准中,明确规定:提出的课题明确化程度较高,要有科学、直观的模式构建。问题解决型品管圈更多的是解决目前工作中存在的问题,基于现况出发;而课题研究型品管圈更着重的是以前从未有过经验,想要打破现状开拓新工作的情况,基于将来课题中会遇到的问题,对新业务、新问题的应对与改善的过程。新的工作模式中必然存在着许多新的流程与制度,也会出现零零总总的新问题,用问题解决型难以应付,因此用课题研究型手法会更适合。

如该课题改善前,患者进入医院如果治疗过程涉及到多个诊疗学科和检查科室,就需要患者一个个科室去跑,就诊流程繁杂、时间长,十分不便。医院要建立一个"以患者为中心"的就诊新模式,从患者预约就诊、检查、治疗、会诊等一系列诊疗过程都会涉及到革命性的改变,采用课题研究型品管圈手法使得圈组活动更加顺畅,胃肠肿瘤 MDT 团队主动前移与协调,成功构建了全过程管理的健康管理模式。在达成这一新模式的过程中,圈员们遵循课题研究型品管圈的十大步骤,每步都基于真实的数据分析,统计技术应用切当,逻辑关系正确,抓住最关键的问题点推动改善主题的达成,有效解决了患者就诊过程中的难题。

品管小知识

课题研究型品管圈

　　课题研究型品管圈在工业届被称为"创新型"QC小组,是建立在成熟的品管圈理念和手法基础上的产物。与问题解决型品管圈相比较,课题研究型品管圈的核心要义在于创新,并力求保持品管圈活动的持续生命力,主要针对新的、无既往经验的工作,在新的期望与目标产生后,不以既有的工作方法为前提,而是通过探讨方策和手段,创造出新的工作方法,达成新的期望值。这种模式对于业务交叉、管理繁杂的大型公立医院相当适用。无论是课题研究型品管圈还是问题解决型品管圈,都是以 PDCA 循环为基础理念开展的质量改进活动。在实践过程中,两者的核心理念有着诸多的相似之处,同时,课题研究型品管圈有几个特有的步骤和方法,如改善工具判定、课题明确化、最适方策探究等。

改善工具判定

　　改善工具判定步骤紧跟主题选定,严格意义上这并不是一个独立的品管圈步骤,而是包含在主题选定这一步中的。但是这步判定过程相当重要,将直接影响到改善活动类型为课题研究型还是问题解决型品管圈,若此处的判定不准确,将影响后续的活动步骤和手法选择。

　　在主题类型判定表中,课题研究型的判定项目为:①以前未曾有过经验,首次面临的工作欲顺利完成;②欲大幅度打破现况;③欲挑战魅力的质量,魅力性水平;④欲提前对应可预见的课题;⑤通过方案,IDEA 的追究与实施可达成目标的。相对应的,问题解决型的判定项目为:①欲解决原来已在实施的工作中之问题;②欲维持、提升现况水平;③欲确保当然质量、当然水平;④欲防止再发生已出现的问题;⑤透过真因探究而消除问题。

（二）活动计划拟定

在确定了活动主题和改善工具类型后，运用甘特图（图6-4）进行活动计划拟定，制订活动计划进度表，同时明确每个步骤的责任人与主要运用的品管工具。

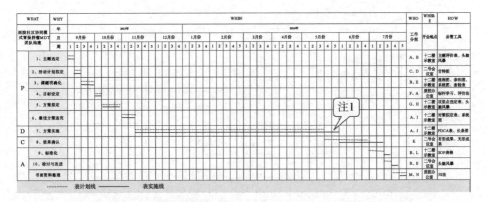

图6-4　"医院社区协同的胃肠肿瘤MDT新模式构建"活动计划的甘特图

注：由于OA随访信息系统搭建设计时间比计划时间延迟，故方策实施阶段延迟两周，但后期加快进度，按时完成。

（三）课题明确化

1. 问题导出　为了全面了解医院社区协同的胃肠肿瘤MDT新模式构建的主要因素，精准排摸患者就医环节的问题点，梳理绘制胃肠肿瘤患者就诊流程图（图6-5），从社区就诊、转诊、门诊就诊、分诊、专科就诊、辅助检查、收治入院、手术治疗等一系列流程可以看出，许多环节的衔接与运行过程中会导致许多问题的发生，为本次活动的改善重点，用虚线框出。

审视流程各个环节，针对人员、流程、设备、环境和方法5个主要因素，围绕社区和医院两方面利用系统图进行问题点展开（图6-6），共列举了32个患者就诊流程中存在的问题点。

2. 现况水平把握

（1）问题明确化：用亲和图（KJ法）将32个问题进行重新梳理归类，整合为"胃肠肿瘤患者术前诊疗时间长""胃肠肿瘤手术患者流失""胃肠肿瘤患者出院随访不到位"3大问题点，进一步明确需要改善的主要问题。

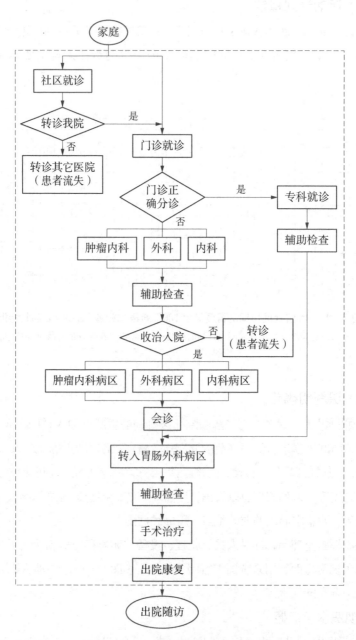

图 6-5　胃肠肿瘤患者就诊流程图

注：[___]即此次活动改善重点。

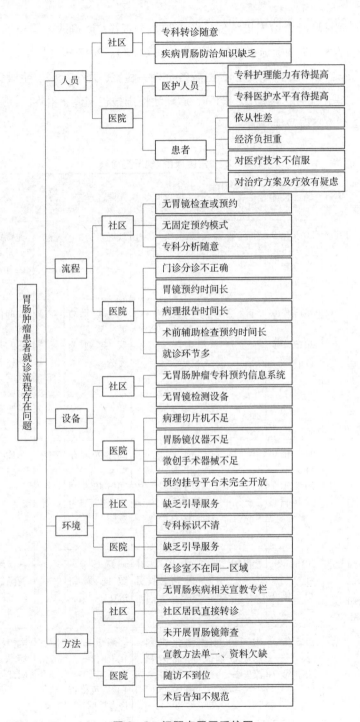

图6-6 问题点展开系统图

（2）制订现况查检表进行现场调查与数据查检：明确改善重点后，针对3大问题所涉及的12项指标进行基线调查（表6-2）。2015年9月1日至9月30日期间，圈员们分工协作，分别在医院各个相关科室、几个社区卫生服务中心等展开调查，得出了社区内镜预约时间、病理活检出报告时间、平均门诊患者诊疗时间等12个攻坚点及现况值。

表6-2   "常维康圈"现况查检表

主题	问题点	内容	调查时间	调查对象及目的	调查地点	调查方法	调查团队	调查结果
医院社区协同的胃肠肿瘤MDT新模式构建	胃肠肿瘤患者术前诊疗时间长	社区	2015年9月9日—2015年9月26日	社区胃镜预约等候时间	A、B、C社区卫生服务中心	现场核实	圈员	无胃肠镜预约信息系统，社区胃镜预约时间无法统计
		门诊	2015年9月6日—2015年9月28日	门诊患者就诊时间	门诊部、病理科、胃镜中心	现场数据查看、隐蔽式跟踪观察方法	圈员	病理科活检病理诊断时间4.2天；平均门诊患者诊疗时间为102分钟；门诊患者胃镜预约时间3.8天
		住院	2015年9月9日—2015年9月16日	平均住院日	消化内科、肿瘤内科、病理科、放射科、内镜中心、门诊部	回溯2014年9月1日—2015年9月1日出院患者数据	圈员	平均住院日为15.3天
	胃肠肿瘤手术患者流失	社区	2015年9月11日—2015年9月29日	社区转诊率	A、B、C社区卫生服务中心	现场核实、数据调研统计	圈员	社区医师团队胃肠道肿瘤的转诊率58.0%
		门诊	2015年9月1日—2015年9月25日	内镜检查肿瘤阳性病人流失率	消化内科、肿瘤内科、病理科、内镜中心、门诊部	回溯2015年1月1日—2015年9月1日内镜检查患者数据	圈员	内镜检查肿瘤病人流失率64.8%

续　表

主题	问题点	内容	调查时间	调查对象及目的	调查地点	调查方法	调查团队	调查结果
胃肠肿瘤患者出院随访不到位		住院	2015年9月1日—2015年9月30日	住院患者流失率	消化内科、胃肠外科	查阅相关诊疗制度和诊疗路径、数据调研统计	圈员	胃肠肿瘤MDT入径率为0；消化内科病人月平均转院人数3人
			2015年9月1日—2015年9月25日	手术病人流失率	内镜中心、胃肠外科	现场核实、数据调研统计	圈员	胃肠肿瘤手术患者流失率59.5%
		社区	2015年9月1日—2015年9月30日	社区随访率	A、B、C社区卫生服务中心	各社区现场查检、数据调研统计	圈员	社区随访率72.0%
		门诊	2015年9月1日—2015年9月13日	门诊随访率	门诊部、信息科、胃肠外科	现场核实	圈员	门诊随访数据未做留存
		住院	2015年9月1日—2015年9月30日	出院病人随访率	胃肠肿瘤病区、护理部	现场核实、数据调研统计	圈员	出院病人随访率为67.3%

（3）发掘攻坚点：根据12条备选攻坚点查检的现况值，结合文献检索、标杆学习、领导期望、问卷调查等方法确立，分别确定了望差值评分标准，并由圈员从上级方针、圈的优势、克服能力3个方面进行强（5分）、中（3分）、弱（1分）评分。依据80/20定律，评分为216分以上的攻坚点选为采用攻坚点。为了更加高效地开展改善活动，达成新模式构建，将流程、内容相近的攻坚点进行合并成3大攻坚点（表6-3）。

表 6-3　"常维康圈"攻坚点合并表

主题	问题点	内容	攻坚点	攻坚点合并	现况值
医院社区协同的胃肠肿瘤MDT新模式构建	胃肠肿瘤患者术前诊疗时间长	社区	建立社区胃镜预约系统	攻坚点1：胃肠肿瘤患者术前确诊时间	8.1天
		门诊	病理科活检病理诊断时间降低76%		
			平均门诊患者诊疗时间减少22.57%		
			门诊患者胃镜预约时间降低47%		
	胃肠肿瘤手术患者流失	门诊	胃镜阳性病人流失率降低24.7%	攻坚点2：胃肠肿瘤手术患者流失率	46.8%
		住院	胃肠肿瘤 MDT 入径率降低24.7%		
	胃肠肿瘤患者出院随访不到位	住院	出院病人随访率提高12.7%	攻坚点3：胃肠肿瘤出院病人随访率	67.3%

(四) 目标设定

总目标：以"患者为中心"，联合社区构建胃肠肿瘤 MDT 模式。

目标1：早期胃肠肿瘤发现率≥21.8%。衡量指标释义：是指早期胃癌和肠癌的病例数占同期行胃镜肠镜检查所检出的胃癌和肠癌的总例数的百分比。

目标2：胃肠肿瘤患者术前确认时间（天）≤5天。衡量指标释义：是指患者从社区第一次就诊，到明确胃肠肿瘤诊断的平均时间。

目标3：胃肠肿瘤患者 MDT 入径率≥23%。衡量指标释义：多学科 MDT 照护的胃肠肿瘤患者临床路径例数/同期所有胃肠肿瘤患者例数 * 100%。

辅导员问与答

Q:KJ 法是什么？是否能在品管圈活动中运用？

A:KJ 法又称亲和图、A 型图解法,是将杂乱无章的语言资料收集起来,并利用这些语言资料内在的相互关系,按照其亲和性加以汇总、思考、探求内在规律。最终对未知领域进一步深化认识,建立起系统的想法和思路,或者为已知领域开辟新的路径、方法或创建新的理论系统的一种方法。

如果与研究对象相关的信息量庞杂,不单单只是数据,且信息或相关的讨论出现了无组织化的想法和意见,需要突破传统观念,就可以使用 KJ 法来梳理,同时也必须达成团队共识。如果研究对象的信息清晰,不需要做进一步归纳总结,且已经作出执行决策,或者团队中有十分强势的人,都不太适宜使用 KJ 法。

如此看来,课题研究型品管圈相较问题解决型品管圈问题更复杂,所研究的也往往是未知的领域或新的工作业务,使用 KJ 法来整理归纳活动过程中圈员们发现的问题和思路,处理一些非解决不可又毫无头绪的研究问题,是非常有帮助的。

Q:该课题在做现况水平把握时,使用 KJ 法对问题进行明确是否合适?

A:问题解决型品管圈用 KJ 法可以用于对现场问题乱象进行归类整理,为找到问题提供参考依据。该课题研究型品管圈在现状水平把握中采用 KJ 法对存在问题进行梳理,其实是不合适的,这也是因为初次学习课题研究型品管圈,而没有注意到的地方。从课题研究型品管圈的活动步骤来看,正确的做法是应该寻找新模式的特性,从新模式中产生的期望找到分解特性特征,比如,将实现社区预约制作为期望,假设该期望实现,再去评估现场问题乱象是否可以一并消除。所以,亲和图在该具体案例的使用上不合时宜。

问题乱象与期望落差的比较就是要比照标准,在标准范围内的差距就是乱象,标准范围外的差距就是期望值。

品管小知识

1. 发掘攻坚点 攻坚点无疑是指最紧迫最有解决意义的问题,如果不能对所有问题都面面俱到,不如抓住问题的重点,解决重点问题。对于一家大型综合公立医院而言,要联合社区构建胃肠肿瘤 MDT 模式,必须以"患者为中心",优先解决胃肠肿瘤患者就诊中碰到的难题和重点环节。选择攻坚点时需结合医院实际情况,不要盲目地跟风热点问题,这样的研究只会造成资源的浪费,难以达到预期的目标。攻坚点的选择应该同时兼顾医疗技术的改进和管理体制中问题的研究,能够全面地推进课题的改善和医疗质量的提升。如果攻坚点选取的范围较大,可侧重点选取忽视管理方面、攻坚点与实际不相符等问题。

2. 目标设定　　设定目标是为品管圈活动指明改进的方向,并能够用明确的数值来衡量改善活动完成的程度,所以,目标的设定应紧紧围绕着所选课题的目的而设定。课题研究型品管圈较问题解决型只有一个目标设定不同,它可以设置几个子目标,来共同推动总目标的达成。提高早期胃肠肿瘤发现率、缩短胃肠肿瘤患者术前确认时间、提升胃肠肿瘤患者 MDT 入径率这 3 个子目标的推进和完成,都有助于实现建立以"患者为中心",联合社区构建胃肠肿瘤 MDT 模式的总目标。

课题研究型品管圈在设立目标后,可以进行目标可行性分析,主要从人、机、料、法、环、测等方面分析小组所拥有的资源、具备的能力,以及课题的难易度等。通过目标可行性分析可以帮助小组成员系统地发现自身的优势,提高自信,同时充分掌握资源配置情况,提前做好计划,如需要多少的资金投入、什么样的专业技能等,从而确保目标的实现。

(五) 方策拟定

1. **备选方案讨论、优缺点比较与评估分析**　　小组经过文献查证、网上资源查询和院外专家咨询,并结合标杆医院实际运用 MDT 团队经验,未发现有联合社区共同组建 MDT 团队方案,小组经头脑风暴对备选方案进行总结,并用亲和图 (图 6-7) 进行归纳,结合 3 个攻坚点分别对 3 个备选方案进行优缺点分析 (表 6-4),并依据 L 矩阵图法对其进行评估分析 (表 6-5),以"1/10＝非常不适合、1/5＝不太适合、1＝同等适合、5＝比较适合、10＝非常适合"的评分标准,根据小组分析结果,小组决定采用方案三"利用信息平台综合构建"作为构建方策。

医院社区协同模式胃肠肿瘤MDT团队构建		
方案一 设定融合区域定点构建方案	方案二 培训专人引导就诊构建方案	方案三 利用信息平台综合构建方案
(1) 将胃肠肿瘤相关学科整合在一个门诊区域内 (2) 需他科协助诊断时区域内医师可以畅通的协请会诊 (3) 需要在门诊增加一个固定的MDT诊疗区域 (4) 辅助科室可以在固定时间内参加 (5) 协助机制建立，保证MDT专家定期参加会诊 (6) 社区医师可以纳入并由固定地点和时间参与 (7) 可以固定时间进行疑难案例会诊讨论 (8) 病房区域固定空间给MDT团队 (9) 医生消耗人力成本与收益绩效匹配 (10) 增加知名专家，增加病人就诊意愿	(1) 门诊增加导诊人员专门陪检 (2) 增加社区胃肠肿瘤专人联络员 (3) 各相关科室设置专人联络员 (4) 术后随访专人负责 (5) 社区增加术后针对胃肠肿瘤随访的人员	(1) 与社区医师开通预约平台 (2) 建立与社区的微信预约 (3) 直接开通与社区的胃镜预约 (4) 组织专家团队参与社区预防管理 (5) 建立团队成员能共享有的手机APP模式 (6) 手机随访功能 (7) 利用现有云病理资源，加快病理诊断功能 (8) 有专家咨询与引导功能 (9) 利用现有机器人远程随访功能 (10) 病例资源共享功能

图6-7　"常维康圈"备选方案讨论（亲和图）

表6-4　备选方案优缺点列表

攻坚点	优缺点对比	备选方案一：设定整合区域定点构建方案	备选方案二：培训专人引导就诊构建方案	备选方案三：利用信息平台综合构建方案
胃肠肿瘤患者术前确诊时间	优点	可减少患者门诊重复就诊次数，减少挂号次数，多学科团队综合诊疗，缩短确诊时间	可以缩短患者院内无效往返时间	患者资料共享、全程管理，诊断效率增加，确诊时间缩短
	缺点	需要固定的办公场所，需要定时集中专家	需要增加人力资源，且存在人力资源浪费	需要重新搭建信息网络和平台
胃肠肿瘤患者手术流失率	优点	固定诊疗区域、多学科团队围绕患者、患者移动减少、流程改善、治疗方案合理、疗效提高，患者满意度增强，流失降低	患者门诊就诊舒适度体验增强	信息化手段使得全流程管理更规范，MDT可路径化执行

攻坚点	优缺点对比	备选方案一：设定整合区域定点构建方案	备选方案二：培训专人引导就诊构建方案	备选方案三：利用信息平台综合构建方案
	缺点	多学科团队合作过程中人力成本和收益成本需要平衡	只是在门诊就诊流程的某些环节进行局部改善，无法影响整个流程，对流失率改善有限	信息化的信息维护需要专人，需要建议反馈监督机制
胃肠肿瘤患者出院随访率	优点	可实现患者一站式管理，有利于患者来院随访，整合多学科简化随访流程，提高随访率	可在患者门诊随访过程中提供一定的便利	可利用信息化自动提醒功能，可利用网络化随访数据库
	缺点	需要专人负责、需要建立随访数据库，需要投入一定的人力和物力支持	无法从根本上提高患者随访的依从性	需要投入人力和物力支持，患者信息安全存在一定风险

表 6-5 "常维康圈"对备选方案的评估分析(L 矩阵图法)

方案	方案一	方案二	方案三	总和	选定
方案一		6.35	1.94	8.29	
方案二	1.14		0.67	1.81	
方案三	4.30	6.08		10.38	√

2. 方策拟定评分　圈员头脑风暴，从人员、设备、方法、流程、环境 5 个方面，针对 3 个攻坚点，共提出 22 项方策，评价法评分，依据八二法则，确定了 19 项有效方策。

(六) 最佳方策追究

针对 19 项有效方策，圈员逐一从障碍判定、副作用判定及消除障碍的措施等方面进行综合分析判断，确定最佳方策。并将相似、相关的最佳方策进行整合，确定为 3 大方策群组，并拟定方策实施表（表 6-6）。3 大方策群组分别为：方策群组一，多维度建设 MDT 团队，打通社区医院就诊全流程；方策群组二，通过信息化和流程改造，联合社区搭建团队沟通平台，实施全流程管理；方策群组三，构建宣教体系，搭建随访系统。

表6-6　"常维康圈"方策实施表

方案	攻坚点	方策群组	最佳方策	地点	完成日期	负责人
利用信息平台综合构建方案	攻坚点1和攻坚点2	方策群组一：多维度建设MDT团队，打通就诊全流程	组建成立胃肠肿瘤多学科综合诊疗部，形成院内MDT团队；加强团队内涵建设，通过外出进修、参会，参与学术团体提高自身能力；聘请顶尖学科带头人，增强团队力量；将MDT团队外延至社区卫生服务中心，将全科团队纳入；增加诊室及胃镜肠镜检查设备，缩短胃肠镜预约时间；病理科购置1台快速切片机，利用复旦疑难病理会诊中心和云病理平台；加强会诊及转诊工作，加强科室协同交流，MDT讨论制度；改造胃肠镜室；打破现有内外科分科格局，设立胃肠肿瘤MDT联合病房	上海市浦东医院、各医联体社区	2015年11月5日—2016年4月15日	圈员
	攻坚点1和攻坚点2	方策群二：通过信息化和流程改造，搭建团队沟通平台	通过信息化手段，搭建社区胃肠镜预约平台，方便患者预约胃肠镜；优化胃肠镜预约流程，可以直接由社区医生预约胃肠镜检查；优化辅助检查预约流程，缩短术前等待时间	上海市浦东医院、各医联体社区	2016年4月1日—5月6日	圈员
	攻坚点2和攻坚点3	方策群组三：构建宣教体系，搭建随访系统	OA平台上增加随访信息系统，建立胃肠肿瘤随访数据库；积极利用医联体，加大社区肿瘤预防和早发现宣教；联合社区开展胃肠肿瘤早期筛查；进一步利用微信、官网、媒体、健康宣教手册等途径加强健康宣教；建立随访机制；定期召开胃肠之友病友会，通过社区力量加强胃肠肿瘤患者术后规范化随访	上海市浦东医院、各医联体社区	2016年2月17日—5月12日	圈员

（七）方策实施

1. **方策群组一**　多维度建设 MDT 团队，打通社区医院就诊全流程。

针对缺乏多学科照护、平均诊疗时间长等现状。经过多次协调、筹备，以胃肠外科牵头，联合多专科，成立了多学科综合诊疗部。为了打破原有就医模式，设立胃肠肿瘤整合门诊，将多个专科整合在同一个诊疗单元内，为患者提供"一站式"服务。同时设置胃肠肿瘤 MDT 联合病房，贯彻"患者不动，医师围绕患者动"的诊疗理念，提供多学科专家团队诊疗服务。定期召开 MDT 例会，进行专项业务学习，开展多学科专家 MDT 讨论，利用循证医学证据，为患者制订个性化、规范化的诊疗方案。加强团队内涵建设，通过手术带教和模拟操作训练，提升各级医师技术水平，聘请全国知名专家作为团队带头人，并将 MDT 团队外延至 11 家社区卫生服务中心。为了提升和扩大学术影响力，先后召开了两次大规模胃肠肿瘤 MDT 学术研讨会。

方策实施后，胃肠肿瘤患者术前确诊时间从 8.1 天降至 5.5 天。MDT 入径率从 0 提升至 18.2%。方策有效，继续实施，并制订标准化作业书。

2. **方策群组二**　通过信息化和流程改造，联合社区搭建团队沟通平台，实施全流程管理。

针对社区内镜预约时间长、门诊患者术前确诊时间长等现状，实施一系列方策。首先，在社区卫生服务中心安装内镜预约平台，患者可在社区完成预约和检查前的准备工作。为了缩短内镜预约时间，改造内镜清洗消毒室，增加诊室，提高内镜利用效率。为了缩短病理出报告时间，添置快速制片机，利用云病理平台强化病理报告质控管理。为了达到全流程管理，研发了多学科团队协作沟通平台，通过多种信息终端和沟通方式，实现了培训宣教、医疗管理、科研及随访等多模块的信息化管理。

方策实施后，患者术前确诊时间进一步下降到 4.9 天，MDT 入径率上升到 23.7%。方策有效，继续实施，列入标准化作业。

3. **方策群组三**　构建宣教体系，搭建随访系统。

针对早期胃肠肿瘤发现率低和术后出院患者随访率低的现状实施一系列方策。派出专家团队到社区进行胃肠肿瘤早发现、早诊断的专项培训；此外，在前 3 年开展的大肠癌筛查基础上，申请获批参与国家级早期胃癌筛查多中心项目，做到胃癌、肠癌早期筛查全覆盖。利用宣传册、微信公众号、媒体等多种途径加强社区居民科普宣教；深入社区，进行义诊，发放胃肠肿瘤防癌手册。建设专科护理和社区随访干预全流程管理团队，建立随访数据库，培养国际造口治疗师，定期进行胃肠肿瘤病友会活动，加强社区全科医生对胃肠肿瘤患者的随访。

方策实施后，早期胃肠肿瘤发现率由 15.3％上升到 20.1％。方策有效，继续实施，列入标准化作业书。

（八）效果确认

1. **有形成果**　3 大方策群组实施后，在 2016 年 6 月 1 日—6 月 30 日期间内，进行了为期一个月的数据查检，数据显示：早期胃肠肿瘤发现率由 15.3％提升至 21.5％；胃肠肿瘤患者术前确诊时间缩短至 4.7 天；MDT 入径率上升至 25.3％。

同时，附加效益显示：胃肠肿瘤、腹腔镜胃肠癌手术率分别提升 67.4％和 146.7％；出院患者满意度由改善前 88.8％提升至 98.3％；社区居民和全科医生胃肠肿瘤早期发现知晓率分别提高 33.9％和 22.4％；患者平均住院天数也下降了 26.8％。

2. **无形成果**　通过雷达图（图 6-8）可以看出，改善前后的各项无形成果都有所提升，其中圈员的质量改善能力提高的最多，在品管圈活动中能力得到了很大的提升。

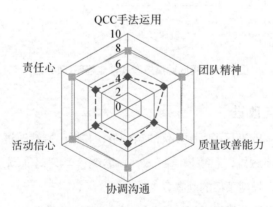

图 6-8　"常维康圈"活动前后无形成果雷达图

注：-◆-改善前平均值；-■-改善后平均值。

（九）标准化

对整个质量改进活动过程进行了标准化，制订了 10 项 SOP 文件：联合社区的胃肠肿瘤 MDT 团队模式示意图、胃肠肿瘤 MDT 诊疗标准流程、社区胃肠镜预约标准流程、胃癌早期诊断标准流程、大肠癌早期诊断标准流程、胃肠肿瘤 MDT 例会制度、胃肠肿瘤靶向治疗标准流程、胃肠肿瘤 MDT APP 操作标准流程、胃肠肿瘤患者随访管理制度、胃肠肿瘤 MDT 考核制度。

通过全流程改造和多学科团队构建，将胃肠肿瘤患者的就诊流程进行简化（图 6-9），由繁至简，为患者提供了更加便捷高效的服务。

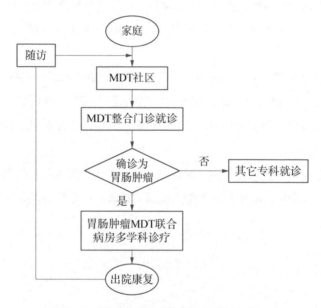

图 6-9　胃肠肿瘤患者就诊流程图（改善后）

（十）检讨与改进

圈员对每个步骤进行了回顾和优缺点分析，并提出持续改进方向。大家一致认为课题需进一步跟踪，观察模式有效性；需继续学习对课题研究型手法的运用；需对患者进行长期预后的观察。

同时，对三项量化指标进行持续监测，通过数据推移图可以看到后期改善效果维持良好，胃肠肿瘤患者术前确诊时间、早期胃肠肿瘤发现率、胃肠肿瘤MDT 临床路径入径率等指标始终保持在达标的状态。

辅导员问与答

Q：课题研究型品管圈中的最佳方策追究是怎么做的？

A：最佳方策追究是对有效方策进行障碍与副作用判定，可以根据圈能力与全局判断，将小组活动期间无法消除障碍和副作用的方策剔除出去，通过得失确定最佳实施方策，可以规避不佳实施路径，预先考虑应对可能事故的措施，从而保障圈组目标的达成。

在实施最佳方策追究时，主要注意几个顺序和要点：①检讨实施顺序；②期待效果的预估；③阻碍的预测和事前防止方策的检讨；④选出最佳方策。圈员可采用得失表（M/DM 表）写出每条方策的优点与缺点，分别列出意见，依据不同的立场进行区别，并作出意见的评估。

Q：课题研究型品管圈的标准化有什么不一样吗？

A：标准化是在调研分析的基础上，对现有工作流程的每个步骤和操作进行分解，并进行优化改善，从而促使流程更安全、更高效。在质量改进活动过程中，形成的标准作业流程、标准作业书和相关的制度、规范，能广泛在其他科室或医院进行推广与实施的，都可列为标准化的内容。

在制订标准书时，一方面，要慎重确定标准化对象，并不是所有的有效方策都能作为标准化，一般需要将反复操作、重复性高、需求量大、操作人数多的流程列为标准化范围。另一方面，标准书的内容要明确，不要将不相干的内容都纳入其中，描述明确，切忌使用模棱两可的字眼，能量化的尽量用数据进行量化。制订标准书后应纳入医院文件系统并进行公布，文件一经公布即具有权威性，在执行的过程中可考虑将其纳入考核指标中。

三、院长点评

（一）案例总评

该课题为课题研究型品管圈，属于医院指令性课题。该小组针对胃肠肿瘤患者的诊疗过程中术前诊疗时间长、患者流失率高、术后随访不规范等诸多问题进行改善，由普外科牵头，组织多学科管理团队，探索与试点医院多学科管理模式，从而成功构建以"患者为中心"，联合社区构建胃肠肿瘤 MDT 模式。小组成员遵循 PDCA 程序，应用统计工具，群策群力，经过努力，早期胃肠肿瘤发现率从改善前的 15.3% 提高至改善后的 21.5%，胃肠肿瘤患者术前确认时间（天）从改善前的 8.1 天降低至改善后的 4.7 天，胃肠肿瘤患者 MDT 入径率从改善前的 0 提升至改善后的 25.3%，三个目标值达标情况良好且后续效果巩固稳定，可见本次改善活动有明显成效。

（二）过程简介

1. **活动特征**　该课题为院级层面指令性课题，小组围绕胃肠肿瘤 MDT 模式的构建，联合各个环节的相关部门和科室，跨单位、跨科室共同参与，确定了胃肠肿瘤患者就诊过程中的各个重要环节和问题点作为本次改善的重点，主题背景调研全面，问题导出深入，衡量指标可量化、有针对性。

2. **提出方策并确定最佳方策**　小组成员针对攻坚点，结合专家咨询、标杆医院指标、文献检索、领导要求等多方面因素，展开头脑风暴和整理，提出了 3 个备选方案。确定了利用信息平台综合构建方案后，对方案进行了人员、设备、方法、流程和环境的分解，以二八法则为基础，选定方策，并通过最佳方策追究，得出最佳方策。之后通过方策整合，制订了方策实施表。

3. **方策与实施方面**　方策实施过程中，小组成员从开设 MDT 门诊病房、优化就诊流程、搭建信息平台、加强团队培训、添置设备器材等多层次、多维度展开，同时充分运用数据统计与分析来监测实施效果。

4. **实施效果方面**　通过 7 个月的方策实施，早期胃肠肿瘤发现率提升 40.5%，胃肠肿瘤患者术前确认时间（天）降低 42%，胃肠肿瘤患者 MDT 入径率从 0 达到了 25.3%。与此同时，同期胃肠肿瘤手术量增长 67.4%；同期胃肠肿瘤微创手术量增长 146.7%；胃肠肿瘤出院患者满意度提升 10.7%，取得了良好的附加效益。团队的质量改善能力及 QCC 运用手法在小组活动中提升最为明显。小组修订了 10 份标准作业书，对胃肠肿瘤相关的疾病诊疗标准、胃肠镜预约流程、患者随访管理、MDT 例会制度等多方面工作进行了规范与推行。

（三）主要特点与改进机会

1. **主要特点**　该课题在院内首次采用课题研究型品管圈，由胃肠外科牵头，集结了相关的各个学科和部门，联合院外社区卫生服务中心，整合资源推动质量改进活动。小组活动思路清晰，具有严密的逻辑性。小组运用课题研究型的十大步骤，学习应用新的管理工具，围绕着总目标模型，针对3个具体的目标值展开方策拟定和实施。实施过程中充分展示了多学科协作与MDT团队构建的优势，最终取得了良好的改善结果，期间各类表格与图形工具使用广泛，数据充分有据。

2. 改进机会

（1）程序方面

1）发掘攻坚点：由于首次运用课题研究型品管圈管理工具，品管圈手法使用尚不熟练，实施过程中攻坚点的发掘比较困难，但经圈员们的反复斟酌与讨论，经过自身查找文献及与已开展的医院交流，终于克服困难，找到了本期课题的关键手法。活动结束后该课题需进一步跟踪，持续观察模式有效性，并对患者临床疗效及预后进行评价。

2）目标设定：活动中小组根据发掘的攻坚点进行目标值设定，小组虽然从查阅了文献，也参考了业内指标，但数据可以从人、机、料、法、环、测等方面进行目标可行性分析，提前分析小组所拥有的资源、具备的能力以及课题的难易度等，避免后期实施过程中目标设定过高完不成，或过低缺乏意义。

（2）统计方法方面

1）活动计划拟定：在绘制甘特图时，应提前考虑到医疗过程和医院管理中一些特殊的时间段，如春节。在这期间，患者会相对减少，信息研发的第三方公司也会休假，会导致该时间段数据会出现异常，工作推进速度会减缓，所以在拟定活动计划时需要做好充分的预估和调整，以免影响实施进度。

2）最佳方策追究：在对有效方策制订预测障碍排除检讨追究表时，判定没有很深入，缺乏针对性，所有有效方策都被纳入了实施方策中，导致方策实施过程中举措过多、过散。

（3）检讨与改进

早期胃肠肿瘤发现率这个目标值在改善后的查检中距离目标设定尚缺0.3%，且在后期的持续监测中也有两次指标仅差0.2%和0.1%。但是出现未达标的现象，应展开针对性分析，查找原因并进一步改善。

（辅导员：曾艺鹏、王艳；编写：马倩；圈组成员：余波、张汉、瞿海红、吴德俊、李诗媛、闵志均、付自清、文中秋）

案例 14　构建 5Q 模式多发伤救治体系

圈　名：时速圈

奖　项：第七届全国医院品管圈大赛
"三等奖"

圈名：时速圈,意为快速安全的救治,与
时间赛跑,争分夺秒;缩短救治时间,提
高救治效率之意。

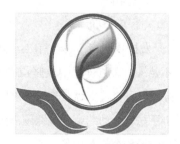

图 6-10　"时速圈"圈徽

圈徽意义：

(1) 绿色嫩叶：代表急诊绿色通道,是生机盎然,精神蓬勃的生命之色。

(2) 蓝色 F：代表 fast,快速之意。

(3) 金色 S：如闪电般快速之意,代表 safe,安全;又代表 speed,快速、速
度。

(4) 圈：代表着全体医护人员齐心协力,一起精心呵护,为生命保驾
护航。

表 6-7　"时速圈"活动登记表

圈名：时速圈	成立日期：2018 年 8 月
成员人数：21 人	平均年龄：40.2 岁
顾问：副院长 Y	
圈长：A	辅导员：副院长 Z
所属单位：上海市浦东医院（急救创伤科）	
圈员：B、C、D、E、F、G、H、I、J、K、L、M、N、O、P、Q、R、S、T、U	
主要工作：负责急、危、重患者的急救工作	

续　表

职务	姓名	年龄（岁）	资历	学历	主要负责工作内容
圈长	A	59	主任医师	硕士	计划，领导，组织，培训
圈员（医生）	B	45	副主任医师	博士	领导、组织
	C	46	主管技师	本科	领导、组织
	D	38	主治医师	博士	领导、组织
	E	36	主治医师	硕士	活动措施落实、数据分析协助、记录表
	F	48	副主任医师	硕士	活动措施落实、数据分析协助、记录表
	G	36	主治医师	硕士	活动措施落实、数据分析协助、记录表
	H	38	主治医师	硕士	指导活动措施落实，培训
	I	40	主任医师	硕士	活动措施落实、数据分析协助、记录表
	J	36	主治医师	硕士	活动措施落实、数据分析协助
	K	39	主治医师	硕士	活动措施落实、数据分析协助
	L	42	副主任医师	硕士	指导活动措施落实
	M	36	主治医师	硕士	参与调查、数据分析
	N	48	高级工程师	本科	活动措施落实、数据收集协助
圈员（120）	O	42	主治医师	本科	数据收集、相片采集
	P	40	主治医师	本科	活动措施落实，数据收集协助
	Q	43	主治医师	本科	指导活动措施落实
圈员（护士）	R	41	主管护师	本科	指导、培训、数据收集，数据提取
	S	29	护师	本科	活动措施落实、物品准备，参与调查
	T	30	护师	本科	会讨论问题汇总，制作幻灯片
	U	33	护师	本科	参与调查、实际操作、汇报

活动期间：2018 年 8 月—2019 年 7 月

单位组圈动机：保障患者就医安全，提高科室工作效率，不断改进工作质量。

一、圈长心得

这期品管圈活动是我们科第一次涉及课题研究性，而且课题研究性涉及多个部门，多个环节，需要依靠各部门通力协作才能共同完成。因此，我们的圈员来自医务部、护理部、信息科、120、临床护士及医师等。它涵盖多个专业，多个部门、多个环节，往往需要更多的磨合。作为圈长必须全局掌控，抓主要矛盾，才能更好的完成此次品管圈。

我们"时速圈"的圈员虽然之前对问题解决型的 QCC 的基本知识、基本手法已经知晓并熟练运用，但是课题研究型的品管圈的手法还不是很熟悉，很多细节很多环节都不是很懂，特别是新模式的立体图，怎么画都没办法达到理想的效果，如何使之活起来？ 所有成员头脑风暴，互相鼓励、互相学习，在辅导员的指导下，不断进取，努力把各元素融合在图中，一遍一遍修改、专研。先平面，再立体，修修改改，经历了不少磕磕碰碰，每个人付出的不仅仅是自己的一份努力，还有自己的时间和精力，每当我们力不从心，焦躁不安时，辅导员和指导老师及时的肯定和细心辅导，都给了我们很大的鼓舞，让大家更有信心完成这次品管圈活动。

立体图确定之后，我们按原计划进行，在目标确定，之后通过人、机、料、法、环现况调查之后，再次碰到了难点，发掘攻坚点，如何简洁规整攻坚点？ 我们当时想了好几个攻坚点，最后还是回到最初的起点，我们要解决什么问题，需要哪些部门来完成，哪些环节需要改善，如何改善？ 一次次提问，一次次头脑风暴，最终确定了最后的攻坚点。

此次品管圈还有一个 PDPC 表也是修修改改，好久才完成。在制作 PDPC 表之时，正好有幸聆听到了刘庭芳教授的精彩课程，他比喻一条路原本有很多路可以走，走着走着走不通了，那么想想有什么方法打通道路，一直打一直打，最后走到终点。我们就是慢慢摸索，最后完成了我们的 PDPC 表，确定 3 大方策群组的。

这次活动能顺利完成不仅有我们圈员们的汗水，更加离不开急诊科全体医护人员、院内多学科、院前 120 的支持，故能借由"构建 5Q 模式多发伤救治体系"创造出新的多发伤救治流程，提高患者生存率，改善患者预后情况，让这次活动更加有意义。

二、案例实操辅导

（一）主题选定

1. 选题背景　随着社会的快速发展，特别是交通、工业以及高层建筑事业的飞速发展，多发伤的发生率呈逐年上升趋势，主要是由交通事故、工程事故等造成，严重危害到患者的生命安全。据统计，美国45岁以下人群死亡的首要原因是创伤，预计2020年全球各种创伤致死人数会增至840万人。而我国每年约70万人死于创伤，并呈逐年上升趋势。这一群体的死亡和残疾给家庭和社会带来沉重的负担。因此，有关创伤诊疗方面的研究成为我国卫生与健康可持续发展行动计划的重要内容。

如何正确救治及提高抢救的成功率、降低死亡率和伤残率，一直受到国内外学者的重视。美国马里兰大学的创伤休克中心创始人考莱（R. dAam cowley）提出"黄金1小时"理念：若伤者在创伤后1小时内得到救治，病死率是10％；而至伤后2小时才得到救治，那么病死率可高达75％。伤情严重者只有不到1小时的时间能争取生存。如黄金1小时内未得到有效救治，发生在患者体内的改变已不可逆，即使创伤后患者没有立即死亡，在两三天甚至两周后的死亡率也明显升高。但未有文献提示对多发伤救治有统一、公认的模式。

国内大部分医院，现有的急诊科对于严重多发伤仅能起到请会诊的病员"分拣处"的作用。有证据表明，急诊室至手术室时间的延长是导致严重创伤死亡率上升的独立危险因素，所以尽早对严重创伤患者实施合理有效的救治可以非常显著的改善预后。

传统抢救模式是由多个科室简单拼凑而成，各科室之间易出现配合不到位的情况，耽误抢救时间。而伤后1小时是抢救的最佳时间段，是抢救成功的关键。同时每个专科会诊科室仅对本专科有着充分的了解，并不能对伤势做出全面的分析，极易造成误诊、漏诊情况。加之多发伤治疗的风险性大，治疗费时费力，这便形成各科室出现相互推诿的现象。

研究显示,损伤控制理念的提出及使用，限制性液体复苏和允许性低血压在临床上的应用为多发伤患者的抢救争取了宝贵的时间；致死三联征的研究为多发伤的救治提供了相应的理论和实践基础等新观念。目前我国尚缺乏完善、固定、统一的严重创伤院内急救模式。

院前急救是创伤救治链中重要一环，也是创伤救治体系"三环理论"中的基本环节，快速、有效的院前急救是成功救治多发伤患者的前提。目前很多院前急救部只是承担着单纯转运的职能，院前急救力量相对薄弱突出表现在：①车载急救设备及药品配备明显不足；②出诊人员缺乏系统的创伤早期急救培训；③早期处置不力，部分甚至无法完成畅通气道、建立静脉通路、包扎固定等基本工作；④信息传递缓慢，院前与院内衔接滞后等。但是院前"急救白金10分钟"可最大程度降低院内最佳抢救"黄金1小时"内死亡风险的概率。

国家卫健委医政医管局签发"国卫办医函2018477号""关于进一步提升创伤救治能力的通知"，进一步改善医疗服务行动计划要求：创新急诊急救服务模式，加强以创伤中心为核心的区域创伤救治体系建设，建立区域创伤救治网络。

综上所述，建立院前、院内联动的安全快速有效的抢救模式，能使患者得到一体化的救治，充分体现了抢救的时效性和整体性，从而降低了并发症发生率，提高抢救成功率和患者的康复预后。创伤一体化救治平台建设，加强创伤专业化人才培养，实现院前院内整体化救治（院外院内信息共享，急诊抢救室-手术室-ICU-创伤病房无缝隙衔接），早期重症康复，积极防治并发症，能获得良好预后。

2. **主题评价**　针对多发伤救治，多部门的精英讨论确定，围绕如何快速救治多发伤患者，提高患者成功救治率展开头脑风暴，提出了6个候选主题，运用主题评价表，依据权重评价法，选中得分最高的"构建5Q模式多发伤救治体系"为本次活动主题。

3. **主题定义**　多发伤：指在同一致伤因子作用下，引起身体两处或两处以上解剖部位或脏器的创伤，其中至少有一处损伤可危及生命。

5Q模式：将现场、社区、院前急救、院内急诊、ICU、手术室融合为一体，从接诊危重伤病员即开始快速进行有效复苏和检查、急救，同时予以监护，需要手术的立即手术，危重多发伤患者进行损伤控制性手术，全程进行ICU监护治疗。做到快检、快诊、快转、快救、高质量的救治模式来提高患者的生存率。

4. **课题查新**　小组对构建5Q模式多发伤救治体系进行查询，得到：国内对多发伤救治的模式目前大多处于摸索阶段，没有统一的救治模式。多发伤院内黄金1小时的救治，对抢救成功率，患者预后、生存率具有很大的影响。拟通过构建5Q模式多发伤救治体系救治过程中的每个环节，找出失效原因和风险点，对风险系数高的子流程进行重点改进，从而发掘攻坚点，并建立一种快速有效的救治体系。

5. **主题判断**　小组采用三段评分法来判定主题类型，强相关项计2分、中相关项计1分、弱相关项计0分。判定此"构建5Q模式多发伤救治体系"活动主题为课题研究型（表6-8）。

表6-8　"时速圈"QC STORY 适用判定表

课题研究型 QC STORY	相关程度		问题解决型 QC STORY
以前未有经验、首次的工作	4.2	3.5	原来已在实施工作问题
大幅度打破现况	4.2	3	维持或提升现况水平
挑战魅力性品质的水平	4.1	2.4	确保当前品质的水平
提前应对可预见的问题	5	2.2	防止已经出现的问题再发生
通过方案探究而达成课题	4.3	2.4	通过真因探究而消除问题
判定结果	合计分数		判断结果
√	21.8	13.5	×

辅导员问与答

Q：问题解决型与课题研究型的区别

A：(1) 立意不同："课题研究型"立足于研制原有没有的产品、项目、软件、方法等；而"问题解决型"是在原有基础上的改进与提高。

(2) 过程不同：QCC步骤不同。

(3) 结果不同："课题研究型"是从无到有，即由活动前不存在的事件或产品，经过活动后成为提高工作效率或增加业绩的增值点，活动结果可能还不是很完善，但对满足当前或未来的工作起到了一定的促进作用；"问题解决型"是在原有的基础上提高或者降低，是逐步达到更加完美的结果。

（4）方法不同："课题研究型"运用更多的是非数据分析工具，如头脑风暴法、亲和图、系统图、PDPC法等。

（5）"问题解决型"是以数据分析工具为主，非数据分析工具为辅，如检查表、柏拉图、鱼骨图等。

（二）活动计划拟定

主题确定后，明确活动步骤、日程、各步骤分工及责任人并严格按照计划实施。

（三）课题明确化

（1）多发伤急诊救治模式分为3种，其中救治最关键一步在于专科治疗。

1）传统诊断模式：这种模式分为院前急诊、急救、专科会诊这几个相对独立的阶段，急诊科应对伤员进行初步的基础性检查和分流，类似通道，通过各科室会诊决定下一步的治疗方案，主要责任在专科科室。

2）急诊科集中救治模式：这种模式就是把所有伤员集中到一起进行救治，虽然避免了许多科室医师会诊的麻烦，大部分的伤员由急诊科医师进行处理，对于医院急救等救治不能形成良好的救治系统，一般存在于条件较差的医院。

3）系统性救治模式：这种模式是将急救、创伤救治、创伤ICU病房等综合为一体，先由急诊科医师进行创伤的诊断和重症监护等工作，待各项生命体征平稳之后，进行多个科室的专家会诊，进而决定治疗手术的重点和治疗顺序。

然而多发伤患者病情严重、来势凶猛、伤情复杂，院内黄金1小时的救治至关重要。因此我院根据实际情况，多发伤患者伤情等创建多发伤救治的新模式。

5Q模式：将现场、社区、院前急救、院内急诊、ICU、手术室融合为一体，从接诊危重伤病员即开始快速进行有效复苏和检查、急救，同时予以监护，需要手术的立即手术，危重多发伤患者进行损伤控制性手术，全程进行ICU监护治疗。做到快检、快诊、快转、快救、高质量的救治模式来提高患者的生存率。

（2）现况调查：通过从人员、设备、方法、流程、环境5个方面，对院前，院内急诊ICU、院内多学科的现况调查，收集相关数据。（表6-9~6-11）

表6-9 "时速圈"院前现况调查表

主题	把控项目	调查时间	调查对象及其目的	调查地点	调查方法	调查团队	调查结果
构建5Q模式多发伤救治体系	人员	2018年8月13日—9月9日	120团队人员构成	120救护站	普查	S	一车配备有1名驾驶员,一名医生,一名担架员
			120驾驶员驾驶情况	120救护车	普查	S	驾驶员均驾龄超过6年,平均驾龄9年,无扣分记录
			社区居民对急救知识的掌握率	社区	普查	A	群众对急救知识的掌握率38%
			110人员对危重程度认知度	110警务站	普查	B	110人员对患者危重程度认知度差只限表面
			社区人员对急救知识的宣传率	社区	普查	A	社区人员对急救知识的宣传率71.5%
			工地人员安全意识情况	社区	普查	A	群众安全意识只限表面,防范措施差
	设备	2018年8月13日—9月9日	120危重病人预报系统预报	120救护站	普查	U	120危重病人危重预报率72.7%
			120车辆急救物品情况	120救护车	普查	S	每辆救护车上的物品数量和位置齐全均一致
			120车辆急救药品情况	120救护车	普查	S	每辆救护车上的药品数量和位置齐全均一致
			120车辆仪器情况	120救护车	普查	S	惠南站26辆120车,其中2辆配备呼吸机,无B超机器

主题	把控项目	调查时间	调查对象及其目的	调查地点	调查方法	调查团队	调查结果
			120与院内信息共享	医院	普查	B	120与院内信息无共享
			110联动系统	110警务站	现场调查	B	110联动系统复杂，需层层流转
方法		2018年8月13日—9月9日	静脉开通情况	事发地、120车	现场考核	S	120静脉通路开放成功率35%，危重病人无大静脉置管
			120人员处理患者情况	事发地、120车	现场调查	S	120外伤患者正确处置率64.1%。
			事发地患者转运情况	急诊	普查	E	120转运率72.3%，自行转运率33.4%，使用直升飞机为0
			现场急救处理情况	事发地	现场调查	G	现场初步采取急救措施
流程		2018年8月13日—9月9日	120人员评估患者情况	事发地、120车	现场调查	T	患者评估准确率82.4%，无人使用RTS改良创伤评分
			120预报流程	120救护站	普查	M	120预报流程单一，无正确性评估。
环境		2018年8月13日—9月9日	事发现场安全情况	事发地	现场调查	U	到达现场，迅速撤离
			直升飞机停机坪	医院	普查	E	无停机坪
			120驾驶车辆稳定性	120救护车	现场调查	U	患者均在规定时间内送达医院

表 6-10 "时速圈"院内急诊 ICU 现况调查表

主题	把控项目	调查时间	调查对象及其目的	调查地点	调查方法	调查团队	调查结果
构建5Q模式多发伤救治体系	人员	2018年8月13日—9月9日	护士预检资质	急诊预检台	普查	R	护士共40人,其中3年以上年资有25人,有急诊护士适任证的有23人
			医师资质	急诊	普查	A	医师均15年年资以上,其中主任医师1人,副主任医师6人,主治医师15人
			科室人员排班配备情况	急诊	普查	A	医生2人,护士5人
	设备	2018年8月13日—9月9日	抢救仪器备用情况	急诊抢救室	现场调查	S	抢救仪器呈备用状态占85%
			抢救物品备用情况	急诊抢救室	现场调查	S	抢救物品呈备用状态占100%,无集中备用,散在分布
			仪器药物备用情况	急诊抢救室	现场调查	S	抢救药物呈备用状态100%
	方法	2018年8月13日—9月9日	医生评估与处理时间	急诊抢救室	现场调查	K	医生评估与处理时间20分钟
			护士抢救仪器操作	急诊抢救室	现场考核	T	护士抢救操作平均80分
			医生气管插管合格率	急诊抢救室	现场考核	H	医生气管插管合格率50%
			医生深静脉穿刺合格率	急诊抢救室	现场考核	H	医生深静脉穿刺合格率30%
			护士抽血所需时间	急诊抢救室	现场调查	U	护士抽血所需时间3.3分钟
			工勤送血所需时间	急诊抢救室	现场调查	U	工勤送血所需时间8分钟
			ICU平均住院时间	ICU	普查	H	ICU平均住院时间22天
			转归所需时间	急诊抢救室	现场调查	N	转归所需时间3小时

续　表

主题	把控项目	调查时间	调查对象及其目的	调查地点	调查方法	调查团队	调查结果
	流程	2018 年 8 月 13 日—9 月 9 日	医生开具医嘱完整	急诊抢救室	现场调查	F	医生开具医嘱完整率 75%
			规范准确的评估流程情况	急诊抢救室	现场调查	H	无规范评估流程，评估个性化
			转运交接规范率	ICU + 急诊抢救室	现场调查	R	转运交接规范率 98%
	环境	2018 年 8 月 13 日—9 月 9 日	病人入院至抢救室	急诊抢救室	现场调查	L	病人入院至抢救室的时间 2.3 分钟
			入抢救室至接诊时	急诊抢救室	现场调查	L	入抢救室至接诊时间 3 分钟
			抢救分区情况	急诊抢救室	现场调查	R	只分抢救区和非抢救室

表 6-11　"时速圈"院内多学科现况调查表

主题	把控项目	调查时间	调查对象及其目的	调查地点	调查方法	调查团队	调查结果
构建 5Q 模式多发伤救治体系	人员	2018 年 8 月 13 日—9 月 9 日	急会诊医生资质情况	急诊抢救室	现场调查	A	均为主治医师以上
			应急储备情况	急诊	现场调查	A	有备班，休 1，休 2，无固定应急专业团队
			多发伤现场指挥情况	急诊	现场调查	A	多发伤现场救治 3 人统筹，抢救无统筹之人
	设备	2018 年 8 月 13 日—9 月 9 日	输血申请单情况	抢救室	普查	U	输血申请单全手写，医务部签字
	方法	2018 年 8 月 13 日—9 月 9 日	配血所需时间	急诊抢救室	普查	U	配血所需时间 69 分钟
			检查所需时间	急诊抢救室	普查	U	检查所需时间 30 分钟

续 表

主题	把控项目	调查时间	调查对象及其目的	调查地点	调查方法	调查团队	调查结果
			DSA 紧急手术准备时间	手术室	普查	T	DSA 紧急手术准备时间 80 分钟
			急诊手术准备时间	手术室	普查	T	急诊手术准备时间 60 分钟
			急会诊所需时间	急诊抢救室	普查	K	急会诊所需时间 12 分钟
	流程	2018 年 8 月 13 日—9 月 9 日	检查程序	急诊	普查	S	辅助检查前均先预约
			欠费流程	急诊	普查	S	欠费流程复杂，流转部门多
	环境	2018 年 8 月 13 日—9 月 9 日	急诊手术室配备情况	急诊	普查	R	无急诊手术室
			DSA 室配备情况	DSA 室	普查	C	只有 2 间 DSA 室，开启时间约 40 分钟

3. 通过现况调查，从调查结果中，根据备注:院要求，结合文献，确定望差值的评分标准；强 5 分、中 3 分、弱 1 分。由圈员 21 人评分，总分 315 分，依据 80/20 法则，达到 252 分以上为方策，发掘攻坚点如表 6‑12～6‑14 所示。

表 6‑12 "时速圈"院前攻坚点表

主题	内容	掌握项目	现状水平	期望水平	期望差	攻坚点	上级方针	圈的优势	克服能力	总分	采用攻坚点
构建 5Q 模式多发伤救治体系	人员	120 团队人员构成	3 人	3 人	0	完善人员资源配备	80	30	40	150	×
		120 驾驶员驾龄情况	9 年	5 年以上	—	加强安全转运	—	—	—	—	×
		社区居民对急救知识的掌握率	38%	90%	提高 52%	提高院前急救水平	80	90	70	240	√
		110 人员对危重程度认知度	70%	90%	提高 20%	规范正确判断病情	90	90	75	255	√

续　表

主题	内容	掌握项目	现状水平	期望水平	期望差	攻坚点	评价项目				采用攻坚点
							上级方针	圈的优势	克服能力	总分	
		社区人员对急救知识的宣传率	70%	90%	提高20%	提高院前急救水平	90	95	99	284	√
		工地人员对安全意识情况	50%	90%	提高20%	提高院前急救水平	99	79	80	258	√
		120危重病人预报系统预报率	70%	95%	提高25%	建立信息快速联通模式	99	97	95	291	√
		120车辆急救物品情况	完好	—	—	完善物资配备	—	—	—	—	×
		120车辆急救药品情况	完好	—	—	完善物资配备	—	—	—	—	×
	设备	120车辆呼吸机配备	1台	5台	增加4台	完善物资配备	99	97	90	286	√
		120车B超机配备	0台	5台	增加5台	完善物资配备	99	97	90	286	√
		120与院内信息共享	0	100%	提高100%	建立信息快速联通模式	99	96	96	291	√
		110联动系统	0	100%	提高100%	建立信息快速联通模式	84	86	69	239	×
		120人员静脉开通成功率	35%	95%	提高60%	提高院前急救水平	99	80	75	254	√
	方法	120人员处理患者准确率	60%	95%	提高35%	提高院前急救水平	98	83	72	253	√
		120事发地患者转运	70%	100%	提高30%	加强安全转运	98	88	77	263	√
	流程	120人员使用RST评估患者情况	0	100%	提高100%	规范正确判断病情	99	88	99	286	√

续 表

主题	内容	掌握项目	现状水平	期望水平	期望差	攻坚点	评价项目				采用攻坚点
							上级方针	圈的优势	克服能力	总分	
	环境	直升飞机停机坪	0	1个	增加1个	加强安全转运	88	90	30	208	×
		120驾驶车辆稳定性	稳定	—	—	加强安全转运					×

注:根据院要求,结合文献,确定望差值的评分标准:强5分、中3分、弱1分。由圈员21人评分,总分315分,依据80/20法则,达到252分以上为方策。

表6-13 "时速圈"院内急诊ICU攻坚点表

主题	内容	掌握项目	现状水平	期望水平	期望差	攻坚点	评价项目				采用攻坚点
							上级方针	圈的优势	克服能力	总分	
构建5Q模式多发伤救治体系	人员	护士预检资质	达标	—	—	完善人员资源配备	—	—	—	—	×
		医师资质	达标	—	—	完善人员资源配备	—	—	—	—	×
		科室人员排班配备情况	达标	—	—	完善人员资源配备	—	—	—	—	×
	设备	抢救仪器正常率	100%	—	—	完善物资配备	—	—	—	—	×
		抢救物品归置率	100%	—	—	完善物资配备	—	—	—	—	×
		抢救药品归置率	100%	—	—	完善物资配备	—	—	—	—	×
	方法	医生评估与处理时间	20分钟	10分钟	降低50%	规范正确判断病情	78	89	99	266	√
		护士抢救仪器操作	80分	95分	提高18.8%	提高急诊急救水平	99	89	99	287	√
		医生气管插管合格率	50%	95%	提高45%	提高急诊急救水平	99	87	95	281	√
		医生深静脉穿刺合格率	30%	95%	提高65%	提高急诊急救水平	99	88	97	284	√

续　表

主题	内容	掌握项目	现状水平	期望水平	期望差	攻坚点	评价项目				采用攻坚点
							上级方针	圈的优势	克服能力	总分	
		护士抽血所需时间	5分钟	3分钟	降低20%	缩短输血时间	99	95	97	291	√
		工勤送血所需时间	7分钟	5分钟	降低28.6%	缩短输血时间	99	76	99	274	√
		患者ICU平均住院时间	22天	15天	降低31.8%	缩短ICU救治时间	86	78	53	217	×
		患者转归所需时间	180分钟	60分钟	降低66.7%	缩短急诊滞留时间	99	72	89	260	√
	流程	医生开具医嘱完整	75%	95%	提高20%	缩短急诊滞留时间	94	89	78	261	√
		规范准确的评估流程情况	个性化	统一	提高100%	规范正确判断病情	89	99	78	266	√
		转运交接统一规范率	98%	99%	提高1%	加强安全转运	99	93	97	289	√
	环境	病人入院至抢救室时间	2.3分钟	—	—	缩短急诊滞留时间	—	—	—	—	×
		入抢救室至接诊时间	3分钟	—	—	缩短急诊滞留时间	—	—	—	—	×
		抢救分区情况	0	100%	提高100%	提高急诊急救水平	99	99	97	295	√

注:根据院要求,结合文献,确定望差值的评分标准;强5分、中3分、弱1分。由圈员21人评分,总分315分,依据80/20法则,达到252分以上为方策。

表6-14　"时速圈"院内多学科攻坚点表

主题	内容	掌握项目	现状水平	期望水平	期望差	攻坚点	评价项目				采用攻坚点
							上级方针	圈的优势	克服能力	总分	
构建5Q模式多发伤救治体系	人员	急会诊医生资质情况	达标	—	—	完善人员资源配备	—	—	—	—	×
		应急储备情况	2人	20人	增加18人	完善人员资源配备	89	99	78	266	√
		多发伤现场指挥情况	3人	1人	减低66.7%	提高急诊急救水平	98	74	87	259	√

主题	内容	掌握项目	现状水平	期望水平	期望差	攻坚点	评价项目				采用攻坚点
							上级方针	圈的优势	克服能力	总分	
	设备	输血申请单情况	手工	信息化	提高100%	建立信息快速联通模式	99	99	74	272	√
	方法	配血所需时间	69分钟	30分钟	降低56.5%	缩短输血时间	98	92	89	279	√
		患者检查所需时间	30分钟	15分钟	降低50%	缩短急诊滞留时间	90	89	83	262	√
		DSA紧急手术准备时间	80分钟	10分钟	降低87.5%	就地开展急诊手术	90	84	82	256	√
		急诊手术准备时间	60分钟	10分钟	降低83.3%	就地开展急诊手术	91	85	83	259	√
		急会诊所需时间	12分钟	5分钟	降低58.3%	缩短急诊滞留时间	98	89	88	275	√
	流程	简化检查程序，检查前准备时间	10分钟	2分钟	降低8%	缩短急诊滞留时间	89	99	78	266	√
		欠费流程，欠费所需时间	10分钟	3分钟	降低70%	建立信息快速联通模式	92	96	74	262	√
	环境	DSA室配备情况	2间	4间	提高50%	就地开展急诊手术	98	82	76	256	√
		急诊手术室配备情况	0	1间	提高100%	就地开展急诊手术	98	88	97	283	√

注:根据院要求,结合文献,确定望差值的评分标准;强5分、中3分、弱1分。由圈员21人评分,总分315分,依据80/20法则,达到252分以上为方策。

　　4. 由攻坚点挖掘, 找出问题点, 将相似攻坚点合并: 得出攻坚点①提高人员急救水平; ②规范正确判断病情; ③建立信息快速联通模式; ④加强患者安全转运; ⑤缩短输血时间; ⑥缩短急诊滞留时间; ⑦就地开展急诊手术。 如表6-15所示。

表6-15　构建5Q模式多发伤救治体系的发掘攻坚点表

主题	掌握项目		期望水平	攻坚点
构建5Q模式多发伤救治体系	人员	社区+现场+120院前	社区居民对急救知识的掌握率为90%，110人员对危重程度认知度为90%，社区人员对急救知识的宣传率为90%，工地人员对安全意识，认知度为90%	提高院前急救水平
		院内急诊+ICU	—	—
		院内多学科	增加应急队员到20人，确定一名总指挥者	提高急诊急诊水平
	设备	社区+现场+120院前	120增加到5台呼吸机以及5台B超机器，增加1套120预报系统	提高院前急救水平
		院内急诊+ICU	增加1台B超机器	提高院前急救水平
		院内多学科	输血信息单全电子化	建立信息快速联通模式
	方法	社区+现场+120院前	120人员静脉开通成功率提高至95%、120人员处理患者准确率提高至95%、120事发地患者转运率提高至100%	提高院前急救水平、加强安全转运
		院内急诊+ICU	医生评估与处理时间缩短至10分钟，护士抢救仪器操作分提高至95分，医生深静脉合格率为95%，医生深静脉穿刺合格率提高至95%，护士抽血时间缩短至3分钟，工勤送血时间缩短至5分钟，患者转归时间缩短至60分钟	提高急诊急诊水平、缩短输血时间、缩短急诊滞留时间、
		院内多学科	配血时间缩短至30分钟，检查时间缩短至15分钟，急会诊缩短至5分钟，急诊手术室开启时间缩短至10分钟，DSA紧急手术开启时间缩短至10分钟	缩短急诊滞留时间、就地开展急诊手术

续 表

主题	掌握项目		期望水平	攻坚点
流程		社区 + 现场 + 120院前	120 人员对 RST 修正创伤评分表正确使用率为 100%	规范正确判断病情
		院内急诊 + ICU	医嘱完整率提高至 95%，制定规范的准确评估流程，转运交接统一规范率提高至 99%	规范正确判断病情、加强安全转运
		院内多学科	检查前准备时间缩短至 2 分钟，欠费所需时间为 3 分钟	缩短急诊滞留时间、建立信息快速联通模式
环境		社区 + 现场 + 120院前	—	—
		院内急诊 + ICU	完善抢救分区	提高急诊急救水平
		院内多学科	增建急诊急诊手术室和 DSA 室	就地开展急诊手术

（四）目标设定

根据 2018 年 8 月 13 日至 2019 年 5 月 5 日约九个月的现况调查发现，如果启用多发伤 5Q 快速救治模式，可有效缩短患者在抢救室的滞留时间，提高患者生存率及预后详见（表 6-16）。

表 6-16 构建 5Q 模式多发伤救治体系的目标设定表

目标	现况值	目标值
患者抢救成功率	83.4%	90%
急诊滞留时间	180 分钟	60 分钟
紧急用血时间	91 分钟	46 分钟

其中急诊滞留时间、紧急用血时间具体如下详见（表 6-17、6-18）

表 6-17　急诊滞留时间的目标设定表

	现况值	目标值
急诊滞留时间	180 分钟	60 分钟
评估处理时间	20 分钟	10 分钟
开医嘱时间	10 分钟	5 分钟
执行医嘱时间	50 分钟	18 分钟
急会诊时间	12 分钟	5 分钟
等待去向转归时间	88 分钟	22 分钟

表 6-18　紧急用血时间的目标设定表

	现况值	目标值
紧急用血时间	91 分钟	46 分钟
采血时间	5 分钟	3 分钟
送血时间	7 分钟	5 分钟
配血时间	69 分钟	30 分钟
取血时间	5 分钟	5 分钟
输血前准备时间	5 分钟	3 分钟

辅导员问与答

Q: 目标设定要注意什么?

A: 从期望水平中明确目标的 3 要素"什么(目标项目)、多少(目标值)、到何时(达成日期)"并设定目标,目标设定的根据及目标设定过程要明确,若在选定题目时目标即很明确,则在"课题明确化"前也可做"目标设定"。目标设定根据文献检索、标杆学习、圈能力计算目标值。

(五) 方策拟定

针对攻坚点,头脑风暴,全员对措施从可行性、迫切性、经济性、效益性四个维度进行打分,其中强 5 分、中 3 分、弱 1 分。由圈员 21 人评分,总分 420 分,依据 80/20 法则,达到 336 分以上为方策详见(表 6-19)。

表 6‑19 构建 5Q 模式多发伤救治体系的方策拟定表

主题	评分标准:强 5 分、中 3 分、弱 1 分。由圈员 21 人评分,总分 420 分,依据 80/20 法则,达到 336 分以上为方策		评分维度				总分	方策选定
	攻坚点	方策拟定	可行性	迫切性	经济性	效益性		
构建 5Q 模式多发伤救治体系	提高人员急救水平	增加医护人员	45	55	30	46	176	×
		组建预检、抢救、应急团队	98	99	100	101	398	√
		医护加强业务知识的学习,提高抢救质量	96	97	87	99	379	√
		医护进行专科专项操作培训	98	98	70	96	362	√
		AHA 实训基地进行 ACLS 和 BLS 的标准化培训	100	95	99	95	389	√
		医护定期操作考核,提高操作技能	98	95	99	101	393	√
		使用统一厂家的抢救设备	35	50	36	46	167	×
		120 增加 4 台 120 呼吸机	90	100	70	88	348	√
		120 增加 5 台 B 超机器	91	101	71	89	352	√
		增加移动检伤车一辆	88	90	75	90	343	√
		急诊抢救室增加 1 台 B 超机器	98	100	76	90	364	√
		抢救分区标识设置	88	99	95	78	360	√
		进行国际标准的抢救室布局	45	33	45	21	144	×
	规范正确判断病情	制定 RST 修正创伤评分表,制定规范院前急救流程	98	99	100	101	398	√
		增加急诊信息化预检分诊系统	87	97	100	89	373	√
		制定统一的医嘱模版	96	97	87	99	379	√
		制定规范评估、诊治的流程	98	98	70	96	362	√
		120 医生和院内急诊医生实行轮岗,同质化管理	100	95	99	95	389	√
	建立信息快速联通模式	增加 120 预报系统设备	98	95	99	101	393	√
		增加院内院外信息共享系统	99	100	87	89	375	√

续　表

主题	评分标准：强5分、中3分、弱1分。由圈员21人评分，总分420分，依据80/20法则，达到336分以上为方策		评分维度				总分	方策选定
	攻坚点	方策拟定	可行性	迫切性	经济性	效益性		
		建立微信群，同步传输相关数据	99	97	87	90	373	√
		建立依托医院信息系统的闭环式"输血管理系统"	100	100	92	88	380	√
	加强患者安全转运	增加工勤人员	45	65	54	67	231	×
		组建专业合格的工勤团队	89	99	78	84	350	√
		增加无需搬动的床	87	90	82	79	338	√
		制定统一的转运流程	98	98	74	96	366	√
	缩短输血时间	使用统一的电波钟	99	99	75	97	370	√
		组建专职陪护多发伤患者工勤	100	95	99	95	389	√
		输血单开出后智能提醒	98	95	99	101	393	√
		抢救室紧急抢救用血免签字，先用血后补手续	99	97	87	90	373	√
	缩短急诊滞留时间	制定绿色通道快速救治的流程	100	100	92	88	380	√
		简化化验、检查程序	87	90	82	79	338	√
		定期抽查会诊到达时间	98	89	70	96	353	√
		定期救急演练，提高危机意识	100	95	99	95	389	√
	就地开展急诊手术	增建急诊手术室	98	95	99	101	393	√
		增加DSA手术室房间	99	100	87	89	375	√
		备齐手术室物品、药品、器械	99	97	87	90	373	√
		组建多发伤救治专业团队	99	100	87	89	375	√

（六）最佳方策追究

1. 针对所选方策拟定，进行障碍判断、副作用判定进行消除障碍，选出最佳方策群组（表6-20）。

表 6‑20　构建 5Q 模式多发伤救治体系的预测障碍排除检讨追究表

主题	攻坚点	方策拟定	障碍判断	副作用判定	消除障碍	判定	方策群组
构建 5Q 模式多发伤救治体系	提高人员急救水平	组建预检、抢救、应急团队	耗时长，要求高，难以达到要求	人员储备不足	加强培训	√	一
		医护加强业务知识的学习，提高抢救质量	人员没有足够的空余时间	培训耽搁	领导统一安排	√	二
		医护进行专科专项操作培训	不能进行实战演练，人员没有足够空余时间	培训耽搁	领导统一安排	√	二
		AHA 实训基地进行 ACLS 和 BLS 的标准化培训	导师数量不足，人员没有足够空余时间	需要经费支持，且需要大量精力	申请专项经费	√	二
		医护定期操作考核，提高操作技能	内容比较多，涉及广	人员没有足够的空余时间，时间长	领导统一安排	√	二
		120 增加 4 台 120 呼吸机	资金有限，采购缓慢	拖延正常使用的时间	加大对采供商的督促力度	√	三
		120 增加 5 台 B 超机器	资金有限，采购缓慢	拖延正常使用的时间	加大对采供商的督促力度	√	三
		增加移动检伤车一辆	制作缓慢	拖延正常使用的时间	加大对采供商的督促力度	√	三
		急诊抢救室增加 1 台 B 超机器	采购缓慢	拖延正常使用的时间	加大对采供商的督促力度	√	一
		抢救分区标识设置	空间小，难以分区	施工时间长	领导统一安排，加大对采供商的督促力度	√	一

续　表

主题	攻坚点	方策拟定	障碍判断	副作用判定	消除障碍	判定	方策群组
规范正确判断病情		制定 RST 修正创伤评分表，制定规范院前急救流程	意见，处理不统一	很难达成一致	组长汇总，制定模版，下发标准化文件	√	三
		增加急诊信息化预检分诊系统	耗时长，要求高，试验周期长	人员不足，周期长	信息科分工合作，临床及时反馈	√	一
		制定统一的医嘱模版	意见，处理不统一	很难达成一致	组长汇总，制定科室模版	√	一
		制定规范评估、诊治的流程	意见，处理不统一	很难达成一致	组长汇总，制定科室模版	√	一
		120 医生和院内急诊医生实行轮岗，同质化管理	涉及部门广	难以管理	领导统一安排，统一分配	√	三
建立信息快速联通模式		增加 120 预报系统设备	调试时间长，涉及部门广	采购时间长	加大对采供商的督促力度，领导加强协调	√	三
		增加院内院外信息共享系统	耗时长，要求高，	采购时间长	加大对采供商的督促力度，督促信息科人员以及多部门协调	√	三
		建立微信群，同步传输相关数据	不能 24 小时手机在线，专职人员处理	网络信息差	专人负责、定岗定责	√	三
		建立依托医院信息系统的闭环式"输血管理系统"	研发时间长，涉及部门广	调试时间长	加强督促信息科人员，多部门协调	√	三

续 表

主题	攻坚点	方策拟定	障碍判断	副作用判定	消除障碍	判定	方策群组
加强患者安全转运		组建专业合格的工勤团队	专业知识差	人力资源缺乏	加强培训,提高意识	√	一
		增加无需搬动的床	采购时间长	拖延正常使用的时间	加大对采供商的督促力度	√	三
		制定统一的转运流程	涉及部门广	意见不统一	统一意见,下发标准化文件	√	一
缩短输血时间		使用统一的电波钟	采购时间长	拖延正常使用的时间	加大对采供商的督促力度	√	一
		组建专职陪护多发伤患者工勤	缺乏专业知识	没有多余的人手	加强培训,统一管理	√	一
		输血单开出后智能提醒	不能24小时人员在线,观察显示屏	网络信息卡顿	涉及警报铃	√	三
		抢救室紧急抢救用血免签字,先用血后补手续	流程复杂,涉及多个部门科室	程序复杂	领导统一安排,简化程序	√	三
缩短急诊滞留时间		制定绿色通道快速救治的流程	意见,处理不统一	很难达成一致	组长汇总,制定科室模版	√	一
		简化化验、检查程序	涉及科室部门广	意见不统一	加强沟通,积极整改	√	三
		定期抽查会诊到达时间	涉及科室部门广	有的科室忙或手术中	加强沟通,积极整改	√	三
		定期急救演练,完善流程,确定急救模式,提高危机意识	涉及科室部门广	有的科室忙或手术中	领导统一安排,积极参加	√	三

续　表

主题	攻坚点	方策拟定	障碍判断	副作用判定	消除障碍	判定	方策群组
	就地开展急诊手术	增建急诊手术室	施工时间长	空间小	加大对施工方督促,改造空间	√	—
		增加DSA手术室房间	施工时间长	空间小	加大对施工方督促,改造空间	√	—
		备齐手术室物品、药品、器械	采购时间长	品种多样化	加大对采供商的督促力度,领导加强协调	√	—
		组建多发伤救治专业团队	涉及科室部门广	人力储备不足	领导统一安排,加强培训	√	—

2. 将相似、相关的最佳方策进行整合,确定为3大方策群组。

方策群组一:构建人员培训模型,方策群组二:构建急救创伤快速救治模式,方策群组三:构建快速联合救治模式。

3. 对选定的方策群组中的措施进行得失分析,得出"得>失"(表6-21)。

表6-21　得失表

主题	方策群组	选定方策	得	失
构建5Q模式多发伤救治体系	方策群组一:构建急救创伤快速救治模式	组建团队	规范抢救流程,评估信息安全化,提高安全有效的救治患者,用物品齐全,分区明确,缩短抢救时间,提高治愈率	医院投入人力、财力,需要长期的培养,时间周期长
		增加急诊信息化预检分诊系统		
		制定相关流程		
		制度统一的医嘱模版		
		使用统一的电波钟		
		抢救室增加B超仪器		
		增建急诊、DSA手术室		
		备齐各仪器、药物、物品		

续 表

主题	方策群组	选定方策	得	失
	方策群组二：构建人员培训模式	理论知识学习	增加医护人员的专业知识，提高抢救能力，提高抢救质量，提高重症患者的治愈率，减少不良预后	医院投入人力，需要长期的培养，时间周期长
		专项操作学习		
		AHA 实训基地进行 ACLS 和 BLS 的标准化培训		
		综合考核		
	方策群组三：构建急救快速联合救治模式	120 增加仪器、转运床	完善流程，增大团队合作，明确救治方向，院前院内多学科合作，使患者缩短抢救室滞留时间，更好的进一步高级生命支持	医院全员参加，医务人员耗费精力和时间来探索实践
		增加移动检伤车		
		增加 120 预报设备及系统		
		增加院内院外信息共享系统		
		120 医生和院内急诊医生实行轮岗，同质化管理		
		制定 RST 修正创伤评分表及规范院前急救流程		
		建立依托医院信息系统的闭环式"输血管理系统"		
		定期抽查会诊到达时间		
		定期急救演练，完善流程，确定急救模式，提高危机意识		

4. 对方策群组进行 PDPC 分析（图 6-11～6-13）。

（见下页）

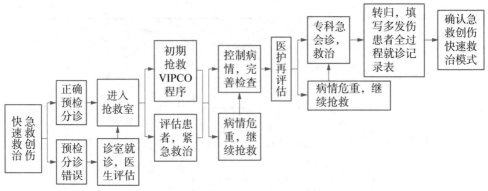

图 6-11　构建急救创伤快速救治模式图

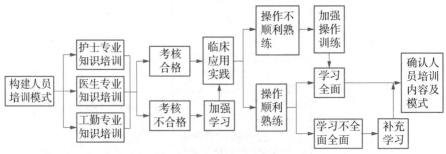

图 6-12　构建人员培训模式图

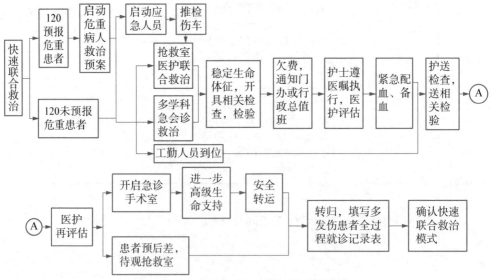

图 6-13　构建急救快速联合救治模式图

5. 对最佳方策实施进行了相关的时间安排（表 6‑22、图 6‑14）。

表 6‑22　时间安排表

主题	方策群组	选定方策	地点	时间	负责人
构建 5Q 模式多发伤救治体系	方策群组一：构建急救创伤快速救治模式	组建团队	急诊	2018 年 10 月 29 日—11 月 5 日	A
		增加急诊信息化预检分诊系统	急诊预检台	2018 年 11 月 6 日—11 月 18 日	N
		制定相关流程	急诊	2018 年 11 月 19 日—11 月 25 日	L
		制度统一的医嘱模版	急诊	2018 年 11 月 26 日—12 月 2 日	M
		使用统一的电波钟	急诊	2018 年 12 月 3 日—12 月 9 日	R
		抢救室增加 B 超仪器	急诊抢救室	2018 年 12 月 3 日—12 月 9 日	A
		增建急诊、DSA 手术室	急诊抢救室	2018 年 12 月 10 日—12 月 23 日	C
		备齐各仪器、药物、物品	急诊手术室	2018 年 12 月 24 日—1 月 6 日	A
	方策群组二：构建人员培训模式	理论知识学习	急诊	2019 年 1 月 8 日—1 月 13 日	L、R
		专项操作学习	急诊抢救室	2019 年 1 月 14 日—1 月 20 日	M、S
		AHA 实训基地进行 ACLS 和 BLS 的标准化培训	实训基地	2019 年 1 月 14 日—1 月 20 日	H、I
		综合考核	急诊抢救室	2019 年 1 月 21 日—1 月 27 日	L、R
	方策群组三：构建急救快速联合救治模式	120 增加仪器、转运床	120 车	2019 年 1 月 21 日—1 月 27 日	A
		增加移动检伤车	急诊	2019 年 1 月 21 日—1 月 27 日	R
		增加 120 预报设备及系统	120 站、急诊	2019 年 1 月 28 日—2 月 10 日	B

续　表

主题	方策群组	选定方策	地点	时间	负责人
		增加院内院外信息共享系统	信息科	2019 年 2 月 12 日—3 月 10 日	N
		120 医生和院内急诊医生实行轮岗，同质化管理	120、急诊	2019 年 2 月 12 日—3 月 10 日	C、O
		制定 RST 修正创伤评分表，制定规范院前急救流程	120 站	2019 年 2 月 12 日—3 月 10 日	M
		建立依托医院信息系统的闭环式"输血管理系统"	信息科、急诊	2019 年 3 月 12 日—3 月 31 日	B、N
		定期抽查会诊到达时间	急诊预检台	2019 年 4 月 1 日—4 月 14 日	A
		定期急救演练，完善流程，确定急救模式，提高危机意识	急诊	2019 年 4 月 15 日—5 月 5 日	I、C

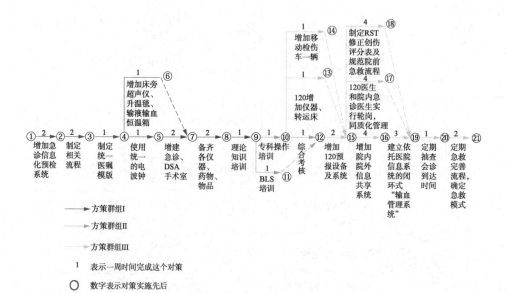

图 6-14　时间安排箭头图

品管小知识

　　系统图:遇到方策太大或抽象时,对目标达成不遗漏地导出有效具体方策极为有效。达成目的的手段(方策),以目的与手段的关系,一面分枝展开,一面有系统地去追究,求取具体手段的手法。活动顺序为①决定开始及目标终点;②明确限制条件;③制作乐观的实施事项计划;④预测悲观的状态

　　PDPC 法:过程决策计划图,就是在不确定情况下做计划时,为达成目标制作从计划的开始至达成目标的过程及顺序,深入了解未来的方法。活用顺序为①决定开始及目标终点;②明确限制条件;③制作乐观的实施事项计划;④预测悲观的状态。

　　箭头图法:适用于最适策的追究中之"实施顺序检讨"、"阻碍的预测及事前防止方策检讨""时间估算""最适策实施计划"之规划等。箭头图就是为了计划推展,将必要的作业之顺序关系用箭头与结合点以图形表示,使日程管理上的重要路径能很明确,是一种有效的制作日程计划及其进度管理的手法。活用顺序为①将必要作业记录于卡片上;②决定作业顺序;③用线连结作业卡片;④进行顺序或作业的点检、追加、修正。

　　得失表:就是详细追究方策的优点及缺点,并整理成两表对比的形式工具。方策的优点可连结于期待效果的定性预估,而方策的缺点中遇有相当于不良影响或副作用的状况时,实施前应充分检讨做好事前防止的动作。活用顺序为①写出优点及缺点;②区别列出意见;③依不同立场区别;④做意见的评估。

　　矩阵图:就是将各种事项要素分别填入纵轴(列)及横轴(列),调查这些要素的全组合关系之方法。活用顺序为:①决定取出事项与要素;②选择矩阵图(L型、T型、Y型、X型等);③决定矩阵图上的表现方式;④制作矩阵图。

(七) 方策实施

　　针对每个方策群组得不同内容,制订了相关的措施。

1. **方策群组一**   构建急救创伤快速救治模式。

（1）改善内容：

1）医嘱混乱，延缓治疗。

2）分区、分工不明确，抢救混乱。

3）抢救流程不畅，延缓救治。

4）预检量大，预检能力有差异，无科学统一的预检系统。

5）检验、检查程序复杂。

6）多发伤患者行控制性手术等候时间长，周转科室多。

7）多发伤患者无跟踪情况。

（2）方策内容：

1）组建预检、抢救、应急团队。

2）组建专业合格的工勤团队，以及多发伤专职工勤。

3）组建多发伤救治专业团队。

4）增加急诊信息化预检分诊系统。

5）制订规范评估、诊治的流程。

6）制订统一的医嘱模版。

7）制订统一的转运流程。

8）制订绿色通道快速救治的流程。

9）使用统一的电波钟，并制作多发伤患者全过程就诊记录表。

10）抢救分区标识设置。

11）急诊抢救室增加 1 台 B 超仪、升温毯、输液输血恒温箱。

12）增建急诊手术室。

13）增加 DSA 手术室房间。

14）备齐手术室物品、药品、器械。

（3）对策效果确认：2019 年 5 月 13 日—5 月 19 日现场查检，医生医嘱完整性提高了 27%，检查用时减少了 17%，送血用时减少了 4%。

（4）对策处置：对策实施有效，继续实施，列入标准化作业制订以下标准化文书。

1）危重患者抢救制度。

2）预检分诊制度。

3）急诊科设备管理制度。

4）转运交接制度。

5）急诊手术室管理制度。

2. **方策群组二**　构建人员培训模式。

（1）改善内容：

1）人员预检、急救技能水平低，综合能力不足。

2）工勤人员专业知识缺乏，应急能力不足。

3）现场急救经验不足，判断评估病情不全。

4）专科专项知识不足，专科操作水平低。

5）无应急专业队支援处理群体事件。

（2）方策内容：

1）医护加强业务知识的学习，提高抢救质量。

2）医护进行专科专项操作培训。

3）工勤人员安全转运、应急与安全培训。

4）AHA 实训基地进行 ACLS 和 BLS 的标准化培训。

5）医护定期操作考核，提高操作技能。

6）应急专业队学习，处理群体事件。

（3）对策效果确认：2019.5.13—2019.5.19 现场查检：院前急救技能水平提高 74.5%，医护人员的急救技能水平提高 20%，护士预检分诊能力提高 10%。附加效益：全员均取得 BLS 和 ACLS 证。

（4）对策处置：对策实施有效，继续实施，列入标准化作业制订以下标准化文书：

1）急诊护士培训制度。

2）急诊科医生培训及考核制度。

3）急诊护士岗位说明。

4）急诊工勤人员工作制度。

3. **方策群组三**　构建急救快速联合救治模式。

（1）改善内容：

1）全院会诊制度不完善，无法及时到位。

2）检查，化验复杂，耗时长。

3）应急流程不熟悉，部门间配合不协调。

4）应急物品不熟悉，延迟救治。

5）紧急输血时间长。

6）危重患者抢救时间滞后。

（2）方策内容：

1）120增加4台120呼吸机、5台B超机器。

2）增加移动检伤车一辆。

3）增加无需搬动的床。

4）增加120预报系统设备。

5）建立微信群，同步传输相关数据。

6）增加院内院外信息共享系统。

7）120医生和院内急诊医生实行轮岗，同质化管理。

8）制订RST修正创伤评分表，制订规范院前急救流程。

9）建立依托医院信息系统的闭环式"输血管理系统"。

10）输血单开出后智能提醒，电话通知血库。

11）抢救室紧急抢救用血免签字，先用血后补手续。

12）简化化验、检查程序。

13）定期抽查会诊到达时间。

14）定期救急演练，完善流程，确定急救模式，提高危机意识。

（4）对策效果确认：2019年5月20日—5月26日现场查检：紧急用血时间减少了56％；会诊用时减少了44％，患者抢救成功率提高了9.8％。

附加效益：其他科室部门合作满意度提高至100％。

（5）对策处置：对策实施有效，继续实施，列入标准化作业制订以下标准化文书。

1）急诊检验管理规定。

2）会诊制度。

3）急诊成批伤救护制度。

4）危重患者预报接诊制度。

5）急诊与120联动协调制度。

6）信息管理制度。

(八) 效果确认

1. 有形成果

（1）改善前、后数据如表6-23所示。

表6-23 案例14改善前、后各阶段数据表

	改善前	改善后
患者抢救成功率	83.4%	93.2%
急诊滞留时间	180分钟	57分钟
紧急用血时间	91分钟	40分钟

其中急诊滞留时间、紧急用血时间具体如表6-24、6-25所示。

表6-24 急诊滞留时间表

	改善前	改善后
急诊滞留时间	180分钟	57分钟
评估处理时间	20分钟	10分钟
开医嘱时间	10分钟	5分钟
执行医嘱时间	50分钟	18分钟
急会诊时间	12分钟	5分钟
等待去向转归时间	88分钟	19分钟

表6-25 紧急用血时间表

	改善前	改善后
紧急用血时间	91分钟	40分钟
采血时间	5分钟	3分钟
送血时间	7分钟	5分钟
配血时间	69分钟	24分钟
取血时间	5分钟	5分钟
输血前准备时间	5分钟	3分钟

（2）全科医务人员均取得 BLS 和 ACLS 证和专利 1 项。

（3）立项重点学科（群）3 项。

（4）发表 SCI 论文 2 篇，核心期刊论文 3 篇，综述 1 篇。

2. 无形成果

通过品管圈活动开展，圈员的各项能力均有所提升，特别是 QCC 手法和质量改进能力，通过一起完成此期品管圈，大家都有质的变化，大家会将所学的东西应用到工作中，使后面的工作更好的实施。

3. 附加效益

（1）提高抢救成功率，由 80%，提升至 99%；

（2）与 120、其他科室部门合作满意度提高至 100%；

（3）降低医疗纠纷，直接赔款金额减少至少 30 万元；

（4）获得表扬信 5 封，锦旗 4 面。

（九）标准化

效果确认后，将有效对策制订成相关的标准文书（表 6 - 26）。同时对本次 QCC 活动的整个过程进行全面系统的反省和评价，总结活动过程中的优点、缺点及余留问题，制订持续改进的实施计划。

表 6 - 26　标准化文书表

编号	标准规范	修订
JHHL - C - 17	急诊科设备管理制度	制订
YL01 - C - 02	急诊工勤人员岗位说明书	制订
HL01 - C - 28	急诊手术室管理制度	制订
YL01 - C - 41	急诊与 120 联动协调制度	制订
YL01 - C - 47	信息管理制度	制订
YL01 - C - 11	应急队培训学习管理制度	制订
JHHL - C - 02	急诊护士培训制度	修改
YL01 - C - 15	急诊科医生培训及考核制度	修改
JHHL - C - 05	急诊护士岗位说明书	修改
JHHL - C - 05	急诊工勤人员工作制度	修改

续　表

编号	标准规范	修订
JHHL‑C‑027	转运交接制度	修改
YL01‑C‑02	危重患者抢救制度	修改
YL23‑C‑J10	急诊检验管理规定	修改
YL01‑C‑06	会诊制度	修改
JZH‑C‑010	急诊成批伤救护制度	修改
YL01‑C‑015	危重患者预报接诊制度	修改
JHHL‑C‑31	预检分诊制度	修改
HL‑C‑007	救护车接车制度	修改

（十）检讨与改进

1. 检讨与改进　本期活动在形成标准化后，全员头脑风暴进行讨论并提出改进方向，余留问题解决方案：后续将120、现场、社区联动通过信息化、社区化、家庭化的紧密联动，对流程持续改造，不断优化。

在形成标准化后，又进行了以下措施：①强化科室层面对标准化成果的落实；②全面对执行效果进行监控，多发伤患者的救治成功率明显的提高了，患者的预后也很大程度的提高了。

2. 效果维持追踪　该项目结题后，持续监测8个月，多发伤患者的救治成功率一直维持在目标值以上，可见本期品管圈活动效果维持良好，持续改进。

三、院长点评

（一）案例总评

该课题为课题研究型品管圈，小组针对多发伤患者的救治迫切性，按照品管圈十大步骤，基于数据等客观事实进行调查、分析、评价与决策，应用统计学工具，成功创新构建新模式：构建5Q模式多发伤救治体系且后续效果巩固良好，可见本次改善活动有明显成效。

（二）过程讲评

1. **活动特征**　课题研究型品管圈是目标导向型活动，小组围绕如何多发伤快速救治方面，结合医院实际，创新构建新模式：构建 5Q 模式多发伤救治体系作为本次改善主题，选题理由充分，主题释义清楚，衡量指标明确。

2. **计划性**　制订活动计划表，根据时间节点有序开展改善活动，至现场做现况调查，通过现况调查，结合文献，确定望差值的评分标准；通过圈员评分，依据 80/20 法则，发掘攻坚点，由攻坚点挖掘，找出问题点，将相似攻坚点合并：得出攻坚点①提高人员急救水平；②规范正确判断病情；③建立信息快速联通模式；④加强患者安全转运；⑤缩短输血时间；⑥缩短急诊滞留时间；⑦就地开展急诊手术。

3. **方策拟定**　针对攻坚点，头脑风暴，全员对措施从可行性、迫切性、经济性、效益性四个维度进行打分，选出相关方策，针对所选方策拟定，进行障碍判断、副作用判定进行消除障碍，选出最佳方策，将相似、相关的最佳方策进行整合，确定为三大方策群组：方策群组一：构建人员培训模型，方策群组二：构建急救创伤快速救治模式，方策群组三：构建快速联合救治模式。并且选定的方策群组中的措施进行得失分析，PDPC 表进行分析。

4. **实践力及活动成果**　针对每个方策群组的不同内容，制订了相关的措施。

（1）构建急救创伤快速救治模式组建专业团队，增加急诊信息化系统，制定规范流程，统一医嘱模板，设置抢救分区标识，增设急诊手术室及 DSA 手术室，备齐手术室物品，药品，器械，提升多发伤患者抢救成功率。

（2）构建人员培训模式 医护加强业务知识学习，进行专科操作培训，工勤人员接受安全转运、应急与安全培训，进行 ACLS 和 BLS 标准化培训，定期操作考核，应急专业队学习处理群体事件。

（3）构建急救快速联合救治模式 增加 120 呼吸机、B 超机器，移动检伤车，无需搬动的床，预报系统设备，建立微信群，院内院外信息共享系统，120 医生与院内急诊医生轮岗，制定 RST 修正创伤评分表，建立闭环式"输血管理系统"，简化化验、检查程序，定期抽查会诊到达时间，救急演练，提高危机意识。

通过方策的实施，多发伤患者的抢救成功率83.4%到93.2%明显的提升了。

（三）案例特点与改进建议

1. **主要特点** 该课题结合医院实际，背景明确，理由充分，活动步骤完整，逻辑清晰，以事实为依据，用数据说话，相应工具运用得当。小组通过现况调查找到主要症结，运用新模式，明显提高了患者的抢救成功率，后期对成果进行固化、推广，运用 PDCA 小环带动大环的原理，持续改进，成效得到持续拓展。

2. **改进机会** 课题研究型品管圈是目标导向型活动，最重要的是方策实施后确实有效。因此，"主题选定""课题明确化""方案与对策拟定"和"最适方策探究"是最为关键的步骤。上述步骤的核心要义是创新与科学评估。在活动中，主题选定是否科学能否突破束缚提出创意、方策评估机制是否科学合理，将直接关系到最终的活动质量。此外，课研型品管圈对资源消耗与调动、圈长和圈员的积极性、多部门的协调合作等各层面的要求均比较高。通过总结案例，本研究从执行层面提出保障课研型品管圈获得功的 4 点注意事项。

（1）适当提高圈员异质性。课研型品管圈是有意识地形成课题，达成目标的关键在于产生方策和从中筛选出最适方策的阶段。原始的品管圈鼓励圈员具有相同、相近的工作背景，但品管圈发展到医疗领域后，尤其对于课研型品管圈而言，由于其解决问题之复杂，资源调动跨度大，圈员的同质性过高反而会导致方策评价不充分、最适方策欠缺突破性、其他部门的圈外人员不配合及标准化无法在圈外推广等一系列不良后果，影响课题研究效果。

（2）建立圈外参与和评价机制。传统的品管圈活动注重自下而上地解决工作现场存在的问题。医疗行业具有极强的循证性，课研型活动所解决的问题难、涉及部门多、辐射范围广，有必要建立开放性的圈外参与和评价机制以增强科学性。在主题选定、目标设定、方策拟定、最适方策探究等步骤可适当引入圈外人员参与头脑风暴和方策、最适方策的评估评价过程，避免圈内主观性和局限性。

（3）圈长和圈员的热情是课研型品管圈的关键。课研型品管圈常常由跨部门、跨工作领域的圈员所组成，在这种情况下，圈长需要有能力整合全体圈员，使其保持一致。此外，部分主题的自由度很大，可能导致圈员的意见或讨论方向过度发散，圈长需要把握目标导向，展现出自身的领导能力。

（4）正确选用课题研究型与问题解决型。课题研究与问题解决的适用范围及操作步骤均有差别。但对于某种新规业务最初以课研型品管圈解决后，若其业务变成重复的定常业务，这时便转变为问题解决活动对象。同时，也有两种活动混合并用的情况。例如，整体采用课题研究活动，但中间的部分子课题可应用问题解决活动，这种情况也是存在的。总之，品管工具的运用应当灵活，不必过于拘泥于形式，达到期望水平才是重点。

（辅导员：曾艺鹏、王艳；编写：陈莉；圈组成员：徐英、李婧、刁建军、茅程）

案例 15　脑卒中全专结合区域多维联防模式构建

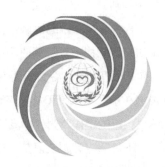

圈　名：连环圈

奖　项：第九届全国医院品管圈大赛"一等奖"

圈名意义：寓意环环相扣，护脑安康。

圈徽意义：绿色叶瓣代表以社区人群为中心，通过从卒中预防、早诊断、多学科综合治疗、随访、社区支持，全流程的健康管理模式；黄色叶瓣代表以卒中救治为中心的绿道构建、MDT 协同救治；红色叶瓣代表以院后管理为中心的信息化管理、提高康复诊疗能力、完善院后随访指导；中心部位橄榄枝代表守护心脑健康。

图 6-15　"连环圈"圈徽

表 6-27　"连环圈"项目登记表

课题名称:脑卒中全专结合区域多维联防模式构建		
圈名: 连环圈	成立日期: 2020 年 7 月	
成员人数: 21 人	平均年龄: 35 岁	
圈长: A	辅导员: 副院长、医务部主任	顾问: 院长
课题类型: 课题研究型	圈结构: 跨学科、跨部门、跨医院	
所属单位: 复旦大学附属浦东医院卒中中心 MDT 团队		

续 表

职务	姓名	年龄（岁）	资历	学历	主要负责工作内容
圈长	A	34	医务部副主任	硕士	计划，领导，组织，培训
圈员	B	42	副主任医师	硕士	指导活动措施落实
	C	52	主任医师	本科	指导活动措施落实
	D	54	主任医师	硕士	活动措施落实
	E	51	主任医师	硕士	活动措施落实
	F	45	助理研究员	硕士	数据收集，数据提取
	G	47	副主任医师	本科	参与调查、实际操作
	H	37	主管护师	本科	讨论问题汇总，制作幻灯片
	I	26	数据员	本科	数据分析协助、记录表
	J	46	主治医师	本科	参与调查、数据分析
	K	31	主治医师	本科	活动措施落实
	L	42	高级工程师	硕士	数据收集，数据提取
	M	43	副主任护师	本科	活动措施落实
	N	42	主任医师	硕士	指导落实措施
	O	41	副主任护师	本科	指导落实措施
	P	52	主管护师	本科	指导落实措施
	Q	48	主任医师	硕士	指导落实措施
	R	43	主任医师	博士	指导落实措施
	S	38	主治医师	硕士	实际参与工作开展、调查、数据收集
	T	37	主治医师	硕士	实际参与工作开展、调查、数据收集
	U	26	数据员	专科	收集数据、统计汇总

活动时间：2020 年 7 月 1 日—2021 年 6 月 30 日

一、圈长心得

　　脑卒中是一种给人类健康和生命安全造成严重危害的常见病、多发病，其发病率、病后复中率、病后致死率、病后致残率均高是脑卒中的显著特点。我国已是脑卒中发病的重灾区，平均每 12 秒就有一人发生中风，给患者、家庭、社会带来了沉重的负担。同时我们面临着卒中患者发现迟、救治迟、基层转诊茫然、康复与随访缺乏等困惑。

基于以上面临的现状与困境，防治脑卒中刻不容缓。复旦大学附属浦东医院地处上海市浦东新区东南部，服务周边约 150 万人口，辐射周边六家医联体，作为浦东南片最大的脑血管病救治中心，医院对于浦东地区居民脑卒中全程防治管理尤为重要，我们有责任也有使命构建起由全科医师与专科医师共同参与的"筛-防-治-管-康"脑卒中防治体系。

"脑卒中全专结合区域多维联防模式构建"这一改善主题，涉及多个部门，多个环节，必须依靠各部门通力协作、共同完成。因此，我们的圈员来自医务部、临床科室、医技科室、护理部、社区医联体成员等。由于部分圈员是第一次参加品管圈活动，且本次的改善主题为跨部门合作，改善活动具有一定挑战性。

圈组运用品管圈工具，按照品管圈十大步骤有序地开展改善活动。在活动过程中，大家充分运用头脑风暴，群策群力，根据 531 评分法则确定了活动主题，进行现状分析、挖掘攻坚点，针对整合攻坚点，圈员们集思广益，提出了大量宝贵的提案，从 3 个方面实施了切实的改善措施，将社区人群卒中早期症状识别知晓率由改善前的 15% 提升至 65%、高危人群筛查干预任务建档率由改善前的 90% 提升至 100%、社区筛查干预高危人群随访率由改善前的 89.5% 提升至 95.6%、卒中患者出院后随访率由改善前的 88.5% 提升至 96.6%、卒中数据标准化上报完整率由改善前的 93% 提升至 100%、DNT（入院至静脉溶栓时间）中位数由改善前的 69 分钟缩短至 54 分钟及 DPT（入院至股动脉穿刺时间）中位数由改善前的 146 分钟缩短至 106 分钟。构建出由全科医师及专科医师共同参与，将人群按照卒中危险等级分层分类管理，共同筛查宣教、高危干预、救治康复的全流程管理模式。通过本次活动，圈员们的凝聚力、质量改善能力、沟通协调能力、面对困难的勇气及对品管圈的认识等各方面能力均有不同程度提升。

本期主题已达到了预期目标，我们收获了有形成果、无形成果，并切实地解决了工作中实际存在的问题，且不断持续改进。通过 PDCA 循环原理，对整体和细节进行不断总结分析，对不足提出进一步解决方案并实施，达到改善效果后进行标准化。将有效的改进方法纳入有关的技术标准、管理标准、规范、规程等文件中，将优势继续推广。

二、案例实操辅导

(一) 主题选定

1. 选题背景　我国卒中发病率为 345.1/10 万，位列全球第一；《2018 年中国卫生健康统计提要》数据显示，2017 年，脑血管病占我国居民疾病死亡比例在农村人群为 23.18%、城市人群为 20.52%，这意味着每 5 位死亡者中就至少有 1 人死于脑卒中。在存活的脑卒中患者中，75% 卒中患者出现不同程度的残疾，其中 40% 为重度残障；首次卒中后 1 年内复发率 17.1%，5 年内复发率达 30%。因此，要落实区域医疗中心规范化筛查随访、全程化管理。加强预防干预、急诊救治和康复训练的综合诊治能力；形成以浦东医院为中心，辐射周围社区医联体，对筛查地区人群开展缺血性脑血管病的急诊诊治，进一步完善急性缺血性脑血管疾病的全流程建设，做好高危人群定期诊治、宣教，提高救治的预警和认识。

2. 主题评价　针对医院脑卒中防治的薄弱环节，跨部门、多学科的骨干组成品管圈改善小组，讨论确定迫切需要解决的问题，围绕脑卒中防治展开头脑风暴，提出了 4 个候选主题，运用主题评价表，依据权重评价法，选中得分最高的"脑卒中全专结合区域多维联防模式构建"为本次活动主题。

3. 主题定义　脑卒中 (cerebral stroke)：又称中风、脑血管意外 (cerebral vascular accident, CVA)，是指急性起病、迅速出现局限性或弥漫性脑功能缺失征象的脑血管性临床事件。脑卒中分为缺血性脑卒中及出血性脑卒中。

全专结合：利用专科和全科不同的优势对慢性病进行不同阶段、不同流程的管理，提高了患者依从性和社区康复的疗效。

区域多维联防模式：基于高级卒中中心的卒中地图建设指南，区域内三级综合医院、120 急救中心、社区卫生服务中心等相联合，以专科医生、120 急救医生和全科医生为主体，构建区域内多机构、多主体、多措施的卒中防治模式。

4. 衡量指标　社区人群卒中早期症状识别知晓率、高危人群筛查干预任务建档率、社区筛查干预高危人群随访率、卒中患者出院后随访率、卒中数据标准化上报完整率、DNT (入院至静脉溶栓时间) 中位数及 DPT (入院至股动脉穿刺时间) 中位数。

辅导员问与答

Q:好的开始是成功的一半,如何确定本次的选题命名?

A:对于选题依据患者安全目标要求,医院领导层指令,医务部召集相关部门讨论,团队成员选定题目,明确课题。立足脑卒中防治体系的构建主体、方式方法,关键在于"防"与"治"。"防"在于社区医院全科医生的宣教、筛查和预防,"治"在于"急诊救治"和"综合康复治疗",通过将区域内三级综合医院、120急救中心、社区卫生服务中心等相联合,以专科医生、120急救医生和全科医生为主体,构建区域内多机构、多主体、多措施的卒中防治模式,完善以浦东医院为中心辐射关联社区人群的脑卒中防治长效机制。故而课题命名为"脑卒中全专结合区域多维联防模式构建"。主题确定后,圈员通过教育部科技查新工作站进行查新,在国内中文文献中未发现具备查新课题全部技术要点的文献报道。故而,圈员们分析历年的基线数据、检索相关文献及对比业内标杆后,确定了各个环节相关规范,明确了定义。

Q:如何实现跨部门、多学科协作?

A:该课题为院级层面指令性课题,是由职能部门(医务部)牵头,构建脑卒中全新模式。为达成期待的目的,必需通过方案策略或手段的研究创造出新的做法。模式构建涉及人员多、部门广、环节复杂,因此,建立跨部门、多学科协作的团队至关重要,将相关科室骨干纳入团队。同时,引入圈外机制,发挥各自特长,成员间通力协作,形成团队间成员及圈外人员优势互补的局面,从而凸显整个团队的综合竞争力,强化跨部门协同联动,有效改善流程的通畅性、及时性、规范性等,促进改善活动有效达成。

品管小知识

课题研究型品管圈的使用,适用于多部门、跨专业、以前未曾有过经验、大幅打破现状的质量改进工作,也就是其3大应用领域:①新规业务的因应;②现况打破;③魅力性品质的创造。医疗环境千变万化,如遇到不可预知的紧急且突发的情况,是无法在事后才去进行探究与检讨,而是要在事前如何透过有效的准备加以防范。此时如能透过课题研究型品管圈的实施,将可做到事前预防。其最重要的核心在于找到攻坚点与找到最适方案。

(二) 活动计划拟定

主题确定后,圈组成员明确工作任务、活动步骤、时间节点及任务分工。

(三) 课题明确化

1. 现况调研

who:A、B、G、J、H、I、K

when:2020 年 7 月 18 日—9 月 25 日

where:上海市浦东医院卒中救治及脑卒中筛查项目组,包括:门急诊、多学科卒中救治团队、影像科、超声科、信息科、病友服务部;A、B 社区卫生服务中心。

what:社区居民、社区全科医师、卒中筛查及诊治的相关科室。

why:了解 A 及 B 社区居民及社区医师对于卒中症状早期识别的知晓度、2019 年 8 月—2020 年 7 月高危人群筛查干预任务建档量、社区筛查干预高危人群随访率、卒中患者出院后随访率、卒中数据标准化上报完整率、DNT(入院至静脉溶栓时间)中位数及 DPT(入院至股动脉穿刺时间)中位数。

how:查检表(表 6 - 28)。

表 6 - 28 "连环圈"调查表

调查时间	调查对象及其目的	调查地点	调查方法	调查团队	调查结果	数值
2020 年 7 月 5 日—7 月 20 日	社区居民是否了解卒中知识知晓率	A 社区及 B 社区	普查	K	社区居民了解卒中早期症状识别率	15%
2020 年 7 月 5 日—7 月 20 日	社区医护人员是否了解卒中知识的宣传	社区卫生服务中心	普查	K	全科医师卒中专科知识储备水平	60%

续　表

调查时间	调查对象及其目的	调查地点	调查方法	调查团队	调查结果	数值
2020年7月5日—7月20日	我院卒中是否进行相关专科宣传	浦东医院	普查	H	全科与专科转诊机制	55%
2020年7月5日—7月20日	社区是否有卒中筛查设备	社区卫生服务中心	普查	K	社区有卒中筛查设备	40%
2020年7月5日—7月20日	居民家中是否有筛查或监测设备	部分居民住所	普查	K	居民家中有筛查或监测设备	0%
2020年7月5日—7月20日	我院是否为居民提供筛查或监测设备	浦东医院	普查	H	我院为居民提供筛查或监测设备	0%
2020年7月5日—7月20日	我院是否定期为居民提供卒中筛查	浦东医院	普查	H	我院定期为居民提供卒中筛查	55%
2020年7月5日—7月20日	社区是否为居民提供卒中筛查	社区卫生服务中心	普查	K	社区为居民提供卒中筛查	0%
2020年7月5日—7月20日	居民是否有意愿参与卒中筛查	A社区及B社区	普查	K	居民有意愿参与卒中筛查	60%
2020年7月5日—7月20日	我院卒中筛查是否便捷并有效告知	浦东医院	普查	H	筛查宣传率	50%
2020年7月5日—7月20日	我院是否有卒中宣传场所	浦东医院	普查	H	我院有卒中宣传场所	2个
2020年7月5日—7月20日	社区是否有卒中宣传场所	社区卫生服务中心	普查	K	社区有卒中宣传场所	0
2020年7月21日—7月30日	护士预检资质	急诊绿道	现场调查	G	护士3年以上年资有25人，共40人，无专职绿道护士	100%

续　表

调查时间	调查对象及其目的	调查地点	调查方法	调查团队	调查结果	数值
2020 年 7 月 21 日—7 月 30 日	卒中 MDT 团队	急诊绿道	现场调查	G	专科会诊模式，救治模式缺乏多学科融合协作	未建立
2020 年 7 月 21 日—7 月 30 日	科室人员排班配备情况	急诊神经内科	现场调查	C	各科有排班，但急诊缺乏	80％
2020 年 7 月 21 日—7 月 30 日	抢救仪器正常率	抢救室	现场调查	N	抢救仪器均处于正常使用状态	100％
2020 年 7 月 21 日—7 月 30 日	卒中患者救治一键启动信息化	急诊绿道	现场调查	L	处于人工手动登记，缺失数据明显	0
2020 年 7 月 21 日—7 月 30 日	抢救药品归置率	急诊绿道	现场调查	O	登记情况有 10％药品归还延迟	85％
2020 年 7 月 21 日—7 月 30 日	入院到开始静脉溶栓治疗时间（DNT）	急诊绿道	现场调查	C	2019 年 7 月—2020 年 6 月 DNT 中位数 69 分钟	69 分钟
2020 年 7 月 21 日—7 月 30 日	患者入院到股动脉穿刺时间（DPT）	急诊绿道	现场调查	E	2019 年 7 月—2020 年 6 月 DPT 中位数 146 分钟	146 分钟
2020 年 7 月 21 日—7 月 30 日	卒中患者分类救治流程	急诊绿道	现场调查	O	绿道未开设卒中救治专区及专线绿道	无
2020 年 7 月 21 日—7 月 30 日	急诊预检时间	急诊绿道	现场调查	O	7 月份卒中患者预检平均时间 3.55 分钟	19 分钟
2020 年 7 月 21 日—7 月 30 日	急诊血常规报告出具时间	检验科	现场调查	H	7 月份卒中患者报告出具时间 25 分钟	23 分钟

续　表

调查时间	调查对象及其目的	调查地点	调查方法	调查团队	调查结果	数值
2020 年 7 月 21 日—7 月 30 日	急诊头颅 CT 平均时间	影像科	现场调查	H	7 月份头颅 CT 平均时间 36.8 分钟	43 分钟
2020 年 8 月 1 日—8 月 15 日	卒中健康管理资质	慢病办	现场调查	H	缺乏脑心健康管理师	1 位
2020 年 8 月 1 日—8 月 15 日	卒中 MDT 团队	急诊绿道	现场调查	C	多科会诊模式，融合协作未体现	未建立
2020 年 8 月 1 日—8 月 15 日	随访系统/工具	慢病办	现场调查	H	缺乏专职脑心健康管理师	75%
2020 年 8 月 1 日—8 月 15 日	出院患者档案	慢病办	现场调查	H	缺乏系统管理质控	80%
2020 年 8 月 1 日—8 月 15 日	卒中救治地图	医务部	现场调查	B	还未提出申请	无
2020 年 8 月 1 日—8 月 15 日	随访时间	慢病办	现场调查	I	兼职电话随访员承担随访工作	定期
2020 年 8 月 1 日—8 月 15 日	随访方式	慢病办	现场调查	I	兼职电话随访员承担随访工作	电话
2020 年 8 月 1 日—8 月 15 日	12 个月后面访	社区卫生服务中心及浦东医院	现场调查	I	实施效果不佳	85%
2020 年 8 月 1 日—8 月 15 日	随访效果分析	社区卫生服务中心及浦东医院	现场调查	I	缺乏数据统计分析	随访率 89%
2020 年 8 月 1 日—8 月 15 日	随访场所	社区卫生服务中心及浦东医院	现场调查	I	社区在全科诊室进行，浦东医院在神经内科门诊进行，没有固定场所	无

续　表

调查时间	调查对象及其目的	调查地点	调查方法	调查团队	调查结果	数值
2020 年 8 月 1 日—8 月 15 日	面访场所	社区卫生服务中心及浦东医院	现场调查	I	社区在全科诊室进行，浦东医院在神经内科门诊进行，没有固定场所	无
合计			35 项			

2. 掌握项目说明　根据目前的水平及调查结果，我们明确了"院前攻坚点"主要为全科医师卒中专科知识水平提升及居民对脑卒中早期症状的识别等。"救治流程的攻坚点"为脑卒中快速救治流程、多学科融合协作等。明确"院后攻坚点"为卒中人群院后依从性、复诊率及对复发时间的预警识别等。

3. 选定攻坚点　攻坚点选定表如表 6-29 所示。

表 6-29　"连环圈"攻坚点选定表

问题点	攻坚点	攻坚点整合	现况值
社区居民了解卒中早期症状识别率；全科医师卒中专科知识储备水平；我院定期为居民提供卒中筛查；居民有意愿参与卒中筛查；我院有卒中宣传场所	全科医师卒中专科知识水平提升	攻坚点 1：卒中救治与健康管理的宣教	居民对卒中症状早期识别知晓率：15%
	居民对脑卒中早期症状的识别		筛查干预档案建档量：92%
全科与专科转诊机制；急救 120 快速响应联动；卒中 MDT 团队；科室人员排班配备情况；抢救药品归置率；入院到开始静脉溶栓治疗时间（DNT）；患者入院到股动脉穿刺时间（DPT）；卒中患者分类救治流程；急诊预检时间；急诊血常规报告出具时间；急诊头颅 CT 平均时间；急诊头颅 CT 扫描时间；抢救分区情况	脑卒中快速救治流程	攻坚点 2：完善院中卒中救治流程	DNT（入院至静脉溶栓时间）中位数：69 分钟
	全科与专科转诊无缝衔接		DPT（入院至股动脉穿刺时间）中位数：146 分钟
	急救 120 快速响应联动		
	多学科融合协作		

续　表

问题点	攻坚点	攻坚点整合	现况值
随访系统/工具；出院患者档案；卒中健康管理资质；12 个月后面访；随访效果分析	脑卒中筛查	攻坚点 3：卒中人群分层分类随访管理效果	高危人群随访率：89.5%
	卒中人群院后依从性、复诊率、复发预警		卒中患者院后随访率：88.5%
卒中患者救治一键启动信息化；卒中救治地图	卒中救治地图信息化配置	攻坚点 4：卒中信息化建设	卒中数据标准化上报完整率：93%
	卒中救治信息化		

（四）目标设定

（1）社区人群卒中早期症状识别知晓率由 15% 提升至 50%。

（2）高危人群筛查干预任务建档率由 92% 提升至 100%。

（3）DNT（入院至静脉溶栓时间）中位数由 69 分钟缩减至 60 分钟。

（4）DPT（入院至股动脉穿刺时间）中位数由 146 分钟缩减至 120 分钟。

（5）社区筛查及干预高危人群随访率由 89.5% 提升至 95%。

（6）卒中患者出院后随访率由 88.5% 提升至 95%。

（7）卒中数据标准化上报完整率由 93% 提升至 100%。

注：参考标准（国家脑防委 2021 版高级卒中中心现场评估指标、国家高级卒中中心建设平台、脑卒中筛查与防治基地数据平台）

辅导员问与答

Q：如何让课题明确？

A：(1)把握现况水平：针对课题，从各角度把握现况水平；

(2)把握期望水平：选取与现况水准相似之项目，把握期望水准或将来可预见的状况等；

(3)望差与攻坚点之明确化：把握现况水平与期望水准之间的望差决定攻坚点。

Q：如何设定目标？

A：从期望水准中明确目标的三要素"什么（目标项目）、多少（目标值）、到何时（达成日期）"并设定目标。目标设定的根据及目标设定过程要明确。

（五）方策拟定 如表 6 – 30 所示。

表 6 – 30 "连环圈"方策拟定表

主题	评分标准：强 5 分、中 3 分、弱 0 分。由圈员 21 人评分，总分 220 分，依据 80/20 法则，达到 176 分以上为方策		评分维度				总分	方策选定
	攻坚点	方策拟定	可行性	迫切性	经济性	效益性		
脑卒中全专结合区域多维联防模式构建	卒中救治与健康管理的宣教	社区医生培训	55	51	41	45	192	√
		社区宣教展架和手册摆放	55	53	47	51	206	√
		开展社区健康人群脑卒中知识宣教	55	51	43	47	196	√
		开展电台、电视、报纸等脑卒中知识宣教	55	49	45	53	202	√
		组织 120 急救人员参与培训、病例讨论	47	39	43	41	170	×
		卒中健康管理师—病区患者家属宣教	55	55	53	47	210	√
		指导社区开展卒中救治工作	45	43	41	39	168	×
	完善院中卒中救治流程	开设神经内科急诊	55	55	51	45	206	√
		购置双源 CT、3.0 磁共振，满足影像需求	55	53	43	53	204	√
		先救治后付费流程规范	55	55	45	39	194	√
		构建脑卒中 MDT 团队	55	49	49	51	204	√
		卒中急救护士团队	51	49	45	43	188	√
		增加救治流程图	43	35	41	47	166	×
		卒中急救医生培训	55	51	51	49	208	√
		组织演练，规范转诊、急救流程	55	53	51	49	208	√
		优化空间路径	55	55	47	45	202	√
		急性卒中病人急诊流程分层	55	49	49	55	208	√
	卒中信息化建设	一键优先系统—"串联"转"并联"	55	55	41	47	198	√
		一键优先系统，卒中病人优先检验、检查	55	47	43	55	200	√

主题	评分标准：强5分、中3分、弱0分。由圈员21人评分，总分220分，依据80/20法则，达到176分以上为方策		评分维度				总分	方策选定
	攻坚点	方策拟定	可行性	迫切性	经济性	效益性		
		卒中筛查与随访系统	55	51	53	49	208	√
		浦东新区卒中急救导航地图	55	49	47	45	196	√
	院后随访效果分析	增加随访人员	39	37	45	35	156	×
		建立卒中随访健康档案	55	49	53	49	206	√
		维护微信群	55	51	51	53	210	√

（六）最佳方策拟定

1. 预测障碍排除检讨追究方法　进一步明确实施的方策，将最佳方策整合为3大方策群组。

2. 对策整合　将相似、相关的最佳方策进行整合，确定为三大方策群组：

方策群组一：构建院前卒中高危人群筛查与宣教体系。

方策群组二：构建社区乡镇脑卒中高危人群及卒中患者出院后随访与健康管理体系。

方策群组三：优化院中卒中患者快速救治体系。

3. 得失表验证　如表6-31所示。

表6-31　"连环圈"得失表

方策群组	选定方策	得	失
方策群组一：构建院前卒中高危人群筛查与宣教体系	组建医护宣教团队（社区全科团队、专科团队）	规范开展人群筛查及干预，提高人群卒中知识知晓率及救治知识知晓率	院内院外多部门参加，医务人员耗费精力和时间来探索实践
	医护理论知识培训		
	制订人群培训宣教计划		
	开展人群宣教培训		
	开展社区筛查干预		

续 表

方策群组	选定方策	得	失
方策群组二：构建社区乡镇脑卒中高危人群及卒中患者出院后随访与健康管理体系	实现院内筛查干预辅助系统（CSDI）数据库对接，信息化支撑	全专科医师共同进行人群分层分类管理，共同参与筛查及干预基地医院项目，信息系统建设，增加团队构建，加强人员培训	医院投入人力、财力，信息系统构建，需要长期的培养，时间周期长
	加强社区全科医师培训筛查干预后人群管理		
	全专统筹门诊共同管理社区筛查及干预院后人群		
	组建脑心健康管理师团队及培训		
	开设脑卒中筛查与随访门诊及互联网随访管理		
方策群组三：优化院中卒中患者快速救治体系	组建脑血管病三级防治学科群	完善流程，提升团队合作，评估信息安全化，提高安全有效的救治患者，用物齐全，分区明确，数据质控管理，明确救治方向，院前院内多学科合作，使患者缩短救治时间，改善治疗疗效	医院投入人力、财力，需要长期的培养，时间周期长
	建立精准点对点全专双向转诊机制		
	构建卒中绿道信息化建设		
	加强卒中绿道救治区域硬件建设		
	制订优化相关流程		
	定期卒中快速救治演练多学科联合会诊及病例讨论，提高救治疗效		

经过得失表的验证，获得结论：得＞失。

4. 推进方策实施 通过 PDPC 的方法，确保方策顺利实施。运用箭头图按时间节点有序推进。

（七）方策实施

方案实施如表 6-32 所示。

表 6-32 "连环圈"方策实施表

方策群组	选定方策	地点	时间	负责人
方策群组一：构建院前卒中高危人群筛查与宣教体系	组建医护宣教团队（社区全科团队、专科团队）	会议室	2020 年 7 月 1 日—7 月 10 日	C、H
	医护理论知识培训	会议室	2020 年 7 月 10 日—7 月 20 日	G
	制订人群培训宣教计划	慢病办	2020 年 7 月 20 日—7 月 30 日	K、H
	开展人群宣教培训	社区	2020 年 8 月 1 日—11 月 30 日	K、H
	开展社区筛查干预	社区	2020 年 8 月 1 日—11 月 30 日	K、H
方策群组二：构建社区乡镇脑卒中高危人群及卒中患者出院后随访与健康管理体系	实现院内筛查干预辅助系统（CSDI）数据库对接，信息化支撑	会议室	2020 年 12 月 1 日—12 月 30 日	A、B
	加强社区全科医师培训筛查干预后人群管理	会议室	2021 年 1 月 1 日—1 月 30 日	G
	全专统筹门诊共同管理社区筛查及干预院后人群	全科统筹门诊	2021 年 2 月 1 日—2 月 28 日	K、C
	组建脑心健康管理师团队及培训	急诊大厅	2021 年 3 月 1 日—3 月 30 日	L、B
	开设脑卒中筛查与随访门诊及互联网随访管理	急诊大厅	2021 年 4 月 1 日—4 月 10 日	A、M
方策群组三：优化院中卒中患者快速救治体系	组建脑血管病三级防治学科群	慢病办	2021 年 3 月 1 日—4 月 30 日	L、G
	建立精准点对点全专双向转诊机制	会议室	2021 年 3 月 1 日—3 月 20 日	G、H
	构建卒中绿道信息化建设	社区服务中心	2021 年 1 月 1 日—4 月 30 日	B
	加强卒中绿道救治区域硬件建设	全科统筹门诊	2021 年 1 月 1 日—4 月 30 日	D
	制订优化相关流程	慢病办	2021 年 2 月 1 日—2 月 28 日	H
	定期卒中快速救治演练、多学科联合会诊及病例讨论，提高救治疗效	脑卒中门诊	2021 年 3 月 1 日—4 月 30 日	C、H

1. **方策群组一**　构建院前卒中高危人群筛查与宣教体系。通过由专科医师带动全科医师，在开展筛查过程中对人群进行防治知识宣教；通过宣教资料进社区、筛查后报告解读等措施，社区人群卒中早期症状识别知晓率提升至 65%，超过预期目标值 30%。医护人员卒中知识理论水平提升至 96%，达到目标值。社区乡镇高危人群筛查干预任务建档率达到 100%。

2. **方策群组二**　构建社区乡镇脑卒中高危人群及卒中患者出院后随访及健康管理体系。筛查数据平台及住院结构化病历直接对接脑防委数据平台，全专医师共享信息。浦东医院创新开展的全科统筹门诊，由 5 家医联体的 18 位全科医生来到浦东医院门诊坐诊，实现了精准转诊、上下联动。由脑心健康管理师及防治团队医生共同坐诊脑卒中筛查与随访门诊，调动联络院内院外、院前院后搭建起随访管理的网络。同时依靠脑卒中健康云及浦医家等信息化平台实现互联网模式随访。社区筛查及干预高危人群随访率提升至 95.6%，达到预期目标值。卒中患者出院后随访率达到 96.6%，达到预期目标值。

3. **方策群组三**　构建院中卒中患者快速救治体系。打破学科壁垒，实现全专共建，专专融合。优化救治绿道硬件布局转串联为并联，实现空间布局优化及数字标准化质控。快速响应、精准点对点救治前后转诊机制，共同有效改善救治流程及关键指标质控。静脉溶栓 DNT 中位数缩短至 54 分钟，动脉取栓 DPT 中位数缩短至 106 分钟，均达到预期目标值。

辅导员问与答

Q：如何拟定方策？

A：（1）列举方策：针对攻坚点，大量提出认为可能达成目标的方策。

（2）方策的评估：从提出的方策中，视其与目标的关连性，按可行性选出期待效果的方策。针对选出的方策，依期待效果的高低顺位加以编号。

Q：如何追究最适方策？

A：（1）检讨实施顺序：检讨实现认为有高度期待效果的方策之具体实施顺序。

（2）期待效果的预估：预估各个具体实施顺序的期待效果。

（3）阻碍的预测及事前防止方策的检讨：预测有无事实上的阻碍及不良影响，若预测到有阻碍及不良影响，即检讨其回避方策或事前防止方策。

（4）选出最适策：对具体实施顺序做利弊得失综合评估后，选出可行最适方策。

（八）效果确认

1. 有形成果（目标达成率）

（1）社区人群卒中早期症状识别知晓率由 15％提升至 55％，达标率 114％，进步率 267％。

（2）高危人群筛查干预任务建档率由 92％提升至 100％，达标率 100％，进步率 8.7％。

（3）DNT（入院至静脉溶栓时间）中位数由 69 分钟缩减至 46 分钟，达标率 256％，进步率 33％。

（4）DPT（入院至股动脉穿刺时间）中位数由 146 分钟缩减至 108 分钟，达标率 146％，进步率 26％。

（5）社区筛查及干预高危人群随访率由 89.5％提升至 95.7％，达标率 113％，进步率 6.9％。

（6）卒中患者出院后随访率由 88.5％提升至 96.4％，达标率 122％，进步率 6.9％。

（7）卒中数据标准化上报完整率由 93％提升至 100％，达标率 100％，进步率 7.5％。

2. 无形成果　从雷达图（图 6-16）可以看出，通过品管圈活动开展，圈员的团队精神、沟通协调等各项能力均得到提升。

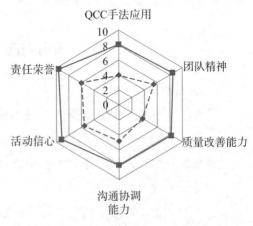

图 6-16　"连环圈"活动前后无形效果雷达图
注：◆—改善前平均值；■—改善后平均值。

（九）标准化

修订了"急性缺血性卒中诊治流程"。

（十）检讨与改进

1. **检讨与改进**　小组对本期品管圈活动进行总结，并提出改进方向。

（1）持续监测和数据收集分析，观察模式有效性。

（2）继续学习课题研究型手法的运用。

（3）对流程持续改造，不断优化。

2. **效果维持追踪**　项目结束后继续监测2个月（图6-17）。

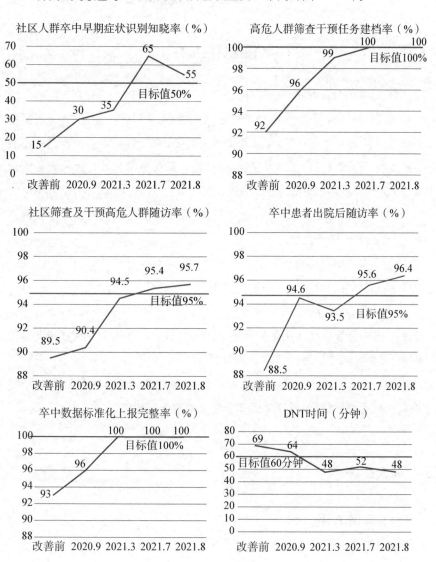

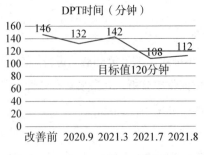

图6-17 "连环圈"活动效果推移图

辅导员问与答

Q:如何做好效果确认?

A:(1)有形效果的把握:与现况水准比较,用实际值把握效果,主要直接效果以外的效果也要把握,实施最适方策所要的时间、费用及对其他的不良影响都应一并把握。当目标未能达成时,应回到认为未能做好的步骤里继续实施,锲而不舍地至达成为止。

(2)无形效果的把握:同样也属QCC活动目的之圈的成长与个人的成长等,也应自我评价把握。

Q:如何做好效果维持?

A:(1)实施标准化。

(2)周知彻底:确认实施日期或切换日期,让实施者充分理解,并且实施不管由何人做皆能确实执行的教育、训练。向相关人员说明实施理由及新的做法,必要时取得协助。

(3)落实管理:确认标准化实施状况,经常以数据确认效果继续维持着,确定效果已可维持时,即移转至日常管理的事务范围。

三、院长点评

(一)案例总评

该课题为课题研究型品管圈,属于医院指令性课题。该小组针对脑卒中的发病特点及在防治中面临的现状与困境,小组成员遵循课题研究型QC STORY,打破现况，按照品管圈十大步骤，基于调查事实及数据进行调查、分析、评价与决策，应用统计学工具，严格将方策的拟定与最适策的追究作为核心工作开展，从3个方面实施了切实的改善措施，将社区人群卒中早期症状识别知晓率由改善前的15％提升至65％、高危人群筛查干预任务建档率由改善前的90％提升至100％、社区筛查干预高危人群随访率由改善前的89.5％提升至95.6％、卒中患者出院后随访率由改善前的88.5％提升至96.6％、卒中数据标准化上报完整率由改善前的93％提升至100％、DNT（入院至静脉溶栓时间）中位数由改善前的69分钟缩短至54分钟及DPT（入院至股动脉穿刺时间）中位数由改善前的146分钟缩短至106分钟。且后续效果巩固良好，可见本次改善活动有明显成效。

（二）过程讲评

1. **活动特征** 该课题为院级层面指令性课题，小组围绕卒中知识宣教、精准诊疗救治及双向转诊、全程健康管理等方面，结合医院实际，确定了脑卒中全专结合区域多维联防模式构建作为本次的活动主题。选题理由充分，主题释义清楚，衡量指标明确。

2. **计划性** 根据时间节点有序开展改善活动，至现场做现况调查，现况水平掌握、手段方面的项目（人、物、方法等）及前提、环境条件等充分体现出主题的特性并分至明确的地方。掌握期望水平，以现况水平至期望水平的顺序，明确期望差，挖掘攻坚点进行一一罗列，依据二八法则，确定3大方策群组，通过构建院前卒中筛查与宣教体系、构建卒中高危及卒中患者出院后随访与健康管理体系、优化院中卒中患者快速救治体系。2021年6月，居民对卒中症状早期识别知晓率、筛查干预建档率、DNT及DPT时间中位数等一系列指标均达到设定目标值。

3. **解析** 圈员们基于前期的筛查工作基础及深入社区的调研。在院前环节得到居民对脑卒中早期症状识别能力缺乏及全科医师对卒中专科疾病知识储备不足等结果；院中体现在救治环节中脑血管病多学科之间未达到真正的融合协作；院后主要体现缺乏脑心健康管理师及社区全科医师共同对出院及高危人群进行院后管理。最终决定4大攻坚点分别为：①卒中救治与健康管理的宣教；②卒中人群分层分类随访管理效果；③完善院中卒中救治流程；④卒中信息化建设。

4. **实践力及活动成果** QCC全员参与，集结智慧，灵活运用自己所拥有的固有技术，不受原有想法的约束。针对攻坚点，小组成员拟定一系列措施，依可行性、迫切性、经济性、效益性 4 个维度对拟定的对策进行评价、筛选，之后将相似的对策整合，并按照难易程度及先后逻辑性进行排序，最终制订完整的对策实施计划，从院前宣教筛查、院后随访与健康管理、院中卒中快速救治 3 个方面进行构建：一是通过由专科医师带动全科医师，在开展筛查过程中对人群进行防治知识宣教；二是通过筛查数据平台及住院结构化病历，全专医师共享信息。浦东医院创新开展的全科统筹门诊，实现了精准转诊、上下联动。同时依靠脑卒中健康云及浦医家等信息化平台实现互联网模式随访网络；三是针对打破学科壁垒，实现全专共建，专专融合。快速响应、精准点对点救治前后转诊机制，共同有效改善救治流程及关键指标质控。

（三）案例特点与改进建议

1. **主要特点**　该课题结合医院实际，背景明确，理由充分，活动步骤完整，逻辑清晰，以事实为依据，用数据说话，相应工具运用得当。小组通过现况调查找到主要症结，针对症结分析原因，深挖合并为 4 大攻坚点，针对攻坚点拟定对策并实施，通过 3 个时间、空间维度的对策构建后，改善成效明显，达到预期目标值。后期对成果进行固化、推广，运用 PDCA 小环带动大环的原理，持续改进，成效得到持续拓展。

2. **改进机会**

（1）程序方面

1）选题：小组按照医院指令确定主题，在对脑卒中防治模式构建上，如何明确缺失之处，设定各环节点的时间标准，未作详细表述，数据来源未作充分阐述。

2）原因分析：发现问题，针对问题深入寻找、收集各种现状，探讨和分析发生的原因，找到解决的对策和实施推进的办法，经过科室的实施，把实施效果进行确认，然后把改进的工作做到程序化、规则化、标准化。在这个过程当中，可以做各种各样的统计和分析，做资料的收集和改进工作前后对比，可以组织非常好的管理、服务或者是技术改进方面的有价值的文章。

3）对策实施：本次品管圈小组的选题内容涵盖学科、职能部门工作的方方面面，所以在对策实施中领域是非常宽的，可以涉及医疗质量、患者安全、创新服务、医患沟通、流程再造、服务拓展、社区服务，可以更加深入些。

（2）统计方法方面

1）PDPC 法（process decision program chart：过程决策计划图）就是在不确

定情况下做计划时，为达成目标制作从计划开始至达成目标的过程及顺序，深入了解未来的方法。

2）箭头图法：是为了计划推展，将必要的作业之顺序关系用箭头与结合点以图形表示，使日程管理上的重要路径能很明确，是一种有效的制作日程计划及其进度管理的方法。

3）得失表：就是详细追究方策的优点及缺点，并整理成两表对比的形式工具。方策的优点可连接于期待效果的定性预估，而方策的缺点中遇有相当于不良影响的状况时，实施前应充分检讨做好事前防止的动作。根据不同的立场区别列出意见。

（辅导员：张汉；编写：陈丽华；圈组成员：余波、汤敬东、李清华、任力、王志华、赵俊蓉、王艳、马倩）

案例 16 构建慢病分级管理的区域整合型药学服务新模式

圈　名：甜甜圈

奖　项：第十届全国医院品管圈大赛课题研究型品管圈专场一等奖

甜甜圈：顾名思义甜蜜而美好；甜蜜患者：希望患者来到药房就能感受到甜蜜而温馨的家的感觉；

药剂科

甜蜜同事：希望药剂科的同事彼此团结共筑美好大家庭；甜蜜你我他：希望用真心呵护、无微不至

图 6-18 "甜甜圈"圈徽

的关怀和服务共创医院、科室、医患的美好未来。

圈徽意义：圈徽的底色为绿色，绿色生机勃勃，象征着生命；绿色宽容、大度，象征着爱与希望；绿色积极向上，象征着青春与活力。用手托起由药片组成的爱心，意喻着双手递出去的每一份药都富含着我们的爱心、关心、真心与责任心。十字代表着医院及全体医务工作者，精心地呵护着我们的病患，并引领着大家勇往直前，驶向新的彼岸。

表6-33　"甜甜圈"活动登记表

课题名称:构建慢病分级管理的区域整合型药学服务新模式

圈名: 甜甜圈				成立日期: 2013年7月1日	
成员人数: 20人				平均年龄: 35岁	
圈长: A				辅导员: B	
活动次数: 每月开会平均2～3次, 共29次圈会				平均活动时间: 70分钟	
出勤率: 96.37%				课题类型: 课题研究型	
圈结构: 跨社区、跨部门、跨医院					
所属单位: 某医院药剂科					

职务	姓名	年龄(岁)	资历	学历	主要负责工作内容
圈长	A	47	药剂科主任	硕士	计划、领导、组织、培训
圈员	B	50	副院长	硕士	指导落实措施
	C	34	药剂科副主任	硕士	指导落实措施
	D	35	质控办主任	硕士	指导落实措施
	E	36	医联部主任	硕士	指导落实措施
	F	51	医务部主任	硕士	指导落实措施
	G	48	门办主任	本科	参与调查、实际操作
	H	42	高级工程师	硕士	指导落实措施
	I	55	主任医师	硕士	指导落实措施
	J	34	主管药师	硕士	参与调查、数据分析
	K	37	主管药师	硕士	数据收集, 数据提取
	L	54	主任医师	博士	指导落实措施
	M	38	主管药师	硕士	数据收集, 数据提取
	N	36	主管药师	硕士	数据收集, 数据提取
	O	33	主管药师	硕士	数据收集, 数据提取
	P	32	药师	硕士	数据收集, 数据提取
	Q	32	药师	硕士	数据收集, 数据提取
	R	37	社区卫生中心主任	本科	数据收集, 数据提取
	S	45	社区卫生中心主任	本科	数据收集, 数据提取
	T	50	社区卫生中心主任	本科	数据收集, 数据提取

活动时间: 2020年10月8日—2021年10月14日

一、圈长心得

　　某某医院"甜甜圈"的活动时间为 2020 年 10 月—2021 年 10 月，这是一个跨部门、跨学科、跨医院合作的圈组。药剂科临床药学学科建设坚持"高起点规划、高水平建设"的指导思想，围绕药学专业技术服务能级提升，树立"以药学实践为导向，以科学研究为抓手，以人才建设为基础，以信息技术为支撑"的学科发展理念。重点聚焦临床合理用药问题短板及慢病患者现实药物治疗管理（medication therapy management，MTM）潜在需求，推动并创建多学科联动、科学研究支撑、区域合作性的慢病药物治疗管理药学服务模式，加强区域内药学服务能力的共同提升和药师影响力，做好药学服务闭环的最后一环节工作。为此我院作为区域性综合医院，我院药剂科牵头组建了包含 21 家二级专科医院和社区卫生服务中心的药学协作网，联合区域内社区医院药师，在分级诊疗的基础上，结合药物治疗管理的药学监护模式，构建慢病分级管理的区域整合型药学服务新模式。

　　建立圈组后，各成员和各部门通过协同合作，首先分析目前慢病管理面临的现状：①缺乏团队协作，医师、区域药师及社区药师各自为战，缺乏互联、互通；②医疗资源分配不均，区域医疗中心疲于慢病诊治，社区基层参与度低，药师专业水平参差不齐；③智慧化平台建设不足，区域与社区诊疗信息不互通，随访体系不健全，用药情况获取不足；④慢病管理社区、家庭覆盖率低，对患者管理未形成闭环，药学服务转型相关政策对开展居家药物服务、结对、延伸服务等提出要求。因此，我们希望整合区域内医疗资源，联合区域药师、建立区域医疗中心-社区医院-居家慢病分级管理药学服务模式，可实现区域诊疗、用药信息互通、患者双向转诊，为慢病患者开展专业的药学服务。

　　在改善过程中，首先，解决人员和信息的问题，通过整合药师资源，组建区域慢病管理团队，整合信息资源，自主开发区域慢病药物治疗管理系统，实现区域内药师-药师、药师-患者、药师-医生的信息互通。然后，开始建立区域整合型慢病药物分级管理规范体系，整合药师资源，区域内同步开设医师药师联合门诊、药学门诊，开通免费挂号功能，通过慢病管理系统进行慢病药物治疗管理；整合社区资源，构建区域药学协作慢病分级管理服务模式，为区域内慢病患者提供"区域医学中心-社区医院-家庭"全方位药学服务，为患者建立电子档案：包括患者基本信息、疾病认知、用药情况等，按照疾病严重情况和依从性确定药学服务分级标准，重点患者由上级医院与社区共同监护并实施 MTM、居家管理；一般患者由社区药师监护，并建立规范高血压、糖尿病慢病管理评估、药学监护、随访、居家药学服务规范；最后整合现有科普资源，组建区域科普团队，加强慢病科普宣教。最终通过这样一个课题研究型质量改进项目，我们成立 20 人的区域慢病管理团队；建设区域慢病管理系统，覆盖糖尿病、高血压、脑卒中、癌痛 4 大病种，分别在我院以及 4 家社区医院应用，已为 3 580 名慢病患者建档，区域服务患者建档人次、药学服务转诊人次、居家药学服务人次、患者疾病控制达标率和用药依从性、患者满意度都得到了明显的提升。通过本品管圈项目，团队成员的成长尤其是沟通协调的能力有了显著提高。

二、案例实操辅导

（一）主题选定

1. **选题背景** 目前，不管是全球还是中国，慢病已成为影响居民健康的首要威胁，慢病高发病率、高死亡率、高复发率、高经济负担，给患者、家庭、社会带来了沉重的负担。近年来我国针对慢病管理出台了许多规划政策，早在 2015 年出台的《关于推进分级诊疗制度建设的指导意见》等对慢病管理的发展做出了详细规定。2021 年印发的《关于推进上海市公立医院高质量发展的实施方案》要求强化区域性医疗中心服务能力建设，优化社区卫生服务体系，推进优质医疗资源扩容下沉和均衡布局，做实分级诊疗，布局高品质、智慧化的整合型医疗服务体系。上海市以慢性病防治作为切入点，探索建立分级诊疗的模式（1＋1＋1），推行家庭医生制度，创新社区慢病服务模式，但在团队中唯独缺少药师。

科学的慢病管理模式是指组织慢病专业医生、药师及护理人员，为慢病患者提供全面、连续、主动的管理，以达到促进健康、延缓慢病进程、减少并发症、降低伤残率、延长寿命、提高生活质量并降低医药费用的一种管理模式。目前慢病管理面临的现状：①缺乏团队协作，医师、区域药师及社区药师各自为战，缺乏互联互通；②医疗资源分配不均，区域医疗中心疲于慢病诊治，社区基层参与度低，药师专业水平参差不齐；③智慧化平台建设不足，区域与社区诊疗信息不互通，随访体系不健全，用药情况获取不足；④慢病管理社区、家庭覆盖率低、对患者管理未形成闭环，药学服务转型相关政策对开展居家药学服务、结对、延伸服务等提出要求。因此，我们希望整合区域内医疗资源，联合区域药师、建立区域医疗中心-社区医院-居家慢病分级管理药学服务模式，可实现区域诊疗、用药信息互通、患者双向转诊，为慢病患者开展专业药学服务。

2. **主题评价** 全体圈员经由头脑风暴，提出了 4 个候选主题，运用权重评价法，选中得分最高的"构建慢病分级管理的区域整合型药学服务新模式"为本次活动主题。

3. **主题定义** 慢病(chronic non-communicable disease, NCDs)是一类起病隐匿、潜伏期长、病程长且缓慢、病情迁延不愈、缺乏确切的生物病因证据、无明确"治愈"指征的疾病总称(主要有高血压、糖尿病、恶性肿瘤、慢阻肺等)。

区域整合型：整合区域与社区医疗资源、患者资源、信息资源，统筹协调，建立区域医疗中心-社区医院-家庭全流程闭环式慢病药学服务模式。

分级管理：根据疾病严重程度和用药依从性评分，将患者分为一般患者和重点患者，实施不同级别的药学服务管理。

4. **选题理由** 选题理由充分，无论在政策、对医院、药师及患者而言都非常重要和有实际意义，通过建立区域整合型慢病分级管理药学服务模式，可以提高慢病患者药物使用的有效性、安全性、合理性和经济型。

5. **衡量指标** 慢病管理药师团队人数、区域服务患者建档人次/月、转诊人次数/月、居家服务人次数/月、慢病药物治疗患者满意度、慢病患者疾病控制达标率及用药依从性 Morisky 评分。

6. **改善工具判定** 根据 QC STORY 判定表（主题类型判定表），分别罗列了五项课题研究性和问题解决型品管圈不同的特点描述，由圈员针对关系程度进行三段评价，结果得出此次改善活动更适合采用课题研究型品管圈。

辅导员问与答

Q:课题研究型品管圈在主题选定阶段存在的问题有哪些?

A:在实际操作中,能否选定一个适合的主题,往往是决定品管圈改善活动能否取得最佳效果的关键因素之一。案例分析结果表明,主题选定阶段主要存在以下问题:①部分主题选定的方法不严谨,虽然所有圈组都运用了评价法选题,但其中 31.8% 的圈组存在 QC STORY 判定缺失或不规范、评价标准不统一、评价维度不准确、缺乏权重分配等问题;②部分主题缺乏深度或不适用课题研究型活动,其中 13.6% 的参赛圈组所选择的主题更适用于问题解决型活动;③主题释义与选题理由不清楚,缺少必要的主题释义、衡量指标和选题意义的交代,案例中有 9.1% 的参赛圈组缺少详细的主题释义和衡量指标的解释,其中有 4.5% 的参赛圈组缺少相关文献分析和选题理由的阐述。

品管小知识

正确选用课题研究型与问题解决型。课题研究与问题解决的适用范围及操作步骤均有差别。但对于某种新规业务最初以课研型品管圈解决后,若其业务变成重复的定常业务,这时便转变为问题解决活动对象。同时,也有两种活动混合并用的情况。例如,整体采用课题研究活动,但中间的部分子课题可应用问题解决活动,这种情况也是存在的。总之,品管工具的运用应当灵活,不必过于拘泥于形式,达到期望水平才是重点。

(二) 活动计划拟定

在确定了活动主题和改善工具类型后,圈组成员明确工作任务、时间节点及任务分工,制订活动计划进度表,同时明确每个步骤的责任人与主要运用的品管工具,确保活动按计划进行。

(三) 课题明确化

1. 问题导出　为了使课题明确化,我们对三级医院、社区医院和患者家庭开展了现况调研,我们在三级医院环节发现了药师随访不到位,慢病药物治疗管理覆盖率过低、缺乏慢病管理信息系统支持,无规范的慢病药物治疗管理流程等结果, 如表 6 - 34 所示。

表 6-34 "甜甜圈"三级医院现况调查结果

调查时间	调查对象及其目的	调查地点	调查方法	调查团队	调查结果	数值
2020 年 11 月 1 日—11 月 15 日	慢病患者就诊人数	三级医院门诊诊室	普查	A	每天就诊的慢病患者大约有 490 人左右	490 人
2020 年 11 月 1 日—11 月 15 日	慢病患者管理人数	三级医院药剂科	现场调查	A	药师每天管理慢病患者 4~5 人	4~5 人
2020 年 11 月 1 日—11 月 15 日	慢病患者随访周期	三级医院药剂科	普查	A	药师对慢病患者的随访周期基本与患的就诊周期一致,甚至更长	4 周
2020 年 11 月 1 日—11 月 15 日	慢病管理药师人数	三级医院药剂科	普查	A	医疗中心高血压、糖尿病慢病药师仅 2 人	2 人
2020 年 11 月 1 日—11 月 15 日	药师专业水平	三级医院药剂科	普查	A	药师专业水平参差不齐	40%
2020 年 11 月 1 日—11 月 15 日	药师工作任务	三级医院药剂科	普查	A	药师工作任务繁琐忙碌	10%
2020 年 11 月 1 日—11 月 15 日	慢病信息系统情况	三级医院药剂科	现场调查	B	药师参与慢病管理缺乏信息系统支持,工作效率低	0
2020 年 11 月 1 日—11 月 15 日	医联体信息系统情况	三级医院药剂科	现场调查	B	缺乏信息系统共享支持	0
2020 年 11 月 1 日—11 月 15 日	经费情况	三级医院药剂科	普查	B	经费充足	0
2020 年 11 月 1 日—11 月 15 日	慢病患者用药评估	三级医院药剂科	现场调查	C	缺乏评估,评估率 0%	0
2020 年 11 月 1 日—11 月 15 日	慢病患者用药宣教	三级医院药剂科、门诊	现场调查	C	仅门诊药师进行简单的用药交代	40%
2020 年 11 月 1 日—11 月 15 日	慢病患者随访	三级医院药剂科、门诊	现场调查	C	缺乏随访,且职责不清晰,随访率 1%	1%
2020 年 11 月 1 日—11 月 15 日	慢病患者药物治疗管理	三级医院药剂科	现场调查	D	无规范的慢病药物治疗管理流程	0
2020 年 11 月 1 日—11 月 15 日	慢病患者病例管理	三级医院药剂科	现场调查	D	慢病患者档案管理不规范	20%

续　表

调查时间	调查对象及其目的	调查地点	调查方法	调查团队	调查结果	数值
2020 年 11 月 1 日—11 月 15 日	药学门诊诊室	三级医院药剂科	现场调查	D	无固定的药学门诊诊室	0
2020 年 11 月 1 日—11 月 15 日	办公设备	三级医院药剂科	现场调查	D	无办公电脑，纸质化办公，效率低	0

社区卫生服务中心方面，存在无专职药师，与上级医院缺乏信息共享及业务协作，药学服务不到位等问题，具体如表 6‑35 所示。

表 6‑35　"甜甜圈"社区医院现况调查结果

调查时间	调查对象及其目的	调查地点	调查方法	调查团队	调查结果	数值
2020 年 11 月 1 日—11 月 15 日	慢病患者就诊人数	社区卫生服务中心	现场调查	C	每天就诊于社区医院的慢病患者大约有 80 人左右	80 人
2020 年 11 月 1 日—11 月 15 日	慢病患者随访周期	社区卫生服务中心	普查	C	慢病患者配药频率基本一致，2—4 周	4 周
2020 年 11 月 1 日—11 月 15 日	慢病管理药师人数	社区卫生服务中心	普查	C	社区医院无专职药师	0 人
2020 年 11 月 1 日—11 月 15 日	药师专业水平	社区卫生服务中心	普查	C	无相应专业知识	40%
2020 年 11 月 1 日—11 月 15 日	药师工作任务	社区卫生服务中心	普查	C	兼职药师工作任务繁忙，窗口时间较短	10%
2020 年 11 月 1 日—11 月 15 日	慢病信息系统情况	社区卫生服务中心	现场调查	E	社区药师参与慢病管理缺乏信息系统支持	0
2020 年 11 月 1 日—11 月 16 日	患者药学服务档案	社区卫生服务中心	现场调查	E	无专档信息管理，手动记录	无
2020 年 11 月 1 日—11 月 15 日	医联体信息系统情况	社区卫生服务中心	现场调查	E	缺乏信息系统共享支持	0

续　表

调查时间	调查对象及其目的	调查地点	调查方法	调查团队	调查结果	数值
2020年11月1日—11月15日	社区医院药品配备情况	社区卫生服务中心	现场调查	E	社区医院缺少部分三级医院慢病治疗药物	50%
2020年11月1日—11月15日	慢病患者用药评估	社区卫生服务中心	普查	F	缺乏评估，评估率0%	0
2020年11月1日—11月15日	慢病患者用药宣教	社区卫生服务中心	普查	F	仅门诊药师进行简单的用药交代	40%
2020年11月1日—11月15日	慢病患者随访	社区卫生服务中心	普查	F	缺乏随访，且职责不清晰，随访率1%	1%
2020年11月1日—11月16日	是否与上级医院有业务沟通	社区卫生服务中心	普查	D	业务沟通较少，尤其是药学服务部分	无
2020年11月1日—11月15日	社区药师用药教育	社区卫生服务中心	现场调查	G	社区药师缺少慢病患者随访，用药教育不到位	40%
2020年11月1日—11月15日	患者转诊流程	社区卫生服务中心	普查	G	与上级医院患者信息交互缺乏	0
2020年11月1日—11月15日	药学门诊诊室	社区卫生服务中心	现场调查	G	未设置药学门诊，甚至缺乏用药咨询窗口	0

患者方面主要体现缺乏对慢病药物治疗管理，依从性差，家庭自我监测不到位。具体如表6-36所示。

表6-36　"甜甜圈"患者家庭现况调查结果

调查时间	调查对象及其目的	调查地点	调查方法	调查团队	调查结果	数值
2020年11月1日—11月15日	患者是否了解慢病药物治疗管理	社区卫生服务中心	普查	G	患者缺乏对慢病药物治疗管理的了解	15%

续　表

调查时间	调查对象及其目的	调查地点	调查方法	调查团队	调查结果	数值
2020年11月1日—11月15日	慢病患者用药意识	患者家庭	普查	G	患者缺乏正确用药意识	60%
2020年11月1日—11月15日	慢病患者用药依从性	药学门诊	普查	A	患者依从性较差	60%
2020年11月1日—11月15日	患者是否可以使用随访系统/工具	患者家庭	普查	C	缺乏便捷沟通方式	0
2020年11月1日—11月15日	患者居家是否备有监测仪器	患者家庭	现场调查	G	患者家庭自备血压计及血糖仪的比较少	40%
2020年11月1日—11月15日	慢病患者信息填报便捷程度	患者家庭	普查	C	患者年龄，文化程度等配合度较差	10%
2020年11月1日—11月15日	慢病患者是否有意愿参与药物治疗管理	社区卫生服务中心	普查	C	缺乏对慢病药物治疗管理的了解	10%
2020年11月1日—11月15日	慢病患者就诊	药房窗口	普查	D	慢病患者就诊时间短，缺乏用药咨询环节	2分钟
2020年11月1日—11月15日	慢病药物治疗管理是否便捷并有效告知	三级医院	普查	D	缺乏对慢病药物治疗管理的宣传	10%
2020年11月1日—11月15日	患者家属照顾	患者家庭	普查	G	患者家属用药相关知识缺乏，对老年人用药监管水平不足	40%
2020年11月1日—11月15日	随访场所	药房窗口	现场调查	D	社区医院在门诊窗口进行，没有固定场所	0

　　根据目前的水平及调查结果，我们明确了三级医院攻坚点主要为慢病患者家庭用药管理延伸、区域内药物信息互通、提高药师服务人数及专业能力、提高慢病管理成效等。

　　社区医院的攻坚点为加强社区慢病药物管理药师团队建设、开展居家慢病药物管理服务、实现与上级医院慢病药物管理协作机制、区域内患者慢病治疗用药信息互通、区域内药品配备统一、提高社区慢病患者管理成效等。

　　患者家庭端攻坚点为提升患者慢病认知程度、提升患者慢病用药居家自我管理能力和提升慢病治疗成效。

　　最后进行了攻坚点的整合最终合并为以下4大攻坚点：①区域慢病管理药师队伍建设和专业能力提升；②慢病患者药物治疗信息区域互通；③创建区域医学中心-社区-居家慢病药学服务流程；④提高慢病药物治疗管理成效。如表6-37所示。

表6-37　"甜甜圈"攻坚点选定表

问题点	攻坚点	攻坚点整合	现况值
慢病管理药师人数；药师专业水平；药师工作任务；与上级医院业务合作	加强社区慢病药物管理药师团队建设 提高药师服务人数及专业能力	攻坚点1：区域慢病管理药师队伍建设和专业能力提升	区域团队药师人数：2人
慢病信息系统情况；患者居家药学服务档案	区域内药物信息互通 区域内患者慢病治疗用药信息互通	攻坚点2：慢病患者药物治疗信息区域互通	区域服务患者建档人次：80人/月 药学服务转诊人次数：0人/月 开展居家服务人次数：0人/月 慢病药物治疗患者满意度：40%
慢病患者管理人数；患者居家药学服务档案；社区医院慢病药品目录与三级医院匹配度；患者转诊流程	慢病患者家庭用药管理延伸 开展居家慢病药物管理服务 区域内药品配备统一 实现与上级医院慢病药物管理协作机制	攻坚点3：创建区域医学中心-社区-居家慢病药学服务流程	

续 表

问题点	攻坚点	攻坚点整合	现况值
患者了解慢病药物治疗管理；慢病患者用药意识；慢病患者用药依从性	提升患者慢病认知程度	攻坚点4：提高慢病药物治疗管理成效	慢病患者疾病控制达标率：46% 患者用药依从性Morisky评分：5.5
	提升患者慢病用药居家自我管理能力		
	提升慢病治疗成效		
	提高社区慢病患者管理成效		

(四) 目标设定

明确了每项攻坚点的具体衡量目标值，如下。

（1）区域团队药师人数由 2 人提高至 20 人。

（2）区域服务患者建档人次由 80 人/月提高至 400 人/月。

（3）药学服务转诊人次由 0 人/月提高至 100 人/月。

（4）开展居家药学服务人次数 0 人/月提高至 200 人/月。

（5）慢病治疗患者满意度由 40% 提高至 70%。

（6）慢病患者疾病控制达标率由 46% 提高至 80%。

（7）患者用药依从性 Morisky 评分由 5.5 分提高至 7 分。

辅导员问与答

Q：课题明确化步骤所存在的问题有哪些？

A："课题明确化"是课研型品管圈所特有的步骤。这一步骤主要包含项目掌握、现况把握、设定期望水平、设定望差值（期望-现况）、攻坚点确定等阶段。项目把握阶段实际上是对课题做出全面、细致调查和分析，通常采用的方法有 5W1H、4M（人、机、料、法）以及传统品管手法（包括查检表、柏拉图、系统图等）、VOC（顾客声音）等。"课题明确化"的其余几个阶段可运用"望差值与攻坚点选定表"进行实际操作。目标设定依据期望水平中明确目标课题明确化是对现状的把握、目标的设定和攻坚点的拟定，是开展课研型品管圈非常关键的一步。通过专家团体对纳入案例进行分析，在课题明确化环节中，主要发现存在以下问题：①科学性问题。22.7%的圈组存在调查方法不科学、调查方法单一、数据样本量不足、模式构建不适当的问题。②循证性问题。45.5%的圈组存在循证不充分，包括资料搜集不全面、望差值设定较随意的问题，其中18.2%的圈组参考文献少于5篇。③评价性问题。31.8%的圈组存在攻坚点发掘未经圈员讨论或文献追踪、缺乏评估或评估维度不合理的问题。

品管小知识

课题明确化是与问题解决型品管圈不同的3大核心步骤之一。其关键词包括"现状水平""期望水平""望差值""攻坚点挖掘""攻坚点"等，由关键词构成表头项目，按照模式构建图中的层次，运用5W1H法对课题现状水平展开全面且细致地调查与分析，设定期望水平后计算望差值，望差值约等于候选攻坚点，继而使用5-3-1评价法以及80/20法则对候选攻坚点进行评价，最终确定攻坚点。课题明确化中的攻坚点与目标设定息息相关，通常推荐使用标杆学习法、统计数据对比等来设定目标值。

（五）方策拟定

全体圈员票选确定方策列表，并依据80/20法则最终选定了17条方策。

（六）最佳方策追究

通过预测障碍排除检讨追究方法，进一步明确实施的方策，将相似、相关的最佳方策进行整合，确定为3大方策群组：

方策群组一：搭建区域联动、信息互通慢病药物治疗管理服务平台。

方策群组二：建立区域整合型慢病药物分级管理规范体系。

方策群组三：构建区域化慢病科普宣教体系。

并通过PDPC的方法，确保每个方策顺利实施，运用箭头图按时间节点有序推进。

最终的方策实施表如表6-38所示。

表6-38 案例16方策实施表

主题	方策群组	选定方策	地点	时间	负责人
构建慢病分级管理的区域整合型药学服务新模式	方策群组一：搭建区域联动，信息互通慢病药物治疗管理	组建慢病管理团队，整合现有信息系统	西药房	2021年1月—2021年4月	A
		开发区域慢病管理系统	社区西药房	2021年1月—2021年4月	A
		完善慢病管理内容	药剂科临床药学室	2021年1月—2021年4月	B
		提高与社区信息共享水平	门诊诊室	2021年1月—2021年4月	B
		对慢病团队进行药物治疗管理培训	药剂科临床药学室	2021年1月—2021年4月	B
	方策群组二：建立区域整合型慢病药物分级管理规范体系	开设药学门诊，加强药学门诊宣传力度	社区及医院	2021年2月—2021年6月	C
		协同社区药师共同管理	药剂科临床药学室	2021年2月—2021年4月	A
		建立区域慢病患者联合随访制度	药剂科临床药学室	2021年2月—2021年6月	D
		建立区域慢病管理架构	药剂科临床药学室	2021年2月—2021年7月	D
		分级管理患者	药剂科临床药学室	2021年2月—2021年5月	A
		建立上下联动体系与实施方法	社区	2021年2月—2021年7月	A
	方策群组三：构建区域化慢病科普宣教体系	建立慢病管理SOP	药剂科临床药学室	2021年2月—2021年7月	A
		加入已有的慢病管理平台	社区	2021年2月—2021年7月	B
		增加慢病社区用药宣传	社区	2021年2月—2021年7月	B
		利用新媒体进行用药宣传	药剂科临床药学室	2021年2月—2021年7月	D

（七）方策实施

1. **方策群组一** 搭建区域联动、信息互通的慢病药物治疗管理服务平台。

（1）整合药师资源，组建区域慢病管理药师团队：为保证药学服务的质量，参与区域药学协作的慢病管理药师均要经过全国或上海市或社区临床药师培训基地培训并顺利结业，参加过药物治疗管理培训，对慢病管理有一定的经验；同时建立团队专业能力培训与考核机制，通过考核者才能加入区域慢病管理药师团队，最终组建了 20 名慢病管理药师团队，其中我院 10 名药师，社区医院 10 名药师。

（2）整合信息资源，自主开发区域协作慢病管理系统：为确保慢病患者在我院和社区医院就诊时接受药学服务的主动性、连续性，确保区域内药师-药师、药师-患者、药师-医生的信息互通，实现区域协作共同管理慢病患者，我们开发了区域协作慢病管理系统，病种覆盖高血压、糖尿病、癌痛、哮喘、脑卒中等常见慢性病。系统有微信端和电脑网页端，区域内合作单位的医师、药师均可以使用，对纳入药物治疗管理的患者进行在线的用药评估、药物治疗管理、随访和宣教。系统会根据入组患者评估结果将患者分为一般管理和重点管理，同时预约下次随访时间与随访方式，方便药师按时完成随访。

2. **方策群组二** 建立区域整合型慢病药物分级管理规范体系。

（1）整合药师资源，区域内同步开设医师-药师联合门诊、药学门诊：开通免费挂号功能，通过慢病管理系统进行慢病药物治疗管理；加强医师药师合作，医师门诊给患者发放药学门诊就诊提示卡，提高宣传力度，提高药学门诊就诊量。

（2）整合社区资源，构建区域药学协作慢病分级管理服务模式，为区域内慢病患者提供"区域医疗中心-社区医院-家庭"全方位药物服务：通过慢病管理系统，为患者建立电子档案，包括患者基本信息、疾病认知、用药情况等。患者电子档案建立后，按照疾病严重情况和依从性确定药学服务分级标准，如根据 Morisky 评分或血糖、血压控制情况将患者分为一般患者（Morisky ≥ 6 且无药物治疗问题）和重点患者（Morisky < 6 或有药物治疗问题）。一般患者转诊至社区医院由社区药师进行监护和随访。为满足社区患者用药可及性，区域医疗中心开通互联网医院处方前置审核和药品配送服务，同时将合理用药宣教手册与药品一起打包，提高患者合理用药水平。重点患者由区域医疗中心与社区医院共同监护

并进行居家管理，通过MTM开展用药教育、药物重整以及不良反应上报等药学服务，患者可在上下级医院转诊，根据患者的临床情况、个人要求、心理及家庭等因素，制订个体化治疗方案，防止和减低并发症的发生，提高患者的生活质量。

（3）对重点患者开展居家药学服务，居家随访，发放家庭小药盒和智能服药提醒神器，提高服药依从性，随访内容包括个人生活行为、体格检查及实验室检查结果等，并根据个人情况及血糖、血压控制情况给予针对性的健康指导，主要包括指导药物的使用、指导烟酒的控制、提供体育锻炼以及能量摄入的建议。

（4）建立区域慢病药物治疗管理系统操作规范、区域整合型慢病分级管理服务流程、高血压、糖尿病慢病管理评估、药学监护、随访、居家药学服务规范，切实做好优质医疗资源扩容下沉和均衡布局，做好慢病分级管理药学服务。

3. **方策群组三** 构建区域化慢病科普宣教体系。

（1）整合现有科普资源，组建区域科普团队，加强慢病科普宣教，与区域慢病药学管理业务相结合，挥基层药师的作用，联合社区服务中心药师，成立了20人科普团队，真正让科普走进社区，服务慢病群体。

（2）整合线上和线下资源，科普形式多样化，线上运用微信公众号、今日头条、抖音等平台进行药学科普，药师开展用药咨询、用药指导；线下药师进社区，为社区居民、养老院老年患者提供用药指导、派发合理用药宣传册等以服务更多患者。

（3）依托我院联合实验室，建设基于精准药学的慢病管理科普基地，聚焦精准药学与慢病管理，普及精准药学技术在预测以及监护慢病疗效、不良反应和预后的应用价值。通过构建区域化慢病科普宣教体系，切实提高患者的疾病知晓度和用药依从性。

（八）效果确认

1. 有形成果

（1）目标达成率100%。

（2）成立20人的区域慢病管理团队；建设区域慢病管理系统，覆盖糖尿病、高血压、脑卒中、癌痛4大病种，分别在我院以及4家社区医院应用，已为

3 580 名慢病患者建档；区域慢病药物管理系统建设获得软件著作权 3 项。建立慢病（高血压、糖尿病）管理成效评价指标体系，初步验证了区域整合型慢病分级管理药学服务模式的有效性。通过区域整合型慢病分级管理药学服务模式的建立，药师的科研能力提升；团队获得区级、院级慢病管理相关课题共 3 项，区科经委科普项目 1 项；相关成果发表 SCI 1 篇、中文核心期刊 4 篇；药师的药学专业服务能力得到提升，多人获得奖项并在专业领域内获得学术任职。慢病管理区域药学服务的浦东探索在"健康报"刊登；区域慢病管理案例在 2021 年全国药学服务经典案例（上海地区）选拔赛中荣获二等奖；并在上海市医院药学学术年会进行壁报展示。此外，通过线上线下的科普，辐射慢病患者每年 10 万人次，大大提高慢病患者的生活质量。

2. 无形成果

通过雷达图（图 6-19）可以看出，改善前、后的各项无形成果都有所提升，团队成员的成长，尤其是沟通协调的能力有显著提高。

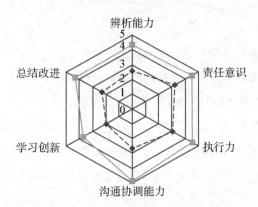

图 6-19　"甜甜圈"活动前后无形成果雷达图
注：-◆-改善前平均值；-■-改善后平均值。

（九）标准化

制订了 9 项制度：对药学门诊服务管理制度、居家药学服务工作制度、糖尿病药学门诊工作规范、高血压药学门诊工作规范、区域慢病药物治疗管理系统操作规范等多方面工作进行了规范与推行。

（十）检讨与改进

小组对本期品管圈活动进行总结，针对项目开展中存在的不足提出改进方向，本次活动存在的主要问题有：对课题研究型手法运用不熟练、方策实施需要多方协作，团队协作力有待提高，疗效评价需要更长的时间来跟踪和随访，接下来需进一步跟踪活动效果，观察模式有效性，同时继续学习对课题研究型手法运用。

辅导员问与答

Q：方策拟定如何开展？

A：基于攻坚点，进行一对多的方策拟定，建立攻坚点与小方策的逻辑对应关系，继而围绕多个评价指标或维度，按照5-3-1评价法对每一个小方策进行评价。一般而言，评价维度常采用可行性、经济性、急迫性及圈能力，也可以根据主题内容灵活改动，如上级政策与重要性、领导重视程度、本期达成性、可行性、挑战性等，评价结束后，将最终评价总分按80/20法则划定分数线，确定采纳哪些小方策，根据方策相似性与互斥性整合为不同方策群组。

Q：最适方策探究步骤所存在的问题有哪些？

A：最适方策探究是整个课研型活动的关键，直接影响整个活动的效果。通过专家团体对案例进行分析，发现最适方策探究环节主要存在以下问题：①最适方策评价维度及方法不科学，31.8%的圈组存在评价标准不统一、评价维度不准确，甚至评价缺失的问题；②最适方策无突破性，54.5%的圈组所拟定的最适方策并无创新意义，常规品管方法即可解决，方策相对比较保守，无突破性；③风险评估不足，其中18.1%的圈组在最适方策探究阶段无障碍或副作用判定、无消除障碍措施，另有9.1%的圈组对障碍和副作用判定不充分。

三、院长点评

（一）课题简介

该课题为课题研究型品管圈，属于医院指令性课题。该小组针对目前慢病管理面临的现状：①缺乏团队协作，医师、区域药师及社区药师各自为战，缺乏互联互通；②医疗资源分配不均，区域医疗中心疲于慢病诊治，社区基层参与度低，药师专业水平参差不齐；③智慧化平台建设不足，区域与社区诊疗信息不互通，随访体系不健全，用药情况获取不足；④慢病管理社区、家庭覆盖率低、对患者管理未形成闭环，药学服务转型相关政策对开展居家药物服务、结对、延伸服务等提出要求。由药剂科牵头，整合区域内医疗资源，联合区域药师，建立区域医疗中心-社区医院-居家慢病分级管理药学服务模式，可实现区域诊疗、用药信息互通、患者双向转诊，为慢病患者开展专业的药学服务。小组成员遵循PDCA程序，应用统计工具，群策群力，经过努力，区域团队药师人数由2人提高到20人，达到目标值；区域服务患者建档人次由80人增加至400人/月，达到目标值；药学服务转诊人次由0人增加至100人/月；居家药学服务人次由0人增加至200人/月；患者疾病控制达标率由46%提高到80%；用药依从性由5.5分提高到7分；患者满意度由40%提高到70%。7个目标值达标情况良好且后续效果巩固稳定，可见本次改善活动有明显成效。

（二）过程简介

1. **活动特征**　该课题为院级层面指令性课题，小组围绕区域整合型慢病分级管理药学服务模式的构建，联合各个环节的相关部门和科室，跨单位、跨科室共同参与，确定了慢病患者就诊过程中的各个重要环节和问题点作为本次改善的重点，主题背景调研全面，问题导出深入，衡量指标可量化、有针对性。

2. **提出方策并确定最佳方策**　小组成员针对攻坚点，进行一对多的方策拟定，建立攻坚点与小方策的逻辑对应关系，继而围绕多个评价指标或维度，按照5、3、1评价法对每一个小方策进行评价。一般而言，评价维度常采用可行性、经济性、急迫性及圈能力，以八二法则为基础，选定方策，并通过最佳方策追究，得出最佳方策。之后通过方策整合，制订了方策实施表。

3. **方策与实施方面**　方策实施过程中，小组成员从区域慢病管理药师团队组建、开发区域协作慢病管理系统、区域内同步开设医师药师联合门诊、药学门诊、建立区域整合型慢病分级管理服务流程和系统操作规范、发放家庭小药盒和智能服药提醒神器、开展多种形式的慢病科普宣教等多维度、多形式、规范化对策的实施，同时充分运用数据统计与分析来监测实施效果。

4. **实施效果方面**　通过 7 个月的方策实施，7 个目标值达标情况良好且后续效果巩固稳定，取得了良好的附加效益。团队的质量改善能力及 QCC 运用手法在小组活动中提升最为明显。

小组修订了 9 份标准作业书，对药学门诊服务管理制度、居家药学服务工作制度、糖尿病药学门诊工作规范、高血压药学门诊工作规范、区域慢病药物治疗管理系统操作规范等多方面工作进行了规范与推行。

（三）案例特点与改进机会

1. **主要特点**　该课题为课题研究型品管圈，由药剂科牵头，联合院外社区卫生服务中心，整合资源推动质量改进活动。小组运用课题研究型的十大步骤，学习应用新的管理工具，围绕着总目标模型，针对 7 个具体的目标值展开方策拟定和实施，最终取得了良好的改善结果。

2. **改进机会**

（1）程序方面：

1）发掘攻坚点：由于首次运用课题研究型品管圈管理工具，品管圈手法使用尚不熟练，实施过程中攻坚点的发掘比较困难，但经圈员们的反复斟酌与讨论，经过查找文献及与已开展的医院交流，终于克服困难，找到了本期课题的关键手法。活动结束后该课题需进一步跟踪，持续观察模式有效性，并对患者临床疗效及预后进行评价。

2）目标设定：活动中小组根据发掘的攻坚点进行目标值设定，小组虽然查阅了文献，也参考了业内指标，但数据可以从人、机、料、法、环、测等方面进行目标可行性分析，提前分析小组所拥有的资源、具备的能力以及课题的难易度等，避免后期实施过程中目标设定过高完不成，或过低缺乏意义。

（2）统计方法方面：

1）最佳方策追究：在对有效方策制订预测障碍排除检讨追究表时，判定不够深入，缺乏针对性，对障碍和副作用判定不充分。

2）检讨与改进：在对策实施过程中应展开针对性分析，查找原因并进一步改善。

（辅导员：王艳；编写：高培培；圈组成员：陆惠平、龚婧如、刘彦儒、蒋喆、杨涛、张彤彤）

案例 17　基于风险管理的国际旅游度假区医疗保障体系构建

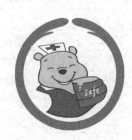

圈名：维尼圈

奖项：第五届全国医院品管圈大赛"优秀奖"

圈名意义：维护您的生命安全，为您的快乐保驾护航。医护人员是迪士尼的守护神，守护着迪士尼的医疗安全！游客的健康安全是我们最大的使命！

维：与"微笑"的微是谐音，也可以理解为微笑服务，体现我们微笑服务的礼仪风采！"维护安全，微笑服务，一切为您"是我们圈的宗旨。

图 6-20　"维尼圈"圈徽

圈徽意义：

（1）内圈：微笑的维尼熊，戴着医疗的荣誉帽，代表了微笑的医务人员形象。"D"字的蜂蜜罐代表着 Disney，而蜂蜜罐上的英文"safe"代表着将迪士尼的安全捧在手心。

（2）蓝色：代表着与迪士尼的经典蓝一致，寓意蓝色的港湾。

（3）金色：代表着生命的黄金十分钟。

（4）红色：代表着红色的使命。

（5）外圈：由维尼的双手环住，代表着浦东医院与迪士尼两手共同维护着我们医疗服务，携手并进。

表 6-39　"维尼圈"活动登记表

圈名：维尼圈	成立日期：2016 年 2 月 1 日
圈长：A	顾问：B
副圈长：D	辅导员：C
活动次数：每月开会平均 2～3 次，共 40 次圈会	活动时间：2016 年 2 月 1 日—2017 年 6 月 31 日

续　表

出勤率：96.75%	平均活动时间：60 分钟
圈结构：跨部门	课题类型：课题研究型
所属单位：上海市复旦大学附属浦东医院	

主要工作：打破现有的模式，构建从迪士尼园区内到园区外围再到定点医院一体化的同心圆救援体系，实现救援工作的无缝连接，开创以公立定点医院为主体，基于风险管理的国际大型项目医疗保障体系构建。

圈员构成			
姓名	职称	工作部门	圈员分工
A	主管护师	国际医疗部	圈长、组织、统筹、实施
B	副主任医师	品质管理部	顾问、对策评估
C	主管技师	品质管理部	辅导员、标准化
D	主任医师	国际医疗部	副圈长、组织、实施
D	主任医师	人力资源部	对策实施、效果确认
E	副主任医师	医务部	部门协调
F	主任护师	护理部	对策实施、效果确认
G	副主任医师	急救创伤部	文献资料查找及目标设定
H	副主任医师	国际医疗部	宣教活动策划、编导
I	主管技师	后勤保障部设备科	对策实施、设备支持
J	护师	迪士尼医务室	调查分析
K	护士	迪士尼医务室	数据收集
L	护师	迪士尼医务室	临床实施、数据收集
M	护师	迪士尼医务室	对策实施、效果确认
N	护士	迪士尼医务室	秘书、电脑制作
O	护师	迪士尼医务室	数据收集、对策实施
P	护士	迪士尼医务室	调查分析、对外联络
Q	护师	迪士尼医务室	对策实施、调查分析
R	护师	迪士尼医务室	对策实施、调查分析
S	护士	迪士尼医务室	数据收集

一、圈长心得

在上海迪士尼乐园医疗保障项目的全球招标中，我院拔得头筹。同时，作为为上海国际旅游度假区提供医疗保障的唯一定点医院，如何更好地与迪士尼文化相互融合，建设有中国特色的中外合作医疗保障服务新模式，具有划时代的意义，也是我们此项研究的目的所在。为了更明确地完成这个项目，我院通过借鉴奥运会、世博会等短期的国际赛事及项目经验，并在此过程引入 FAME 风险管理方法，分析在体系构建过程中存在的风险点，针对风险点进行对策的拟定和实施，使得问题得到合理化解决，以便在现有技术基础上消除这些风险或将其减少到可接受水平，从而进一步完善并优化体系构建的流程。

FMEA 风险管理是一种前瞻性风险管理的做法，通过系统的分析各流程或子流程中应有的功能与要求，通过团队的运作方式，逐步地侦测系统、过程、设备、物料、讯息及认为所造成的潜在失效模式及可能的影响结果，对所有的失效模式进行严重程度、发生频率及检出率进行打分，获得失效模式的风险系数，针对风险系数的高低，进行优先级的改进。FMEA 是人类文明进步和社会发展的必然产物，是保证组织正常运营和可持续发展的核心管理内涵之一。

本次品管圈活动通过主题判定表，判定为课题研究型品管圈，同时首次将FMEA 融入品管圈十大步骤中，两大工具的巧妙结合，是本次活动在工具使用上的创新。在整个活动中，我们面临了很多困难，进行了很多思考，最终得以顺利完成。当然，因为是首次尝试，所以不免有些地方不够完善，希望大家能够提出宝贵意见，使工具的运用更加合理、科学。

二、案例实操辅导

（一）主题选定

1. 相对权重评分表——L 矩阵图法　　如表 6 - 40 所示。

表 6 - 40　"维尼圈"相对权重评分表

项目	领导重视程度	可行性	本期达成性	圈能力	总和	比例
领导重视程度		34.56	49.92	53.76	138.24	26.99%
可行性	87		61.68	68.4	217.08	42.39%
本期达成性	23.52	32.52		22.56	78.60	15.35%
圈能力	28.68	29.64	19.92		78.24	15.28%
总分					512.16	

注：标准为 1/10＝非常不重要；1/5＝不太重要；1＝同等重要；5＝比较重要；10＝非常重要。

2. 主题评价表——权重评价法　如表6-41所示。

表6-41　"维尼圈"权重评价表

主题	提案人	领导重视度（26.99%）	可行性（42.39%）	本期达成性（15.35%）	圈能力（15.28%）	得分	顺序	选定
迪士尼园区与医院卫生应急联动模式的构建	A	60	54	54	54	55.6	4	
基于风险管理的国际旅游度假区保障体系构建	B	70	64	66	72	67.2	1	√
强化服务意识，创造迪士尼特色化医疗服务模式	C	58	64	52	56	59.3	2	
大型游乐场所游客医疗需求保障体系的构建	D	54	64	48	48	56.4	3	
评分说明	分数/人	单位方针	重要性	本期达成性	圈能力			
	5	非常符合	非常重要	易达成	高			
	3	符合	重要	一般	中			
	1	少部分符合	不太重要	难达成	低			

通过主题评价表评价确定本次活动主题为"基于风险管理的国际旅游度假区医疗保障体系构建"。

3. 名词定义及衡量指标　风险管理FMEA（failure mode and effect analysis）：主要是运用失效模式与效应分析，分析系统流程中可能出现的故障及其失效模式。

国际旅游度假区：围绕上海建设世界著名旅游城市的发展目标，重点培育和发展主题乐园、旅游度假、文化创意、会议展览、商业零售、体育休闲等产业，打造现代化服务业高地，并整合周边旅游资源联动发展，建成能级高，辐射强的国际化旅游度假区。

体系：园内、园外、医院三维一体化医疗保障，以满足度假区的医疗卫生服务需求。

新模式构建目标：园内、园外、医院三维一体化，实现园区内外医疗保障力量的有效联动，园区内外医疗点与定点医院一体化管理，标准化建设（图6-21、6-22）。

4. 选题背景　迪士尼乐园项目在上海的落户，为上海的经济、社会及文化建设和城市发展注入了一股新的活力，一批服务经济的新产业、新业态和新模式也随之诞生。上海迪士尼在建造前就有业内人士和相关专家学者预测，开园后，年访问量将达到1 050万至1 500万人次，而秉承"安全"作为第一要素的迪士尼经营理念，要如何去满足顾客巨大的医疗需求，完成与之相匹配的国际化医疗保障工作成为一项艰巨的挑战。

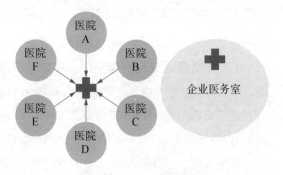

图 6‑21　传统模式图

我国在各类大型的赛事、盛会如奥运会、世博会等一些短期的医疗保障方面积累有一定的经验，而针对大型游乐场所的医疗保障体系还没有完全形成，许多国际化大型的游乐场所日常的医

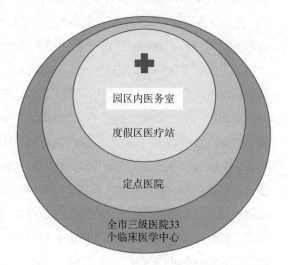

图 6‑22　"维尼圈"理想模式图

疗保障十分薄弱。迪士尼医疗保障作为一个长期的项目有他的独到之处，比如该项目的长期性和永久性，受季节和节假日的影响明显，社会关注度高，国内史无前例，且度假区的面积大、环境复杂、游乐项目较刺激、人流量大，医疗任务繁重。另外，针对乐园医疗人员的具体技能及特色化的医疗服务也无明确指向及培训。医务人员的工作较被动，依从性大，造成医疗保障体系的发展相对滞后。

5. 选题理由

（1）对游客而言：通过个性化、规范化、特色化、全流程的高质量医疗服务，方便游客就诊，提高游客满意度和治疗疗效。让游客在游玩地同时享有完善、安全的医疗保障服务。

（2）对同仁而言：提高水平，打破传统，创新、共享发展成果。

（3）对院方而言：提高水平，节约资源、扩大学术和社会影响力，建设中国特色地中外合作医疗保障，打响国际化医疗服务品牌。

6. **文献查证或标杆学习**　前期我们查阅了大量国内外的相关研究及文献，国内对于承办大型活动的医疗保障有一定的基础以及研究成果。如朱杰等人通过总结南京市急救中心 2010 年至 2013 年 3 年间大型活动医疗保障工作的实践经验，内容涵盖了预案、保障队伍、培训与演练、协调联动、信息报告以及内部保障等 6 个方面，逐步将大型活动医疗保障工作从预案到流程从准备到完成形成应急管理长效常态化目标。张涛等人介绍了北京市急救中心的核心，由具有呼救受理、指挥调度、信息应用、质量管理和安全保障功能的 5 个应用平台所组成。齐璇等人总结分析了 2014—2015 年所承担的大型会议活动医疗卫生保障任务的工作情况，包括成立机构、制订方案、遴选人员、培训演练、沟通衔接 5 个方面来探索建立大型会议活动医疗卫生保障工作管理模式。

度假区内部的救援性质属于院前急救，院前急救虽然是暂时的、应急的，但是作为急救链中的第一环节，在医疗急救体系中具有极其重要的作用，各种急危重症、意外伤害以及突发灾难事故，均需要在现场进行急救处理，以挽救和维持患者的基本生命，防止继发性损害，且能快速安全地转送，才能挽救其生命，这就是院前急救的重要性所在。中国医学救援协会常务副会长李宗浩教授在"与世俱进、与时同步的医学救援"的演讲中提出了与国家"十三五"规划同步的医学救援行业和学科的主要任务：实现"信息化、立体化、规范化、标准化、国际化"的医学救援。

展望国际，目前世界上有 2 大主要院前急救体系形式，简称美英模式和法德模式。前者的特点是"将患者带往医院"，后者则是"将医院带给患者"，中国模式总体上介于两者之间。在美国目前应用最广泛的就是 MPDS，其主要由 40 余条预案组成，包括主诉/事件类型协议，帮助受理人员快速获得关于患者状况和现场情况等至关重要的信息，根据用户事先定义预案来确定来电优先次序，并给予不同级别的响应与电话指导。法国急救模式的运作模式是以医生的医疗干预为核心，以 SMUR(MICU) 为主体组建的紧急医疗救助中心和 MICU(SAMU - SMUR) 系统。其运行方式为调度医生负责接听急救电话，根据需要给予最迅速、最适宜的回答，必要时将一组急救人员(SMUR)派往现场进行急诊抢救，然后再将患者送往专科病房或急诊科进行下一步治疗。

通过国内外院前急救以及各类大型活动会议医疗保障形态的先进经验，以迪士尼为试点，对 2015 年 6 月开园至今的医疗保障工作经验进行了一定的总结，如大型游乐场所医疗人员的配置、所需物资医疗用品的配备、游客及员工的医疗需求、救护技能培训和救护规范建设等。经过半年多的实践经验，从实际出发，我们计划构建一套完整的国际化大型游乐场所的医疗保障体系，这套体系吸纳了欧美医疗护理救护模式中的优点，在 120 基础上建立相对统一的指挥系统，充分利用好现有的各种资源，构建一个连接度假区内外、院前、院内、各个急救单元的信息交换平台，实现各个环节无缝隙衔接，为度假区的日常运行提供完善的医疗保障。

并在此基础上，通过国内外文献查找分析，导入 FMEA 风险评估工具对初步建成的模式进行风险评估，寻找构建的风险点从而进一步完善体系。FMEA 风险评估（failure mode and effects analysis）主要是运用失效模式与效应分析，分析系统流程中可能出现的故障及其失效模式，最早于 1950 年由美国 Gruman 航空制造公司提出，2001 年，美国医疗机构联合评审委员会（JCAHO）推荐 FMEA 作为分析工具，明确系统潜在故障及其效应，以预防不良事件发生。

通过国内外经验结合 FMEA 风险评估，进一步规范完善工作制度，细化工作流程，逐步建立起全面有效的与国际化乐园相匹配的医疗保障和健全的应对机制。这将是我国娱乐产业医疗保障体系领域一个革命性的转变。

7. QC STORY 判定表（主题类型判定表）　如表 6 - 42 所示。

表 6 - 42　"维尼圈"主题类型判定表

课题研究型	关系	程度	问题解决型
以前未曾有过经验，首次面临的工作欲顺利完成	4.4	3.7	欲解决原来已在实施的工作中之问题
欲大幅度打破现况	4.8	3.3	欲维持、提升现况水平
欲挑战魅力的质量，魅力性水平	4.7	3.0	欲确保当然质量、当然水平
欲提前对应可预见的课题	4.1	3.0	欲防止再发生已出现的问题
通过方案，IDEA 的追究与实施可达成目标的	4.8	2.9	透过真因探究而消除问题
判定结果	合计	分数	判定结果
√	22.8	15.9	×

注:关系程度(三段评价)为大 = 5;中 = 3;小 = 1,总计 20 人。

辅导员问与答

Q：我们在进行选题选择的时候要针对什么选题？是工作任务的需求还是顾客的需求？

A：本课题是从满足工作任务的需求出发，探索新的思维以最终实现新规业务的应对，不仅突破了现状，同时创造了魅力性品质。针对需求，借鉴查新不同行业或类似专业中的知识、信息、技术、经验等，研制（发）新的产品、服务、方法、软件、工具及设备等。此外通过借鉴本专业已有的文献，不同行业或类似专业的实际技术、经验，国外同行业的技术、经验等，确定了主题。如果现有的管理、服务、方法、技术、技能等是否满足实际需求，无法满足则探索新的思维方法、项目、服务、技术以达到更有挑战性的目标，最终实现"新规业务（操作）的应对""现状突破"或"魅力性品质的创造"3个目标之一。

品管小知识

FMEA 是通过前瞻性、主动性的发现系统/流程中存在的潜在故障或隐患、分析其原因及影响进而采取预防措施，以降低故障的发生几率和后果严重程度的一种风险管理工具。

FMEA 作为前瞻性的风险管理方法，强调的是事前预防。然而不管是问题解决型品管圈还是课题研究型品管圈都是以 PDCA 循环为基础理念，PDCA 主要用在改善事件运行过程中的问题。本次课题研究型品管圈引入 FMEA，不仅是工具运用上的大胆突破，更是思维上的一次大胆创新。

（二）活动计划拟订

主题确定以后，拟订活动计划，明确活动步骤、日程、各步骤的分工及责任人。

（三）课题明确化

1. 风险点导出

通过对同心圆医疗保障体系构建流程分析（图 6-23），结合小组自身特点，决定本期实施重点放在应对园区内应急医疗保障体系的构建上。

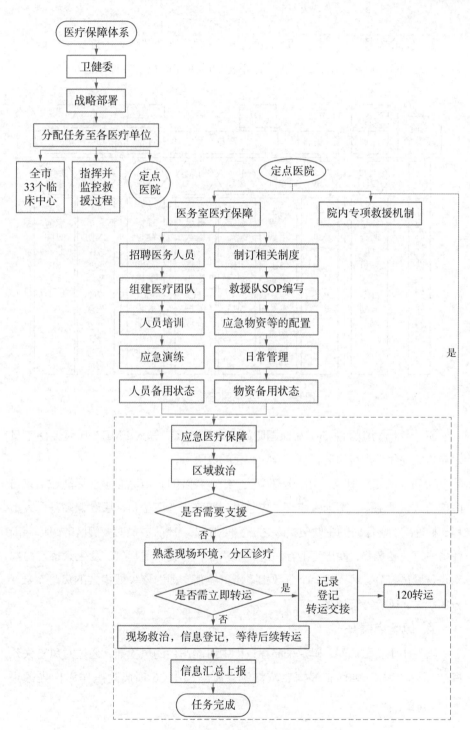

图 6-23 同心圆医疗保障体系的流程图
注：└--┘即本次活动改善重点。

2. 五阶段模型　基于 PDCA 原则，按项目管理"计划、设计、测量、评估、改进"5 阶段路径分别确定应急体系构建的主流程及子流程（图 6 - 24）。

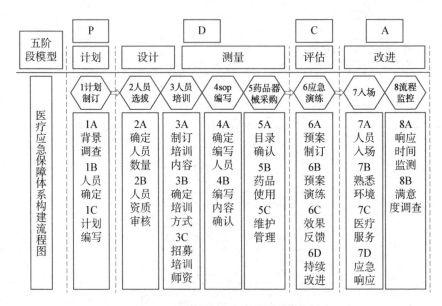

图 6 - 24 "维尼圈"五阶段模型

3. FMEA 风险评估　在课题明确化阶段，我们导入 FMEA 风险评估工具对应急流程体系进行风险评估，寻找构建的风险点。

FMEA 的团队组成：由医务部牵头，组成我院的 FMEA 团队。团队成员来自医疗行政管理部门、国际医疗部、应急办、药剂科、设备科、后勤保障部、人事科、护理部、防保科的主要负责人之一，共 10 人。团队成员对度假区的医疗保障任务进行头脑风暴，找出可能存在的失效模式，对其严重程度、发生频率及检出率进行圈员打分，然后将 3 个分数相乘所得分值，即为该失效模式的风险系数，分值越高，风险等级越高。

4. 风险点展开

通过小组头脑风暴，确定子流程过程中可能产生的风险点，通过对风险失效模式评分（表 6 - 43），根据二八法则，最终选出 36 项风险点作为优先改进项目。

表 6-43　"维尼圈"失效模式评分

主流程	子流程	失效模式	评价			
			严重程度 S	发生频率 O	检出率 D	风险优先级 RPN
			①: 1—10	②: 1—10	③: 1—10	④ = ① × ② × ③
计划制订	背景调查	无可借鉴经验	5	4	6	120
		语言障碍	6	3	2	36
	人员确定	以往无经验	6	5	5	150
	计划编写	涉及部门多	6	6	5	180
人员选拔	确定人员数量	人员数量不足	8	8	9	576
		离职不可避免	5	9	10	450
		医护岗位设置不合理	8	8	6	384
	人员资质要求	院前急救技能操作不合格	8	9	8	576
		BLS 操作不合格	6	7	7	294
		英语水平低	5	7	8	280
		沟通能力欠缺	5	7	6	210
		礼仪欠规范	5	6	9	270
人员培训	培训内容	无标准化的培训内容	8	7	8	448
		与迪士尼文化融合少	5	5	8	200
	培训方式	方式单一	3	6	8	144
		没有规范化培训	8	6	8	384
	培训师资	师资水平参差不齐	5	4	4	80
		师资人员不固定	5	8	8	320
		师资人员不足	5	6	8	240
SOP 的编写	编写人员	经验少	6	6	4	144
	编写内容	无可借鉴经验	5	4	6	120
药品器械的采购	目录的确认	无标准化参考依据	6	5	7	210
	使用	使用欠规范	7	6	4	168
		救援物资不足	7	6	8	336

主流程	子流程	失效模式	评价			
			严重程度 S	发生频率 O	检出率 D	风险优先级 RPN
			①：1—10	②：1—10	③：1—10	④=①×②×③
应急演练	维护管理	缺乏专人管理	7	5	7	245
		管理制度不完善	7	6	8	336
	预案的制订	不合理，无标准应急预案	6	5	7	210
		无标准化操作流程	5	6	8	240
	演练	机构间协调不足	8	8	6	384
		职责不明确	8	9	8	576
		危机意识不强	6	7	7	294
		急救物品准备不充分	5	7	8	280
		病情复杂，诊断不全面	5	7	6	210
		同事间配合欠默契	5	6	9	270
		培训演练不足	7	7	7	343
	效果反馈	反馈不及时	4	6	6	144
	改进	没有全面落实	4	5	8	160
入场	环境熟悉	环境不熟悉	7	7	7	343
		环境复杂	6	5	7	210
	基本医疗服务的提供	给药存在风险	7	6	4	168
	应急响应	部门间配合不足	7	6	8	336
		响应时间长	7	5	7	245
		路线不熟悉	5	6	8	240
		沟通不畅	6	7	7	294
		花车巡游，封锁道路	5	7	8	280

续　表

主流程	子流程	失效模式	评价			
			严重程度 S	发生频率 O	检出率 D	风险优先级 RPN
			①：1—10	②：1—10	③：1—10	④＝①×②×③
流程的监控与改造	应急响应时间监测	监测受限制	3	7	5	105
		情况复杂，干扰因素多	7	6	4	168
	满意度调查	调查受限制	3	7	5	105
		游客配合	4	5	6	120

辅导员问与答

Q：风险项目如何选择？以及如何绘制流程图？

A：从理论上而言，FMEA 选择的风险项目一般是一个高风险的流程、患者安全目标、未标准化的作业标准或警讯事件。涉及多部门，需要共同参与，由各部门与改善项目紧密相关的人员组成小组成员，组长一般为医院高层或中层领导，以便利用领导的权威性使活动得以顺利开展。实际中也有少数项目是单部门独立完成的。在绘制流程图这个阶段，FMEA 团队召开头脑风暴会议，对研究的内容绘制流程图。小组绘制的流程图关系到风险改进措施的提出与落实，因此，流程图必须把各个系统、子系统都考虑在内，并做到精确性。在课题明确化阶段，本课题通过 FMEA 风险评估工具对应急流程体系进行风险评估，寻找构建的风险点，为现况把握提供了依据，寻找出了构建过程中的风险点。在 FMEA 的头脑风暴过程中，只是找出了潜在的失效模式，并没有列出潜在的失效结果，存在不足。

5. 现况水平把握

（1）问题明确化——亲和图（KJ 法）（图 6 - 25）。

NO1. 医护人员急救技能水平低
A、BLS操作不合格 B、无急救技能的规范化培训 C、急救经验少 D、英语水平低 E、沟通能力欠缺 F、礼仪欠规范 G、经验不足 H、急救技能操作不合格

NO2. 现场病情判断用时长
A、无标准的应急预案 B、危机意识不足 C、经验不足 D、物品准备不充分 E、沟通不畅 F、培训不到位 G、病情复杂，诊断不全

NO3. 医疗应急响应不及时
A、无标准的应急预案 B、危机意识不足 C、环境不熟悉 D、物品准备不充分 E、人员数量不足 F、岗位设置不合理 G、培训演练不足 H、部门间的配合不足 I、花车巡游，封锁道路 J、职责不明确

NO4. 医护配置易出现空缺
A、人员数量不足 B、医护配置不合理 C、无可借鉴经验 D、职责不明确 E、工作环境复杂 F、与医院脱离

图6-25　"维尼圈"亲和图

（2）现况问题数据挖掘（表6-44）。

表6-44　"维尼圈"现况查检表

主题	问题点	调查时间	调查对象及目的	调查地点	调查方法	调查团队	调查结果
基于风险管理的国际旅游度假区医疗保障体系构建	医护人员急救技能水平低	2016年3月1日—4月1日	救援能力的自我评估	上海市浦东医院	问卷调查	A、B	以现有的应急救援知识6.45%的人员足够承担救援任务，51.6%可以承担，32%的人勉强承担，10%的人不能承担
			医务人员的BLS操作合格率	上海市浦东医院	现场考核	B、C	BLS操作合格率20%
			急救技能水平测试	上海市浦东医院	现场考核	B、C	急救技能水平综合平均得分80分

续　表

主题	问题点	调查时间	调查对象及目的	调查地点	调查方法	调查团队	调查结果
	现场病情判断耗时长	2016 年 3 月 1 日—4 月 1 日	医护现场完成体格检查所用时间	上海市浦东医院	现场考核	B、C	体格检查所用时间平均为 3 分钟
	医疗应急响应不及时	2016 年 3 月 1 日—4 月 1 日	从接到任务到出门所用时间	迪士尼园区	现场测试	D、E	急救前准备用时 2.5 分钟
			出门到事发地点所用时间	迪士尼园区	现场测试	F、G	出门到事发地点所用时间 6 分钟
			接到患者到返回医务室所用时间	迪士尼园区	现场测试	H、I	返回用时 7 分钟
	医护配置存在空缺	2016 年 3 月 1 日—4 月 1 日	现到岗医生占要求的百分比	迪士尼乐园医务室	现场核实	D、E	医生的岗位空缺率为 33.3%
		2016 年 3 月 1 日—4 月 1 日	现到岗护理人员占要求的百分比	迪士尼乐园医务室	现场核实	D、E	护士的岗位空缺率为 14.8%

（3）发掘攻坚点（表 6 - 45）。

表 6 - 45　"维尼圈"攻坚点评价表

主题	问题点	把握项目	现状水平	期望水平	差值	攻坚点	评价项目				采用攻坚点
							上级方针	圈的优势	克服能力	总分	
基于风险管理的国际旅游度假区医疗保障体系构建	医护人员急救技能的水平低	医务人员的 BLS 操作合格率	20%	100%	提高 80%	BLS 操作合格率	75	67	90	232	√
		急救技能水平	80 分	95 分	提高 18.8%	急救技能水平	64	66	90	220	√
	现场病情判断耗时长	医护现场完成体格检查所用时间	3 分钟	2 分钟	降低 33.3%	体格检查用时	71	65	86	222	√
	医疗应急响应不及时	从接到任务到出门所用时间	2.5 分钟	1.5 分钟	降低 50%	抢救物品备用状态	86	64	70	220	√
		出门到事发地点所用时间	6 分钟	5 分钟	降低 37.5%	最佳路线的选择	71	72	80	223	√

续 表

主题	问题点	把握项目	现状水平	期望水平	差值	攻坚点	上级方针	圈的优势	克服能力	总分	采用攻坚点
							评价项目				
		接到患者到返回医务室所用时间	7分钟	5分钟	降低28.6%	现场判断及处置能力	61	53	58	172	×
	医护配置存在空缺	未到岗医生的百分比	33.30%	0	降低33.3%	医生的岗位空缺率	77	70	73	220	√
		未到岗护理人员的百分比	14.80%	0	降低14.8%	护士的岗位空缺率	77	70	77	225	√

（4）攻坚点合并（表6-46）。

表6-46 "维尼圈"攻坚点整合表

问题点	攻坚点	攻坚点合并	现况值
医护人员急救技能水平低	BLS操作合格率	攻坚点1：BLS操作合格率	20%
	急救技能水平	攻坚点2：急救技能水平	80分
现场病情判断用时长	体格检查用时	攻坚点3：体格检查用时	3分钟
医疗应急响应不及时	抢救物品备用状态	攻坚点4：医疗应急响应时间	8.5分钟
	最佳路线的选择		
	现场判断及处置能力		
医护配置存在空缺	医生的岗位空缺率	攻坚点5：岗位空缺率	24%
	护士的岗位空缺率		

辅导员问与答

Q：如何把握现况水平和期望水平？如何确定攻坚点？

A：基于需求，把握现况水平。针对课题，做出全面、细致的调查和分析，依据事实和数据，进行定量分析与判断。本课题的定量分析体现在调查结果通过数据呈现。不管是现况水平还是期望水平，也都是通过数据来呈现。通过借鉴，把握期望水平。通过借鉴文献、标杆、对比分析，来把握期望水平，期望水平和需求应保持一致。望差与攻坚点之明确化。把握现况水平与期望水平之间的望差，决定攻坚点。

（四）目标设定

1. 总目标 打破以往各种医疗保障力量独立存在的模式，通过同心圆医疗保障新模式的构建，建立医疗保障资源池，有效整合资源，优化配置，进而构建起一个全面、有效的与国际接轨的立体救援网络。

2. 目标设定——柱状图

目标1：医务人员急救技能水平由改善前的80分提高到95分。衡量指标释义：急救技能水平即医护人员进行急救技能考核的得分情况。

目标2：BLS操作合格率由改善前的80%提高到到100%。衡量指标释义：BLS操作合格率即医护人员通过BLS操作的比例。

目标3：体格检查用时由改善前的3分钟下降至2分钟内完成。衡量指标释义：体格检查用时即从发现患者开始进行体格检查结束，确诊病情所用时间。

目标4：医护岗位空缺率由改善前的2%下降到0。衡量指标释义：医护岗位空缺率即未到位的医生护士的数量占医护标准需求量的百分比。

目标5：应急响应时间由改善前的8.5分钟下降到6.5分钟。衡量指标释义：应急响应时间即从指定医务室出发，到达指定地点进行应急响应所用的时间。

辅导员问与答

Q：如何设定目标？

A：设定目标我们需要坚持三个原则：①与攻坚点保持一致；②目标可测量、可检查；③目标设定不宜多。

Q：设定什么样的目标？

A：根据实际需求，目标要与课题所要达到的目的保持一致，同时将课题的目的转化为可测量的课题目标。最后一点很重要，就是目标设定不宜多，不一定只能是一个，可能是一个或两个，但不要把新产品的功能参数均列为目标。

Q：根据什么设定目标？

A：首先我们需将借鉴的相关数据与设定目标值通过理论推导和实际产

生的效果进行对比分析,然后通过分析小组拥有的资源、具备的能力与课题的难易程度,如必要的资金、设施,领导的重视、支持,成员的相关知识、技能和经验等。最后依据事实和数据,进行定量分析与判断,避免出现仅是定性描述现象。

(五) 方策拟定

1. 方策拟定 通过人、机、料、法、环5个方面进行,结合攻坚点,经过头脑风暴进行方策的拟定,然后通过圈员进行4个维度的打分,依据80/20法则,进行方策的选定(表6-47)。

表6-47 "维尼圈"方策拟定表

主题	评分标准: 强5分 中3分 弱1分。由圈员15人评分,总分300分,依据80/20法则,达240分以上为方策。			评分维度				总分	方策选定
	项目	攻坚点	方策拟定	可行性	迫切性	经济性	效益性		
基于风险管理的国际旅游度假区医疗保障体系构建	人员	攻坚点1	聘请美国AHA的BLS导师进行BLS的标准化培训	74	72	67	63	276	√
		攻坚点3	进行ITLS的标准化培训	69	69	59	63	260	√
		攻坚点5	组建院内签约医生团队	71	64	57	63	255	√
		攻坚点5	护理人员采用院内和院外两种渠道进行招聘	71	64	57	63	255	√
		攻坚点2	定期参加院内的继续教育,不断提高自身业务素质	57	53	53	44	207	×
		攻坚点2	进行英语专项培训,提高服务质量	69	64	57	63	253	√
		攻坚点5	签约医生纳入标准的制定	71	65	68	64	268	√
	设备	攻坚点4	配备国际标准的急救包	64	65	71	63	263	√
		攻坚点2	采购国际标准的全科诊疗仪	70	64	61	63	258	√
		攻坚点4	配备足够的AED、便携式氧气瓶、轮椅等	72	60	63	60	255	√
		攻坚点4	配备一辆SUV应急车,足够的对讲机	74	72	67	63	276	√

续　表

主题	评分标准: 强 5 分 中 3 分 弱 1 分。由圈员 15 人评分，总分 300 分，依据 80/20 法则，达 240 分以上为方策。			评分维度				总分	方策选定
	项目	攻坚点	方策拟定	可行性	迫切性	经济性	效益性		
		攻坚点 4	每个诊所配备一辆高尔夫车	57	50	49	51	207	×
		攻坚点 3	所有无菌操作用物全部使用一次性用品	56	49	49	48	202	×
	方法	攻坚点 2	聘请专家组，制定诊所药品目录	74	72	67	63	276	√
		攻坚点 4	联合其他部门，开展综合应急演练	55	52	45	47	199	×
		攻坚点 4	定期进行应急流程的演练，提高危机意识	74	72	67	60	273	√
		攻坚点 4	使用代码报告制度，保护隐私，避免恐慌，规避风险	70	64	61	63	258	√
		攻坚点 2	到世界各地的迪士尼乐园进行交流学习	72	60	63	60	255	√
		攻坚点 5	进行签约医生的岗前培训	67	67	65	59	258	√
	流程	攻坚点 4	制订应急响应流程，反复演练	71	63	62	61	257	√
		攻坚点 2	制订高风险病种的标准操作规范	74	72	67	63	276	√
		攻坚点 4	工作流程采用岗位责任制，定岗位，定职责	69	69	59	63	260	√
		攻坚点 5	制订签约医生上岗协议	72	60	63	60	255	√
		攻坚点 2	制订药品的规范化管理制度	55	47	49	46	197	×
		攻坚点 4	制订应急响应时各部门间的协调步骤	70	64	61	63	258	√
	环境	攻坚点 2	进行国际标准的诊室布局	72	60	63	60	255	√
		攻坚点 2	注重保护患者隐私的布局设置	67	67	65	59	258	√

续 表

主题	评分标准：强5分 中3分 弱1分。由圈员15人评分，总分300分，依据80/20法则，达240分以上为方策。			评分维度				总分	方策选定
	项目	攻坚点	方策拟定	可行性	追切性	经济性	效益性		
		攻坚点4	规划医疗响应的接应点，定点定人接应	71	63	62	61	257	√
		攻坚点4	进行事件响应的跑位训练，熟悉园区环境	72	60	63	60	255	√

注：攻坚点1,BLS操作合格率；攻坚点2,医务人员的急救技能水平；攻坚点3,体格检查用时；攻坚点4,应急响应时间；攻坚点5,医护人员的岗位空缺率

辅导员问与答

Q：进行方策拟定需要注意什么呢？

A：在进行方策拟定的时候要明确，我们针对课题的目标也就是攻坚点来提出各种方案，本课题针对每个攻坚点从人机料法环五个方面进行了方案的提出。我们提出的方案必须是可以实施的具体方案。按5W1H制订对策表，对策明确，对策目标可测量，措施具体。

（六）最佳方策追究

1. 预测障碍排除检讨追究表　将之前选定的方策通过预测障碍检讨追究表进行最佳方策的追究（表6-48）。

表6-48　"维尼圈"最佳方策追究表

攻坚点	最佳方策	障碍判定	副作用判定	消除障碍	判定	方策群组
攻坚点1	培养美国AHA的BLS导师对人员进行BLS的标准化培训	导师数量不足，人员没有完全到位	需要经费支持，需要花费大量精力	由院部批准专项经费，科教部组织，培养一定数量的导师，由导师进行人员的BLS	√	一

续　表

攻坚点	最佳方策	障碍判定	副作用判定	消除障碍	判定	方策群组
				标准化培训，达到技能要求，但是不予以发证，节约培训成本		
攻坚点 3	进行 ITLS 的标准化培训	专家数量不足	人员召集困难	先进行部分培训，选拔优秀者进行带教，最后由专家统一考核过关	√	二
攻坚点 5	组建院内签约医生团队	需要从医院各科室抽调人员，影响临床工作	需经费支持	经科主任同意，利用休息时间，自愿参与，并给与一定的补贴	√	一
攻坚点 5	进行院内和院外两种渠道招聘护理人员	宣传力度不够，人员招聘不足	需要加大宣传力度	由人力资源部负责通过网站微信推广等渠道，增加影响力	√	一
攻坚点 2	进行英语专项培训，提高服务质量	需要专门的英语机构进行培训	需要经费支持	由院部层面联系培训机构，建立合作关系	√	二
攻坚点 5	签约医生纳入标准的制订	标准太高，难以达到要求	人员储备不足	医务部牵头，提高补贴金额	√	一
攻坚点 4	配备国际标准的急救包	采购程序缓慢	拖延正常使用的时间	加大对采供商的督促力度	√	三
攻坚点 2	采购国际标准的全科诊疗仪	采购程序缓慢	拖延正常使用的时间	加大对采供商的督促力度	√	二
攻坚点 4	配备足够的 AED、便携式氧气瓶、轮椅等	采购程序缓慢	拖延正常使用的时间	加大对采供商的督促力度	√	三
攻坚点 4	配备一辆 SUV 应急车，足够的对讲机	有些人员没有驾照，对讲机不会用	增加应急响应时间	鼓励考取驾照，排班时合理搭配	√	三
攻坚点 2	聘请专家组，制订诊所药品目录	专家在不同的工作地点	召集有困难	提前安排预约	√	三

攻坚点	最佳方策	障碍判定	副作用判定	消除障碍	判定	方策群组
攻坚点 4	定期进行应急流程的演练，提高危机意识	演练牵涉大量人力	影响临床工作	合理安排，增加上班人数	√	三
攻坚点 4	使用代码报告制度，保护隐私，避免恐慌，规避风险	代码太多，难以记忆	沟通障碍	加强培训学习，增加演练次数	√	三
攻坚点 2	到世界各地的迪士尼乐园进行交流学习	空间距离远，耗费人员精力	需要资金支持	利用出国访问的机会进行交流学习	√	二
攻坚点 5	进行签约医生的岗前培训	导师数量不足，人员没有完全到位	培训耽搁	院部牵头，积极组织	√	一
攻坚点 4	制订应急响应流程，反复演练	不能进行实战演练	很多突发状况不能预测	实际操作中总结经验，积极整改	√	三
攻坚点 2	制订高风险病种的标准操作规范	个人的经验决定了不同的处理方式	很难达成一致	加强培训，统一标准	√	二
攻坚点 4	工作流程采用岗位责任制，定岗位，定职责	规章制度制订无经验可借鉴	需要经常修改制度	发现不足及时修订，积极查找问题	√	三
攻坚点 5	制订签约医生的上岗协议	需要专家出面制订	人力资源缺乏	院部牵头，积极组织部门讨论		一
攻坚点 4	制订应急响应时各部门间的协调步骤	牵涉部门多	意见不统一	加强沟通，积极整改	√	三
攻坚点 2	进行国际标准的诊室布局	没有专人安装与使用维护	仪器失修，废用	由迪士尼外请人员定期维护保养	√	二
攻坚点 2	注重保护患者隐私的布局设置	执行不到位	患者不满	加强培训，提高意识	√	二

续　表

攻坚点	最佳方策	障碍判定	副作用判定	消除障碍	判定	方策群组
攻坚点 4	规划医疗响应的接应点，定点定人接应	占用大量人力	沟通不到位	合理规划，加强沟通协调	√	一
攻坚点 4	进行事件响应的跑位训练，熟悉园区环境	园区环境复杂	跑位错误	定期熟悉园区环境	√	三

注:攻坚点 1,BLS 操作合格率;攻坚点 2,医务人员的急救技能水平;攻坚点 3,体格检查用时;攻坚点 4,应急响应时间;攻坚点 5,医护人员的岗位空缺率
判定评价:√,可(圈员过半数以上同意);×,否

2. **拟定方策实施表**　将相似、相关的最佳方策进行整合,确定为 3 大方策群组,并拟定方策实施表(表 6－49)。

表 6－49　"维尼圈"方策整合表

方案	攻坚点	方策群组	最佳方策	地点	完成日期	负责人
基于风险管理的国际旅游度假区医疗保障体系构建	攻坚点 5	方策群组一:构建医护配置模型	制订签约医生的纳入标准	上海市浦东医院	2016 年 2 月 1 日—2 月 15 日	A
			组建院内签约医生团队	上海市浦东医院	2016 年 2 月 17 日—3 月 1 日	B
			签订上岗协议	上海市浦东医院	2016 年 3 月 5 日—3 月 10 日	C
			进行岗前培训	上海市浦东医院	2016 年 3 月 15 日—3 月 30 日	D
			进行院内和院外两种渠道招聘护理人员	上海市浦东医院	2016 年 1 月 1 日—6 月 1 日	E
	攻坚点 1 攻坚点 2 攻坚点 3 攻坚点 4	方策群组二:人员培训模型	培养美国 AHA 的 BLS 导师对人员进行 BLS 的标准化培训	上海市浦东医院	2016 年 2 月 1 日—3 月 1 日	F
			进行 ITLS 的标准化培训	上海市浦东医院	2016 年 2 月 1 日—3 月 1 日	G

续　表

方案	攻坚点	方策群组	最佳方策	地点	完成日期	负责人
			进行英语专项培训，提高服务质量	上海市浦东医院	2016 年 2 月 1 日—3 月 1 日	A
			定期进行应急流程的演练，提高危机意识	迪士尼医务室	2016 年 5 月 1 日—6 月 16 日	B
			使用代码报告制度，保护隐私，避免恐慌，规避风险	迪士尼医务室	2016 年 6 月 16 日—2017 年 6 月 1 日	C
			制订高风险病种的标准操作规范	迪士尼医务室	2016 年 2 月 1 日—6 月 1 日	D
			工作流程采用岗位责任制，定岗位，定职责	迪士尼医务室	2016 年 6 月 1 日—12 月 31 日	E
			进行国际标准的诊室布局	迪士尼医务室	2016 年 5 月 1 日—5 月 31 日	F
			注重保护患者隐私的布局设置	迪士尼医务室	2016 年 5 月 1 日—5 月 31 日	G
	攻坚点 2 攻坚点 4	方策群组三：构建应急响应模型	配备国际标准的急救包	迪士尼医务室	2016 年 4 月 1 日—6 月 1 日	D
			采购国际标准的全科诊疗仪	迪士尼医务室	2016 年 4 月 1 日—6 月 1 日	D
			配备足够的 AED、便携式氧气瓶、轮椅等	迪士尼医务室	2016 年 5 月 1 日—6 月 31 日	E
			配备一辆 SUV 应急车，足够的对讲机	迪士尼医务室	2016 年 4 月 1 日—5 月 4 日	F
			聘请专家组，制订诊所药品目录	迪士尼医务室	2016 年 3 月 1 日—4 月 1 日	G

续 表

方案	攻坚点	方策群组	最佳方策	地点	完成日期	负责人
			制订应急响应时各部门间的协调步骤	迪士尼医务室	2016年6月1日—7月2日	D
			进行事件响应的跑位训练,熟悉园区环境	迪士尼医务室	2016年5月1日—6月3日	E

注:攻坚点1,BLS操作合格率;攻坚点2,医务人员的急救技能水平;攻坚点3,体格检查用时;攻坚点4,应急响应时间;攻坚点5,医护人员的岗位空缺率

辅导员问与答

Q:最佳方策追究特点有哪些?

A:最佳方策追究是课题研究型品管圈的灵魂所在,探究包括方策实施顺序、期待效果预估、障碍(副作用)预测及事前防范对策等,以确定最适方策。在此步骤中用到的品管工具较多,如PDPC法、系统图法、箭头图法、得失表法、矩阵图法等。方策群组都必须具有创新性和相对独立性(这也是创新型课题的本质特征)。这种创新性应体现在总体方案的核心技术方面。

(七) 方策实施

1. 方策群组一

(1) 在园区内医务室医护配置要求岗位责任制。

1) 三个医务室的岗位配置分别为:护士5:2:2。医生2:0:0。岗位配置明确后,开始进行专职医护和签约医生的招聘。

2) 三个医务室代码分别是A、B、C, A医务室配备是医生6名,护士15名,分别代码是20~24,医生代码是20和21,各个代码之间分工明确,承担不同任务。B医务室由护士6名组成,代码分别是25和26,如需医生,呼叫医生支援。B医务室由护士6名组成,代码分别是27和28,如需医生,呼叫医生支援。

（2）进行专职医护和签约医生招聘。

1）院内招聘4名护士，为一年轮转，一年后回归医院并作为院内储备，一旦出现护士离职，人事科招聘培训阶段，则由储备护士补缺，避免出现岗位空缺。

2）吸纳有的固定岗位医生为4名，空缺的两名医生由签约医生担任，排班采用固定岗和临时岗搭配，避免出现岗位空缺。

（3）进行系统专业的培训上岗。

1）招聘完成之后，全部进行培训。培训内容有职业安全与卫生、医疗英语、国际医疗服务礼仪，医疗质量与患者安全。

2）开展为期两天的院前急救技能的培训：CPR、AED、气道异物窒息与急救、胸痛的早期现场救助等操作练习。在紧急情况下对伤病患者实施更加全面的评估和救助，常见创伤的现场急救原则，操作演练等。

（4）培训后经过考核合格者，颁发国际部的合格证书，全部通过者进入签约医生团队。

2. 方策群组二

（1）急救技能的培训：我们圈内培养两名BLS导师，然后负责所有人员基础生命支持的标准化培训，保证合格率达到100%。此外，针对现场病情的判断，我们对人员进行了ITLS的培训，ITLS要求体格检查在2分钟内完成方可通过。

（2）除了各项急救技能的培训外，我们还进行了现场的急救演练，之后对所培训的项目进行一个技能评估。

（3）专业技能培训之外，我们还通过了迪士尼大学的培训。此外，医院英语学习班也通过辩论大赛的形式完美收官。在实际工作中，我们的诊室采用国际标准的配备与布局，并进行"6S"的规范化管理，从细节处关爱患者，比如保护患者隐私，提供同理心的照护等。

3. 方策群组三　构建应急响应模型首先是应急装备的配备，包括应急包、药品、应急车等；其次是响应流程、路线选择、部门协调等，此外，为了进一步提高，需要加强交流学习。

（1）首先聘请专家组（院内药剂科主任、迪士尼医疗主管、急诊科主任等共同组成）制订了游客员工药品、急救药品及急救包的配备目录。

（2）急救包的配比跟医护的岗位配比是一致的，护士外出应急时推轮椅携带护士急救包、AED；医护外出应急时推轮椅携带护士急救包、医生急救包和 AED。

（3）通过对应急物资的规范化管理，保持物资的时刻备用状态，医护可以推起来就走，此外，配备的应急专用车、人手一台的对讲机、应急指挥棒等，都最大限度的保证了应急的速度。

辅导员问与答

Q：如何更有效的进行对策实施？

A：按照制订的对策表逐条实施方案；每条方策实施后，检查相应方策目标的实施效果及其有效性。一条方策实施完成后，若未实现其目标就说明其具体措施有问题，需要调整之，否则就不需要调整。必要时验证对策实施结果在安全、质量、管理、成本等方面的负面影响，由小组自行裁定。

（八）效果确认

1. 有形成果

目标 1：医护人员的平均岗位空缺率由改造前的 24% 减少到目前的 0，降低 24%。

目标 2：紧急医疗事件的应急响应时间从改善前 8.5 分钟到改善后 5.5 分钟，应急时间降低了 35.3%。

目标 3：BLS 操作合格率由改善前 20% 提高到 100%，幅度提高 80%。

目标 4：急救技能水平由改善前 80 分提高到改善后 95 分，提高 18.8%。

目标 5：体格检查用时间由改善前 3 分钟减少到改善后 2 分钟，所用时间降低 33.3%。

2. 改善后再次风险评估　针对 36 个高风险点再次进行风险评估（表 6-50），由 19 名圈员对风险优先级进行重新打分，并进行了前后对比，风险优先级级平均降低了 69%。

表 6-50 "维尼圈"风险优先级对比

主流程	子流程	失效模式	改善前 RPN	改善后 RPN	降低 百分比
计划制订	计划编写	涉及部门多	180	100	44.40%
人员选拔	确定人员数量	人员数量不足	576	60	89.60%
		离职不可避免	450	80	82.20%
		医护岗位设置不合理	384	75	80.50%
	人员资质要求	院前急救技能操作不合格	576	120	79.20%
		BLS 操作合格率低	294	60	79.60%
		英语水平低	280	100	64.30%
		沟通能力欠缺	210	120	42.90%
		礼仪欠规范	270	136	49.60%
人员培训	培训内容	无标准化的培训内容	448	145	67.60%
		与迪士尼文化融合少	200	84	58.00%
	培训方式	没有规范化培训	384	60	84.40%
	培训师资	师资人员不固定	320	120	62.50%
		师资人员不足	240	100	58.30%
药品器械 的采购	目录的确认	无标准化参考依据	210	38	81.90%
	使用	使用欠规范	168	70	58.30%
		救援物资不足	336	90	73.20%
	维护管理	缺乏专人管理	245	60	75.50%
		管理制度不完善	336	120	64.20%
应急演练	预案的制订	不合理，无标准应急预案	210	112	46.70%
		无标准化操作流程	240	60	75.00%
	演练	机构间协调不足	384	147	61.70%
		职责不明确	576	160	72.20%
		危机意识不强	294	120	59.20%
		急救物品准备不充分	280	45	83.90%
		病情复杂，诊断不全面	210	90	57.10%
		同事间配合欠默契	270	120	55.60%
		培训演练不足	343	145	57.70%

续　表

主流程	子流程	失效模式	改善前 RPN	改善后 RPN	降低 百分比
入场	环境熟悉	环境不熟悉	343	45	86.90%
		环境复杂	210	72	65.70%
	基本医疗服务的提供	给药存在风险	168	60	64.30%
	应急响应	部门间配合不足	336	84	75.00%
		响应时间长	245	105	71.40%
		路线不熟悉	240	70	70.80%
		沟通不畅	294	90	69.40%
		花车巡游，封锁道路	280	120	57.10%

3. 附加效益

（1）英语测试水平由改善前的 65 分提高到 75 分，提高了 25%。

（2）医务人员驾驶证的持有率由改善前的 32.3% 提高到 71%，提高了 38.7%。

（3）医疗应急现场处置时间由改善前的 8 分钟降低到 6 分钟，减少了 25%。

（4）节省培训成本：培养 BLS 持证导师两名（花费 0.5 万元），由导师对所有人员进 BLS 的标准化培训，从代替所有人进行 BLS 资格证的培训考核（花费 1.5 万元），总经费减少 1 万元。

4. 无形成果　如图 6－26 所示。

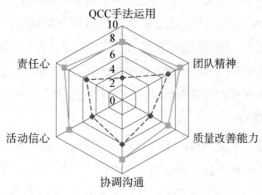

图 6－26　"维尼圈"活动前后无形成果雷达图

注：-◆-改善前平均值；-■-改善后平均值。

（九）标准化

制订了"迪士尼医务室应急响应流程""高风险病种的标准操作流程""迪士尼医务室急救包管理制度"等 10 项制度、流程。

（十）检讨与改进

1. 总结及下一步计划　小组对本期品管圈活动进行总结,并提出改进方向:加强对课题研究型品管圈工具的运用和学习,目标设定需充分结合大数据的调查了解现状,联合多部门进行最佳方策的提出,并做到持续监测与改进。

2. 效果维持　对 5 项量化指标进行持续监测,改善效果维持良好。

三、院长点评

（一）课题简介

该课题确定为课题研究型品管圈活动,以前未曾有过经验,欲顺利完成首次面临的工作,大幅度打破现状,提前应对可预见的课题,通过方案、IDEA 的追究与实施达成目标。本次活动通过研究度假区医疗保障体系构建,同时基于 FMEA 风险评估工具,寻找构建的风险点,针对风险点进行对策的研究,医护人员的平均岗位空缺率降低 24%;BLS 操作合格率提高了 80%;急救技能水平提高了 18.8%;紧急医疗事件的应急响应时间降低了 35.3%。

（二）过程简介

1. 活动特征　该课题为院级层面指令性课题,由医务部牵头,国际医疗部、应急办、后勤保障部等共同参与,围绕同心圆医疗保障体系的构建,导入 FMEA 风险评估工具对应急流程体系进行风险评估,寻找构建的风险点,针对风险点进行对策的研究，将园内、园外、医院三维一体密切联系，经流程再造，构建了一个由一家定点医院统一管理，标准化建设的同心圆医疗保障新模式，构建起区域性的立体救援网络。此次活动主题，创新性强，背景调研全面，问题导出深入，衡量指标可量化、有针对性。

2. **提出方策并确定最佳方策** 小组成员针对攻坚点，通过借鉴国内外经验，查阅大量文献，通过人、机、料、法、环 5 个方面进行，经过头脑风暴进行方策的拟定，然后通过圈员进行 4 个维度的打分，依据 80/20 法则，进行方策的选定，并通过最佳方策追究，得出最佳方策。之后通过方策整合，制订了方策实施表。

3. **方策与实施方面** 首先，方策实施过程中通过优化资源配置，避免出现医护的岗位空缺，对急救力量和装备进行合理配置及效能最大化，建立与医院的紧密流通，实行资源共享，避免了闲置、积压和浪费，提高了利用率；其次针对人员进行专项培训，合理编组，明确职责，提高人员的综合急救技能，组建一支高素质的救援队伍，为园区患者提供及时有效地现场医学救助；同时针对园区的特点，制订应急响应模型，通过桌面推演，实地演练，现场跑位等专项演练，最佳路线的选择和部门间的紧密协作，实行紧急事件代码制度，制订了应急响应制度和流程，最大限度的保证医疗应急事件的的响应速度。

4. **实施效果方面** 通过方策实施，医护人员的平均岗位空缺率降低24％；BLS 操作合格率提高了 80％；急救技能水平提高了 18.8％；紧急医疗事件的应急响应时间降低了 35.3％。

与此同时，附加效益显示，医务人员的英语测试水平提高了 25％，医疗应急现场处置时间减少 25％；人员驾驶证的持有率提高了 31.8％；人员培训经费降低66.7％；人员救援能力均得到提高。团队的质量改善能力及 QCC 运用手法提升最为明显。

（三）主要特点与改进机会

1. **主要特点** "维尼圈"是一个集园内、园外、医院三维一体化、密切联系的圈组。各个环节通过紧密协作、相互支持，打破原有一个保障任务由多家医疗单位分担，各种救援力量相互独立存在，难以形成合力的低效率模式，经流程再造，构建一个由一家定点医院统一管理，标准化建设的同心圆医疗保障新模式，构建起区域性的立体救援网络，从而提升医疗保障品质魅力。

　　2. 改进机会

　　（1）程序方面：

　　1）课题明确化：由于首次运用课题研究型品管圈管理工具，品管圈手法使用尚不熟练，实施过程中课题明确化中 FMEA 流程分析比较困难，但经圈员们的反复斟酌与讨论，基于 PDCA 原则，按项目管理"计划、设计、测量、评估、改进"5 阶段路径分别确定应急体系构建的主流程及子流程，找到了本期课题的关键手法。

　　2）目标设定：活动中小组根据发掘的攻坚点进行目标值设定，小组虽然从查阅了文献，学习实际，结合圈能力进行了目标设定，但是未进行大数据的调查。

　　（2）统计方法方面：

　　1）活动计划拟定：跨度较大，比原计划延迟，应根据课题需要，延长实施阶段的比例，需要做好充分的预估和调整。

　　2）方策实施：实施过程中，涉及的部门较多，需要花大量的精力去沟通协调，宜挑选主要的几个部门，同时考虑到部门的职责和权力，减少过多的中间环节。

　　3. 检讨与改进　继续学习对课题研究型手法的运用，本期活动结束后该课题需进一步跟踪，持续观察模式有效性，包括数据的收集整理与分析，对人员进行定期的考核评估，对游客进行问卷调查等，对流程持续改进不断优化。

　　（辅导员：王艳；编写：张乐乐；圈组成员：余波、曾艺鹏、张汉、瞿海红、王志华）

第三篇

QFD 创新型品管圈

第七章 编者导读——需求转换 QFD 创新型品管圈

随着我们对质量认识的不断提升，当品管圈圈员们应用问题导向完成问题解决型品管圈、应用目标导向完成课题研究型品管圈时，医院管理部门仍会发现，临床有大量的现场工作问题，却无法适用于问题解决型品管圈和课题研究型品管圈，如医院投诉部门需要改进投诉抱怨，医院服务部门需要提升服务质量。这些源于客户需求的质量提升，需要寻找新的品管圈方法来解决，QFD 创新型品管圈是一种很好的补充。已经经历了问题解决型品管圈和课题研究型品管圈的圈员们，碰上 QFD 质量功能展开方法时，面对品管圈新工具、方法的学习应用仍然会茫然。

第一节 基本理论与思维方法

QFD 是质量展开与质量功能展开的总称，是一种在产品开发中以用户需求来驱动流程的质量管理工具，是将用户需求转换为设计特性、质量特性、制造要求等的关系演绎分析方法。质量功能展开产生的起因是满足顾客的需求，作为医疗质量管理的工具，能在短时间内识别患者的需求，并根据需求制订出医疗服务的内容，从而缩短患者感知的服务质量和医院提供的医疗服务质量之间的差距，帮助医院各级管理者更好地进行医疗服务品质持续改进。

QFD 作为质量管理工具应用，仍然以抓住事物的主要矛盾为突破方法，其具体做法是：发现需求，用顾客需求驱动；转换需求，将需求转换为技术要求（图 7-1）。

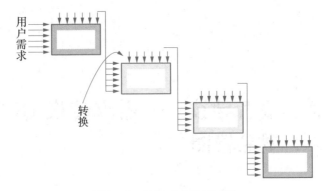

图 7‑1　QFD 需求转换示意

第二节　活动程序与内在逻辑

QFD 过程通过一系列图表和矩阵来完成，其中质量表起重要作用，也称质量屋（HOQ），利用 HOQ 和需求分解模型，分 4 个阶段将顾客需求进行逐层展开并配置到产品形成的各个过程中，将需求转变为产品开发过程的具体技术要求和质量控制要求，并通过对这些技术和质量控制要求的实现来满足顾客的需求。4阶段模式的具体步骤如下（图 7‑2）。

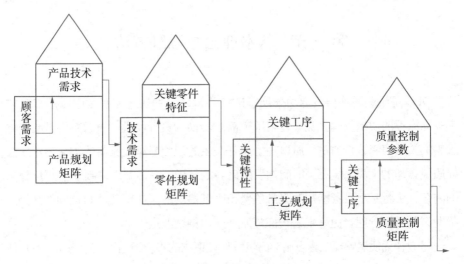

图 7‑2　质量功能展开示意图

1. **产品规划阶段**　通过产品规划矩阵，将顾客需求转换为技术需求，同时根据顾客竞争性评估和技术竞争性评估结果，确定技术需求的目标值。

2. **零件配置阶段**　利用前一步定义的技术需求，从多个方案中选择最理想的一个，通过零件配置矩阵将其转换为关键的零件特征。

3. **工艺规划阶段**　通过工艺规划矩阵，确保为实现关键的产品特征和零件特征所必须的关键工艺参数。

4. **质量控制阶段**　通过质量控制矩阵将关键的零件特征和工艺参数转换为具体的质量控制方法。

QFD 创新型品管圈从客户（患者）及相关方需求出发，为满足需求，提升满意度或打造魅力质量创新点，而确定课题目标，进而通过一系列工具和流程进行分析并实现预定目标。其活动程序是按照主题选定、质量规划与课题明确化、质量设计与方策拟定、质量优化与最佳选择、质量传递与方策实现、效果确认、标准化、总结与今后计划 8 个步骤依次进行。这 8 个步骤根据不同环节的目标要求可依次确定不同的实施步骤，并通过集成其他质量管理工具和方法系统地确保达成目标，实现外部管理与内部管理的有机结合。

第三节　评价体系与评分标准

QFD 创新型型品管圈大赛评分从"圈活动特征、课题明确化与项目计划性、方策拟定与最适方策探究、执行力及活动成果"4 个层面作为活动评价评分为主要方面。

圈活动特征要求展示要点为"背景—选题—主题释义—选题理由—文献分析"的逻辑过程。

课题明确化与项目计划性要求展示要点为"需求挖掘—需求层次化—需求重要度评判与排序—质量水平提升分析—魅力质量创新点识别—质量规划与攻坚点确定—目标设定"的逻辑过程。

方策拟定与最适方策探究要求展示要点为"质量特性展开—需求与质量特性关系评估—质量设计—瓶颈分析—提出创新方案—顾客视角风险预防—最优组合探索—多维度质量工具应用"的逻辑过程。

执行力及活动成果要求展示要点为"环节展开—流程展开—明确措施及实施—标准化—检讨与改进"的逻辑过程。

如下表7-1所示。

表7-1　全国医院品管圈大赛 QFD 评分表

序号	评审项目	评审要素	分值	扣分标准	得分小计
1	圈活动特征	（1）选题具有创新性、科学性与应用性 （2）选题具有推广价值 （3）QC STORY 判定准确 （4）中外文献全面、深刻	10分	（1）选题内容缺少查新扣0～2分 （2）选题缺乏科学性和推广应用价值扣0～2分 （3）无 QC STORY 判定分析扣 0～3分；有但不客观、欠准确扣0～2分 （4）中外文文献分析不充分扣0～2分 （5）中外文献分析缺乏广度、深度与客观性扣0～2分	
2	课题明确化与项目计划性	（1）提出的课题明确化结构完整、层次分明、符合逻辑 （2）课题具有高度与深度，创新性较强 （3）活动计划进度设计合理 （4）项目掌握分析全面、完整，望差值设定合理 （5）魅力质量创新点识别准确 （6）攻坚点发掘评价项目科学合理 （7）目标值设定合理	25分	（1）无需求挖掘内容扣3分；有但方法不科学，创新性差扣0～2分 （2）无亲和图（KJ法）或 mind maps 扣3分，有但不规范扣0～2分 （3）需求价值分析不全面、不完整扣0～3分 （4）质量水平提升分析不科学、不全面扣0～3分 （5）期望水平设定不合理或望差值计算有误扣0～2分 （6）无 HOQ1 质量规划表扣4分，有但不规范扣0～2分	

续 表

序号	评审项目	评审要素	分值	扣分标准	得分小计
				（7）攻坚点发掘不合逻辑扣 0～3 分 （8）攻坚点转化成可测量的质量特性值（目标）不合理扣 0～2 分 （9）标杆设定缺少论述（不少于 100 字）扣 0～2 分	
3	方策拟定与最适方策探究	（1）方策拟定方法准确 （2）拟定方策具体可行 （3）方策评价方法科学合理 （4）最适方策探究方法准确 （5）多维质量工具应用（可选） （6）图表应用规范	30 分	（1）方策拟定不充分、不科学、不合理扣 0～5 分 （2）无需求转换质量特性/指标环节扣 5 分，有但不规范扣 0～2 分 （3）无 HOQ1 质量屋搭建扣 5 分，有但不规范扣 0～3 分 （4）无质量设计过程设定扣 7 分，没有标杆分析扣 1～3 分，没有难度值分析扣 1～3 分；质量设计值不合理扣 1～3 分 （5）无瓶颈分析过程扣 3 分 （6）方策缺少展开论述，评价不准确、方法不合理扣 0～5 分 （7）无最适方策评价扣 5 分，评价项目或方法不合理、不准确扣 0～3 分	

序号	评审项目	评审要素	分值	扣分标准	得分小计
				（8）有无质量传递与对策实现过程（可选，作为加分项加分 0～3）	
				（9）有无其他多维工具应用（DOE、TRIZ 等）的应用（可选，作为加分项加分 0～3 分）	
4	执行力及活动成果	（1）方策实施明确、规范有效 （2）效果确认真实规范 （3）质量安全风险控制有效 （4）目标达成率科学合理 （5）有形成果真实有效 （6）无形成果规范客观 （7）标准化规范有效 （8）检讨与改进真实有效	25 分	（1）方策实施顺序不合逻辑扣 0～3 分 （2）方策实施描述不具体或有错误每项扣 0～3 分 （3）方策实施阶段的计划与执行内容要正确、规范、前呼后应，每处错误或疏漏扣 0～3 分 （4）每项方策的有效性未评估或评估不正确每处扣 0～3 分 （5）无质量安全风险控制扣 0～3 分 （6）无改善前后数据对比或图表对比扣 0～3 分 （7）目标达成率过高或过低扣 0～3 分 （8）无标准化扣 5 分，标准化不规范扣 0～3 分 （9）无检讨与改进扣 3 分，检讨与改进的内容空洞或冗长扣 0～1 分 （10）无成果巩固或效果维持扣 0～2 分	

第八章　QFD 创新型品管圈案例

案例 18　基于 QFD 的"十悦"体系改善孕产妇分娩体验

圈　名: 完璧圈

奖　项: 第八届全国医院品管圈大赛
"三等奖"

完璧圈: 完整、安全,代表着我们产房
助产士们全身心的保护母婴的安全,家
庭完美完整。每一个新生儿就像一块美
玉、是每一个家庭的未来和希望,我们
助产士用我们的真心来保驾护航这一
块块"璞玉"

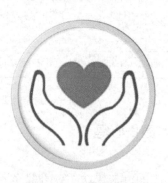

图 8-1　"完璧圈"圈徽

圈徽意义: 外层圆圈:代表着完整,安全,同时代表着我们全身心的保护母
婴的安全。

中层纤细的双手:汇集千万智慧温暖呵护产妇顺利分娩。中间的爱心:医
护人员以满腔的热忱,维护患者的心脏正常的律动。

表 8-1 "完璧圈"活动登记表

课题名称:基于 QFD 品管圈的"十悦"体系改善孕产妇分娩体验

圈名: 完璧圈				成立日期: 2020 年 1 月			
成员人数: 14 人				平均年龄:			
圈长: A				辅导员: B			
职务	姓名	职务	年龄	资历	学历		分工
圈长	A	副主任护师		33 年	本科		指导工作于协调
圈员	C	护师		11 年	本科		幻灯片制作
	D	主任医师		27 年	硕士		组织培训协调
	E	主任医师		29 年	本科		组织会议、原因分析
	F	主管护师		25 年	本科		组织培训、会议记录
	G	护师		13 年	本科		图标制作
	H	护师		12 年	本科		整理数据、照片采集
	……						
活动期间: 2020 年 1 月—2020 年 9 月							

一、圈长心得

从 2014 年建立"完璧圈"至今,本圈常常使用问题解决型品管圈来持续改进我们的医疗护理质量,虽然获得了质量的提升,但在日常的管理中也逐渐感知到了问题解决型品管圈的局限性,缺乏前瞻性和创新性。2020 年,一次偶然的机会我们圈组成员参加了杭州举办的 QFD 创新型品管圈学术交流讲座,使我们对质量改进有了新的认识,对于产科来说提升孕产妇的满意度是工作重点,而满意度来源于孕产妇对分娩全过程的分娩体验的感受度,这就需要创造出具有魅力质量的服务流程,而这正是 QFD 创新型品管圈所擅长的,于是 QFD 在我们圈组成员中开始萌芽。

2020 年,本圈首次使用 QFD 品管圈方法进行质量改进,一开始圈员对 QFD 知之甚少,我们虽然知道 QFD 与问题解决型的品管圈不同,QFD 从需求入手,并把外部需求与内部质量关联起来，把外部需求转化为内部业务改进点。创新点是事前的规划、打造让顾客满意的一套方案，QFD 更注重系统化创新和顾客（客户）满意，但对具体的改进步骤还没掌握，本圈实施的过程既是改善孕产妇分娩体验的改进活动，也是圈员成长的过程。圈组成员自动自发地购买和学习 QFD 创新型品管圈的相关书籍，对照着书本边学边做，对书上的知识点有不懂的常常询问辅导员，辅导员给了我们很多的帮助，在具体质量职能展开过程中碰到瓶颈时我们还邀请了专业的老师来指导，让我们有了更多的收获。当我们知晓学习的费用不能报销时我们也曾气馁，但当我们在每次一点点进步时我们收获了快乐，尤其是在全国的比赛中获得三等奖时，一切的辛苦都化为继续努力的动力。

　　本期改善主题已达到了预期目标，我们收获了有形成果、无形成果，在创新的过程中不仅改进了服务流程，并获得了多项实用新型专利的申请和转化，对整体和细节进行不断总结分析，对不足提出进一步解决方案并实施，达到改善效果后进行标准化，在科室层面水平推广标准化成果，使孕产妇的分娩体验不断改善，在不断循环的过程中，改善效果得到持续优化。

二、辅导员讲评

（一）主题选定

1. 选题背景

（1）联合国千年发展计划：8 个目标中有 3 个和妇产科范畴相关，其中降低儿童死亡率和改善孕妇保健与妇产科服务质量有直接关系，妇产科是保障母婴安全和妇女健康的关键学科力量。

（2）人文服务：随着医学模式的发展，人文服务进入产时领域，很多医院将人文关怀导入到孕产妇服务中。

（3）高危孕产妇居高不下："三孩政策"全面落地，政策调整短期效应将会使危重孕产妇增加，尤其是高龄孕产妇合并更多的妊娠危险因素，使孕妇和围产儿的结局受到影响。

（4）患者安全 10 大目标：完善关键流程（急诊、病房、手术室、产房、新生儿室）的患者识别措施，建立全科转运交接制度。

2. 主题评价　针对产科的服务流程，多部门的精英讨论确定孕产妇的分娩体验是迫切需要解决的问题，围绕孕产妇的分娩过程的管理展开"头脑风暴"，提出了 14 个候选主题，运用权重评价法，选中得分最高的"基于 QFD 品管圈的"十悦"体系改善孕产妇分娩体验"为本次活动主题。

3. 主题定义

（1）"十悦"体系："十"月怀胎，一朝分娩。这是每个家庭最特殊、最紧张的时刻，也是最需要得到帮助的时刻；愉"悦"心情，以孕产妇的需求为导向，建立"十悦"体系，为孕产妇提供系统化、全流程的优质服务。

（2）分娩体验：期望是对人或事物的未来有所等待和希望，我们致力于实现孕产妇对我们的期望，让他们体验新生命降临的伟大和喜悦，提升对分娩的幸福感。

4. QFD 创新型判定表　如表 8－2、8－3 所示。

表 8－2　"完璧圈"QC STORY 判定表 1

创新型问题	关系程度		解析型问题
以前未曾有过经验，欲顺利完成首次面临的工作（新规业务的应对）	42	26	欲解决原来已在实施的工作中的问题
欲大幅度打破现状（现况突破）	54	46	欲维持、提升现况水平
欲挑战魅力质量、魅力水平（魅力质量的创造）	62	43	欲确保当然质量、当然水平
欲提前应对可预见的课题	50	40	欲防止再发生已出现的问题
通过方案、想法的追究与实施可达成目标	64	20	通过探究问题的原因并消除原因，可获得问题的解决方法
判定结果	合计分数		判定结果
√	272	175	×

注:1. 关系程度三段评价为大 = 5 分,中 = 3 分,小 = 1 分。
　　2. 圈员 14 人,实到 14 人,各自评价给分并合计后确定。

表 8 - 3　"完璧圈"QC STORY 判定表 2

课题研究型	关系程度		QFD 创新型
目标：开拓新业务、突破现状、打造魅力质量	48	54	目标：提升满意度、系统化创新（新模式、新服务）、打造魅力质量亮点
问题：问题难度大、涉及部门多、辐射范围广	42	58	问题：主要聚焦创新和满意问题（如满意度提升、新服务、新方案设计，考虑超多因素影响的改进问题，考虑改进创新的系统性、科学性提升等）涉及部门和辐射范围与创新和满意问题相关
工具：PDCA 及 QC 手法	56	62	工具：QFD 及其与 AHP、TRIZ、FMEA 等方法的集成
顾客（患者）导向：内部改进点与外部顾客（患者）需求有联系	62	64	顾客（患者）导向：用 HOQ 系统地将外部需求转换成内部业务改进点，并给出价值排序；关联性更强，并提供内部改进创新的科学依据
魅力质量打造：以魅力质量的创造为目标，但具体方法不明确	26	56	魅力质量打造：量化魅力质量值并嵌入 QFD 质量规划，提供具体定量化的魅力质量/创新点打造方法
方案优化：用方策拟定评价表制订多个方案，用最适方策探究表优选出一个	32	62	方案优化：运用 HOQ 工具进行质量设计，系统地导出一种具有魅力质量亮点地新方案、并从风险、冲突等多角度对这种方案的内部参数进行组合优化
障碍消除：应用 PDCA 法进行障碍和副作用判定，制定消除障碍的措施	36	36	障碍消除：借助由行业外数百万专利提炼的 TRIZ 创新规律和发明原理，推导出矛盾冲突解决策略，不需要经验
判断结果	合计分数		判断结果
×	302	392	√

注：1. 关系程度三段评价为大 = 5；中 = 3；小 = 1。

　　2. 圈员 14 人，实到 14 人，各自评价给分并合计后确定。

　　5. QFD 构建模式　圈组成员在讨论后确定此次课题需要的路径及方法，采用 QFD + FEMA 的模式来改善分娩体验（图 8 - 2）。

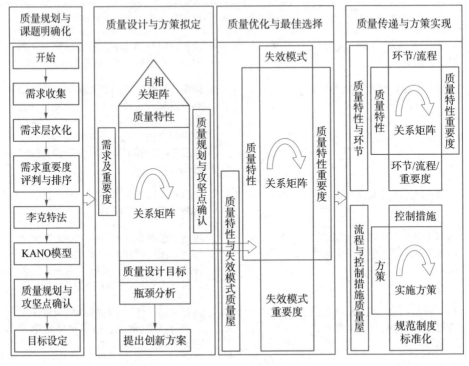

图 8‑2　"十悦"体系改善分娩体验 QFD 模式

辅导员问与答

Q:为什么辅导员是质控办领导?

A:圈外机制,品管圈管理工具在医院已被广泛应用,品管圈活动逐步从班组间、部门间,拓展延伸至跨部门、多学科间的合作,圈员们逐步打破原有的局限,将品管圈活动从局限的圈内活动转变为开放式的改善活动,建立品管圈的圈外参与机制,通过多方面、多元化的信息渠道、来源,打破壁垒,拓宽思路,将品管圈改善能级进一步发挥、提升。日常工作中发生的问题往往被圈员习以为常、容易被忽视,通过圈外机制的引入,可以避免此类弊端,从不同角度审视、分析,有利于产出更多方案,实现最大范围的集思广益。邀请圈外相关人员参与改善活动,一是同科室的圈外人员可参与,另一种是由相关专业人员或者管理层组成的"智囊团",提供支持、指导,圈外人员的意见具有重要价值,通常在主题选定、解析、对策拟定等步骤应用。

Q:为什么圈组成员几乎涉及医院的所有科室?

A:跨部门、多学科协作是本圈的特点,该课题为改善孕产妇的分娩体验,孕妇从确诊怀孕后会进行 10 多次的产科门诊孕期检查,到足月住院分娩,该服务流程涉及产科门诊、产科病区、检验科、手术室、麻醉科、儿科,涉及人员多、部门广、时间跨度长、环节复杂,因此,建立跨部门、多学科协作的团队至关重要,将相关科室骨干纳入团队,同时,引入圈外机制,发挥各自特长,成员间通力协作,形成团队间成员及圈外人员优势互补的局面,从而凸显整个团队的综合竞争力,强化跨部门协同联动,有效改善流程的通畅性、及时性、规范性等,促进改善活动有效达成。

Q:为什么选定的主题常常遭到否定?

A:在主题选定时首先要考虑什么是质量问题? 比如,本课题的主题考虑到了产妇来院分娩后的理想状态是每个产妇对医院服务的评价是满意的超出她的期望的,也认识到实际状态是很多本镇的孕妇会舍近求远去其他医院分娩,院部领导常常会要求科室"改善孕产妇分娩体验"来吸引孕产妇,所以本课题选定的主题"基于 QFD 品管圈的'十悦'体系改善孕产妇分娩体验"就比较符合主题选定的原则。

Q:QFD 模式构建需要注意什么?

A:按照质量规划与课题明确化、质量设计与方策拟定、质量优化与最佳选择、质量传递与方策实现进行模式构建,特别要注意的是 QFD(质量功能展开)部分是关键部分,模式的构建要和后面用到的工具方法相匹配。

6. **活动计划拟定**　主题确定后,圈员们经过充分讨论,明确分工,拟定了课题开展的活动计划表,计划用 3 个月的时间完成计划阶段的内容,制订优化的方案;用 4 个月的时间在各个环节、部门落实方案;跟踪 1 个月,确定方策的实施效果;最后用半个月时间将方策标准化、总结及明确今后计划。

(二) 质量规划与课题明确化

1. 需求挖掘　圈组通过对 30 位门诊及住院患者进行现场访谈，其中 5 位为高危孕妇（妊娠合并前置胎盘、妊娠合并糖尿病、高龄初产妇、FGR、巨大儿）25 位正常孕产妇，收集到需求 50 条，圈组成员将相关方需求中相似的需求合并后总结为 26 条（表 8-4）。

表 8-4　"完璧圈"服务质量需求表

序号	服务质量需求	序号	服务质量需求
1	工作时间合理	14	解除产后出血的担忧
2	参与新生儿断脐带	15	给予产时饮食指导
3	工作强度能调节	16	要有单人分娩及休养房间
4	产检等待时间缩短	17	担心"新冠"病毒的传染
5	缩短检验排队等待时间	18	产时运动、排泄、休息指导
6	需要提供产时疼痛方案，得到最佳的舒适度，提供保暖措施	19	产时经济负担减轻
7	医生助产士要微笑服务	20	有意义时刻要被记录
8	建立产妇个性化档案	21	胎儿及孕妇的安全
9	有完善的健康宣教手册	22	希望不要会阴侧切
10	希望要有便捷的咨询平台	23	产时需要有信任感的家属或专业人员陪护
11	开通助产士门诊，针对特殊产妇开设特殊门诊及咨询	24	产妇需要及时知道自己的分娩进展
12	担心婴儿窒息	25	需要产时的完善宣教
13	解除产妇对抱错婴儿的担忧	26	缓解产妇家属的焦虑情绪

2. 需求情景分析　将收集的需求规范化，经圈组讨论，删除了与本课题研究范围不相符的需求，对收集需求的具体情景进行分析，制成需求情景分析表（表 8-5），整理后的需求更具体，便于讨论需求时更有针对性。

表8-5 "完璧圈"需求情景分析表

客户	情景分析	需求
患者及家属	产科门诊检查环节	缩短产检排队时间
		需要产前便捷咨询平台
	产时分娩环节	希望不要会阴侧切
		需要医生护士告知孕妇及家属产程进展情况
		产时需要有信任感的家属或专业人员陪护，提供心理支持
		需要有隐私保护
		解除婴儿窒息的担忧
		解除产后出血的担忧
		解除对抱错婴儿的担忧
		提供产时保暖的措施
		提供减轻疼痛，缓解焦虑的方案，增加舒适度
		降低"新冠"病毒的传染风险
	产后环节	需要新生儿、产妇的护理及接种疫苗的知识
		需要产后便捷咨询平台

3. **需求层次化** 通过圈员的头脑风暴，整理出分娩体验需求层次（表8-6）。第一层4条，第二层10条，第三层13条。

表8-6 "完璧圈"分娩体验需求层次

需求层次化		
第一层	第二层	第三层
效率	门诊	缩短产检排队时间
	住院	入院流程简便
	出院	出院流程简便
服务	焦虑	家属及专业人员陪伴
	舒适度	减轻疼痛
		提供保暖措施
	隐私	身体部位和信息隐私保护
安全	产妇安全	出血少
		"新冠"病毒院内感染风险低
	新生儿安全	新生儿信息正确
宣教	内容	新生儿及产妇护理
		新生儿疫苗知识
	途径	多种渠道多种方法获得咨询

4. **需求重要度判定与排序**　圈组选用李克特法进行重要度判定, 通过对需求重要度评估进行需求筛选, 得出质量需求的重要度统计表 (表 8 - 7)、需求重要度判定表 (表 8 - 8)、需求重要度排序图 (图 8 - 3)。

表 8 - 7　"完璧圈"需求重要度判定统计表

项目	非常同意	同意	不一定	不同意	非常不同意
缩短检验排队时间	14 人				
入院流程简便	5 人	8 人			1 人
出院流程简便	1 人	9 人	3 人	1 人	
家属及专业人员陪伴	8 人	5 人	1 人		
减轻疼痛	7 人	4 人	3 人		
提供保暖措施	5 人	6 人	3 人		
身体部位和信息隐私保护	5 人	1 人	8 人		
孕产妇"新冠"病毒院内感染风险	6 人	7 人	1 人		
出血少	14 人				
新生儿信息正确	14 人				
新生儿及产妇护理	5 人	6 人	3 人		
新生儿疫苗知识	3 人	5 人	6 人		
多种渠道多种方法获得咨询	1 人	8 人	5 人		

表 8 - 8　"完璧圈"需求重要度判定表

需求			重要度	
效率	门诊	缩短产检排队时间	5	
	住院	入院流程简便	4	
	出院	出院流程简便	4	
服务	焦虑	家属及专业人员陪伴	5	
	舒适度	减轻疼痛	5	
		提供保暖措施保暖	4	
	隐私	身体部位和信息隐私保护	3	

续　表

需求			重要度
安全	产妇安全	出血少	5
		"新冠"病毒院内感染风险低	4
	新生儿安全	新生儿信息正确	5
宣教	内容	新生儿及产妇护理	4
		新生儿疫苗知识	3
	途径	多种渠道多种方法	4

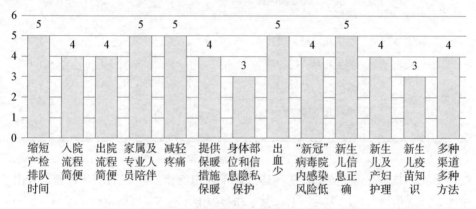

图 8-3　"完璧圈"需求重要度排序图

5. **质量水平提升分析**　圈组选择两家有代表性的医院（A 为专科医院；B 为综合性医院）进行对比，通过对医院的走访和问卷，设定了本课题要达成的目标水平，并计算水平提高率（表 8-9）。

表 8-9　"完璧圈"质量提升水平分析表

需求			重要度	本院水平	A 院水平	B 院水平	目标水平	水平提高率
效率	门诊	缩短产检排队时间	5	4	3	3	5	1.25
	住院	入院流程简便	4	3	3	4	4	1.33
	出院	出院流程简便	4	3	3	3	4	1.33

续　表

需求			重要度	本院水平	A院水平	B院水平	目标水平	水平提高率
服务	焦虑	家属及专业人员陪伴	5	3	5	3	5	1.67
	舒适度	减轻疼痛	5	3	4	3	5	1.25
		提供保暖措施	4	4	5	4	5	1.25
	隐私	身体部位和信息隐私保护	3	4	4	3	5	1.25
安全	产妇安全	出血少	5	4	4	3	5	1.25
		"新冠"病毒院内感染风险低	4	5	3	2	5	1
	新生儿安全	新生儿信息正确	5	4	3	4	5	1.25
宣教	内容	新生儿及产妇护理	4	3	3	3	5	1.67
		新生儿疫苗知识	3	3	4	3	4	1.33
	途径	多种渠道多种方法获得咨询	4	3	4	3	4	1.33

6. 魅力质量创新点识别　通过内部评审结合孕产妇的问卷调查，得出 KANO 模型的质量需求分类，其中基本质量需求 7 个，一维质量需求 2 个，魅力质量 4 个（表 8 - 10）。

表 8 - 10　"完璧圈"KANO 模型分类表

KANO 模型分类	需求
基本质量需求	身体部位和信息隐私保护 提供保暖措施 "新冠"病毒院内感染风险低 出血少 新生儿信息正确 新生儿及产妇护理 新生儿疫苗知识
一维质量需求	家属及专业人员陪伴 减轻疼痛

KANO 模型分类	需求
魅力质量需求	缩短产检排队时间
	入院流程简便
	出院流程简便
	多种渠道多种方法获得咨询

7. 质量规划与攻坚点确定　通过重要度、水平提高率、魅力质量的确定（魅力质量赋值为 1.5，一维质量赋值为 1.2，基本质量赋值为 1.0），计算出绝对权重：绝对权重＝重要度×水平提高率×魅力质量；相对权重：将绝对权重求和，各项目所占的百分比就是需求的相对权重。将需求相对权重进行排序（表 8－11），结合实际情况，选择相对权重较高的作为攻坚点，从孕产妇的角度提出三大攻坚点：①提高产妇满意率；②增加产妇舒适度；③改善流程。

表 8－11　"完璧圈"需求相对权重及排序

需求	重要度	水平提高率	魅力质值	绝对权重	相对权重	排序
缩短产检排队时间	5	1.25	1.5	9.38	0.108	2
入院流程简便	4	1.33	1.5	7.98	0.092	3
出院流程简便	4	1.33	1.5	7.98	0.092	3
新生儿信息正确	5	1.25	1	6.25	0.072	6
家属及专业人员陪伴	5	1.67	1.2	10.02	0.115	1
减轻疼痛	5	1.25	1.2	7.5	0.086	4
提供保暖措施	4	1.25	1	5	0.058	7
"新冠"病毒院内感染风险低	4	1	1	4	0.046	8
身体部位和信息隐私保护	3	1.25	1	3.75	0.043	10
新生儿疫苗知识	3	1.33	1	3.99	0.046	9
出血少	5	1.25	1	6.25	0.072	6
新生儿及产妇护理	4	1.67	1	6.68	0.077	5
多种渠道多种方法获得咨询	4	1.33	1.5	7.98	0.092	3

8. 目标设定　　如表 8-12 所示。

表 8-12　分娩体验目标设定表

攻坚点	指标	目标
提高产妇满意率	分娩满意度	>97%
	产后出血评估的误差率	<15%
增加产妇舒适度	分娩焦虑	≤59
	分娩疼痛	≤6
	分娩舒适度	≥70
改善流程	排队等待检查时间	<35 分钟
	新生儿信息沟通规范率	100%
	孕产妇"新冠"病毒院内感染率	0

设定理由：

（1）满意度：根据医院患者满意度调查问卷，结合行业情况和本院实际情况及可行性，设定目标值为>97%。

（2）产后出血评估的误差率：根据上期品管圈统计的情况，设定目标值<15%。

（3）分娩焦虑：应用焦虑量表评分，根据其他医院水平设定目标值为≤59 分。

（4）分娩疼痛：应用数字测评法（NRS），根据行业平均水平及文献设定目标值为≤6 分。

（5）分娩舒适度应用舒适度状况量表（Kolcaba），根据行业情况和本院实际情况及可行性，设定目标值为≥70 分。

（6）排队等待检查时间：根据行业情况和本院资源及可行性，设定目标值为大于<35 分钟。

（7）新生儿信息核对规范率：应用新生儿转运交接规范查检表，根据患者十大安全目标要求，设定目标值为 100%。

（8）孕产妇"新冠"病毒院内感染率：根据医院院感科规定，设定目标值为 0。

辅导员问与答

Q:如何获取客户的需求?

A:顾客(患者)的需求挖掘是整个 HOQ 技术运用的始端,前期需求挖掘得充分与否,关系到需求展开和质量特性展开的全面性。医疗行业可以将顾客理解为患者及相关方,患者及相关方的需求原始数据可以采用问卷调查或面谈调查等方式获取,也可以通过投诉、意见卡、组织内外部的信息来提取转换,从而获得真正的需求,也就是倾听顾客之声(VOC)。在患者及相关方需求调查结束后,由于需求的概念范畴不同,所以需要对原始数据进行分析处理、转换,变成 HOQ 技术中需要的患者及相关方需求。在需求收集环节,也会碰到患者的需求与相关方的需求有重合的时候,这需要在需求分析阶段对需求进行亲和聚类。

本圈组收集需求的相关方包括区妇保所,区域内 3 家医疗机构的患者、医生、护士。需求收集渠道也是比较好的,运用了现场访谈、问卷、满意度调研,查看了患者的投诉。

Q:收集到的所有客户需求很杂很多怎么办?

A:可以将类似的需求合并,有些与主题不符的摒弃掉,比如本圈组成员收集到的需求是"我入院后就要剖宫产"像这样的需求虽然很普遍,但不符合产科诊疗规范,就应该去除,又比如将几条相似的"到医院后能马上产检""不要排队就能产检""等待 5 分钟内就能产检"合并为一条"产检等待时间缩短",最后本课题将收集到的共计 138 条相关方需求中的相似需求合并后总结为 26 条。

Q:如何知道收集到的需求已经很全面了?

A:运用需求情景化,对收集到的情景进行分析,整理后的需求更具体,比如本课题中将收集到的需求情景化为 3 个环节"产前门诊检查环节""产时分娩环节""产后环节",便于圈组成员讨论需求时更有针对性,使用情景法可以把碎片串联起来,把信息补充完整,在多患者行为数据存在的情况下,也可以使用情景法除去患者行为中个性的部分,归纳出具有共性的行为。

Q:需求层次化具体怎么操作?

A：获得顾客需求后，可以运用 KJ 法（又称亲和图法，Affinity Diagram）将需求聚类或层次化，具体操作如下：选出具有代表性的卡片，或者填写最有代表性的卡片作为亲和卡。将亲和卡与资料卡叠加，用回形针固定，反复整理，直至不能亲和归类，张贴到演练纸上，用线框进行连线或用树形图。层次化需要全员参与，是团体活动，对每个人的意见都采纳，提高全员参与意识，亲和图的作用是打破现状，让所有人产生新的统一。本课题通过全体圈员对需求进行归类，将 26 条原始需求转换成 13 条质量需求。

Q：如何进行需求重要度评判与排序？

A：确定患者及相关方需求的重要度是 QFD 中的一个关键步骤，它对于质量特性重要度的确定和整个 HOQ 优化发挥着至关重要的作用；而且，患者及相关方需求优先排序的确定是整个 HOQ 构建的关键步骤，也是后续工作的重要基础。因此，它必须反映患者及相关方的原声。为了把握这些需求的重要程度，一般有直接从患者及相关方处获取和间接从患者及相关方处获取两种方法。需求重要度评判的方法有李克特法、德尔菲法、AHP、神经网络等，例如，运用李克特法，对层次化后的第 3 层进行评价打分，经打分重要度由高到低排序为：缩短产检排队时间、家属及专业人员陪伴、减轻疼痛、出血少、新生儿信息正确、入院流程简便、出院流程简便、提供保暖措施保暖、"新冠"病毒院内感染风险低、新生儿及产妇护理、多种渠道多种方法、身体部位和信息隐私保护、新生儿疫苗知识。

Q：如何进行质量水平提升分析？

A：在确定好需求的重要度之后，需要设定与需求相对应的质量水平，质量水平提升分析需要从患者及相关方的角度对本组织的质量水平和竞争组织的质量水平进行对比平均，从而设定提升后的质量水平。圈组选择有代表性的两家医院进行对比，通过对医院的走访和交流、和患者问卷调研，设定了本课题的计划质量水平，并计算水平提高率。

Q：如何识别魅力质量创新点？

A：可以运用狩野纪照的 KANO 模型对顾客需求/质量进行分析，以分析质量对用户满意的影响为基础将顾客的质量需求分为魅力质量需求、一维质量需求、当然质量需求、无关心质量需求。魅力质量需求也就是顾客意想不到的质量,比如本圈组中缩短产检等待时间需求可以在家里直接完成预约、挂号、支付,并按照预约时间在短时间内就能完成就诊,而不是到了医院经过多次排队完成挂号付钱后还得等候叫号才能产检。一维质量需求(也称为期望质量需求),比如患者减轻疼痛的期望是椎管内麻醉进行减痛,在分娩过程中实现了椎管内麻醉,麻醉效果也较好,实现了患者所期望的,患者的满意度也会随之提高。当然质量需求(也称为基本质量需求),比如新生儿正确就是产妇来院分娩的基本质量需求,如果新生儿正确她的满意度不会提高,但是如果发生了新生儿抱错肯定会引起投诉。

Q:如何进行质量规划与攻坚点确定?

A:质量规划从顾客(患者)、竞争对手、魅力质量打造3个视角分析,进行改进与创新的规划,将综合重要度、水平提升率及魅力值统合成一个数值,即需求权重,包括需求绝对权重 Wai 和相对权重 Wi 的计算。魅力值 Si 乘以重要度 Ki 及水平提高率 Ri,得出需求的绝对权重,$Wai = Ki \times Ri \times Si$,其中魅力值 Si 的值与 KANO 模型得出的质量需求分类相关,通过 KANO 定性分析得出的魅力值赋值为:魅力质量需求赋值1.5,一维质量需求赋值1.2,当然质量需求和无关心质量需求赋值1.0,通过 KANO 定量分析得出的相对魅力值 RIi 可直接替代 Si,将绝对权重求和,各项目所占的百分比就是需求的相对权重,相对权重表示了需求的最终权重。$Wi = (Wai / \Sigma Wa) \times 100\%$。

攻坚点的确定:对需求的相对权重进行排序,经过圈组的头脑风暴,结合实际情况,可选择相对权重较高的几项作为攻坚点。在课题中,一般选择3~5个攻坚点比较合适。本圈组对相对权重排名前七的需求进行总结归纳,从患者、医生及政府的角度提出3大攻坚点:①提高产妇满意度;②增加产妇舒适度;③改善流程。

Q:如何进行目标设定?

A:根据攻坚点设定目标时,由于攻坚点是由需求的相对权重得出,无法直接对需求设定可测量的目标,圈组可以将攻坚点的需求先行转化为可测量的质量特性,如产妇满意率、新生儿信息沟通规范率等,对可测量的质量特性设定目标。

（三）质量设计与方策拟定

1. 质量特性展开　将外部需求转化成内部业务要素，圈组成员首先针对患者服务质量需求的每一项进行抽取与转化。使用质量特性转换表，列清患者质量需求中抽出的质量特性（表8-13）。

表8-13　"完璧圈"质量特性转换表

患者质量需求			质量特性		
第一层	第二层	第三层	第三层	第二层	第一层
效率	门诊	缩短产检排队时间	产检排队时间	围产期环节	等待时间
	住院	入院流程简便	入院时间		
	出院	出院流程简便	出院时间		
服务	焦虑	家属及专业人员陪伴	焦虑值	服务差异化	服务特色
	隐私	身体部位和信息隐私保护	焦虑值		
	舒适度	减轻疼痛	疼痛程度		
		提供保暖措施	舒适度		
安全	产妇安全	出血少	产后出血评估误差率	专业技能	技能
		"新冠"病毒院内感染风险低	孕产妇"新冠"院内感染率		
	新生儿安全	新生儿信息正确	新生儿信息沟通规范率		
宣教	内容	新生儿及产妇护理知识	知晓度	服务技能	服务
		新生儿疫苗知识	普及率		
	途径	多种渠道多种方法获得咨询	点击率		

辅导员问与答

Q：如何将需求转换为质量特性？

A：将以患者及相关方语言表达的外部需求，转换成以内部业务语言表达的质量特性，可以对抽象的需求进行具体化，医院的质量由质量特性构成，抽出质量特性就是将质量细分为质量特性，分解构成质量的特性、性能，质量要素是大概念，其中能够明确测定方法、计量方法，能用具体数值表示并明确单位的才是质量特性。

将需求转换为质量特性的要点如下：

(1) 针对性：质量特性是针对相应的需求而确定的。

(2) 可测量性：尽可能抽出能测量的质量特性。

(3) 全局性：质量特性不能涉及具体的设计方案。

质量特性抽出完成后，用 KJ 法整理，构造质量特性展开表。要注意的是，质量特性展开时要包含已经展开的攻坚点所对应的质量特性。

本圈组对攻坚点的目标值进行进一步展开，共展开了 8 条质量特性。

产妇满意度可以展开为：分娩满意度、产后出血评估的误差率。

产妇舒适度展开为：产妇舒适度、分娩疼痛、分娩焦虑。

改善流程展开为：排队等待检查时间、新生儿信息沟通规范率、孕产妇"新冠"病毒院内感染率。

2. 需求与质量特性关系评估　构建患者需求——质量特性 HOQ，质量屋的左墙列出了患者需求的各项指标，天花板列出了各项需求对应的质量特性。圈组成员对每一项患者需求与质量特性之间的关系打分，5 分代表强相关关系，即改善某个质量特性与满足其对应的患者质量需求强相关；3 分代表中等相关关系，即改善某个质量特性与满足其对应的患者质量需求中等相关；1 分代表弱相关关系，即改善某个质量特性与满足其对应的患者质量需求弱相关。采用独立配点法进行重要度转换，将质量需求重要度转换为质量特性重要度（表 8-14）。

辅导员问与答

Q：什么是相关关系矩阵？

A：即是将需求与质量特性进行重要度变换，将需求的重要度转化为质量特性的重要度。在进行重要度变换之前，需要对"需求—质量特性"二维关系矩阵进行评判打分，将定性的关系评价转化为定量的关系评价。一般使用"◎为强相关＝5；○为相关＝3；△为弱相关＝1；空白为不相关＝0"进行打分。之后采用独立配点法计算出质量特性的重要度。

表 8-14　孕产妇需求与分娩体验质量特性 HOQ

孕产妇需求与分娩体验质量特性 HOQ

第一层	第二层	第三层	排队等待时间	入院时间	出院时间	焦虑值	疼痛程度	舒适度值	产后出血评估误差率	院内感染率	新生儿信息沟通规范率	知晓度	普及率	点击率	重要度	本医院(近况水平)	A医院	B医院	计划质量	水平提高率	魅力值	绝对重要度	相对重要度
效率	门诊	缩短产检排队时间	5												5	4	3	3	5	1.25	1.5	9.38	0.108
	住院	入院流程简便		5											4	3	3	4	4	1.33	1.5	7.98	0.092
	出院	出院流程简便			5										4	3	3	3	4	1.33	1.5	7.98	0.092
服务	焦虑	家属及专业人员陪伴				5	3	3				3	3		5	3	5	3	5	1.67	1.2	10.02	0.115
	隐私	身体部位和信息隐私保护				3	3	5							3	4	4	3	5	1.25	1	3.75	0.043
	舒适度	减轻疼痛				5	5	5							5	3	4	3	5	1.25	1.2	7.50	0.086
		提供保暖措施				1	1	1							4	4	5	4	5	1.25	1	5.00	0.058

列分组：患者需求（第一层、第二层、第三层）；质量特性——围产期环节（排队等待时间、入院时间、出院时间）、服务差异化（焦虑值、疼痛程度、舒适度值）、专业技能（产后出血评估误差率、院内感染率、新生儿信息沟通规范率）、服务技能（知晓度、普及率、点击率）；重要度；竞争性评估（本医院(近况水平)、A医院、B医院）；计划目标（计划质量、水平提高率、魅力值）；权重（绝对重要度、相对重要度）。

续表

孕产妇需求与分娩体验质量特性 HOQ

患者需求			围产期环节			服务差异化			专业技能			服务技能			重要度	竞争性评估			计划目标			权重	
第一层	第二层	第三层	排队等待时间	入院时间	出院时间	焦虑值	疼痛程度	舒适度值	产后出血评估误差率	院内感染率	新生儿信息沟通规范率	知晓度	普及率	点击率		本医院（近况水平）	A医院	B医院	计划质量	水平提高率	魅力值	绝对重要度	相对重要度
安全	产妇安全	出血少				5		1	5						5	4	4	3	5	1.25	1	6.25	0.072
	新生儿安全	"新冠"病毒院内感染风险低				3				5					4	5	3	2	5	1	1	4.00	0.046
		新生儿信息正确									5				5	4	3	4	5	1.25	1.0	6.25	0.072
宣教	内容	新生儿及产妇护理知识										5	5	3	4	3	3	4	5	1.67	1.0	6.68	0.077
		新生儿疫苗知识										3	3	3	3	3	4	3	4	1.33	1.0	3.99	0.046
	途径	多种渠道多种方法获得咨询										3	3	5	4	3	4	4	4	1.33	1.5	7.98	0.092
质量特性重要度			1.46	0.46	0.46	1.69	0.78	0.91	0.36	0.23	0.36	1.58	1.13	0.83									

关系矩阵
5:强相关
3:中等相关
1:弱相关

3. 质量设计　针对各项质量特性与竞争对手医院的数据进行比较分析，设定最适合本院水平的质量设计目标值。下表中对关键指标进行调查，对非关键指标采用五级打分制进行描述，最终设定质量特性设计目标值（表8-15）。

表8-15　孕产妇需求与分娩体验质量特性设计值

质量特征		质量特性重要度	本医院	A医院	B医院	质量设计目标值	策略	难度分析
围产期环节	排队等待时间	1.46	54.14 min	40 min	40 min	35 min	A类改进	4
	入院时间	0.46	30 min	40 min	25 min	25 min	B类改进	3
	出院时间	0.46	30 min	25 min	30 min	15 min	B类改进	2
服务差异化	焦虑值	1.69	67.26	70.58	66	≤59	A类改进	6
	疼痛值	0.78	8.68	7.5	6.8	≤6	A类改进	8
	舒适度值	0.91	58.63	70.2	69	≥70	A类改进	6
专业技能	产后出血评估的误差率	0.36	43.52%	30.00%	25.00%	<15%	A类改进	7
	孕产妇"新冠"院内感染率	0.23	0.00%	0.00%	0.00%	0.00%	维持	7
	新生儿信息沟通规范率	0.36	97.02%	98%	95%	100.00%	A类改进	1
服务技能	知晓度	1.58	4	4	4	5	B类改进	4
	普及率	1.13	4	4	4	5	A类改进	3
	点击率	0.83	4	4	4	4	维持	4

4. 瓶颈分析　根据医院的实际情况，圈组成员对质量特性按重要度与难度（按1—10分评判）进行整理分析（表8-16、图8-4）。

表8-16　"完璧圈"质量特性重要度与难度值分析

序号	质量特性	质量特性重要度	难度值
1	排队等待时间	1.46	4
2	入院时间	0.46	3

续 表

序号	质量特性	质量特性重要度	难度值
3	出院时间	0.46	2
4	焦虑值	1.69	6
5	疼痛程度	0.78	8
6	舒适度值	0.91	6
7	产后出血评估误差率	0.36	7
8	孕产妇"新冠"病毒院内感染率	0.23	7
9	新生儿信息沟通规范率	0.36	1
10	知晓度	1.58	4
11	普及率	1.13	3
12	点击率	0.83	4

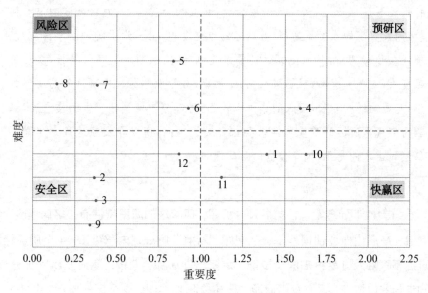

图 8-4 "完璧圈"瓶颈分析图

辅导员问与答

Q: 瓶颈分析分析时要注意些什么?

A: 圈组根据质量特性重要度进行对比分析之后,设定出质量特性设计值。由于成本、时间、能力等各种资源的限制,圈组在实现质量特性设计值时需要进一步分析,找出能快速实现顾客需求的方案,避开风险,优化选择。

瓶颈分析是质量特性重要度与难度的二维分析图,在质量特性重要度的基础上,分析每个质量特性实现设计值的难度,用1~10分进行评估。1表示无难度,可直接实施;10表示现在无解决方案,需要外部开发。难度值可以根据圈组所在组织的情况给予更准确细化的定义。

Q: 针对每个区域的处理策略有哪些?

A: 根据医院实际,圈员对质量特性按重要度与难度进行整理分析,瓶颈分析图横向为质量特性重要度,纵向为难度值,其中,安全区的质量特性重要度低、实现难度低。首先要关注的是在风险区的质量特性,此区域的质量特性重要度偏低,而实现的难度较大,将其移至安全区,对快赢区的质量特性,因其实现的难度不高,但对顾客的重要度较高,因此要研讨方案措施,以便能快速地实施,从而使顾客的需求得到满足。预研区的质量特性,实现的难度大,重要度也高,需要跨科室、跨学科,与行业学会合作研讨新的实现方案,花费的时间较长,投入的成本也较大,可以分步实施预研区的质量特性。因为实现预研区的质量特性需要花费较长时间,所以在实施过程中仍需不断研讨需求的变化,选择合适的预研课题。

5. **提出创新方案**　根据瓶颈分析图,风险区的质量特性有:疼痛程度、舒适度值、产后出血评估误差率、孕产妇"新冠"病毒院内感染率,4个质量特性通过提高医院人员专科知识及技能,定期培训演练、考核,邀请家属陪伴分娩,共同参与穴位按摩,设立专用通道、核酸检测来实现;安全区的质量特性有:入院时间、出院时间、新生儿信息沟通规范率、点击率,这4个质量特性通过应用互联网技术,改善流程各个科室沟通合作来实现各方面的需求;快赢区的质量特性有：排队等待时间、知晓度、普及率，这个质量特性通过改进流程，制作宣传单，小视频科普，开通咨询 APP 来实现。

综合以上，提出了"十悦"体系：1 个 MDT，即组建危重孕产妇、新生儿抢救团队，涵盖产科、儿科、麻醉科、检验科及 ICU 等；2 种镇痛方式，即药物性镇痛、非药物性镇痛；3 项超值服务，即家属参与断脐、拍摄全家福，留下美好时刻、美好祝福，卡片寄语；4 个优化流程，即优化产检检验流程、优化核对新生儿信息沟通流程、优化新冠防控期间孕产妇门诊流程、优化新冠防控期间孕产妇急诊流程。

辅导员问与答

Q：如何实现创新设计方案？

A：质量特性设计值的组合就是整体改进方案或服务（产品）创新设计方案。

质量特性重要度揭示了外部顾客导向的改进方向或设计重点，也就是改进什么、重点设计什么要素。

质量特性设计值是改进或设计达成的目标尺度，尺度标准就是具有魅力质量竞争力而所需达到的最低质量水平，也就是改进到什么程度、设计要素需要达到怎样的水平值。

圈组可以将最新的互联网、人工智能、物联网等技术与医院的管理相融合，必要时也需要通过文献查询、循证医学等方法来确认方案是否合理。

最终通过瓶颈分析，圈组能确定不同类型质量特性的应对措施，选择不同的策略来实现质量特性设计值，为后续的方案优化和实施具体措施提供基础。

（四）质量优化与最佳选择

针对攻坚点，用 FMEA 方法进行失效模式与效应分析，计算其 RPN 值，确定控制措施（表 8 - 17）。

表8-17 "完璧圈"FMEA及控制措施

要求	潜在失效模式	潜在失效后果	严重度S	失效原因	发生率O	预防控制方法	可检测度D	风险顺序数RPN	建议措施	责任人及目标完成日期
改善流程（解除对抱错婴儿的担忧、缩短检查时间）	产妇没有共同参与	产妇担忧	7	产妇不知道新生儿会佩戴腕带	5	及时沟通告知	2	70	佩戴前告知产妇	负责人：A 实施时间：2020年4月12日—4月20日
				佩戴腕带时没有在产妇的视线下	9	在产妇身旁佩戴	4	252	增加辐射台，单间分娩	负责人：A 实施时间：2020年4月12日—4月20日
				腕带没有和产妇一起核对	8	共同核对	2	112	修订核对流程	负责人：A 实施时间：2020年4月12日—4月20日
	发生纠纷	对医务人员不满意对医院不满意	5	人力不足	9	增加、合理分配人员	4	180	引进人才，合理排班	负责人：A 实施时间：2020年5月12日—6月13日
				空间有限	7	合理划分空间	2	70	扩大产科门诊区域，设立孕妇专用电梯，检查窗口，检查诊室	负责人：A、B 实施时间：2020年5月12日—6月13日
				仪器设备不足	5	增加设备	3	75	购买设备，设置产科专用	负责人：A、C 实施时间：2020年5月10日—7月5日

续　表

要求	潜在失效模式	潜在失效后果	严重度 S	失效原因	发生率 O	预防控制方法	可检测度 D	风险顺序系数 RPN	建议措施	责任人及目标完成日期
改善流程（"新冠"期间孕产妇感染率）	交叉感染	感染	7	防护不到位	5	产妇做好防护措施	2	70	制作宣传单、宣传视频	负责人: D 实施时间: 2020年4月15日—4月20日
				防护不到位	4	医务人员落实隔离防护措施	2	56	培训、考核	负责人: B 实施时间: 2020年4月16日—4月30日
				区域划分不清	5	设置急诊的通道和手术间	3	105	设立绿色通道、配置人员、配备急救设施	负责人: E 实施时间: 2020年6月12日—6月15日
				区域划分不清	6	设置普通的通道孕妇就院流程	3	126	划分区域、合理安排通道、优化流程	负责人: F 实施时间: 2020年6月12日—6月15日
				宣教不到位	5	多种形式的宣教	2	70	制作宣传单、信息系统告知	负责人: G 实施时间: 2020年4月12日—4月20日
		产妇担忧	5	产妇不知道如何防护	5	线上线下多种形式加强宣教	2	50	制作宣传单、宣传视频	负责人: H 实施时间: 2020年5月12日—6月13日

续　表

要求	潜在失效模式	潜在失效后果	严重度S	失效原因	发生率O	预防控制方法	可检测度D	风险顺序系数RPN	建议措施	责任人及目标完成日期
		造成纠纷、对医护及医院不满	5	产妇担忧他人是否潜在感染	8	核酸检测	2	80	核酸检测；急诊：核酸抗体及血常规检测	负责人：B 实施时间：2020年5月12日—6月13日
			5	产妇不知医院流程，医院告知不清	7	医院宣教到位	2	70	告知就诊流程	负责人：C 实施时间：2020年5月12日—5月18日
提高产妇满意度	会阴侧切	伤口疼痛、感染	4	助产士观念不更新	2	更新观念	4	32	更新知识	负责人：D 实施时间：2020年5月1日—4月16日
			6	助产士接生技术差	2	培训技能	4	48	对低年资助产士培训、训练	负责人：D 实施时间：2020年4月5日—4月15日
			6	助产士评估能力差	3	培训评估方法	5	90	对低年资助产士培训，应用评估量表评估	负责人：B 实施时间：2020年4月15日—4月28日
			7	产妇会阴条件差	4	孕期锻炼	7	147	门诊指导锻炼的方法	负责人：E、F 实施时间：2020年4月1日—5月28日
			7	巨大儿	3	孕期饮食、运动指导	7	147	门诊指导饮食、运动，制作宣传单	

续　表

要求	潜在失效模式	潜在失效后果	严重度 S	失效原因	发生率 O	预防控制方法	可检测度 D	风险顺序系数 RPN	建议措施	责任人及目标完成日期
	环境不好	冷、寒颤	4	产床位置在风口下	7	移动位置	1	28	移到合适的位置	负责人: E 实施时间: 2020年4月1日—5月28日
			5	缺少保暖的用物	4	增加用物	3	60	增加保暖的用物	负责人: A 实施时间: 2020年4月1日—4月6日
			4	保暖用物不适用	5	选择合适的物品	4	80	设计合适的保暖物品	负责人: C 实施时间: 2020年4月1日—4月25日
	医务人员配备不足、技能待提高	对医护人员不满意	4	门诊病人大多，医护时间不够	5	调配人员	5	100	病房医生下午支援门诊 分流病人，采取预约方式	负责人: C、F 实施时间: 2020年4月10日—4月20日
			4	待产孕妇、家属咨询次数多	4	调配人员	2	32	电子屏幕，定时定人告知	负责人: H 实施时间: 2020年5月10日—5月20日
			9	高危孕妇及新生儿多	2	正规产检，早识别早干预	6	108	宣教、干预、识别	负责人: 胡花 朱建龙 实施时间: 2020年4月10日—7月20日

续表

要求	潜在失效模式	潜在失效后果	严重度S	失效原因	发生率O	预防控制方法	可检测度D	风险顺序系数RPN	建议措施	责任人及目标完成日期
						提高医护人员抢救危重症技能			进修培训，案例演练	负责人：胡花、潘秀红 实施时间：2020年6月10日—7月5日
			5	待产孕妇太多	4	人产房标准	5	100	根据新产程修改人产房标准	负责人：潘秀红、陆玮 实施时间：2020年4月1日—4月16日
			4	门诊病人询问次数多	6	检查的注意点、检查的位置、科室布置图等宣传栏	3	72	设置宣传栏，宣传单	负责人：徐玉凤 实施时间：2020年5月8日—5月15日
			4	人员不充足	5	合理排班	4	80	优化科室排班	负责人：潘秀红 实施时间：2020年4月1日—4月25日
			5	服务意识不强	5	满意度测评	4	100	满意度测评，将测评结果纳人个人绩效考核	负责人：潘秀红 实施时间：2020年7月1日—7月25日
			5	沟通不畅	5	对科室人员进行沟通技巧培训	5	125	对科内人员进行服务剧本岗前培训	负责人：陆玮 实施时间：2020年4月11日—4月25日

续　表

要求	潜在失效模式	潜在失效后果	严重度 S	失效原因	发生率 O	预防控制方法	可检测度 D	风险顺序系数 RPN	建议措施	责任人及目标完成日期
增加产妇舒适度	产床不舒服	产妇分娩时腰酸背痛	6	产床老旧，床垫硬	7	自由体位	8	336	更换新床	负责人：A 实施时间：2020 年 5 月 12 日—7 月 13 日
				麻醉医师人力紧张	5	合理排班	4	180	优化科室排班，更新麻醉技术	负责人：G 实施时间：2020 年 4 月 8 日—7 月 10 日
	镇痛措施少	产程中疼痛剧烈	9	缺少非药物性镇痛的设备、用物	8	增加非药物性镇痛用物	9	648	购买瑜伽球、瑜伽垫、按摩棒等	负责人：H 实施时间：2020 年 6 月 1 日—7 月 10 日
				助产士缺乏镇痛的知识和技能	8	进修、培训	9	648	安排助产士学习中医技术	负责人：B 实施时间：2020 年 4 月 12 日—4 月 30 日

辅导员问与答

Q:QFD 与 TRIZ 融合的矛盾解决路径?

A:对于质量特性之间可能存在的负相关矛盾,即改善一个质量特性,会引起另一个质量特性恶化,产生障碍(副作用),这时就需要进行障碍(副作用)的预测及事前防范对策的探讨,探讨其回避方案或事前防止方案。本圈组没有分析各质量特性之间是否存在负相关矛盾,也未使用 TRIZ 对于质量特性自相关矩阵中的负相关问题进行冲突分析、冲突判定及冲突解决。有待进一步学习 TRIZ 业务矛盾解决方法后改善。

Q:如何运用 FMEA 方法进行质量控制?

A:失效模式与效应分析(failure mode and effect analysis, FMEA)是在汽车、航天等领域广泛运用的风险管理方法,它能用来找出过程中潜在的质量问题或失效模式,分析所造成影响的严重性、发生频率及现有控制手段所能检出的难易程度,以便及时采取有效的措施。FMEA 是预防性的可靠性工程技术,其主要功能是指出制造和设计过程中潜在的失效模式,再探究故障对整个系统的影响并事先予以评估。通常用风险顺序系数(risk priority number, RPN)表示所造成影响的严重性、发生频率及现有控制手段所能检出的难易程度,然后再针对系统可靠度的问题点采取必要的矫正措施与预防对策。

FMEA 在实际实施过程中,有 4 个参数作为结果评判标准,其中 3 个是:严重度 S(severity)、发生率 O(oecurrence)、可检测度 D(detection),三者有各自相应的判定标准,根据工作之前设定的标准进行取值;评价结果根据风险顺序系数 RPN(RPN = S×O×D)而定。

FMEA 工作中,利用以上 3 个参数对失效缺陷进行量化评价,将失效的严重度、发生率、可检测度进行数值指标的量化,进而得出 RPN,并对所有潜在的和已知的失效模式进行排序,依次进行解决改善,目的就是在不断地解决措施中逐渐降低失效的严重度、减少失效的频率、提高失效的可检测度,从而降低 RPN,使失效模式得以减少直至被消除。

在产品或服务设计过程中,将 QFD 与 FMEA 两种质量方法结合起来,不但可以发挥各自的优势,而且可以对各自的局限性进行互补。通过 QFD 与 FMEA 的结合使用,可有效地识别、管理和控制产品或服务设计过程中的关键步骤及其风险模式,可帮助圈组成员预先采取措施解决或防范风险的发生,进一步提高产品或服务的质量。

(五) 质量传递与方策实现

根据 FMEA 分析结果,进一步明确措施并落实。

1. 对策一　建立 MDT,提高医务人员专业技能。

产后出血:广播播放产科安全事件,职能部门相关人员 (ICU、麻醉、产科二班、产科三班、主任、产安办人员) 到达指定抢救地点,开启产安绿色通道。

新生儿窒息:组成小组复苏抢救团队 (新生儿科医生、麻醉师、产房助产士)。

降低会阴侧切率:①孕妇学校指导孕妇运动和合理膳食;②产房助产士实行限制性会阴侧切,指导孕期会阴部按摩。根据产程、病情评估情况和产妇意愿,签署知情同意书;③提高接生技术,制订培训和考核计划并落实。

定期危重症病例讨论、演练。

设计适宜的抢救工具:①一种新生儿改良吸痰器;②一种可视计量型产褥垫。

方策实施后,会阴侧切率由 52.84% 下降至 19.77%,产后出血评估误差率由 42.52% 下降至 11.37%。

2. 对策二　减轻疼痛,缓解焦虑,增加舒适感,提高满意度。麻醉师弹性排班,开展麻醉新技术,提高镇痛效果;在助产士指导下实施家属陪伴分娩并参与穴位按摩;购置新产床,增加保暖用物,改善分娩时的舒适度;开展瑜伽球、自由体位等体位管理;孕期指导孕妇学习拉玛泽呼吸减痛法,分娩过程中助产士根据产程的进展指导呼吸方法;超值服务,定格美好瞬间①家属参与新生儿断脐,开启宝宝新生命旅程。②喜得麒麟,定格阖家之欢。③送上美好寄语与祝福。

方策实施后,疼痛值由 8.68 下降至 5.74,焦虑值由 75.22 下降至 58.64,舒适度由 58.63 上升至 71.5,满意度由 95.83% 上升至 98.33%。

3. 对策三   优化产检检查流程。根据产检流程结合我院实际情况，优化产检流程，产检流程如下：预约时间（网上诊间预约），自助挂号，检查前次产检开具的检查项目→取报告→到医生处就诊→医生预约下次产检并开具检查项目→付费；设立孕产妇专用电梯、优先取号、专用检查窗口和诊室，减少等待检查时间；制作清晰化路标指示标识；制作宣传单，检查项目注意要点。

方策实施后，检查排队时间由 58.14 下降至 30.62。

4. 对策四   优化新生儿信息沟通流程。圈组成员修改流程：①新生儿出生后确认性别，打印腕带，与产妇一起核对腕带信息，并两人确认无误；②告知产妇手腕带佩戴于婴儿右手右脚，并在其视野下佩戴；③给产妇进行宣教婴儿佩戴腕带的注意事项；改善产房布局，增加单人分娩间，增加婴儿辐射台；正常新生儿与母亲不分离。

方策实施后，新生儿信息沟通规范率由 97.02% 上升至 100%。

5. 对策五   优化新冠防控期间孕产妇就诊流程。在发热门诊设立孕产妇绿色通道，设立醒目的指示地标；在急诊处设立孕产妇单独就诊诊室，配备产科常用的设备；在急诊处设立孕产妇专用手术室，配备常用仪器和专科抢救设备；产妇及陪护家属进行核酸检测和宣教；在产房设立"新冠"专用的隔离待产室及产房，配备独立的隔离设施及抢救设备；在产科病区设立"新冠"专用的观察病房并配备独立设施；制订"新冠"防控措施落实查检表，每天定人专职检查落实情况并及时记录。

方策实施后，防控措施落实率由 95.3% 上升至 100%，家属及产妇核酸检测率为 100%，孕产妇"新冠"病毒院内感染率为 0。

品管小知识

HOQ 的使用

对于多阶 HOQ 的使用遵照了不同域之间映射的思路，如需求-质量特性、质量特性-环节/流程、环节/流程-措施。

在实际项目中可以根据项目特点对 HOQ 进行添加或裁减，如采用简化版的 QFDI 与 FMEA 结合的形式"需求-质量特性-FMEA-措施"，多阶版的

QFDI-Ⅱ-Ⅲ-Ⅴ与FMEA、TRZ结合的形式"需求-质量特性-环节-流程-对策-实施要求",本圈组采用简化版的QFDI与FMEA结合的形式"需求-质量特性-FMEA-措施",有待进一步学习多阶版的QFDI-Ⅱ-Ⅲ-Ⅴ与FMEA、TRZ结合的形式进行改善。

(六)效果确认

1. 有形成果　如表8-18所示。

表8-18　"完璧圈"改善前、后各阶段数据

项目	资料来源	改善前调查日期	改善后调查日期	改善前数值	改善后数值
会阴侧切率(%)	产房	2020年4月1日—4月23日	2020年4月24日—6月30日	52.84%	19.77%
产后出血评估误差率(%)	产房	2020年4月1日—4月23日	2020年4月24日—6月30日	43.52%	11.37%
检查排队等待时间	产房	2020年4月20日—5月13日	2020年5月14日—6月13日	58.14	30.62
新生儿信息沟通规范率(%)	产房	2020年4月1日—4月12日	2020年4月13日—6月30日	97.02%	100%
疼痛值	产房	2020年4月8日—4月14日	2020年4月15日—7月10日	8.68	5.74
焦虑值	产房	2020年4月8日—4月14日	2020年4月15日—7月10日	75.22	58.64
舒适度	产房	2020年4月8日—4月14日	2020年4月15日—7月10日	58.63	71.5
满意度	产房	2020年4月8日—4月14日	2020年4月15日—7月10日	95.83%	98.33%
防控措施落实率(%)	产房	2020年6月12日—7月24日	2020年7月25日—8月31日	95.3%	100%

对比改善前后的数据,发现医务人员的专业技能均有所提高:会阴侧切率、产后出血评估误差率数值都下降明显;患者疼痛,焦虑,舒适感及满意度显著提

升；产检流程优化，检查排队时间有效下降；新生儿信息沟通核对流程及新冠防控期间孕产妇就诊流程都有效落实，成效明显，由此显示本期品管圈改善成效良好。

（1）目标达成率与进步率

会阴侧切目标达成率＝（19.77－52.84）÷（20－52.84）×100％＝100.70％

产后出血评估误差率目标达成率＝（11.37－43.52）÷（15－43.52）×100％＝112.73％

检查排队等待时间目标达成率＝（30.62－58.14）÷（35－58.14）×100％＝118.93％

产妇分娩疼痛目标达成率＝（5.74－8.68）÷（6－8.68）×100％＝109.70％

产妇分娩焦虑值目标达成率＝（58.64－75.22）÷（59－75.22）×100％＝102.22％

产妇分娩舒适度目标达成率＝（71.5－58.63）÷（70－58.63）×100％＝113.19％

满意度目标达成率＝（98.33－95.83）÷（97－95.83）×100％＝213.67％

防控措施落实率目标达成率＝（100－95.30）÷（100－95.3）×100％＝100％

会阴侧切进步率＝（52.84－19.77）÷52.84×100％＝62.59％

产后出血评估误差率切进步率＝（43.52－11.37）÷43.52×100％＝73.87％

检查排队等待时间进步率＝（58.14－30.62）÷58.14×100％＝27.52％

新生儿信息沟通规范进步率＝（100－97.02）÷97.02×100％＝3.07％

产妇分娩疼痛进步率＝（8.68－5.74）÷8.68×100％＝33.87％

产妇分娩焦虑值进步率＝（75.22－58.64）÷75.22×100％＝22.04％

产妇分娩舒适度进步率＝（71.5－58.63）÷58.63×100％＝21.95％

满意度进步率＝（98.33－95.83）÷95.83×100％＝2.61％

2.　无形成果　本次项目改进活动不仅为孕产妇提供简便、有效服务，提高孕产妇的满意度，为医院取得良好的口碑。而且对于项目成员本身也收获颇丰。项目实施前后团队比较（表8－19、图8－5）。

表 8–19 "完璧圈"后团队成员能力提升表

编号	评价项目	活动前		活动后		活动成长	正/负向
		合计	平均	合计	平均		
1	团队精神	41	2.93	68	4.88	1.95	↑
2	解决问题能力	36	2.57	51	3.64	1.07	↑
3	积极性	30	2.14	55	3.93	1.79	↑
4	创造思考能力	38	2.71	58	4.14	1.43	↑
5	愉悦感	46	3.29	60	4.29	1	↑
6	责任感	42	3	64	4.57	1.57	↑

注:由项目组 14 人评分,每项最高 5 分,最低 1 分,总分 70 分。

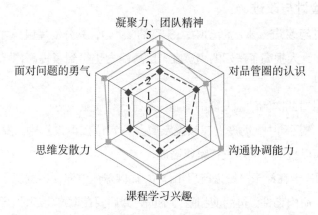

图 8–5 "完璧圈"活动前后无形成果雷达图
注:-◆-改善前;-■-改善后。

3. 附加效益

(1)设计院内"绿色通道"产科专用标识。

(2)获得的专利:①一种改良新生儿吸痰器;②一种可视计量型产褥垫;③一种防滑保暖脚套;④一种胎心监护专用孕妇裙。

(3)获得的证书:产房助产士通过上海中医药大学中医技术项目培训,获得中医技术项目结业证。

(4)获得的荣誉:因本次活动,组建新生儿复苏团队,在"第八届全国品牌故事"大赛中获二等奖；全国新生儿复苏大赛蒸蒸日上奖。组建危重孕产妇MDT，在上海市护理学会组织的围产危重症急救中获奖；妇产科抗疫团队获得上海市浦东医院"爱心妈咪天使团队"称号。

（七）标准化

通过本次活动新增 3 个流程，2 个护理常规；修订 2 个流程，1 个护理常规

1. 新增三个流程："产后出血抢救人力资源调配""新生儿窒息人力调配""孕产妇产检流程"。

2. 新增 2 个护理常规："非药物性镇痛分娩护理""自由体位分娩管理"。

3. 修订 1 个护理常规："药物性镇痛分娩护理常规"。

4. 修订 2 个流程："自然分娩接新生儿及转运交接流程""产科常态化新冠肺炎防控应急预案"。

（八）检讨与改进

1. 检讨与改进　本次活动中，圈员齐心协力，充分发挥自身才智，实施了一系列对策，大大提高了产妇的满意度。自身能力也得到了提高，解决问题的能力得到了提升。

小组将针对此次活动中发现的问题，进行持续质量改进：

（1）本次活动中，助产士在教授家属参与穴位按摩过程中，发现家属接受度差，今后可以提前在门诊进行家属培训。

（2）助产士在给予产妇进行自由体位-瑜伽球体位管理中发现孕妇对瑜伽球认识度不够，肌肉韧性、灵活度和耐力不够，今后要在助产士门诊普及。

2. 效果维持追踪：该项目结题后，继续监测 1～2 个月，改善后各项指标一直维持在目标值以下，可见本期品管圈活动效果维持良好，持续改进。

品管小知识

进行质量传递与方策实现时需要注意：

流程是一组共同给客户创造价值的相互关联的活动进程，全新的服务系统设计，需要流程设计过程，对于医疗行业的服务流程优化项目，措施的制订有其自身特点。对流程的梳理是为了找出改进点，首先思考：该流程是

否为产品/服务提供了新的功能? 该流程具备竞争优势吗(cheap, fast, quality)? 客户愿意为此支付更高的价钱吗?

　　从需求角度来思考这些问题,有利于扭转以任务为中心的传统思维定势,触发对任务安排以及组织结构设置的真正反思。

三、 院长点评

(一) 案例总评

　　该课题为 QFD 创新型品管圈。该小组针对生育政策调整短期效应将会使危重孕产妇增加, 尤其是高龄孕产妇合并更多的妊娠危险因素, 现有的服务流程已不能满足孕产妇的需求, 小组成员按照 QFD 创新型品管圈 8 大步骤, 深度挖掘孕产妇及相关方的需求, 对需求进行情景化和层次化, 转化为可测量的质量特性, 运用质量屋(HOQ)工具进行质量设计, 系统地导出一种具有魅力质量亮点的 "十悦" 体系, 改善了孕产妇的分娩体验, 且后续效果巩固良好, 可见本次改善活动有明显成效。

(二) 过程讲评

　　1. 活动特征　该课题为 QFD 创新型品管圈, 小组围绕孕产妇分娩体验, 结合医院实际, 确定了需要提高孕产妇的分娩体验, 必须创新性地改进服务流程, 提出了 "基于 QFD 的'十悦'体系改善孕产妇分娩体验" 作为本次改善主题, 选题理由充分, 主题释义清楚, 衡量指标明确。

　　2. 计划性　制订活动计划表, 根据时间节点有序开展改善活动, 运用现场访谈、问卷调查等方法收集到孕产妇及相关方的需求 50 条, 圈组成员将相关方需求中相似的需求合并后总结为 26 条。

　　圈组成员将收集到的需求情景化和层次化, 进一步检查需求的完整性, 防止需求的遗漏, 使用李克特法对需求进行重要度评判和排序, 然后进行质量水平提升分析, 我们对本院和竞争医院进行了需求满意度的评价, 并在充分文献检索的基础上确定了计划质量水平和水平提高率。

　　3. KANO 分类　基本质量需求: 身体部位和信息隐私保护、提供保暖措施、"新冠"病毒院内感染风险低、出血少、新生儿信息正确、新生儿及产妇护理、新生儿疫苗知识。

一维质量需求：家属或专业人员陪伴、减轻疼痛。

魅力质量需求：缩短产检排队时间、多种渠道多种方法获得咨询、入院流程简便、出院流程简便。

4. HOQ 的构建　QFD 创新型品管圈按照 PDCA 循环分为 8 个步骤。其中，主题选定、质量规划与课题明确化、质量设计与方策拟定、质量优化与最佳选择等 4 个步骤为计划（Plan）阶段。在此阶段，需要构建第一个质量屋（HOQ1）：需求与质量特性 HOQ。HOQ 是建立 QFD 系统的基础工具，是 QFD 方法的精髓。QFD 的核心内容是需求转换，HOQ 是一种直观的矩阵框架表达形式，它提供了在产品开发中具体实现这种需求转换的工具。HOQ 的左墙是患者需求及其重要度（权重），是质量屋的"什么"，天花板是技术需求（产品特征或工程措施），是质量屋的"如何"，房间表示顾客需求和技术需求之间的关系，屋顶表明各项技术需求（产品特征或工程措施）间的相互关系；右墙表示竞争性或可行性分析比较，是市场竞争性评估，从顾客的角度评估产品在市场的竞争力；地下室表示技术成本评价，包括技术需求重要度、目标值的确定和技术竞争性评估等，用来确定应优先配置的项目。

本圈组将收集的孕产妇及相关方的 26 条需求及其重要度（权重）转换成 8 个质量特性，包括：分娩满意度、产后出血评估的误差率，分娩舒适度、分娩疼痛、分娩焦虑、排队等待检查时间、新生儿信息沟通规范率、孕产妇"新冠"病毒院内感染率。

5. 实践力及活动成果　将 8 条质量特性通过瓶颈分析，提出创新方案"十悦"体系：

1 个 MDT：组建危重孕产妇、新生儿抢救团队，涵盖产科、儿科、麻醉科、检验科、ICU 等。

2 种镇痛方式：药物性镇痛和非药物性镇痛。

3 项超值服务：家属参与断脐、留下美好时刻——全家福、美好祝福、卡片寄语。

4 个优化流程：优化产检检验流程、优化核对新生儿信息沟通流程、优化新冠防控期间孕产妇门诊流程、优化新冠防控期间孕产妇急诊流程。

针对创新方案，用 FMEA 方法进行失效模式与效应分析，计算 RPN 值，确定控制措施，进行质量优化和最佳选择，最后对方案进行分解、对策的具体制订和实施。

一是建立 MDT，提高医务人员专业技能，组建"产科安全事件"快速响应代码，设计适宜的抢救物资，定期应急演练。

二是减轻疼痛，缓解焦虑，增加舒适感，提高满意度，麻醉师弹性排班；开展麻醉新技术，提高镇痛效果；在助产士指导下实施家属陪伴分娩并参与穴位按摩；购置新产床，增加保暖用物，改善分娩时的舒适度；开展瑜伽球、自由体位等体位管理；孕期指导孕妇学习拉玛泽呼吸减痛法；在分娩过程中助产士根据产程的进展指导呼吸方法；开展超值服务——定格美好瞬间。

三是优化产检检查流程，设立孕产妇专用电梯、优先取号、专用检查窗口和诊室，减少等待检查时间；制作清晰化路标指示标识；制作宣传单，检查项目注意要点。

四是优化新生儿信息沟通流程，改善产房布局，增加单人分娩间，增加婴儿辐射台；正常新生儿与母亲不分离；新生儿出生后确认性别，打印腕带，与产妇一起核对腕带信息，并确认无误；告知产妇手腕带佩戴与婴儿右手右脚，并在其视野下佩戴。

五是优化新冠防控期间孕产妇就诊流程。

通过五项对策的实施，会阴侧切率由 52.84％下降至 19.77％；产后出血评估误差率由 43.52％下降至 11.37％；疼痛值由 8.68 下降至 5.74；舒适度由 58.63 提升至 71.5；焦虑值由 75.22 下降至 58.64；满意度由 95.83％提升至 98.33％；检查排队时间由 58.14 分钟下降至 30.62 分钟；新生儿信息沟通规范率由 97.02％提升至 100％，均达到目标值。

将有效的措施进行固化、推广，巩固改善成果，新增 3 个流程"产后出血抢救人力资源调配""新生儿窒息人力调配""孕产妇产检流程"；新增 2 个护理常规"非药物性镇痛分娩护理""自由体位分娩管理"；修订 1 个护理常规"药物性镇痛分娩护理常规"；修订 2 个流程"自然分娩接新生儿及转运交接流程"、《产科常态化新冠肺炎防控应急预案》。并将制度落实在日常工作中，数据持续监测在目标值内。

（三）案例特点与改进机会

1. **主要特点**　该课题通过现场访谈、问卷调查、患者的投诉等多方面深度挖掘患者的需求，通过 KANO 模型将需求分类为：

基本质量需求：当能实现此需求时，顾客满意度不会提升；当不能实现时，满意度会大幅度降低。

一维质量需求：当能实现此需求时，顾客满意度会提升，当不能实现时，满意度会降低。

魅力质量需求：指顾客意想不到的需求，如果不能实现此需求，顾客满意度不会降低，但如果能实现此需求，满意度会有很大提升，代表顾客的潜在需求，也是体现竞争能力的需求。

本圈组着重挖掘魅力质量需求，并将魅力质量需求转换成质量特性，从而提出"十悦"体系创新方案，实现提升孕产妇满意度的最终目标。

2. **改进机会**

（1）主题选定阶段：QFD 创新型品管圈需要对主题进行查新，因时间紧迫只做了简单查新，没有进行系统的科技查新。

（2）在需求重要度评判与排序阶段，需求的重要度评判方法有李克特法、德尔菲法、AHP、神经网络等，因课题组成员初学 QFD，未使用常用的 AHP 法而选用了容易设计、使用方便的李克特法。

（3）在应用 KANO 模型对质量需求进行分析时用了较为简单的定性分析方法，而未使用定量分析方法，该定性分析方法在判定质量需求属性时圈组成员会有不同的意见，出现较多的情形是圈组成员对需求的理解不一致，如本课题中缩短检查等待时间的需求，不同成员对等待时间短的质量需求理解程度不一致，有的认为等待 30 min 是等待时间短，有的认为等待 10 min 是等待时间短。从而对质量属性赋值差异较大。有待进一步学习后使用定量分析方法计算绝对魅力值。

（4）在质量传递与方策实现阶段采用简化版的 QFDI 与 FMEA 结合的形式"需求-质量特性- FMEA -措施"，而未采用更丰满的多阶版的 QFDI - Ⅱ - Ⅲ - Ⅴ 与 FMEA、TRIZ 结合的形式"需求-质量特性-环节-流程-对策-实施要求"，有待进一步学习 TRIZ 业务矛盾解决方法后改善品管圈工具的使用。

（辅导员：曾艺鹏；编写：潘秀红；圈组成员：王佳、祝立群、胡花、朱建龙、施君瑶、陈丽）

案例19　基于QFD的健康体检受检者服务体系构建

圈　名：满意圈

奖　项：第九届全国医院品管圈大赛QFD优秀奖

圈名意义：让前来体检的人员享受高品质服务，满意我们的个性化体检服务。

圈徽意义：

同心圆代表健康管理部全体同仁齐心协力，共同提高工作服务质量，提供最佳体检服务；OK手势象征受检者对我们工作的认可与赞扬。

圈的理念：用心关爱生命，共同关注健康。

图8-6　"满意圈"圈徽

表8-20　"满意圈"活动登记表

课题名称：基于QFD的健康体检受检者服务体系构建						
圈　名：满意圈				成立日期：2015年9月		
成员人数：8人				平均年龄：38岁		
圈　长：B				顾　问：院长　辅导员：A		
职务	姓名	部门	年龄（岁）	资历	学历	负责工作
圈长	B	健康管理部	50	30年	本科	各流程统筹安排
圈员	C		45	23年	本科	收集数据、参与实施
	D		35	12年	本科	收集数据、统计分析
	E		56	36年	本科	收集数据、实验数据核对
	F		56	36年	本科	收集数据、参与实施

续　表

职务	姓名	部门	年龄（岁）	资历	学历	负责工作
	G		56	36 年	本科	收集数据、参与实施
	H		34	11 年	大专	信息支持
	I		48	25 年	本科	参与实施

活动时间：2021 年 1 月—2021 年 7 月

一、圈长心得

从科室建立品管圈小组这几年来，我们小组成员一直致力于运用品管圈工具和方法，提升科室的服务水平和健康体检质量。今年我们区别于以往的问题解决型，选定了 QFD 创新型的主题，由此，我很想分享一些关于主题选定方面的心得体会。

（一）首先建立发现问题的意识

当小组集体讨论科室有什么问题的时候，有的圈员认为"我们科室很好啊，没有问题"；有的圈员则认为"问题太多了，无从下手"；而认为没有问题的圈员，不排除一种可能，那就是问题司空见惯了，认为这就是"工作常态"。比如，安全通道堆满了纸箱，哪一天突然纸箱被清理，反倒觉得不正常了，好像少了点什么。也就是说没有问题意识。所以，我认为品管圈的第一大作用就是协助医院培养基层员工的问题意识，让大家有一双发现问题的眼睛。发现问题，才有可能解决问题。

（二）什么是问题

毫无疑问，品管圈是用来解决问题的。那什么是问题呢？"实际情况"与"常态或目标"之间存在的差距就是问题。我们可以从这些方向去找寻问题：

（1）受检者抱怨最多的部分是哪些？

（2）受检者的要求（期待）是什么？

（3）经常困扰我们的问题是什么？

（4）什么样的工作环境是我们想要的？

（三）主题怎么表述

问题往往是一种模糊不清的不满意的状况，那如何将问题转换成主题。就是要学会归纳，即将所有提出的问题点进行总结归纳与分类。

（四）如何选定主题

最后我们要运用评价法从提案中选定主题。

圈员从可行性、迫切性、圈能力、上级政策等评价项目方面进行打分，将备选主题的得分求和或取其均值，分数最高者即为本期品管圈的活动主题。我们理解的评价目标是：可行性，即活动主题是否可行；迫切性，即活动主题是否是现阶段分秒必争的；圈能力，即活动主题是否为圈员可自行解决或是需通过其他部门协助方可完成；上级政策，即活动主题是否符合上级目前所推行的重要政策。

（五）关于主题选定的几点建议

（1）从实际出发，选择最迫切需要解决的问题。

（2）推行初期，尽量选择本科室可以自行解决的问题。

（3）要利用"头脑风暴"等方法，大家互相启发，充分激发一线员工的潜力，共同讨论决定。

二、案例实操辅导

（一）主题选定

圈员们采用头脑风暴法，收集整理目前需要解决的问题，最终选定本期活动主题为：基于 QFD 的健康体检受检者服务体系构建，并进行打分评价（表 8-21）。

表 8-21　"满意圈"主题选定表

评价主题	上级政策	重要性	迫切性	圈能力	总分	顺序
提高医务人员手卫生执行率	26	26	24	26	102	2
基于 QFD 的健康体检受检者服务体系构建	28	26	28	28	110	1
提高 VIP 客户服务满意度	20	22	24	26	92	3
提高尿标本采集正确率	14	16	16	22	68	5
降低体检报告审核内差率	22	20	20	22	84	4

注：以评价法进行主题评价，共 8 人参与选题过程，票选分数为 5 分最高、3 分普通、1 分最低。

最终确定本次活动主题为：基于 QFD 的健康体检受检者服务体系构建。

1. 课题类型判定   如表 8-22、8-23 所示。

表 8-22   "满意圈"QC STORY 判定表 1

创新型问题	关系程度		解析型问题
以前未曾有过经验，首次面临的工作欲顺利完成（新规业务程度原因）	14	2	欲解决原来已在实施的工作中的问题
欲大幅度打破现状（现状打破）	11	8	欲维持、提升现状水平
欲挑战魅力的品质，魅力性水准（魅力性品质的创造）	13	4	欲确保当然品质、当然水准
欲提前对应可预见的课题	14	5	欲防止再发生已出现的问题
透过方案、idea 的追究与实施可达成标的	11	3	透过问题的原因究明与消除原因，可获得解决
判定结果	合计分数		判定结果
√	63	22	×

注:关系程度(三段评价)为强相关＝2;中相关＝1;弱相关＝0,圈员投票人数为 8 人。

表 8-23   "满意圈"QC STORY 判定表 2

课题研究型	相关程度		QFD 创新型
目标：开拓新业务、突破现状、打造魅力质量	26	36	目标：提升满意度、系统化创新（新模式、新服务）、打造魅力质量亮点
问题：问题难度大、涉及部门多、辐射范围广	28	36	问题：主要聚焦创新和满意问题（如满意度提升，新服务、新方案设计，考虑多因素影响的改进问题，改进创新的系统性、科学性提升等），涉及部门和辐射范围与创新和满意度问题相关
工具：PDCA 及 QC 手法	12	32	工具：QFD 及其与 AHP、TRIZ、FMEA 等的集成
顾客（患者）导向：内部改进点与外部顾客（患者）需求有关联	8	24	顾客（患者）导向：用质量屋 HOQ 系统地将外部需求转化成内部业务改进点，并给出价值排序；关联性更强，并提供内部改进与创新的科学依据

续　表

课题研究型	相关程度		QFD创新型
魅力质量打造：以"魅力性质量的创造"为目标，但具体方法不明确	12	34	魅力质量打造：量化魅力质量值并嵌入QFD质量规划，提供具体定量化的魅力质量/创新点打造方法
方案优化：用"方策拟定评价表"制订多个方案，用"最适方策探究表"优选一个	16	28	方案优化：运用HOQ工具进行质量设计，系统地导出一种具有魅力质量亮点的新方案，并从风险、冲突等多角度对这种新方案的内部参数组合优化
障碍消除：应用PDPC法进行障碍和副作用判定，制订消除障碍的措施	14	26	障碍消除：借助行业外数百万项专利提炼的TRIZ创新规律和发明原理、推导出矛盾冲突解决策略，不需要经验也能有科学以及导出最佳解决方案
判定结果	合计分数		判定结果
×	116	216	√

注：按关系程度大（5分）、中（3分）、小（1）评价打分；8名圈员参与评分。

圈员各自评价给分并合计后确定。根据 QC STORY 表1、表2判定本次活动主题为 QFD 创新型品管圈。

2. 定义及背景

（1）QFD品管圈：质量功能展开 QFD（quality function deployment）创新型品管圈，是一种面向患者需求实现的系统化创新的品管圈新模式，它既传承品管圈步骤明确、可操作性强、PDCA 循环等特点，又发挥 QFD 的顾客（患者）满意导向、系统化创新方法、量化打造魅力质量、内在逻辑紧密及定量推理等优势，为患者满意定量实现和服务创新提供了实用的工具。

（2）健康体检：健康体检是通过医学手段和方法对体检者进行身体检查，早期发现疾病线索和健康隐患的诊疗行为。健康体检的各种指标，可作为制订健康处方的依据。

3. 课题背景

（1）医院层面：全院推行优质服务理念，从疾病的预防和治疗两个层面采取措施，强化覆盖全民的公共卫生服务，加大慢性病和重大传染病防控力度，实施健康扶贫工程，创新医疗卫生服务供给模式，发挥中医治未病的独特优势，为群众提供更优质的健康服务。

（2）行业层面：《国家三级公立医院绩效考核操作手册》2019版将满意度纳入考核标准；2020版要求满意度逐步提高。

（3）国家层面：《健康中国2030规划纲要》提出要调整优化健康服务体系，促进健康产业发展，更好地满足群众健康需求。

4. 选题理由

（1）对医院：改善医疗服务品质，增加社会效应，提升医院的整体品牌形象。

（2）对科室：提升健康体检服务质量，提高科室整体形象，增加客户忠诚度。

（3）对受检者：得到安全、优质的体检服务，避免健康隐患，提高大众健康意识。

（4）对圈员：学习品管圈手法和程序，提升个人各方面能力和团队凝聚力。

5. 模式构建   如图8-7所示。

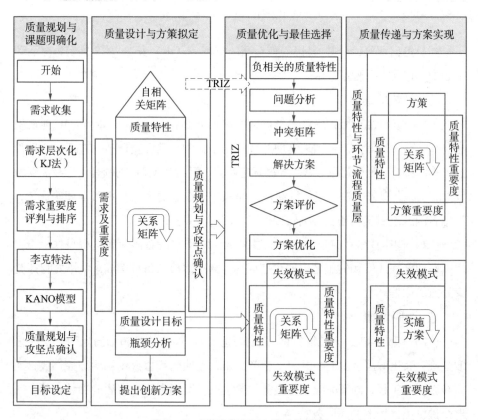

图8-7 "满意圈"QFD模式构建图

　　圈组成员在讨论后确定此次课题需要的路径及方法，最终确定本次课题的构建模式为失效模式。

6. 活动计划拟定

　　主题确定后，绘制甘特图（如图 8-8），明确活动步骤、日程、各步骤分工及责任人。

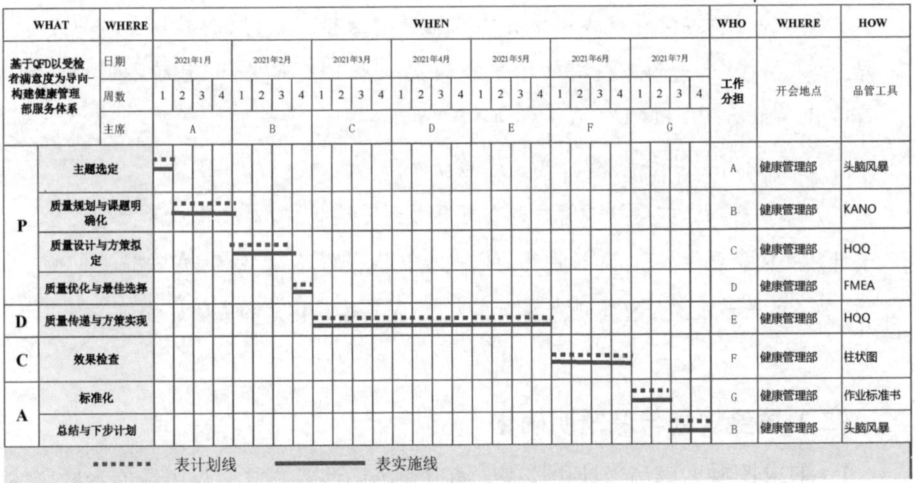

WHAT		WHERE	WHEN							WHO	WHERE	HOW
基于QFD以受检者满意度为导向构建健康管理部服务体系		日期	2021年1月	2021年2月	2021年3月	2021年4月	2021年5月	2021年6月	2021年7月	工作分担	开会地点	品管工具
		周数	1 2 3 4	1 2 3 4	1 2 3 4	1 2 3 4	1 2 3 4	1 2 3 4	1 2 3 4			
		主席	A	B	C	D	E	F	G			
P	主题选定		▪▪							A	健康管理部	头脑风暴
	质量规划与课题明确化		▪▪▪							B	健康管理部	KANO
	质量设计与方策拟定			▪▪▪						C	健康管理部	HQQ
	质量优化与最佳选择				▪▪					D	健康管理部	FMEA
D	质量传递与方策实现				▪▪▪▪▪▪▪				E	健康管理部	HQQ
C	效果检查						▪▪▪			F	健康管理部	柱状图
A	标准化							▪▪		G	健康管理部	作业标准书
	总结与下步计划								▪▪	B	健康管理部	头脑风暴
▪▪▪▪▪ 表计划线　　　━━━ 表实施线												

图 8-8　"满意圈"活动计划甘特图

辅导员问与答

　　Q：为什么需要 QFD 品管圈？

　　A：受检者对体检过程中多有不满，科室需要立项再立项，改进再改进。QFD 品管圈能挖掘和结构化受检者及相关方需求，并传递和落实到医疗检查过程的质量目标和关键环节控制重点，定量地实现受检者满意感知。QFD 品管圈关注衡量创新成功与否的需求契合和差异化核心要点，提供系统化实现受检者需求，是打造魅力质量的具体方法和途径。

　　Q：品管圈的甘特图怎么绘制？

　　A：PDCA 循环又叫戴明环，是美国质量管理专家戴明博士提出的，它是全面质量管理所应遵循的科学程序。PDCA 循环是能使任何一项活动有效进行的一种合乎逻辑的工作程序，特别是在质量管理中得到了广泛的应用，并获得了经济成效。P、D、C、A四个英文字母所代表的意义如下：①P（Plan）——计划。包括方针和目标的确定以及活动计划的制订；②D（DO）——执行。执行就是具体运作，实现计划中的内容；③C（Check）——检查。就是要总结执行计划的结果，分清哪些对了，哪些错了，明确效果，找出问题；④A（Action）——处理。对检查的结果进行处理，认可或否定。成功的经验要加以肯定，或者模式化或者标准化以适当推广；失败的教训要加以总结，加以重视；这一轮未解决的问题放到下一个PDCA循环。甘特图时间分配占比一般为 P：D：C：A=3：4：2：1。

Q：如何可以更好地做好这一选题？

A：这一选题，在受检者需求调查时要做到随机抽样，对文化程度低的受检者开放式问卷要做好引导，对收集的问题要认真做好甄别。另外，解决这些问题后，要了解是否跟提升整体满意度正相关；跟服务体系构建的关联度如何等等。

（二）质量规划与课题明确化

1. 需求挖掘　圈员设计访谈表，通过现场访谈等方式，收集受检者健康体检的需求。通过调查问卷，圈员们将所收集的需求整理如下（表8-24）。

表8-24　"满意圈"需求整理汇总表

序号	需求	序号	需求
1	避免感染新冠	13	抽血一次成功
2	工作时间合理	14	个性化体检套餐选择
3	体检排队时间短	15	体检套餐收费透明
4	检查时间短	16	体检结果隐私保护
5	停车方便	17	重要异常结果及时通知
6	无检查漏检	18	等待环境舒适性好
7	无检查错检	19	体检点导向标识明确
8	身份不会出错	20	提供健康咨询和报告解读
9	检查时隐私保护	21	体检后早餐方便
10	定期跟踪随访	22	避免过度体检
11	取检查结果时间短	23	体检前注意事项告知明确
12	体检结果有医生管理	24	体检后取结果时间告知明确

2. **需求情景分析**　将收集的需求规范化，经圈组讨论，删除了与本课题研究范围不相符的需求，对收集需求的具体情景进行分析，整理后的需求更具体，便于讨论需求时更有针对性（表 8-25）。

表 8-25　"满意圈"需求情景化分析表

情景	序号	需求	情景	序号	需求
体检前	1	体检前注意事项告知明确	体检中	13	身份不会出错
	2	停车方便		14	抽血一次成功
	3	个性化体检套餐选择		15	检查时隐私保护
	4	体检套餐收费透明		16	等待环境舒适性好
	5	避免过度体检	体检后	17	体检后早餐方便
体检中	6	避免感染新冠		18	定期跟踪随访
	7	工作时间合理		19	取检查结果时间短
	8	体检排队时间短		20	体检结果有医生管理
	9	检查时间短		21	体检结果隐私保护
	10	体检点导向标识明确		22	重要异常结果及时通知
	11	无检查漏检		23	提供健康咨询和报告解读
	12	无检查错检		24	体检后取结果时间告知明确

3. **需求层次化**　通过圈员的头脑风暴，对需求进行 KJ 法即需求分析亲和图分析（图 8-9），整理出第一层 4 条，第二层 7 条，第三层 13 条（表 8-26）。

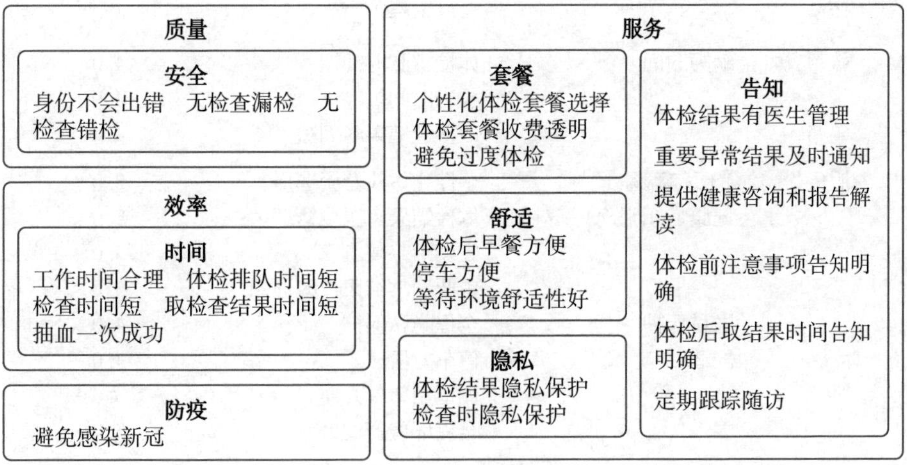

图 8-9　"满意圈"需求分析亲和图

表 8‑26 "满意圈"需求分析层次化表

第一层	第二层	第三层
质量	无差错	身份不会出错
效率	缩短时间	体检排队时间短
		检查时间短
		取检查结果时间短
服务	1+X 套餐	个性化体检套餐选择
	健康告知明确	体检结果有医生管理
		定期跟踪复查
		重要异常结果及时通知
	隐私保护	全程隐私保护
	舒适	停车方便
		体检后早餐方便
		全程环境舒适
防疫	零感染率	避免感染新冠

4. 需求重要度判定与排序 圈员选用李克特法进行重要度判定,通过对需求重要度评估进行需求筛选,得出质量需求的重要度(表 8‑27、图 8‑10)。

表 8‑27 "满意圈"需求重要度判定表

		需求	重要度
质量	无差错	身份不会出错	4.0
效率	缩短时间	体检排队时间短	4.0
		检查时间短	4.0
		取检查结果时间短	4.0
服务	1+X 套餐	个性化体检套餐选择	5.0
	健康告知明确	体检结果有医生管理	5.0
		定期跟踪复查	5.0
		重要异常结果及时通知	5.0
	隐私保护	全程隐私保护	4.0
	舒适	停车方便	4.0
		体检后早餐方便	3.0
		全程环境舒适	5.0
防疫	零感染率	避免感染新冠	5.0

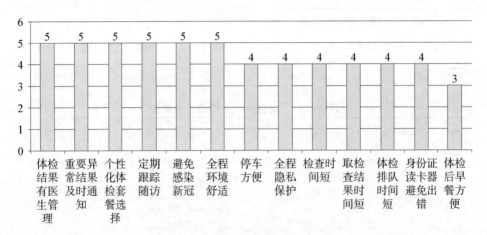

图 8 - 10　"满意圈"需求重要度排序图

5. 质量水平提升分析　如表 8 - 28 所示。

表 8 - 28　"满意圈"质量水平提升分析表

需求			重要度	本院水平	A院水平	B院水平	目标水平	水平提高率
质量	安全	身份不会出错	4	4	4	4	5	1.25
效率	缩短时间	体检排队时间短	4	4	4	4	4	1.0
		检查时间短	4	4	4	4	4	1.0
		取检查结果时间短	4	4	4	4	4	1.0
服务	套餐设定合理	个性化体检套餐选择	5	4	4	4	5	1.25
	健康告知明确	体检结果有医生管理	5	4	5	5	5	1.25
		定期跟踪随访	5	5	5	5	5	1.0
		重要异常结果及时通知	5	5	5	5	5	1.0
	隐私保护	全程隐私保护	4	4	4	4	4	1.0
	舒适	停车方便	4	4	4	4	5	1.25
		体检后早餐方便	3	4	5	5	5	1.25
		全程环境舒适	5	4	5	5	4	1.0
防疫	零感染率	避免感染新冠	5	4	4	4	5	1.25

注:圈组选择两家有代表性的医院(A 为专科医院,B 为综合性医院)进行对比,通过对医院的走访和问卷调查,设定了本课题要达成的目标水平,并计算水平提高率。

6. **魅力质量创新点识别**　通过内部评审结合问卷调查，得出 KANO 模型的质量需求分类（表8-29），其中基本质量需求2个，一维质量需求8个，魅力质量3个。

表8-29　"满意圈"KANO 模型分类表

KANO 模型分类	需求
基本质量需求	身份不会出错 避免感染新冠
一维质量需求	体检排队时间短 检查时间短 取检查结果时间短 重要异常结果及时通知 体检后早餐方便 全程环境舒适 全程隐私保护 定期跟踪随访
魅力质量需求	个性化体检套餐选择 停车方便 体检结果有医生管理

辅导员问与答

Q:如何进行需求挖掘?

A:本课题中受检者需求的挖掘是 QFD 实施过程中最为关键也是最难的一步。需求的提取具体包括需求的确定、各需求的相对重要度的确定以及对市场上同类服务在满足他们需求方面的看法等。需求的获取主要通过对受检者进行随机的、一定量的问卷调查,然后通过整理和分析而得到。一定要从受检者的角度出发,才能挖掘到真正他们所需要的。

Q:什么是 KANO 模型?

A:KANO 模型是东京理工大学教授狩野纪昭（Noriaki Kano）发明的对用户需求分类和优先排序的有用工具,以分析用户需求对用户满意的影响为基础,体现了产品性能和用户满意之间的非线性关系。

　　根据不同类型的质量特性与顾客满意度之间的关系,狩野教授将产品服务的质量特性分为以下几类:

　　基本(必备)型质量——must-be quality/basic quality

　　期望(意愿)型质量——one-dimensional quality/Performance quality

　　兴奋(魅力)型质量——attractive quality/Excitement quality

　　这 3 种需求根据绩效指标分类就是基本因素、绩效因素和激励因素。

　　Q:我们课题中的质量需求分类是否合理?

　　A:本课题的质量分类大部分为质量需求的分类,但是全程隐私保护可以归入魅力质量,因为在整个体检服务过程中,从头至尾要做到全程的隐私保护实属不易,我们科室能做到这一点的话可以算入一个创新的魅力质量点。

　　Q:质量水平提升分析中其他医院的水平分值评分收集比较困难,有什么更好的实现方法?

　　A:这一问题的确是个信息收集的难点,想要得到相对准确的分析,一定要实地调查其他医院体检科室的相关需求的水平值,也可以寻求他们帮助,通过设计的调查问卷等让相关医院进行调查,然后来整理分析。只有通过真正的调查才能得到相对准确的数值,这样课题的研究才具有实际意义。

　　7. 质量规划与攻坚点确定　　通过重要度、水平提高率、魅力质量的确定(魅力质量赋值为 1.5、一维质量赋值为 1.2、基本质量赋值为 1.0),计算出绝对权重:绝对权重 = 重要度 × 水平提高率 × 魅力质量;相对权重:将绝对权重求和,各项目所占的百分比就是需求的相对权重。将需求相对权重进行排序(表 8 - 30),结合实际情况,选择相对权重较高的作为攻坚点,从打造健康体检受检者服务体系角度提出 3 大攻坚点:①个性化体检套餐选择;②体检结果有医生管理;③停车方便。

　　8. 目标设定　　根据参考资料,某大学附属医院在研究体检中心优质护理路径文章中,受检者等候时间为 10～15 分钟;某三甲医院健康体检中心的健康和体检受检者满意度为 93.4%;某市某医院健康体检受检者依从性为 63.6%,随访率为 75%;某健康体检中心健康体检人群健康知识指导知识知晓率为 85%,定出我们本期品管圈目标(表 8 - 31)。

表 8 - 30   "满意圈"需求相对权重及排序表

需求	重要度	水平提高率	魅力值	绝对重要度	相对重要度	排序
身份不会出错	4	1.25	1.0	5.0	0.063	5
避免感染新冠	5	1.25	1.0	6.25	0.079	3
停车方便	4	1.25	1.5	7.5	0.095	2
体检结果有医生管理	5	1.25	1.5	9.375	0.118	1
个性化体检套餐选择	5	1.25	1.5	9.375	0.118	1
重要异常结果及时通知	5	1.0	1.2	6.0	0.076	4
定期跟踪随访	5	1.0	1.2	6.0	0.076	4
全程隐私保护	4	1.0	1.2	4.8	0.061	6
全程环境舒适	5	1.0	1.2	6.0	0.076	4
体检后早餐方便	3	1.25	1.2	4.5	0.057	7
体检排队时间短	4	1.0	1.2	4.8	0.061	6
检查时间短	4	1.0	1.2	4.8	0.061	6
取检查结果时间短	4	1.0	1.2	4.8	0.061	6

表 8 - 31   "满意圈"目标值设定表

攻坚点	指标	目标
加强信息化建设	减少等候时间	5 分钟
改进流程	受检者满意度	≥95%
检后异常结果闭环管理	受检者依从性	≥80%
	受检者健康指导知识知晓率	≥90%
	定期随访率	≥95%

辅导员问与答

Q：需求重要度确定有什么方法？

A：需求重要度确定的方法有：①受检者需求分析。确定受检者需求重要度，首先可以根据调查问卷和受检者实践，对受检者需求进行分析，明确受检者对质量要求和设计的需求，定量提取其重要性指标，并判定其权重。②指标数值评估，以受检者满意度为指标，以5级评价标准确定指标数值，各个指标越高则表明越重要。③排序和分析，基于指标数值评估，对所有受检者需求进行排序，以把重要性递减的排列形式确定重要的等级，从而关键受检者需求，实现客户满意度的阶梯化增长。

Q：目标设定是否合理？

A：评价项目目标设定最好是指南规定或行业规范中的数值，或参考同级医院2篇以上的文章，这里每个指标的目标值仅参考1篇文章，不够严谨，整个品管圈参考文献偏少，稍显欠缺。在受检者需求重要度排序中，体检排队时间短、检查时间短、取检查结果时间短同为4分，攻坚点加强信息化建设衡量指标等候时间短，解决的仅仅是领取导检单时间缩短，检查时间短应该表述为检查等候时间短，在品管圈中也应对缩短检查等候时间、缩短取检查结果时间有改进，攻坚点改进流程用满意度调查评价结果会有偏差，目前体检中心使用的满意度调查包含了体检环境和体检流程的评价，以及对各科室服务态度和业务水平的评价，对餐厅工作人员服务态度、就餐环境、早餐质量的评价等项目，体检流程占的比重不多，应选用更匹配的衡量指标或目标值。

（三）质量设计与方策拟定

1. **质量特性展开** 为了将外部需求转化成内部业务要素，圈组成员首先针对受检者服务质量需求的每一项进行抽取与转化。使用质量特征转换表（表8-32），列清受检者质量需求中抽出的质量特征。

表 8－32 "满意圈"质量特性展开表

体检者质量需求			质量特征		
第一层	第二层	第三层	第三层	第二层	第一层
质量	安全	身份不会出错	身份识别率	安全	技能
效率	缩短时间	体检排队时间短	体检排队时间	工作速度	时间
		检查时间短	检查时间		
		取检查结果时间短	取检查结果时间		
服务	套餐设定合理	个性化体检套餐选择	套餐数量	套餐设定	服务
	健康告知明确	体检结果有医生管理	受检者复检率	特色服务	
		定期跟踪随访	按时随访率		
		重要异常结果及时通知	注意事项告知	基本服务	
	隐私保护	全程隐私保护	隐私保护		
	舒适	停车方便	受检者满意度	增值服务	
		体检后早餐方便	受检者满意度		
		全程环境舒适	受检者满意度	环境	
防疫	零感染率	避免感染新冠	新冠零感染	防疫	防疫

2. **需求与质量特性关系评估**　构建受检者质量需求——质量特征 HOQ，质量屋的左边列出了受检者需求的各项指标，列出了各项需求对应的质量特征。圈组成员对每一项需求与质量特征之间的关系打分，5 分代表强相关关系，即改善某个质量特征与满足其对应的受检者质量需求强相关；3 分代表中等相关关系，即改善某个质量特征与满足其对应的受检者质量需求中等相关；1 分代表弱相关关系，即改善某个质量特征与满足其对应的受检者质量需求弱相关。采用独立配点法进行重要度转换，将质量需求重要度转换为质量特征重要度（表 8－33）。

3. **质量特性设计**　针对各项质量特性与竞争对手医院的数据进行比较分析，设定最适合本院水平的质量设计目标值（表 8－34）。

表8-33　"满意圈"需求质量与质量特性HOQ

受检者质量需求			质量特性											重要度	竞争性评估			计划目标			权重	
第一层	第二层	第三层	身份识别率(差错)	体检排队时间(工作速度)	检查时间(工作速度)	取检查结果时间(工作速度)	套餐数量(套餐设定)	受检者健康指导识知晓率(特色服务)	注意事项告知率(基本服务)	隐私保护随访率(基本服务)	体检后早餐方便(增值服务)	体检者满意度(环境)	新冠感染率(防疫)		本院水平	A院水平	B院水平	计划质量	水平提高率	魅力值	绝对重要度	相对重要度
质量	安全	身份不会出错	5											4.0	4	4	4	5	1.25	1.0	5.0	0.063
效率	缩短时间	体检排队时间短		5	3						1	1		4.0	4	4	4	4	1.0	1.2	4.8	0.061
		检查时间短			5								3	4.0	4	4	4	4	1.0	1.2	4.8	0.061
		取检查结果时间短				5								4.0	4	4	4	4	1.0	1.2	4.8	0.061
服务	套餐设定合理	个性化体检套餐选择					5							5.0	4	4	4	5	1.25	1.5	9.375	0.118
	健康告知明确	体检结果有医生管理						3				3	3	5.0	4	5	5	5	1.25	1.5	9.375	0.118
		重要异常结果及时通知						5	5	3		3		5.0	5	5	4	5	1.0	1.2	6.0	0.076
		定期跟踪随访						3	5	5				5.0	5	5	5	5	1.0	1.2	6.0	0.076
	隐私保护	全程隐私保护								5				4.0	4	4	4	4	1.0	1.2	4.8	0.061

续表

受检者质量需求 第一层	第二层	第三层	差错 身份识别率	工作速度 体检排队时间	工作速度 检查时间	工作速度 取检查结果时间	套餐设定 套餐数量	特色服务 受检者健康指导知晓率	基本服务 按时随访率	基本服务 注意事项告知率	隐私保护 隐私保护项识知晓率	增值服务 停车方便	增值服务 体检后早餐方便	环境 体检者满意度	防疫 新冠感染率	重要度	竞争性评估 本院水平	A院水平	B院水平	计划目标 计划质量水平	水平提高率	魅力值	权重 绝对重要度	相对重要度
	舒适	停车方便	1									5		5		4.0	4	4	4	5	1.25	1.5	7.5	0.095
		体检后早餐方便											5	5		3.0	4	5	4	4	1.25	1.2	4.5	0.057
		全程环境舒适	1			1						1	1	5		5.0	4	5	5	5	1.0	1.2	6.0	0.076
防疫	零感染率	避免感染新冠	1												5	5.0	4	4	5	5	1.25	1.0	6.25	0.079
质量特性重要度			0.498	0.33	0.204	0.308	0.818	1.046	0.964	0.608	0.381	0.551	0.361	1.783	0.578									

关系矩阵：5：强相关；3：中等相关；1：弱相关

表 8‑34　"满意圈"质量特性难度分析表

质量特征		质量特性重要度	本院	A 院	B 院	设计目标	策略	难度分析
差错	身份不会出错	0.498	95.50％	95.00％	93.50％	95.00％	B 类改进	4
工作速度	体检排队时间	0.33	35 分钟	45 分钟	40 分钟	30 分钟	B 类改进	7
	检查时间	0.204	10 分钟	12 分钟	9 分钟	9 分钟	B 类改进	8
	取检查结果时间	0.308	2D	2D	2D	1.5D	B 类改进	7
套餐设定	套餐数量	0.818	8	12	7	10	维持	8
特色服务	体检者健康指导知识知晓率	1.046	82.50％	91.50％	88.00％	90.00％	A 类改进	4
	重要异常结果及时通知	0.964	56.75％	78.50％	72.50％	80.00％	A 类改进	7
	按时随访率	0.608	86.67％	98.00％	95.00％	95.00％	A 类改进	2
基本服务	隐私保护	0.381	5	5	4	5	维持	4
增值服务	停车方便	0.551	4	4	4	5	A 类改进	4
	体检后早餐方便	0.361	4	5	5	5	A 类改进	4
环境	体检者满意度	1.783	89.50％	92.00％	88.50％	95.00％	A 类改进	7
防疫	新冠零感染	0.578	0％	0％	0％	0％	维持	4

4. **瓶颈分析**　根据实际情况，圈组成员对质量特性按重要度与难度进行整理分析（表 8‑35、图 8‑11）。

表 8‑35　"满意圈"质量特性分区表

质量特征		重要度	难度分析	标识
差错	身份不会出错	0.498	6	1
工作速度	体检排队时间	0.33	7	2
	检查时间	0.204	8	3
	取检查结果时间	0.308	7	4
套餐设定	套餐数量	0.818	8	5

续　表

	质量特征	重要度	难度分析	标识
特色服务	受检者健康指导知识知晓率	1.046	4	6
	重要异常结果及时通知率	0.964	7	7
	按时随访率	0.608	2	8
基本服务	隐私保护	0.381	4	9
增值服务	停车方便	0.551	4	10
	体检后早餐方便	0.361	4	11
环境	体检者满意度	1.783	7	12
防疫	新冠零感染	0.578	4	13

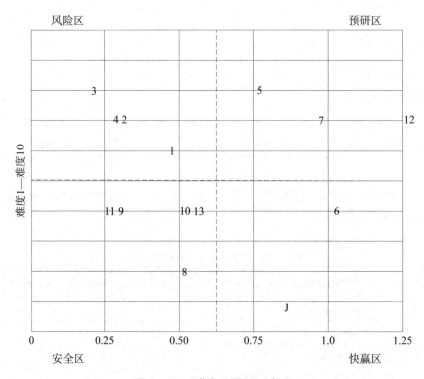

图 8-11 "满意圈"瓶颈分析图

5. 提出创新方案　根据瓶颈分析图，我们分别整理出了快赢区、安全区、风险区和预研区的质量特性，并分别提出了创新方案。如表 8 - 36 所示。

表 8 - 36　"满意圈"创新方案整合表

瓶颈分析优势区	质量特性	提出创新方案
快赢区	身份不会出错	个性化 1 + X 套餐；优质服务落地生根；防治结合健康第一；分层分级检后管理；
	受检者健康指导知识知晓率	
	定期跟踪随访	
	停车方便	
	体检后提供早餐	
	新冠零感染	
安全区	隐私保护	优质服务落地生根
风险区	检查时间	加强信息化建设；个性化 1 + X 套餐；
	套餐数量	
预研区	体检排队时间	加强信息化建设；优质服务落地生根；
	取检查结果时间	
	受检者依从性	
	受检者满意度	

辅导员问与答

Q:什么是质量屋?

A:质量屋(HOQ)是质量功能配置(QFD)的核心,是一种确定顾客需求和相应产品或服务性能间联系的图示方法。它列出受检者对于提供的服务的要求,并按照重要性排序。并请受检者将你提供的服务与竞争者的服务进行比较,以确定构建服务的一系列技术特征。

质量屋是以受检者为中心的服务提供,建立在利用专业服务技术探求受检者心灵深处需求。这种需求是高度凝炼的,是一定时期内提供服务需要的原始驱动力。

第一步,确定顾客需求及权重。

第二步,进行技术需求分析。

第三步,建立相关矩阵。

第四步,进行可行性分析包括:①评估服务的竞争能力;②确定服务计划质量。

第五步,确定质量要素的重要性权重。

第六步,确定设计质量。即质量要素的具体化、定量化。

第七步,评估技术竞争能力。给新服务、老服务、市场上同类服务的设计质量打分。

(四) 质量优化与最佳选择

针对攻坚点, 用 FMEA 方法进行失效模式与效应分析, 计算 RPN 值, 确定控制措施 (表 8 – 37)。

表 8 - 37 "满意圈"对策群组 FMEA 分析表

要求	潜在失效模式	潜在失效后果	严重度 S	失效原因	发生率 O	预防控制方法	可检测度 D	风险顺序系数 RPN	建议措施	责任人及目标完成日期
加强信息化建设	信息系统故障	无法预约	8	系统缺陷	1	多次测试	2	16	协调信息科；多次测试并试运行	D 2021/3/1
	受检者不会使用系统	无法预约取号	8	系统操作复杂	2	多次测试	2	32	协调信息科；多次测试并试运行	D 2021/3/1
	医护不会使用系统	无法正常使用	10	知识技能不足	2	培训指导	2	40	加强培训指导	D 2021/3/1
提供 1＋X 套餐	流程不适用	效率低下；满意度低；错检率高	10	未充分考虑现状	2	组织讨论收集意见	1	20	充分组织讨论收集意见	B 2021/4/1
	流程不适用	效率低下；满意度低；错检率高	10	未试用	2	试运行并完善	2	40	试用行并完善	B 2021/4/1
优质服务落地生根	人员配置不足	效率低；满意度低；漏检率高	5	高峰集中	2	科学预约	2	20	借助信息化合理错峰人流量	C 2021/5/1
	人员职责不明	效率低；满意度低；漏检率高	6	人员积极性差	4	明确职责	2	48	明确职责，加强巡视	C 2021/5/1
	人员主动性差	效率低；满意度低；漏检率高	3	激励不到位	4	实施激励	2	24	实施激励	C 2021/5/1

续　表

要求	潜在失效模式	潜在失效后果	严重度 S	失效原因	发生率 O	预防控制方法	可检测度 D	风险顺序系数 RPN	建议措施	责任人及目标完成日期
质量安全常抓不懈	检查准确率	满意度低	8	技术技能不到位	3	完善架构	3	72	建立体检质控标准；定期培训技术技能	D 2021/4/1
建立检后服务团队	未随访	复检率低满意度低	8	职责不清	3	完善架构	3	72	建立检后团队明确职责	C 2021/4/1
	未随访	复检率低满意度低	8	执行不力	3	制定规范	1	24	建立规章制度	C 2021/4/1
	未随访	复检率低满意度低	8	沟通不良	2	同质化培训	3	48	加强人员培训	C 2021/4/1
	随访质量不高	复检率低满意度低	8	积极性不足	2	加强激励	2	32	制定激励措施	C 2021/4/1
丰富宣教手段	资料位置不佳	体检效率低；满意度低；漏检率高	3	布局不合理	2	收集意见整改	3	18	收集意见整改	B 2021/5/1
	受检者不理解	体检效率低；满意度低；漏检率高	4	理解能力差	2	一对一讲解	3	24	特殊体检者一对一讲解	B 2021/5/1

辅导员问与答

Q:QFD 品管圈中有哪几种方法?

A:有下列几种重要的方法:

(1) 亲和图法(KJ 法):是针对某一问题,充分收集各种经验、知识、想法和意见等语言、文字资料,通过 A 型图解进行汇总,并按其相互亲和性归纳整理这些资料,使问题明确起来,求得统一认识,以利于解决的一种方法。

KJ 分析法是一种创造性思考问题的方法。人的大脑分左右两个部分,人类的思维行为受大脑左边部分的支配,是理性的,不是创造性的。如果抑制左脑的功能,有意识的使人脑右脑活跃起来,就可以进行创造性的思考,KJ 分析法正是基于以上原理来分析解决问题。

(2) 层次分析法:是将与决策总是有关的元素分解成目标、准则、方案等层次,在此基础之上进行定性和定量分析的决策方法,是指将一个复杂的多目标决策问题作为一个系统,将目标分解为多个目标或准则,进而分解为多指标的若干层次的系统方法。

另外,还有质量改进的 PDCA 循环、FMEA 分析、KANO 模型、质量屋 HOQ 等方法。

Q:如何操作 FMEA 分析法?

A:FMEA 的具体操作可以有很多途径实现,但其核心的内容是风险优先级数(risk priority number, RPN)的获取。这个数值是指导实践者采取行动的关键风向标。很容易理解的是,最可能发生的并且最难以检测的缺陷。这样的组合在 FMEA 中将具有最高的 RPN 数值,并且获得最高优先级进行改进。与之相反的是,如果严重缺陷不太可能发生,或者更可能被检测到,则其优先级会较低。

构建 FMEA 的过程非常简单,从识别所有可能的失效模式开始。失效模式的确定基于经验、回顾过去发生过的类似事件,以及头脑风暴,并且应尽可能使用真实数据。

下一步是为每一个潜在失效模式的严重性、发生概率和可检测度打分。

分配 1 个值后,将每种失效模式的 3 个数字相乘,以产生 RPN。RPN 成为对失效模式进行排序的优先级指标,数字最高的需要最紧迫的改进活动。通常需要对最高 RPN 的失效模式进行优化予以防错。

(五) 质量传递与方策实施

1. **对策群组一**　检前：加强信息化建设，提供个性化 1＋X 套餐；

（1）推进了体检微信预约平台，分队列管理（根据个检、团检分开管理登记等候队列）；分时段预约，控制人流；支持手动调整部分体检者（老年人、vip）的登记优先级；手机填写健康调查问卷，根据填写的信息推荐体检方案；健康体检顾问在体检当日根据调查问卷为客户订制个性化体检套餐。

（2）团队发放检前须知，提示体检注意事项、指导体检路线，受检者可以准确的做好检前准备。

（3）实行 1＋X 套餐，除基本套餐外每个人可单独选择适合自己的体检项目，实现个性化体检。

此对策实施后，受检者等候时间由改善前的 10～15 分钟减少至改善后的 2～3 分钟。

2. **对策群组二**　检中：优质服务落地生根；质量安全常抓不懈；

（1）优化体检环境：体检中心内部、墙面、地面、房间等各个标识清晰。

（2）加强导诊导检服务：制订清晰流程，每位体检者人手一份流程表订在导检单上；特殊项目如大小便等，提前发放收集便杯，方便准备好标本；服务台个性化提醒该受检者体检项目注意事项；体检完毕后交回导检单至服务台，服务台工作人员再次确认所有项目是否检查完毕。

（3）检中健康数据分析、满意度调查：安排专人每日检中满意度问卷调查，及时收集受检者意见。

（4）实验室检查、辅助检查与医院同质化管理。

此对策实施后，受检者满意度由改善前的 92.5％提升至 94.75％。

3. **对策群组三**　检后：分层分级检后管理；防治结合健康第一。

（1）建立检后服务团队：设置回访专用办公室，成立检后管理专人小组，配备主任医师、健康顾问等专业人士；由健康顾问对阳性体征受检者一对一健康回访，并由主任专家跟踪记录健康事项；检后管理小组定期对回访人员进行规范化专业培训；检后管理小组定期对专人电话随访情况进行督导。

（2）增加宣教资料。

（3）丰富宣教手段。

此对策实施后，受检者满意度由 94.75％提升至 95.25％；受检者健康指导知识知晓率由 82.50% 提升至 88.50%；受检者按时复检率由 65.50% 提升至 76.25%。

辅导员问与答

Q：如何评价我们课题的方策实施？

A：方策实施的标题有点宽泛，更像是喊口号；具体细节措施实施还需要更加完善。比如检前信息化系统如何做到个性化预约套餐，可以制作一些预约操作手册等方便受检者传阅。检中导诊导检服务还需细化，比如增加叫号系统、合理安排各个科室的检查时间，有效减少受检者等待的时间；在检中候诊时再去做一些满意度调查等更加合理；检后管理中，还可以增加举办一些健康讲座、团队健康报告解读专会等，也是魅力质量的一种体现。总之，方策的实施要落实到细节处，不能空喊口号。

（六）效果确认

1. 有形成果　如表 8-38 所示。

表 8-38　"满意圈"改善前、后数据

项目	改善前数值	改善后数值	目标值	目标达成率	进步率
受检者等候时间	15 分钟	3 分钟	5 分钟	120%	80%
受检者满意度	89.5%	95.75%	95%	113.64%	6.98%
受检者依从性	56.75%	82.5%	80%	110.75%	45.37%
受检者健康指导知识知晓率	82.5%	91.5%	90%	120.00%	10.91%
按时随访率	86.67%	98.25%	95%	139.02%	13.36%

目标达成率 =（改善后 - 改善前）÷（目标值 - 改善前）× 100%

进步率 =（改善前 - 改善后）÷ 改善前 × 100%

2. 无形成果

表 8-39　"满意圈"活动前后能力对比表

编号	评价项目	活动前		活动后		活动成长	正/负向
		合计	平均	合计	平均		
1	解决问题能力	25	3.13	30	3.75	0.62	正
2	个人素质修养	30	3.75	34	4.25	0.50	正
3	责任心	31	3.88	35	4.38	0.50	正
4	沟通协调能力	29	3.63	33	4.13	0.50	正
5	自信心	31	3.88	35	4.38	0.50	正
6	团队合作能力	29	3.63	33	4.13	0.50	正
7	积极性	34	4.25	36	4.50	0.25	正
8	品管圈手法掌握程度	24	3.00	29	3.63	0.63	正

标注

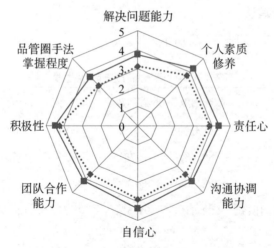

图 8-12　"满意圈"活动前后无形成果雷达图

注：┄◆┄改善前平均值；─■─改善后平均值。

3. 附加效益

（1）历年市健康体检质控督查均考核优秀；多次获同级医院组第一名。

（2）学科带头人担任某某区健康管理质控副组长、某市健康体检质控组成员、并评为优秀质控督查专家，健康管理部被评为全国健康管理示范基地。

（3）学科带头人在某市健康体检质控培训中专题授课，在全国健康体检质量控制与规范化管理论坛上作学术交流。

（4）参与多项课题研究："电子直乙结肠镜技术在肛肠疾病早期筛查的多中心应用研究""体检人群胃泌素 17 联合胃蛋白酶原早期胃癌筛查及风险评估多中心应用研究""基于保护动机理论的护理干预对糖尿病患者胰岛素注射及血糖的影响"等。

（七）标准化

（1）通过本次活动主题，新增两项科室制度："健康管理部服务规范""健康管理部优质服务目标"。

（2）修订 13 项科室制度，纳入标准化："健康管理部服务计划""健康管理部岗位职责""健康管理部疑难体检报告讨论制度""健康管理部质量安全管理制度""健康管理部阳性结果字典和词条更新制度""健康管理部身份识别制度""健康管理部保护受检者隐私制度""健康管理部信息系统用户权限管理制度""健康管理部危急值报告制度""健康管理部工作制度""危急值接听、报告流程""健康管理部医疗缺陷与投诉处理制度""健康管理部主任接待日制度"。

（八）检讨改进

小组对本期品管圈活动进行总结，将针对此次活动中发现的难点问题，进行持续质量改进：

（1）个性化套餐选择时，信息化预约系统还不能稳定实现，今后将着重加强检前预约系统的升级维护，提高个性化客户满意度。

（2）体检中，受检者等待时间还应加强健康问卷的调查和健康知识宣教，目前量做的还不够，今后还应加强。

（3）项目结题后，继续监测 1~2 月相关数据均达到目标值水平，本期品管圈活动效果维持，持续改进。

三、院长点评

（一）案例总评

基于 QFD 品管圈的健康体检受检者服务体系构建力求通过健康管理部全体

同仁齐心协心，提供最佳体检方案，共同提高医疗服务质量，让前来体检的人员享受高品质服务。

《健康中国2030规划纲要》指出：调整优化健康服务体系，促进健康产业发展，更好地满足群众健康需求；《国家三级公立医院绩效考核操作手册》2019版将满意度纳入考核标准，2020版要求满意度逐步提高；医院层面全院推行优质服务，从疾病的预防和治疗两个层面采取措施，强化覆盖全民的公共卫生服务，加大慢性病和重大传染病防控力度，为群众提供更优质的健康服务。在这个背景下，为实现受检者满意度提升和服务创新开展了QFD创新型品管圈——"满意圈"。通过调查问卷，圈员们收集整理到受检者需求24条，经需求层次分析，从质量、效率、服务、防疫4个维度分类分层，量化打造魅力质量：个性化体检套餐选择、体检结果有医生管理、停车方便。然后确立攻坚点为加强信息化建设：等候时间缩短为5分钟；改进流程：受检者满意度≥95%；检后异常化验闭环管理：受检者依从性≥80%，受检者健康指导知识知晓率≥90%，定期随访率≥95%。通过PDCA循环，解决检前、检中、检后诸多问题。

（1）检前：加强信息化建设；个性化1+X套餐。

改善前：信息化预约、排号、套餐设定环节等不成体系；常规套餐，团队固定套餐；无检前须知，受检者体检前准备不充分。

对策内容：推进体检微信预约平台；团队发放检前须知；实行1+X套餐（基本体检项目+专科体检项目）。

对策效果确认：受检者等候时间由改善前10~15分钟提升至改善后2~3分钟。

（2）检中：优质服务落地生根；质量安全常抓不懈。

改善前：标识不明晰造成漏检和满意度下降；导诊导检服务不到位；检中无受检者反馈意见；检中无数据分析调查。

对策内容：优化体检环境；加强导诊导检服务；检中健康数据分析、满意度调查；实验室检查、辅助检查与医院同质化管理

对策效果确认：受检者满意度由92.50%提升至94.75%。

（3）检后：分层分级检后管理；防治结合健康第一。

改善前：无专项的团队管理检后服务；健康宣教知识不够丰富。

对策内容：建立检后服务团队；增加宣教资料；丰富宣教手段。

对策效果确认：受检者健康指导知识知晓率由 82.50％提升至 88.50％；受检者依从性 65.50％提升至 76.25％；按时随访率从 86.67％提升至 98.25％。

通过抽样调查，常规套餐和 1＋X 个性化套餐相比较阳性体征检出率有显著差异。经分析得，常规套餐阳性检出率：1＋X 套餐阳性检出率数据如下：A 学校为 4.1％∶7.5％；B 学校为 3.6％∶8.5％；C 单位为 3.7％∶7.6％；D 单位为 3.6％∶7.2％，"精准体检"优势可见一斑。品管圈实施期间发现重要异常结果 2600 人，第一时间做好告知，通过跟踪随访得知 100 人已手术，其中肿瘤 20 人，实现了早发现、早诊断、早治疗、早康复。

除了有形成果，圈员的解决问题能力、个人素质修养、品管手法掌握程度、协调沟通能力、团结合作能力等都得到极大提升，健康管理部被评为全国健康管理示范基地，在历年市健康体检质控督查中均考核优秀、多次获同级医院组第一名等骄人成绩。

（二）过程讲评

（1）本品管圈按照主题选定、质量规划与课题明确化、质量设计与方策拟定、质量优化与最佳选择、质量传递与方策实施、效果确认、标准化几个步骤开展活动。首先，圈员们收集整理目前需要解决的问题：提高医务人员手卫生执行率、基于 QFD 的健康体检受检者服务体系构建、提高 VIP 客户服务满意度、提高尿标本采集正确率、降低体检报告审核内差率，通过头脑风暴，最终选定本期活动主题为"基于 QFD 的健康体检受检者服务体系构建"。随后进行主题类型判断，根据 QC STORY 评分表打分，得出本期课题类型为 QFD 创新型课题，接着进行 QFD 模式构建、推出活动计划书。

（2）在质量规划与课题明确化阶段，通过现场访谈、问卷调查等方式，收集受检者健康体检的需求，从质量、效率、服务、防疫 4 个维度进行需求分析层次化及需求重要度评判，将魅力值赋值最高的 3 项：个性化体检套餐选择、体检结果有医生管理、停车方便确定为魅力质量，确认攻坚点为加强信息化管理、改进流程、检后异常化验闭环管理，并设定衡量指标和目标值。然后质量设计与方策拟定，进行瓶颈分析，提出创新方案，检前：加强信息化建设，个性化 1＋X 套餐；检中：优质服务落地生根，质量安全常抓不懈；检后：分层分级检后管理，防治结合健康第一。通过 FMEA 分析质量优化与最佳选择，PDCA 循环质量传递与方策实施：检前推进体检微信预约平台、团队发放检前须知、实行 1＋X 套餐；体检中心内部标识、完善导诊细节加强导检服务、每日检中满意度调查；建立检后服务团队、增加宣教资料、丰富宣教手段，经效果确认对策有效。

（3）效果确认：对照衡量指标，比对有形成果，将改善前与目标值、改善后数据相比较，并计算目标达成率、进步率；圈员对无形成果进行评估，对解决问题能力、个人素质修养、品管手法掌握程度、协调沟通能力、团结合作能力等作出评估，并与活动前的评估作比较，确认对策实施有效。最后进入标准化阶段，新增"健康管理部服务规范""健康管理部优质服务目标"2 项制度，修订 13项管理部制度。

（4）总结展望：本期品管圈完成后，圈员们总结优点、不足，挖掘今后努力方向，找出残留问题的主要问题点、拟定解决方案，设定预计完成时间。最后圈员再次头脑风暴，选定满意圈下期活动主题"缩短健康体检报告出具时间"。

（三）案例特点与改进建议

1. 主要特点　选题具有创新性与应用性，具有推广价值，QC STORY 判定准确，提出的课题明确化结构完整、层次分明、符合逻辑，模式构建直观明了，活动计划进度设计合理，攻坚点发掘较准确，攻坚点选定表制作规范，攻坚点发掘评价项目科学合理，目标值设定合理。方策拟定方法准确，拟定方策具体可行，方策评价方法科学合理，图表应用规范。方策实施规范有效，效果确认真实规范，目标达成率科学合理，有形成果真实有效，无形成果规范客观，标准化规范有效，文字材料制作水平较高，逻辑性较强。

2. 改进机会　选题偏大，品管圈实施起来难度大。文献分析不充分，分析缺乏广度、深度，课题背景医院层面标题和内容略显牵强，课题明确化内容创新性欠缺，每个目标设定值参考文献较少，科学依据稍显不足，攻坚点发掘与衡量指标设定有欠缺，检讨与改进的内容空洞。

（辅导员：潘秀红；编写：沈梅娜；圈组成员：严华芳、闵佩红、徐澍人、沈竞影、朱林娟、盛月芳）

案例 20　基于 QFD 的"鸟巢式"管理改善
高危孕产妇围孕期安全

圈　名: 完璧圈

奖　项: 第九届全国医院品管圈大赛"一等奖"

完璧圈: 完整、安全,代表着我们产房助产士们全身心的保护母婴的安全,家庭完美完整。每一个新生儿就像一块美玉、是每一个家庭的未来和希望,我们助产士用我们的真心来保驾护航这一块块"璞玉"。

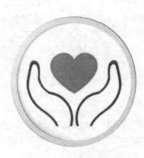

图 8-13　"完璧圈"圈徽

圈徽意义:

(1) 外层圆圈:代表着完整,安全,同时代表着我们全身心的保护母婴的安全。

(2) 中层纤细的双手:汇集千万智慧温暖呵护产妇顺利分娩。

(3) 中间的爱心:医护人员以满腔的热忱,维护患者的心脏正常的律动。

表 8-40　"完璧圈"项目登记表

基于 QFD 品管圈的"鸟巢式"管理改善高危孕产妇围孕期安全	
圈名:完璧圈	成立日期: 2020 年 1 月
成员人数: 14 人	平均年龄:
圈长: A	辅导员: B

续　表

职务	姓名	职务	年龄	资历	学历	分工
圈长	A	副主任护师		33 年	本科	指导工作于协调
圈员	C	护师		11 年	本科	幻灯片制作
	D	主任医师		27 年	硕士	组织培训协调
	E	主任医师		29 年	本科	组织会议、原因分析
	F	主管护师		25 年	本科	组织培训、会议记录
	G	护师		13 年	本科	图标制作
	H	护师		12 年	本科	整理数据、照片采集
	……					

活动期间：2022 年 1 月—2022 年 9 月

一、圈长心得

"完璧圈"在 2020 年首次使用 QFD 品管圈方法进行质量改进，当时从一无所知到逐渐掌握要领，得益于圈成员的坚持和坚守，最后获得了全国品管圈大赛 QFD 专场三等奖，可以说当时的心情是欣喜的，也是激动的，还记得那是 2020 年 12 月在北京现场汇报，我当时在现场给二位队员播放 PPT，在汇报中间出现了灯光故障，但是我们三个人没有中断汇报，出色地完成了现场汇报，现在回想起来还是有点心跳的感觉。领奖回来我们更多地是思考我们改进工具的使用手法还是稚嫩的，对于 FMEA 和 TRIZ 的使用还有点一知半解。于是，在 2021 年我们二位圈员报名了亚洲质量功能展开的培训，并获得了绿带证书，此次的培训让队员们更增加了自信，在 2022 年提出了"基于 QFD 的鸟巢式管理改善高危孕产妇围孕期安全"的改进项目，该改进项目的立题依据是因为一位急诊来院的子痫抽搐的孕妇，她孕期无一次产检，对于孕期健康知识毫不知晓，我们深深地反思 2020 年开展的 QFD 创新型品管圈——"十悦"体系构建，聚焦院内流程改造和服务提升，但忽略了院前的关卡管理，前期关卡存在以下缺陷：孕产妇对高危状态警惕性不高，缺少对风险的认知，社区医院和产检医院信息对接不完善、高危孕产妇管理区域内信息无联动、反馈机制等，于是引入了圈外机制，把妇保所成员纳入完璧圈成员，广泛收集患者、卫生院、医院、妇保所的需求和反馈意见，运用QFD 方法将患者和相关方的需求转换成内部质量，事前规划、打造一套让患者及相关方满意的创新方案，本期圈组成员对创新方案进行 FMEA 时圈成员又碰到了瓶颈，得益于圈长曾主持过课题"HFMEA 在新生儿风险管理中的运用"，对HFMEA 的使用方法比较有经验，在圈长指导下圈员对创新方案进行了失效模式与效应分析，并提出了风险控制措施来优化方案。品管圈既要按计划开展，又要有督促机制，2022 年医院成立了质量改进项目专项小组，按照时间节点定期开展开题遴选报告会、中期汇报、辅导员会议、终末期汇报，这样圈组成员不会有懈怠状况出现，在会议点评中往往会有火花碰撞，灵感闪现，使改进项目无论在主题拟定、对策整合、PPT 制作等方面都有质的飞跃，最终在全国品管圈大赛的QFD 专场中崭露头角，荣获一等奖，所以要感谢质量改进专项小组的各位领导的悉心指导。

本期改善主题已达到了预期目标，我们收获了有形成果、无形成果，对整体和细节进行不断总结分析，对不足提出进一步解决方案并实施，达到改善效果后进行标准化，在科室层面水平推广标准化成果，品管圈最终的目的是让有效对策真正落地，真正改善患者的安全，提高患者满意度。

二、案例实操辅导

（一）主题选定

1. **选题背景**　随着三胎政策的放开，高龄孕产妇比例居高不下，合并更多的妊娠危险因素，我院 2021 年 1 月—2021 年 12 月重点孕妇有 1 775 人，占正常孕产妇 78.71%，未建卡的有 52 人；产检不全的有 220 人，新生儿死亡 2 例；死胎 1 例，均未做过任何产检。

2. **主题评价**　针对产科的服务现状，圈组成员讨论确定孕产妇管理流程中前期关卡管理是迫切需要解决的问题，围绕高危孕产妇的孕期管理展开头脑风暴，提出了 6 个候选主题，运用权重评价法，选中得分最高的"基于 QFD 品管圈的鸟巢式管理改善高危孕产妇安全"为本次活动主题。

3. **主题定义**　高危孕产妇：指具有高危妊娠因素的孕产妇，而高危妊娠是指在妊娠期有某种并发症、合并症或致病因素，可能危害孕妇、胎儿及新生儿或导致难产者。

鸟巢式管理：鸟巢形态如同一个孕育生命的"巢"，寄托着对未来的希望。以医院、社区、妇保所为平台，通过筛查、互通互联发现孕产妇围孕期风险点，对风险点采取的各种对策作为鸟巢内部来保障围孕期孕产妇的安全，呵护新生命。

4. **QFD 创新型判定表**　如表 8 - 41、8 - 42 所示。

表 8 - 41　"完璧圈"QC STORY 判定 1

创新型问题	关系程度		解析型问题
1. 以前未曾有过经验，欲顺利完成首次面临的工作（新规业务的应对）	42	26	1. 欲解决原来已在实施的工作中的问题
2. 欲大幅度打破现状（现况突破）	54	46	2. 欲维持、提升现况水平
3. 欲挑战魅力质量、魅力水平（魅力质量的创造）	62	43	3. 欲确保当然质量、当然水平
4. 欲提前应对可预见的课题	50	40	4. 欲防止再发生已出现的问题
5. 通过方案、想法的追究与实施可达成目标	64	20	5. 通过探究问题的原因并消除原因，可获得问题的解决方法
判定结果	合计分数		判定结果
√	272	175	×

注：关系程度三段评价为大 = 5 分,中 = 3 分,小 = 1 分；圈员 14 人,实到 14 人,各自评价给分并合计后确定。

表 8-42　"完璧圈"QC STORY 判定 2

课题研究型	关系程度		QFD 创新型
目标：开拓新业务、突破现状打造魅力质量	48	54	目标：提升满意度、系统化创新（新模式、新服务）打造魅力质量亮点
问题：问题难度大、涉及部门多、辐射范围广	42	58	问题：主要聚焦创新和满意问题（如满意度提升，新服务，新方案设计，考虑多因素影响的改进问题，考虑改进创新的系统性、科学性提升等）涉及部门和辐射范围与创新和满意问题相关
工具：PDCA、QC 手法	56	62	工具：QFD 及其与 AHP、TRIZ、FMEA 等方法的集成
顾客（患者）导向：内部改进点与外部顾客（患者）需求有关联	62	64	顾客（患者）导向：用 HOQ 系统地将外部需求转化为内部业务改进点，并给出价值排序；关联性更强，并提出内部改进创新的科学依据
魅力质量打造：以魅力质量的创造为目标，但具体方法不明确	26	56	魅力质量打造：量化魅力质量值并嵌入 QFD 质量规划，提供具体定量化的魅力质量/创新点打造方法
方案优化：用方策拟订评价表制定多个方案，用最适合方策探究表优选出一个	32	62	方案优化：运用 HOQ 工具进行质量设计，系统地导出一种具有魅力质量亮点的新方案，并从风险、冲突等多角度对这种方案的内部参数进行组合优化
障碍消除：应用 PDPC 法进行障碍和副作用判定，制订消除障碍的措施	36	36	障碍消除：借助由行业外数百万项专利提炼的 TRIZ 创新规律和发明原理，推导出矛盾冲突解决策略，不需要经验也能有科学依据导出最佳方案
判断结果	合计分数		判断结果
×	302	392	√

5. **QFD 构建模式**　圈组成员在讨论后确定此次课题需要的路径及方法，采用 QFD 联合 FMEA 的模式来改善高危孕产妇围孕期安全（图 8-14）。

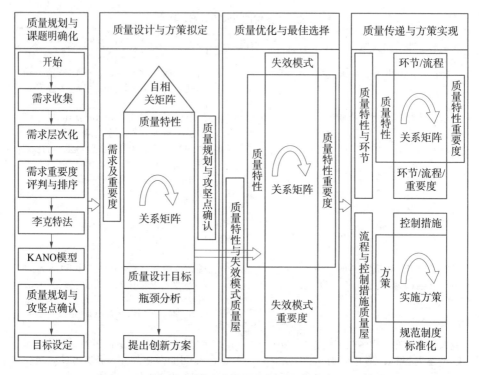

图 8-14 "鸟巢式"管理高危孕产妇围孕期安全 QFD 模式

辅导员问与答

Q:选定的主题如何判定是课题研究型、问题解决型还是 QFD 创新型?

A:QCC 类型的判断将直接影响到改进活动类型,若此处判断不准确,影响后续的步骤和手法的选择。

问题解决型 QCC:针对既有的、延续的工作中的现状与标准的差距,以既有的方法为前提予以解决;课题研究型 QCC 针对新的、无既往经验的工作,在新的期望与目标产生后,不以既有的工作方法为前提,而是通过对策、手段,创造出新的工作方法,通俗来讲就是对策高于标准,达成新的期望。

QFD 创新型:聚焦顾客满意和魅力质量感知实现和创新点打造。我们可以利用表 8-41 先来判定是解析型还是创新型;再利用表 8-42 进一步判断在创新型问题中,是用课题研究型还是用 QFD 创新型品管圈来解决。此步骤圈组成员打分来完成。

Q:QFD 主题选定和问题解决型的主题选定有什么区别？

A:问题解决型的发掘原则是遵循医院的目标管理方向，领导的方针、上级的指示和要求来选定，例如，优质护理服务的质控目标是住院患者的身份识别率是100％，但实际是95％，那么就要针对此问题进行相关的改善。而QFD 的主题主要是从挖掘并识别客户（患者）及相关方需求出发而进行系统化创新、打造魅力质量、提升满意度，在制订方案并开展相关活动之初即要根据目标及其实现可行性确定本次方案或活动的主题并制订相应活动计划，确保目标可以实现。主题选定包括提出问题、课题选择或评估、QC STORY、QFD 模式构建以及拟定活动计划。

Q:基于 QFD 品管圈的"鸟巢式管理"改善高危孕产妇分娩安全主题确定的背景？

A:收集 2021 年产科门诊、住院数据，发现我院 2021 年 1 月—2021 年12 月重点孕妇有1775 人，占正常孕产妇78.71％，未建卡的有52 人；产检不全的有220 人，新生儿死亡 2 例；死胎 1 例，均为做过任何产检。经圈员头脑风暴确定孕期的产检流程的管理还是存在欠缺，异常孕产妇社区与产检医院之间信息互通不完善；未形成全流程的流程，前期关卡管理欠缺：孕产妇未在社区进行登记建立小卡，怀孕信息抓取不到；孕产妇对高危状态警惕性不高，缺少对高龄产妇的认知信息；社区医院、产检医院信息对接不完善；产检不规律，异常情况抓取不全。针对提出的问题，QCC 成员可以通过头脑风暴进行分析讨论，提出为达到目的的所有解决途径和办法，并形成改进主题。

Q:QFD 模式如何构建？

A:模式的构建是品管圈开展的关键步骤之一，模式的构建要和后面用到的工具方法相匹配，后续采用的工具手法都是按照模式构建中涉及的工具来完成。

QFD 的模式有 3 种参考模式：①患者满意实现与医疗服务创新 QFD 模式；②医院护理创新 QFD 模式；③患者满意度定量实现 QFD 模式。

本案例参考的是第一种模式，要注意的是在模型参考中虚线标识的部分是可选择的意思，例如，在需求重要度判定时可以使用李克特法、AHP 法等,本项目中选择的是李克特法,在质量传递与方策实现中可以有 PDPC、FMEA 等工具,根据圈组成员擅长的工具来决定,圈组成员对 FMEA 方法运用熟练,故本项目采用的是 FMEA。

6. **活动计划拟定**　主题确定后,明确活动步骤、日程、各步骤分工及责任人。按照 3∶4∶2∶1 的时间进行分配。本课题投入 35.3% 的时间掌握问题点,以高效提高改善过程;投入 47.1% 的时间,以求人员能够按照对策内容具体实施并养成习惯;投入 11.7% 的时间,以确认改善措施是否有效;投入 5.9% 的时间,以整理资料并建立标准化内容。

（1）在主题选定阶段,通过 QC STORY 表 1、表 2 判定本次活动主题为 QFD 创新型品管圈。

（2）首次使用 QFD 品管圈的工具,且此次主题为跨部门合作,圈员对工具使用不够熟练。

（3）本次使用 FMEA 工具进行质量控制。

辅导员问与答

Q:活动计划拟定甘特图如何制订?

A:甘特图也称横道图、条形图,是通过条状图来显示项目进度,和内在相互关联的系统随时间推进的进展情况。甘特图用横轴表示时间,纵轴表示活动,线条表示在整个项目期间计划和实际的活动完成情况,可以直观地表明工作计划中各项活动在时间上的相互关系,从而让使用者了解一项任务的进行情况,以及哪些工作尚未完成。甘特图时间上占比按照 3∶4∶2∶1 的时间进行分配(即 P 占总时间的 30%;D 占总时间的 40%;C 占总时间的 20%;A 占总时间的 10%)

（二）质量规划与课题明确化

1. **需求挖掘**　圈组通过对孕产妇及相关方进行现场访谈,收集到需求 80 条,圈组成员将相关方需求中相似的需求合并后总结为 20 条（表 8-43）。

表 8-43 "完璧圈"服务质量需求

情景	原始数据	需求项目	质量要求
预约时间	预约时间段里未能看到病	精准、合理预约	便捷的信息化智能预约设备
产检时	在社区就能看到自己的主诊医师 产检时到处跑，付费、抽血、B超	一站式服务	合理地分配空间，集中检查
异常报告时	未及时告知化验异常	有提醒功能	医院 APP 软件有提示功能并与社区医院有联动
	到处跑不同的科室看病	迅速判别病情采取措施	MDT 多学科合作
个性化产检档案	普通型产妇跟高危产妇无区别	大卡上有特殊标记	信息不完善时有拦截功能；五色预警评分及孕保系统醒目标识，有固定团队看诊及高危专科门诊
紧急意外情况时	急诊挂号转诊时间浪费	有专人、专科对接	一键启动紧急系统
宣教时	口头教育，内容单一、局限，记忆力不强	随时随地查看宣教内容	形式多样的宣教视频，制作折页发放
分娩前	情绪紧张，不知道选择何种分娩方式	提前进行情绪干预、分娩方式的讲解	配备专业的孕产妇心理健康师及孕妇讲堂
分娩时	想要记录有意义时刻	分娩时家人参与	拍摄全家福及家属参与断脐
分娩后	担心母乳不够，怕宝宝有身体不适，自己产后身材恢复不好	有产后管理模式	与社区互通，配备母乳喂养师及产后保健师，床旁教授产后知识

2. **需求情景分析** 将收集的需求规范化，经圈组讨论，删除了与本课题研究范围不相符的需求，对收集的需求使用 KJ 法（表 8-44）进行分析，整理后需求更具体，讨论需求时更有针对性。

表 8-44 "完璧圈"KJ 需求情景分析表

第一层	第二层	第三层
安全安心	有提醒功能	异常报告时及时提醒
		发生紧急意外时能及时联系并就诊
		信息不完善有拦截功能；高危产妇应与普通产妇有区分，增加醒目标识及医院 APP、孕保系统、社区一起对接联动
效率高	精准预约	预约时间段里能准时产检
		在社区就能见到自己的主诊医师
		产检一站式，不用到处跑付费、检查
		有导医及清晰地指示牌
服务质量	提供专业的心理疏导	缓解妊娠、分娩带来的压力及不良情绪
	提供全面的指导	怀孕前、分娩、怀孕后都有人指导
	满足合理需求	及时获取检查及病情的相关信息
		出院、复查流程简单
		有家人及专属医务人员陪伴

3. **需求层次化** 为更有逻辑地展示质量需求，圈员进行头脑风暴，整理出第一层 3 条，第二层 6 条，第三层 16 条（表 8-45）。

表 8-45 "完璧圈"需求层次化表

第一层	第二层	第三层	第一层	第二层	第三层
安全安心	有提醒功能	化验报告、检查异常	效率高	医务人员抢救配合度高	准确判断病情变化并迅速采取措施
		发生紧急意外时能及时联系并就诊			高危孕产妇的抢救预案及流程
		信息不完善时有拦截功能；高危产妇应与普通产妇有区分，增加醒目标识、医院 APP、社区一起对接联动		提供专业的心理疏导	缓解妊娠、分娩带来的压力及不良情绪
		社区、医院、孕保系统三方联动对高危孕产妇有监管机制		提供全面的指导	怀孕前、分娩、产后都有人指导

续　表

第一层	第二层	第三层	第一层	第二层	第三层
效率高	精准预约	预约时间段里准时产检	服务	满足合理需求	及时获取检查及病情的相关信息
		产检下沉社区；不用到处跑付费、化验、B超			入院、出院、复查流程简单易操作
		有导医及清晰地指示牌			有家人及专属医务人员陪伴
	人员抢救配合	增加及时沟通的通信设备			记录分娩时有意义时刻

4. 需求重要度判定与排序　圈组选用李克特法进行重要度判定，通过对需求重要度评估进行需求筛选，得出质量需求的重要度（表8-46）。

表8-46　"完璧圈"需求重要度判定表

需求			平均分	数据1	数据2	数据3	数据4	数据5	数据6	数据7	数据8	数据9	数据10	数据11	数据12	数据13
安全	有提醒功能	化验报告、检查异常	5	5	5	5	5	5	5	5	5	5	5	5	5	5
		发生紧急意外时能及时联系并就诊	5	5	5	5	5	5	4	5	5	5	5	5	5	5
		信息不完善时有拦截功能；高危产妇应与普通产妇有区分，增加醒目标识、医院APP、社区一起对接联动	5	4	5	5	5	4	5	5	5	5	5	5	5	5
		社区对高危孕产妇有监管机制	5	5	5	5	5	5	5	5	5	5	5	5	4	5
效率	精准预约	预约时间段里准时产检	4	4	3	4	3	5	5	3	5	5	4	4	5	5
		产检下沉式；不用到处跑付费、化验、B超	4	5	5	4	4	4	3	5	5	5	4	4	5	5
		有导医及清晰地指示牌	4	5	3	4	4	4	3	5	5	3	5	5	5	5

续　表

需求		平均分	数据1	数据2	数据3	数据4	数据5	数据6	数据7	数据8	数据9	数据10	数据11	数据12	数据13
医务人员抢救配合度高	增加及时沟通的通信设备	4	5	4	3	5	5	5	4	4	5	4	4	4	5
	准确判断病情变化，一键启动多学科 MDT 迅速采取措施	5	5	5	5	5	5	5	5	5	5	5	5	5	5
	高危孕产妇的抢救预案及流程	5	5	5	5	5	5	5	5	5	5	5	5	5	5
提供专业的心理疏导	缓解妊娠、分娩带来的压力及不良情绪	5	4	4	3	5	5	5	5	5	5	4	5	5	5
提供全面的指导	怀孕前、分娩、产后都有人指导	4	4	4	3	4	5	5	4	4	4	5	5	4	4
服务　满足合理需求	及时获取检查及病情的相关信息	5	4	5	5	5	5	4	4	5	5	5	5	5	4
	入院、出院、复查流程简单易操作	3	4	4	3	3	4	3	3	3	4	3	3	3	3
	有家人及专属医务人员陪伴	5	4	4	5	5	5	5	5	5	4	5	5	4	4
	记录分娩幸福瞬间	4	4	3	4	4	5	4	4	5	5	5	5	5	5

5. 质量水平提升分析　圈组选择两家有代表性的医院（A 为专科医院，B 为综合性医院）进行对比，通过对医院的走访和问卷，设定了本课题要达成的目标水平，并计算水平提高率（表 8-47）。

表 8-47　"完璧圈"质量提升水平分析表

需求		重要度	A医院	B医院	本院水平	目标水平	水平提高率
安全　有提醒功能	化验报告、检查异常	5	4	4	3	4	1.33
	发生紧急意外时能及时联系并就诊	5	5	4	4	5	1.25

续　表

需求		重要度	A医院	B医院	本院水平	目标水平	水平提高率
	信息不完善时有拦截功能高危产妇应与普通产妇有区分，增加醒目标识、医院 APP、社区一起对接联动	5	3	4	4	5	1.25
	社区、医院、孕保系统三方联动对高危孕产妇有监管机制	5	2	2	3	4	1.33
精准预约	预约时间段里准时产检	4	3	4	4	5	1.25
	产检下沉社区不用到处跑付费、化验、B超	4	3	4	3	5	1.67
	有导医及清晰地指示牌	4	4	4	4	5	1.25
医务人员抢救配合度高	增加及时沟通的通信设备	4	4	3	3	4	1.33
	一键启动 MDT 迅速采取措施	5	3	2	3	5	1.67
	高危孕产妇的抢救预案及流程	5	3	2	3	5	1.67
提供专业的心理疏导	缓解妊娠、分娩带来的压力及不良情绪	5	3	3	3	4	1.33
提供全面的围产期指导	怀孕前、分娩、产后都有人指导	4	4	5	3	5	1.67
满足合理需求	及时获取检查及病情的相关信息	5	4	3	3	4	1.33
	入院、出院、复查流程简单易操作	3	5	4	4	4	1
	有家人及专属医务人员陪伴	5	5	4	4	5	1.25
	记录分娩幸福瞬间	4	3	3	3	5	1.67

（左侧跨行：效率、服务）

6. **魅力质量创新点识别**　通过内部评审结合孕产妇的问卷调查，得出KANO模型的质量需求分类，其中基本质量需求 7 个，一维质量需求 4 个，魅力质量 5 个（表 8-48）。

表 8-48　"完璧圈"KANO 模型分类

质量需求分类	具体内容
基本质量需求	化验、报告检查异常时提醒
	发生紧急事件时能及时联系并就诊
	记录分娩时刻幸福瞬间
	预约时间段里准时产检
	有导医及清晰地指示牌
	高危孕产妇抢救预案及流程
	入院、出院、复查流程简单
一维质量需求	增加及时沟通的通讯设备
	怀孕前、分娩、产后有专人指导
	及时获取检查及病情的相关信息
	有家人及专属医务人员陪伴
魅力质量需求	社区、医院、孕保系统三方联动对高危孕产妇实行监管
	产检下沉社区服务
	一键启动 MDT 团队
	缓解妊娠、分娩的压力及不良情绪
	高危孕产妇与普通产妇有区分，增加醒目标识

7. **质量规划与攻坚点确定**　通过重要度、水平提高率、魅力质量的确定（魅力质量赋值为 1.5、一维质量赋值为 1.2、基本质量赋值为 1.0），计算出绝对权重和相对权重。将需求相对权重进行排序（表 8-49），结合实际情况，选择相对权重较高的作为攻坚点，从孕产妇的角度提出攻坚点：①提高高危孕产妇围孕期管理；②完善团队协作救治流程。

表 8-49　"完璧图"需求相对权重及排序

需求			重要度	A医院	B医院	本院水平	目标水平	水平提高率	KANO评分	绝对权重	相对权重	排序
安全	在提醒功能	化验报告、检查异常	5	4	4	3	4	1.33	1	6.65	0.054	8
		发生紧急意外时能及时联系就诊	5	5	4	4	5	1.25	1	6.25	0.051	10

续　表

需求		重要度	A医院	B医院	本院水平	目标水平	水平提高率	KANO评分	绝对权重	相对权重	排序
	信息不完善有拦截功能高危产妇应与普通产妇有区分,增加醒目标识;医院 APP、社区一起对接联动	5	3	4	4	5	1.25	1.5	9.375	0.079	4
	社区、医院、孕保系统三方联动对高危孕产妇有监管机制	5	2	2	3	4	1.33	1.5	9.975	0.081	3
效率	预约时间段里准时产检	4	8	4	4	5	1.25	1	5	0.041	11
精准预约	产检下沉社区;不用到处跑付费、化验、B超	4	3	4	3	5	1.67	1.5	10.02	0.083	2
	有导医及清晰地指示牌	4	4	4	4	5	1.25	1	5	0.041	11
医务人员抢救配合度高	增加及时沟通的通信设备	4	4	3	3	4	1.33	1.2	6.384	0.052	9
	一键启动MDT 迅速采取措施	5	3	2	3	5	1.67	1.5	12.525	0.102	1
	高危孕产妇的抢救预案及流程	5	3	2	3	5	1.67	1	8.35	0.068	5
提供专业的心理疏导	缓解妊娠、分娩带来的压力及不良情绪	5	3	4	3	4	1.33	1.5	9.975	0.081	3

续　表

需求		重要度	A医院	B医院	本院水平	目标水平	水平提高率	KANO评分	绝对权重	相对权重	排序
提供全面的围产期指导	怀孕前、分娩、产后都有人指导	4	4	5	3	5	1.67	1.2	8.016	0.065	6
服务　满足合理需求	及时获取检查及病情的相关信息	5	4	3	3	4	1.33	1.2	7.98	0.065	6
	入院、出院、复查流程简单易操作	3	5	4	4	4	1.00	1	3	0.024	12
	有家人及专属医务人员陪伴	5	5	4	4	5	1.25	1.2	7.5	0.061	7
	记录分娩幸福瞬间	4	3	3	3	5	1.67	1	6.68	0.054	8

8. 目标设定　如表 8 - 50 所示。

表 8 - 50　高危孕产妇围孕期管理目标设定表

攻坚点	指标	目标
提高高危孕产妇围孕期管理	高危孕产妇标准化上报完整率	100％
	信息联通率	100％
	高危孕产妇筛查干预建档率	100％
	高危孕产妇识别率	100％
完善团队协作救治流程	组织抢救时效率	≤15 分钟
	紧急用血时间	≤30 分钟

设定理由:

（1）高危孕产妇标准化上报完整率:结合行业情况和本院实际情况及可行性,设定目标值为 100％。

（2）信息联通率：根据上期品管圈统计的情况，设定目标值100％。

（3）高危孕产妇筛查干预建档率：实际调研结合文献及其他医院水平设定目标值为100％。

（4）高危孕产妇识别率：根据行业平均水平设定目标值为100％。

（5）组织抢救时效率，根据行业情况和本院实际情况及可行性，设定目标值为≤15分钟。

（6）紧急用血时间：根据文献和本院资源及可行性，设定目标值为≤30分钟。

辅导员问与答

Q：什么是需求挖掘？

A：QFD的输入来自顾客（患者）的需求，一切服务的设计都是围绕顾客（患者）需求展开的。前期需求挖掘得充分与否，关系到需求展开和质量特性展开的全面性。在需求收集环节，也会碰到患者的需求与相关方的需求有重合的时候，这需要在需求分析阶段对需求进行亲和聚类。

Q：需求收集的目标群体是哪些？

A：患者包括患者、患者的家属以及除家属以外的患者的监护人。相关方包括与组织相关的内部科室、医护人员及社区、上级部门等。各圈组选择的课题不同，在收集需求时要选择与科室、组织相对应的目标群体，而不是所有的患者及相关方都纳入收集范围。在需求收集环节，也会碰到患者的需求与相关方的需求有重合的时候，这需要在需求分析阶段对需求进行亲和聚类。

在不同的环境中又有不同的期望，而魅力质量的打造正是利用诸如这种差异性，提供一种独特的服务，令顾客欣喜，实现创新突破，形成核心竞争力，为此必须提前了解不同群体的需求。

本圈组收集需求的相关方包括区妇保所，区域内3家医疗机构、社区服务中心的患者、医生、护士。需求收集渠道为患者投诉、现场访谈、问卷、满意度调研，圈组成员将挖掘的共计80条相关方需求中的相似需求合并后总结为 20 条。

Q：什么是需求情景化？

A：对收集需求的情景进行分析，也就是将收集来的需求分类到各个发生的环节中，以审视是否有遗漏或者重叠，使整理后的需求更具体，便于圈组成员讨论需求时更有针对性，使用情景法可以把碎片串联起来，把信息补充完整，也便于将相似的需求归纳出具有共性的行为。比如本案例中产检时、分娩时、宣教时等不同的情景下的需求。

Q：什么是需求层次化？

A：左边为患者的需求（是用患者的语言来表述的需求），右边为需求所对应的质量特性（将患者的需求转化为专业的术语），本案例中将各种需求聚类为三类需求：左边第三层（紧急意外时能及时就诊）对应右边第三层专业术语（高危孕产妇有抢救流程及预案）。在获得顾客需求后，许多患者及相关方需求在表达上可能存在差异，但在实质上表达的是同一种意思，或者有的患者及相关方需求包含了一个或多个需求，因此有必要对相似的或者同一类的需求进行归纳与整理，可以用 KJ 法将需求聚类或层次化。KJ 法（又称亲和图法，affinity diagram）是由日本学者川喜田二郎于 1970 年提出的一种创造性问题解决思考技法。通过对事实进行组合和归纳，发现问题的全貌，与头脑风暴相结合，包括提出设想和整理设想两种功能的方法，针对某一问题，充分收集各种经验、知识、想法和意见等语言、文字资料，按其相互亲和性归纳整理这些资料，将信息分类，求得统一认识，以利于问题解决的一种方法。层次化的第三层需求的表述使用形容词 + 副词，第三层不超过 9 条，建议在 7 条以内最佳。

Q：什么是需求重要度评判与排序？

A：确定患者及相关方需求的重要度是 QFD 中的一个关键步骤，它对于质量特性重要度的确定和整个 HOQ 优化发挥着至关重要的作用；而且，患者及相关方需求优先排序的确定是整个 HOQ 构建的关键步骤，也是后续工作的重要基础。因此，它必须反映患者及相关方的原声。为了把握这些需求的重要程度，一般有直接从患者及相关方处获取和间接从患者及相关方处获取两种方法。需求重要度评判的方法有李克特法、德尔菲法、AHP、神经网络等,本圈组使用的是李克特法,该量表由一组陈述组成,每一陈述有"非常同意""同意""不一定""不同意""非常不同意"五种回答,分别记为 5 分、4 分、3 分、2 分、1 分,经打分重要度由高到低进行排序,在打分后取平均值赋值时注意取整数。

Q:质量水平提升分析?

A:在确定好需求的重要度之后,需要设定与需求相对应的质量水平,质量水平提升分析需要从患者及相关方的角度对本组织的质量水平和竞争组织的质量水平进行对比平均,从而设定提升后的质量水平。圈组选择有代表性的两家医院进行对比,通过对医院的走访和交流、和患者问卷调研,设定了本课题的计划质量水平,并计算水平提高率。

Q:魅力质量创新点识别?

A:KANO 模型是狩野纪照范的对质量进行分析的有效工具,已分析质量对用户满意的影响为基础,体现了质量与用户满意之间的非线性关系。KANO 模型将顾客的质量需求分为魅力质量需求,即顾客意想不到的,如果不提供此需求,顾客满意度不会降低;但当提供此需求,满意度会有很大的提升,这类需求往往是代表顾客的潜在需求,我们要做的就是去寻找挖掘这样的需求,领先竞争方;一维质量需求(也称为期望质量需求),即顾客的满意程度与需求的满足程度成比例关系的需求。当提供此需求,满意度会提升,不提供此需求,满意度会降低;当然质量需求(也称为基本质量需求),即不提供此需求,顾客满意度会大幅度降低,但当提供此需求,顾客的满意度也不会提升;无关心质量需求,即不论提供与否,顾客的满意度都不会改变。判断 KANO 时,设计需求调查问卷,对每个需求进行正向及反向两种提问(正向提问为"如果我们能提供＊＊服务,您的感受如何?";反向提问为"如果我们不能提供＊＊服务,您的感受如何?"),得出 KANO 模型质量需求分类。例如本案例中,高危孕产妇实行监管机制,对于孕妇来说只要在约定的时间里看到医生就已经能达到要求了,但我院在按时完成产检的基础上,对高危孕产妇实行了统一的监管模式,对高危孕产的产检报告异常的有专人通知,有专家坐诊专设高危孕产妇门诊等,这都是超出孕产妇的需求的,故设定为魅力质量需求。

Q:如何进行质量规划与攻坚点确定?

A:质量规划从顾客(患者)、竞争对手、魅力质量打造3个视角分析,进行改进与创新的规划,将综合重要度、水平提升率及魅力值统合成一个数值,即需求权重,包括需求绝对权重 Wai 和相对权重 Wi 的计算。魅力值 Si 乘以重要度 Ki 及水平提高率 Ri,得出需求的绝对权重,Wai = Ki×Ri×Si,其中魅力值 Si 的值与 KANO 模型得出的质量需求分类相关,通过 KANO 定性分析得出的魅力值赋值为:魅力质量需求赋值 1.5,一维质量需求赋值 1.2,当然质量需求和无关心质量需求赋值 1.0,通过 KANO 定量分析得出的相对魅力值 RIi 可直接替代 Si,将绝对权重求和,各项目所占的百分比就是需求的相对权重,相对权重表示了需求的最终权重。

攻坚点的确定:对需求的相对权重进行排序,可选择相对权重较高的几项作为攻坚点。在课题中,一般选择3~5个攻坚点比较合适。本圈组对相对权重排名前七的需求进行总结归纳,从患者、医生及政府的角度提出两大攻坚点:①提高高危孕产妇围孕期安全;②完善团队协作流程。

Q:如何进行目标设定方?

A:根据攻坚点设定目标时,由于攻坚点是由需求的相对权重得出,无法直接对需求设定可测量的目标,圈组可以将攻坚点的需求先行转化为可测量的质量特性,如高危孕产妇筛查干预建档率、紧急用血时间等,对可测量的质量特性设定目标。

(三) 质量设计与方策拟定

1. 质量特征展开 将外部需求转化成内部业务要素,圈组成员针对患者服务质量需求的每一项进行抽取与转化。使用质量特征转换表(表8-51),列清患者质量需求中抽出的质量特征。

表8-51　"完璧圈"质量特征转换表

患者质量需求			质量特征		
一级	二级	三级	三级	二级	一级
安全	有提醒功能	化验报告、检查异常	出具检查报告时间	围产期环节	信息
		发生紧急意外时能及时联系并就诊	紧急就诊时间		
		高危产妇应与普通产妇有区分，增加醒目标识	工作质量合格率		
		医院APP、社区一起对接联动			
		社区对高危孕产妇有监管机制			
效率	精准预约	预约时间段里准时产检	产检排队时间	专业技能	技能
		产检一站式，不用到处跑付费、化验、B超	各项检查项目来回跑的次数		
		有导医及清晰地指示牌	导医及指示牌普及率		
	医务人员抢救配合度高	增加及时沟通的通信设备	有效沟通时间		
	医务人员抢救配合度高	准确判断病情变化并迅速采取措施	突发事件处置合格率		
		高危孕产妇的抢救预案及流程	组织抢救时间		
	提供专业的心理疏导	缓解妊娠、分娩带来的压力及不良情绪	孕产妇心理保健师人数		
	提供全面的指导	怀孕前、分娩、产后都有人指导	妊娠、分娩各阶段的宣教落实率		
服务	满足合理需求	及时获取检查及病情的相关信息	病情的告知率	服务流程	服务
		入院、出院、复查流程简单易操作	患者满意度		
		有家人及专属医务人员陪伴			
		记录分娩时有意义时刻			

辅导员问与答

Q:如何进行质量特性转换?

A:将以患者及相关方语言表达的外部需求,转换成以内部业务语言表达的质量特性,可以对抽象的需求进行具体化,医院的质量由质量特性构成,抽出质量特性就是将质量细分为质量特性,分解成构成质量的特性、性能,质量要素是大概念,其中能够明确测定方法、计量方法,能用具体数值表示并明确单位的才是质量特性。

将需求转换为质量特性的要点如下:

(1) 针对性:质量特性是针对相应的需求而确定的。

(2) 可测量性:尽可能抽出能测量的质量特性。

(3) 全局性:质量特性不能涉及具体的设计方案。

质量特性抽出完成后,用 KJ 法整理,构造质量特性展开表。要注意的是,质量特性展开时要包含已经展开的攻坚点所对应的质量特性。

本圈组对攻坚点的目标值进行进一步展开,共展开了13条质量特性。

高危孕产妇标准化上报完整率可以展开为:出具检查报告时间、紧急就诊时间、工作质量合格率。

信息联通率展开为:产检排队时间、各项检查项目来回跑的次数、导医及指示牌普及率、有效沟通率。

高危孕产妇识别率展开为:妊娠分娩各阶段的宣教落实率、孕产妇心理保健师人次数、病情的告知率。

组织抢救时间展开为:突发事件处置合格率、组织抢救时间、紧急用血时间。

2. **需求与质量特性关系评估** 构建患者需求——质量特性 HOQ,质量屋的左墙列出了患者需求的各项指标,天花板列出了各项需求对应的质量特性。圈组成员对每一项患者需求与质量特性之间的关系打分, 5 分代表强相关关系,即改善某个质量特性与满足其对应的患者质量需求强相关; 3 分代表中等相关关系,即改善某个质量特性与满足其对应的患者质量需求中等相关; 1 分代表弱相关关系,即改善某个质量特性与满足其对应的患者质量需求弱相关。采用独立配点法进行重要度转换,将质量需求重要度转换为质量特性重要度(表 8–52)。

表8-52　孕产妇需求与分娩体验质量特性 HOQ

患者需求 第一层	第二层	第三层	出具检查报告就诊时间	紧急就诊时间	工作质量合格率	产检排队等候时间	各项检查项目来回跑的次数	导医指示牌及普及率	有效沟通时间	突发事件处置合格率	组织抢救时间	孕产妇归心理保健人数	分娩各阶段健宣教落实率	病情的告知率	患者满意度	重要度	本医院（近况水平）	A医院	B医院	计划质量	水平提高率	魅力值	绝对重要度	相对重要度
		化验报告、检查异常	5	3	1				5					5		5	3	4	4	4	1.33	1	6.65	0.054
	有提醒功能	发生紧急意外时能及时联系并就诊	5	5	5				3	5	3					5	4	5	4	5	1.25	1	6.25	0.051
安全		信息不完善有拦截功能；高危产妇与普通产妇有区分，增加提醒目标识 医院 APP，社区一起对接联动	5		3											5	4	3	4	5	1.25	1.5	9.375	0.076
		社区、医院、孕保系统三方联动对高危孕产妇有监管机制	3		5				3	1	3					5	3	2	2	4	1.33	1.5	9.975	0.081
效率	精准预约	预约时间段里准时产检				5	3								5	4	4	5	4	5	1.25	1	5	0.041

续　表

患者需求			质量特性													重要度	本医院(近况水平)	A医院	B医院	计划质量	水平提高率	魅力值	绝对重要度	相对重要度
第一层	第二层	第三层	出具检查报告时间	紧急就诊时间	工作质量合格率	产检排队等候时间	各项检查项目来回跑的次数	导医及指示牌普及的	有效沟通时间	突发事件处置合格率	组织抢救时间合格率	孕产妇心理护理健教人数	分娩各阶段的宣教落实率	病情告知率	患者满意度									
		产检下沉式不用到处跑付费、化验、B超			5		5								5	4	3	3	4	5	1.67	1.5	10.02	0.083
		有导医及清晰地指示牌					3	5								4	4	4	4	5	1.25	1	5	0.041
		增加及时的沟通的通信设备	5						5	5	3				3	4	3	4	3	4	1.33	1.2	6.384	0.052
	医务人员抢救配合度高	一键启动MDT迅速采取措施		5	5					5	5					5	3	3	2	5	1.67	1.5	12.525	0.102
		高危孕产妇的抢救预案及流程		5	5					5	5					5	3	3	2	5	1.67	1	8.35	0.068
	提供专业的心理疏导	缓解妊娠、分娩带来的压力及不良情绪										5	5		3	5	3	3	4	4	1.33	1.5	9.975	0.081
	提供全面的围产期指导	怀孕前、分娩、产后都有人指导										5	5	5	3	4	3	4	5	5	1.67	1.2	8.016	0.065

续　表

第一层	第二层	第三层	出具检查报告时间	紧急就诊时间	工作质量合格率	产检排队等候时间	各项检查项目来回跑的次数	导医指示牌回普及率	有效沟通时间	突发事件处置合格率	组织抢救时间	孕产妇心理保健师人数	分娩各阶段的宣教知晓率	病情的告知率落实率	患者满意度	重要度	本医院(近况水平)	A医院	B医院	计划质量	水平提高率	魅力值	绝对重要度	相对重要度
服务	满足合理需求	及时获取检查及病情的相关信息												5		5	3	4	3	4	1.33	1.2	7.98	0.065
		人院、出院、复查流程简单易操作													1	3	4	5	4	4	1	1	3	0.024
		有家人及专属医务人员陪伴												1	3	5	4	5	4	5	1.25	1.2	7.5	0.061
		记录分娩幸福瞬间												1	5	4	3	3	3	5	1.67	1	6.68	0.054
质量特性重要度			1.148	1.758	1.537	0.620	0.661	0.205	0.926	1.446	1.402	0.730	0.845	0.595	1.658									

关系矩阵　　5:强相关　3:中等相关　1:弱相关

3. **质量设计**　针对各项质量特性与竞争对手医院的数据进行比较分析,设定最适合本院水平的质量设计目标值。下表中对关键指标进行调查,对非关键指标采用五级打分制进行描述,最终设定质量特性设计目标值(表8-53)。

表8-53　孕产妇需求质量特性设计值

质量特性		质量特征重要度	医院A	医院B	本院水平	目标值	难度值	优化方向
有提醒功能	出具检查报告时间	1.148	3天以内	3天以内	3天以内	2天以内	6	B类改进
	紧急就诊时间	1.758	30分钟	35分钟	25分钟	<15分钟	4	A类改进
	工作质量合格率	1.537	65%	80%	75%	100%	9	A类改进
精准预约	产检排队等候时间	0.620	70分钟	65分钟	50分钟	35分钟	5	B类改进
	各项检查项目来回跑的次数	0.661	10	8	12	1	4	B类改进
	导医及指示牌普及率	0.205	100%	95%	95%	100%	4	维持
医务人员抢救配合度高	有效沟通时间	0.926	30分钟	35分钟	20分钟	10分钟	4	A类改进
	突发事件处置合格率	1.446	85%	95%	90%	98%	5	A类改进
	组织抢救时间	1.402	40分钟	20分钟	25分钟	<15分钟	7	A类改进
提供专业的心理疏导	孕产妇心理保健师人数	0.730	10	15	4	10	2	B类改进
提供全面的围产期指导	妊娠、分娩各阶段的宣教落实率	0.845	96%	90%	95%	100%	2	维持
满足合理需求	病情的告知率	0.595	90%	98%	95%	100%	5	维持
	患者满意度	1.658	95%	97%	93%	95%	4	B类改进

辅导员问与答

Q:如何进行重要度转换?

A:完成质量特性重要度的转换、质量特性竞争性评估、设定质量特性的设计值

根据需求与质量特性的相关关系,可以将需求权重转换为质量特性权重,通常用独立配点法。

独立配点法是将需求重要度直接与◎、O、△符号的数值相乘,再纵向合计的方法◎、○、△符号的数值相乘,再纵向合计的方法。一般用:◎:○:△=5:3:1,有时也用4:2:1或3:2:1等。

独立配点法的映射算法为:设 CIR_i 为第 i 个需求的重要度,R_{ij} 为第 i 个需求和第 j 个质量特性之间的关系符号所对应的数值(5、3、1),TIR_i 为第 j 个质量特性的重要度,则

$$TIR_i = \sum CIR_i, \, XR_{ij}, \, j = 1, \, 2, \, \cdots m$$

Q:如何进行质量特性竞争性评估?

A:与需求竞争性评估中对需求实施比较分析一样,对质量特性也必须进行比较分析通过试验、查阅有关文献等方式评估本组织与竞争对手的质量特性指标。质量特性的竞争性评估由 QCC 成员或内部专家实施,是对质量水平的评价。

Q:设定质量特性设计值?

A:这是质量设计中最复杂也是最关键的决策过程。根据从需求重要度变换得到的质量特性重要度,和对各质量特性的竞争对手现状的调查结果,以及本组织与竞争对手的比较情况,来设定质量特性设计值。

综合考虑质量特性重要度、质量特性竞争性评估结果、实施成本和可调配资源、实施难度与可行性、需求与质量特性的关系矩阵以及组织当前的优势和劣势,设定具体的质量特性设计值,使其成为具有魅力质量竞争力/亮点而所需达到的最低标准。本案例中对于紧急就诊时间这一质量特性在竞争对手 A、B 医院中进行调查走访,得出 A、B 医院的紧急就诊时间分别为30分钟和35分钟,本院的紧急就诊时间为25分钟,再结合攻坚点、查阅文献及行业标杆,结合医院自身能力,圈成员设定了目标值的。

4. 瓶颈分析 根据医院的实际情况, 圈组成员对质量特性按重要度与难度 (按 1–10 分评判) 进行整理分析 (图 8–15)。

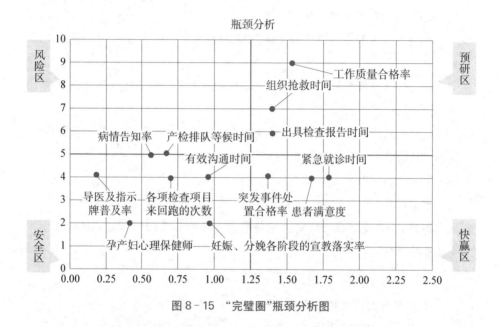

图 8–15 "完璧圈"瓶颈分析图

5. 提出创新方案 根据瓶颈分析图, 风险区的质量特性有: 产检排队时间、病情告知, 这 2 个质量特性通过完善信息沟通及流程改进来实现; 安全区的质量特性有: 各项检验来回跑时间; 导医及指示牌的普及; 孕产妇心理保健师; 妊娠、分娩各阶段的宣教; 有效沟通, 这 5 个质量特性通过应用互联网技术, 对医务人员进行培训; 小视频科普; 开通咨询 APP; 社区、医院及各科室沟通合作来实现各方面的需求; 快赢区的质量特性有: 突发时间处置率; 紧急就诊时间; 患者满意度, 这 3 个质量特性通过改进流程、增加 MDT 演练、完善信息系统来实现。综合以上, 提出了我们的方案: "鸟巢式"管理改善高危孕产妇围孕期安全。

品管小知识

构建创新方案注意事项

(1) 方案的建立不是一蹴而就, 需要圈组成员反复的商讨、推敲。

(2) 结合主题及瓶颈分析结果建立模型, 需涵盖所有本项目需要改进的内容及对策。

（3）使评委、观众能一目了然地了解创新方案的创新性、科学性、可行性。

（4）本案例中"鸟巢式"模型的构思是基于它的形态如同一个孕育生命的"巢"，寄托着对未来的希望，而孕产妇也是孕育新生命的，正好契合，各种实施的对策就如同搭建巢使用的树枝，稳固鸟巢的架构，筑起安全、温暖、孕育新生命的巢。

（四）质量优化与最佳选择

对攻坚点，用 FMEA 方法进行失效模式与效应分析，计算 RPN 值，确定控制措施（表 8 - 54、8 - 55）。

表 8 - 54　"完璧圈" FMEA 及控制措施

要求	流程	失效模式	失效原因	失效后果	严重度 S	发生率 0	可检测度 D	风险顺序系数 RPN	控制方法	项目负责人	严重度 S	发生率 0	可检测度	风险顺序
卡扣式	宣教培训	未参与培训	个人不重视	知识缺乏	7	6	2	84	制作宣传视频，折页，加大范围宣传	A	5	4	2	40
		上班时间冲突	排班不合理	知识缺乏，未能及时识别高危孕产妇	7	5	2	70	提前沟通，合理化分配时间；下社区进行点对点培训	B	5	2	2	20
	转诊流程	未能及时就诊	转诊信息不完善	无法及时获取高危孕产妇信息	9	6	2	108	转诊单对接；孕保系统转诊有记录、提醒	C	7	3	2	42
	定区域检查	挂号、排队等候时间长	病人不知晓	延误救治时间	9	8	4	288	分区合理，划分高危与普通孕产妇就诊区域	E	5	6	3	90
	录入信息	无法录入产检信息	大卡带走	产检时间不提醒	8	5	5	200	配备专人录入资料；有督察反馈机制	A	5	4	2	40

续　表

要求	流程	失效模式	失效原因	失效后果	严重度S	发生率0	可检测度D	风险顺序系数RPN	控制方法	项目负责人	严重度S	发生率0	可检测度	风险顺序
快速救治流程	一键启动产科安全事件	启动人员不知道启动安全事件电话号码	遇到机会少	延误抢救时机	10	2	1	20	增加演练频次	D	3	2	1	6
		启动人员说不清楚具体启动程序	流程不熟悉	延误抢救时机	10	3	1	30	增加演练频次	E	2	1	1	2
		各部门没有安排专职人员到现场	未排固定专职人员	未能及时到现场	10	5	1	50	涉及部门有专职排班	G	2	1	1	2
	抢救现场	抢救流程不完善	没有相应的制度	不能实现MDT诊疗模式下的"一人一策"诊治方案	10	8	3	240	流程再造;完善抢救会诊制度	F	7	3	3	63
		不熟悉抢救车内药品的分布及使用方法	平时使用的少	找不到药品	10	9	1	90	全院抢救车统一配置;定点放置	H	8	5	1	40
		不熟悉急救仪器及药品的使用	缺少操作	延误抢救时机	10	8	1	80	人人培训、考核、纳入奖惩	D	8	3	1	24
信息化诊疗	预申报	未申报	没有申报的系统	未能及时接收到病人信息	10	8	1	80	增加120预申报系统	G	5	2	1	10
	输血闭环	没有闭环系统	未闭环	延长输血时间,延误救治时机	10	6	1	60	开发输血闭环系统	E	4	1	1	4

续 表

要求	流程	失效模式	失效原因	失效后果	严重度S	发生率0	可检测度D	风险顺序系数RPN	控制方法	项目负责人	严重度S	发生率0	可检测度	风险顺序
孕保系统完善高危孕产妇信息		漏填、错填信息	没有专职人员填写	录入信息不及时	7	9	4	252	配备专人录入信息	C	5	2	1	10
			信息系统未有此项录入功能	不能及时与社区、产检医院及孕产妇对接	7	9	4	252	增加孕保系统的功能	H	5	2	1	10
与社区建立互动信息平台		未建立互动平台	没有专职人员	社区、产检医院及孕产妇不能及时对接	6	8	5	240	专岗管理	G	4	4	2	32
纳里医生线上就诊		医生不及时接诊	医生兼顾线下工作	孕产妇发生异常时不能及时求助	8	4	4	128	专职排班,"医-护-患"三方有效沟通	B	5	3	1	15

表 8-55 "完璧圈"创新方案最优组合表

创新方案		控制措施
卡扣式流程	下社区培训	制作宣传视频、折页,多渠道培训
	进行宣教筛查高危孕产妇	转诊单对接,孕保系统转诊有记录、提醒
	完善转诊流程	专设高危孕产妇门诊
	定区域检查	划分高危与普通孕产妇就诊区域
	专人录入信息	有督察反馈机制
快速救治流程	MDT 团队"一人一策诊疗模式"	增加演练频次
	多样化情景演练	涉及部门专职排班
	一键启动流程	全院抢救车统一配置、定点放置
	仪器、药品培训	
信息化诊疗	120 预申报系统	开发 120 预申报信息系统
	输血闭环系统	信息化输血闭环系统
	借助孕保系统完善信息;与社区对接,互联互通	质控办定岗管理
	纳里医生线上就诊	

辅导员问与答

Q:本案例为何要使用 FMEA 方法?

A:FMEA 是对提出的创新方案进行失效模式与失效后果的分析。FMEA 表格中的第一例是要求(也就是提出的创新方案),创新方案有哪些失效的模式(存在哪些问题)。例如,本案例中失效模式是漏报、错报信息,失效模式产生哪些后果,本案例中失效后果是录入信息不及时、不能及时与社区、产检医院对接,后果的高低就是严重度等级 S(注意同样的失效模式可能产生不同的失效后果),不同的后果严重度 S 也会不一样。发生率 O 是指失效原因发生的频次,可检测度 D 是针对发生的原因怎么去探测及发现,FMEA 在实际实施过程中,有 4 个参数作为结果评判标准,其中 3 个是:严重度 S(Severity)、发生率 O(Oecurrence)、可检测度 D(Detection),三者有各自相应的判定标准,根据工作之前设定的标准进行取值;评价结果根据风险顺序系数 RPN(RPN＝S×O×D)而定。注意:RPN 值≥100 时,必须要有改进的措施。严重度等级很难改变,除非该设计或者原始的架构,改流程,所以建议改变频率,降低发生率,提高可检测度能力,提出控制措施(注意:提出的控制措施要与接下去的方策拟定相关)。

(五) 质量传递与方策实现

根据 FMEA 分析结果,进一步明确措施并落实。

1. 对策一　院前卡扣式产检流程:制作宣传视频、折页,多渠道、多人群培训;下社区开展筛查干预,筛选高危人群;培养孕产妇心理保健师,并开展心理讲堂;转诊单对接,孕保系统转诊有记录、提醒分区合理,划分高危与普通孕产妇就诊区域;配备专人负责录入产检信息,两人监督机制。方策实施后高危孕产妇识别准确率提高 7.52％;干预建档率提高 11.11％。

2. 对策二　院中高危孕产妇快速救治流程:有完善的会诊制度,实现 MDT 诊疗模式下的"一人一策"诊治方案;增加演练频次,情景多样化模拟,团队协作配合;一键启动产科安全事件;掌握药品、仪器使用,抢救车统一配置,定点放置,人人培训考核,纳入奖惩。方策实施后组织抢救时效提高了

66.67%；紧急用血时间提高 72.52%。

3. 对策三 交互式信息化智慧诊疗：120 增加预申报系统；输血闭环模式及后勤保障；借助孕保系统平台完善高危孕产妇信息；与社区建立线上工作平台；医生线上看诊；互联网＋医院，提醒就医；专岗管理微信平台，保障"医-护-患"三方有效沟通。方策实施后上报完整率 17.64%；信息联动率提高 106%。

（六）效果确认

1. 有形成果 对比改善前后的数据，发现院前卡扣式的措施显著成效，高危孕产妇识别准确率提高 7.52%，干预建档率提高 11.11%；院中高危孕产妇快速救治流程的实施使组织抢救时效提高了 66.67%，紧急用血时间提高 72.52%，大大节约了患者的抢救时间；交互式信息化智慧诊疗模式有效落实，上报完整率 17.64%；信息联动率提高 106%，为临床工作提供了便捷，由此显示本期品管圈改善成效显著。

表 8 - 56 "完璧圈"改善前、后各阶段数据的比较

项目	资料来源	改善前调查日期	改善后调查日期	改善前数值	改善后数值
高危孕产妇识别准确率（％）	社区	2022 年 7 月 5 日—7 月 20 日	2022 年 7 月 21 日—8 月 30 日	93%	100%
干预建档率（％）	门诊	2022 年 7 月 5 日—7 月 20 日	2022 年 7 月 21 日—8 月 30 日	90%	100%
组织抢救时效	门诊	2022 年 7 月 5 日—7 月 20 日	2022 年 7 月 21 日—8 月 30 日	30	10
紧急用血时间	产房	2022 年 7 月 5 日—7 月 20 日	2022 年 7 月 21 日—8 月 30 日	91	25
上报完整率（％）	产房	2022 年 7 月 10 日—7 月 28 日	2022 年 7 月 21 日—8 月 30 日	85%	100%
信息联动率（％）	产房	2022 年 7 月 5 日—7 月 20 日	2022 年 7 月 21 日—8 月 30 日	48.5%	100%

（1）目标达成率与进步率

高危孕产妇识别准确率目标达成率 ＝（100－93）/（100－93）×100％ ＝ 100％

干预建档率目标达成率 ＝（100－90）/（100－90）×100％ ＝ 100％

组织抢救时间目标达成率 ＝（10－30）/（15－30）×100％ ＝ 133％

紧急用血时间目标达成率 ＝（25－91）/（30－91）×100％ ＝ 108.2％

上报完整目标达成率 ＝（100－85）/（100－85）×100％ ＝ 100％

信息联动目标达成率 ＝（100－48.50）/（100－48.50）×100％ ＝ 100％

高危孕产妇识别准确率进步率 ＝（100－93）/93×100％ ＝ 7.53％

干预建档率进步率 ＝（100－90）/90×100％ ＝ 11.11％

组织抢救时间进步率 ＝（10－30）/30×100％ ＝ 66.67％

紧急用血时间进步率 ＝（91－25）/91×100％ ＝ 72.52％

上报完整进步率 ＝（100－85）/85×100％ ＝ 17.64％

信息联动进步率 ＝（100－48.50）/48.50×100％ ＝ 106％

2. 无形成果　本次项目改进活动不仅为孕产妇提供简便、有效服务，提高孕产妇的满意度，为医院取得良好的口碑。对于项目成员本身也收获颇丰。项目实施前后团队比较（表8-57、图8-16）。

表8-57　"完璧圈"活动后团队成员能力提升表

编号	评价项目	活动前		活动后		活动成长	正/负向
		合计	平均	合计	平均		
1	团队精神	41	2.93	68	4.88	1.95	↑
2	解决问题能力	36	2.57	51	3.64	1.07	↑
3	积极性	30	2.14	55	3.93	1.79	↑
4	创造思考能力	38	2.71	58	4.14	1.43	↑
5	愉悦感	46	3.29	60	4.29	1	↑
6	责任感	42	3	64	4.57	1.57	↑

注：由项目组14人评分，每项最高5分，最低1分，总分70分。

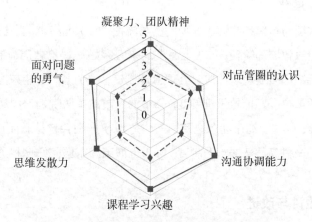

图 8-16　"完璧圈"品管圈后团队成员能力雷达图

注：◆—改善前；■—改善后。

3. 附加效益

（1）亚洲质量改进与创新案例大赛一等奖。

（2）浦东职工科技创新先进操作法三等奖。

（3）第九届全国品牌故事二等奖。

（4）全市新生儿复苏邀请赛"齐心协力"奖。

（5）第八届全国品牌故事二等奖。

（6）全国品管圈大赛三等奖。

（7）全国新生儿复苏邀请赛"蒸蒸日上"奖。

（8）上海市围产危重症急救优胜奖。

（9）科普视频三项，获院级一、二等奖。

（10）区级、校级课题三项。

（11）"开心嘟嘟皮"微信公众号后台粉丝 6 000＋，累计发布科普文章、视频 200 余篇。微信公众号近 1 年发表原创专业相关科普文章 44 篇。

（12）7 项专利：一种防滑保暖脚套；一种可视计量产褥垫；一种新型积血盘；可调节的宫颈扩张器；一种胎心监护孕妇专用孕妇裙；一种防滑易穿脱手套，一种改良新生儿吸痰器。其中，一项专利"一种防滑保暖脚套"获得了转化，应用于临床，得到患者的一致好评。

（13）在国内外杂志上发表了多篇论文。

（七）标准化

通过本次活动新增和修订了 8 项制度与流程：（1）上海市浦东医院妇产科危重孕产妇转运急救流程管理；（2）上海市浦东医院妇产科抢救用血制度；（3）上海市浦东医院妇产科突发事件应急处理管理制度；（4）上海市浦东医院妇产科节休日和夜间危重孕产妇抢救值班制度；（5）上海市浦东医院妇产科医疗质量管理自我评估制度；（6）上海市浦东医院妇产科危重孕产妇会诊抢救制度；（7）上海市浦东医院妇产科高危妊娠管理制度；（8）上海市浦东医院妇产科危重孕产妇评审制度。

（八）检讨与改进

1. 检讨与改进　本次活动中，圈员齐心协力，充分发挥自身才智，实施了一系列对策，大大提高了产妇的满意度。自身能力也得到了提高，解决问题的能力得到了提升。

小组将针对此次活动中发现的问题，进行持续质量改进。

（1）本次活动中，家属对高危情况不了解，参与高危孕产妇的培训及护理时接受度较低，今后可在孕妇学校或助产士门诊加强宣传频次。

（2）在宣教过程中使用诸多的医学术语，孕妇及家属理解困难，今后可使用通俗易懂的语言来表述，多拍摄一些贴近生活的宣传视频。

2. 效果维持追踪　该项目结题后，继续监测 1～2 个月，改善后各项指标一直维持在目标值以下，可见本期品管圈活动效果维持良好，持续改进。

三、院长点评

（一）案例总评

该课题为 QFD 创新型品管圈。该小组分析了该院 2021 年 1 月—2021 年 12 月重点孕妇有 1 775 人，占正常孕产妇 78.71%，未建卡有 52 人；产检不全有 220 人，新生儿死亡 2 例；死胎 1 例，均未做过任何产检。同时在筛查中发现的异常孕产妇社区与产检医院之间信息互通不完善。管理者往往只关注院内流程，未形成全流程的管理，前期关卡管理欠缺，小组成员按照 QFD 创新型品管圈八大步骤，深度挖掘高危孕产妇及相关方的需求，对需求进行情景化和层次化，转化为可测量的质量特性，运用质量屋（HOQ）工具进行质量设计，系统地导出一种具有魅力质量亮点的"鸟巢式"管理模型，改善了高危孕产妇的围孕期安全，且后续效果巩固良好，可见本次改善活动有明显成效。

（二）过程讲评

1. **活动特征** 该课题为 QFD 创新型品管圈，小组围绕孕产妇围孕期安全，结合医院实际和管理中欠缺，确定了需要改善高危孕产妇的围孕期安全，必须创新性地改进服务流程，提出了"基于 QFD 的"鸟巢式"管理改善高危孕产妇围孕期安全"作为本次改善主题，选题理由充分，主题释义清楚，衡量指标明确。

2. **计划性** 制订活动计划表，根据时间节点有序开展改善活动，运用现场访谈、问卷调查等方法收集到孕产妇及相关方的需求 80 条，圈组成员将相关方需求中相似的需求合并后总结为 20 条。

圈组成员将收集到的需求情景化和层次化，进一步检查需求的完整性，防止需求遗漏，使用李克特法对需求进行重要度评判和排序，然后进行质量水平提升分析，我们对本院和竞争医院进行了需求满意度的评价，并在充分文献检索的基础上确定了计划质量水平和水平提高率。

3. **KANO 分类** 基本质量需求：化验、报告检查异常时提醒，发生紧急事件时能及时联系并就诊，记录分娩时刻幸福瞬间，预约时间段里准时产检，有导医及清晰地指示牌，高危孕产妇抢救预案及流程，入院、出院、复查流程简单。

一维质量需求：增加及时沟通的通讯设备，怀孕前、分娩、产后有专人指导，及时获取检查及病情的相关信息，有家人及专属医务人员陪伴。

魅力质量需求：社区、医院、孕保系统三方联动，对高危孕产妇监管，产检下沉社区服务，一键启动 MDT 团队，缓解妊娠、分娩的压力及不良情绪，高危孕产妇与普通产妇有区分，增加醒目标识。

4. **HOQ 的构建** QFD 创新型品管圈按照 PDCA 循环分为 8 个步骤。其中，主题选定、质量规划与课题明确化、质量设计与方策拟定、质量优化与最佳选择等 4 个步骤为计划（Plan）阶段。在此阶段，需要构建第一个质量屋（HOQ1）：需求与质量特性 HOQ。HOQ 是建立 QFD 系统的基础工具，是 QFD 方法的精髓。QFD 的核心内容是需求转换，H0Q 是一种直观的矩阵框架表达形式，它提供了在产品开发中具体实现这种需求转换的工具。HOQ 的左墙是患者需求及其重要度（权重），是质量屋的"什么"，天花板是技术需求（产品特征或工程措施），是质量屋的"如何"，房间表示顾客需求和技术需求之间的关系，屋顶表明各项技术需求（产品特征或工程措施）间的相互关系；右墙表示竞争性或可行性分析比较，是市场竞争性评估，从顾客的角度评估产品在市场的竞争力；地下室表示技术成本评价，包括技术需求重要度、目标值的确定和技术竞争性评估等，用来确定应优先配置的项目。

本圈组将收集的高危孕产妇及相关方的 20 条需求及其重要度（权重）转换成 13 个质量特性，包括出具检查报告时间、紧急就诊时间、工作质量合格率、产检排队时间、各项检查项目来回跑的次数、导医及指示牌普及率、有效沟通时间、突发事件处置合格率、组织抢救时间、孕产妇心理保健师人数、妊娠、分娩各阶段的宣教落实率、病情的告知率、患者满意度。

（三）实践力及活动成果

将 13 条质量特性通过瓶颈分析，提出创新方案"鸟巢式"管理模型：①院前卡扣式产检流程；②院中高危孕产妇快速救治流程；③交互式信息化智慧诊疗。

针对创新方案，用 FMEA 方法进行失效模式与效应分析，计算 RPN 值，确定控制措施，进行质量优化和最佳选择，最后对方案进行分解、对策的具体制订和实施：

一是院前卡扣式产检流程制作宣传视频、折页，多渠道、多人群培训；下社区开展筛查干预，筛选高危人群；培养孕产妇心理保健师，并开展心理讲堂；转诊单对接，孕保系统转诊有记录、提醒；分区合理，划分高危与普通孕产妇就诊区域；配备专人负责录入产检信息，两人监督机制。

二是院中高危孕产妇快速救治流程：有完善的会诊制度，实现 MDT 诊疗模式下的"一人一策"诊治方案；增加演练频次，情景多样化模拟，团队协作配合；一键启动产科安全事件；掌握药品、仪器使用，抢救车统一配置，定点放置，人人培训考核，纳入奖惩。

三是交互式信息化智慧诊疗：120 增加预申报系统；输血闭环模式及后勤保障；借助孕保系统平台完善高危孕产妇信息；与社区建立线上工作平台；医生线上看诊；互联网＋医院，提醒就医；专岗管理微信平台，保障"医-护-患"三方有效沟通。

通过 3 项对策的实施，高危孕产妇识别准确率由 93％提升至 100％，干预建档率率有；90％上升至 100％；组织抢救时间有 30 分钟下降至 10 分钟；紧急用血时间由 91 分钟下降至 25 分钟；上报完整率由 85％提升至 100％；信息联动率由 48.50％提升至 100％；均达到目标值。

将有效的措施进行固化、推广，巩固改善成果，新增和修订了 8 项制度和流程："上海市浦东医院妇产科危重孕产妇转运急救流程管理""上海市浦东医院妇产科抢救用血制度""上海市浦东医院妇产科突发事件应急处理管理制度""上海市浦东医院妇产科节休日和夜间危重孕产妇抢救值班制度""上海市浦东医院妇产科医疗质量管理自我评估制度""上海市浦东医院妇产科危重孕产妇会诊抢救制度""上海市浦东医院妇产科高危妊娠管理制度""上海市浦东医院妇产科危重孕产妇评审制度"。并将制度落实在日常工作中，数据持续监测在目标值内。

（四）案例特点与改进机会

1. **主要特点**　本课题以高危孕产妇前期关卡的缺陷为切入点，理由充分，活动步骤完整，逻辑清晰，小组通过现况调查找到主要症结，针对症结分析原因，提出创新方案。按照 QFD 的步骤结合 FMEA 工具，围绕总目标，展开方策的拟定和实施，对高危孕产妇的管理取得了良好的成效。

2. **改进机会**

（1）在现况调查中，因涉及到多部门多人群：社区、妇保所、医院、孕妇、家属、医务人员等，采集的难度较大，花费的时间、精力多，后续再开展应有详细的计划，减少过多不必要的环节。

（2）在方策拟定及实施环节，有涉及到信息的改进，但在圈成员中未纳入信息科的人员，造成沟通及实施中的不顺利。今后在开展品管圈前要慎重考虑圈成员的纳入。

（3）工具使用的局限性，本课题采用的是 QFD 结合 FMEA，后期可以多尝试多种不同工具的结合，打破思维常规，碰撞出新的火花。

（辅导员：曾艺鹏、潘秀红；编写：王佳；圈组成员：祝立群、胡花、朱建龙、陈丽、周亚红）

案例 21　1～2 期社区压力性损伤患者云照护模式的构建

圈　名：安馨圈

奖　项：第十届全国品管圈大赛三等奖

圈名意义：花儿的绽放离不开雨露的滋润,希望通过我们所有白衣天使的努力,给患者带来安全、温馨的感受,保障患者的生命安全。

圈徽意义：同心圆—代表以绿色为基调的浦东医院；双手—浦东医院所有白衣天使的双手；爱心—由两个人组成,一个代表医护人员,另一个代表患者,两者双手相牵,紧密相连。

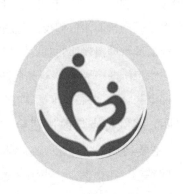

图 8-17　"安馨圈"圈徽

表 8-58　安馨圈活动登记表

课题名称:1—2 期社区压力性损伤患者云照护模式的构建	
圈名: 安馨圈	成立日期: 2021 年 9 月
成员人数: 15	从事本专业平均年限: 9 年
圈长: A	辅导员: B

续 表

职务	姓名	职称	资历	学历	分工
圈长	A	主任护师	34 年	本科	指导与协调
圈员	C	副主任护师	12 年	本科	指导与协调
	D	副主任护师	33 年	本科	指导与协调
	E	主管护师	4 年	硕士	社区协调
	F	主管护师	4 年	硕士	组织培训
	G	护师	2 年	本科	需求提取
	H	副主任护师	12 年	本科	组织培训
	I	主管护师	5 年	本科	需求提取
	J	主管护师	6 年	本科	组织会议、整理资料
	K	主管护师	5 年	本科	数据收集
	L	主管护师	2 年	本科	数据收集
	M	主管护师	2 年	本科	资料整理
	N	主管护师	5 年	本科	实施培训
	O	护师	4 年	本科	实施培训、会议记录
	P	主管护师	5 年	本科	实施培训

活动期间：2021 年 9 月—2022 年 9 月

一、圈长心得

"安馨圈"的圈员大多为我院培养的伤口治疗师，活跃在院内外伤口疗护的各个岗位。在平时工作遇到问题时，曾使用问题解决型品管圈工具进行改善，在解决问题的同时，也培养了圈员们质量持续改进的意识和思维。

问题总是随着日常工作的开展不断涌现，我们渐渐发现，工作中的问题时常是个性化的、多维的、涉及多部门多科室的，如仅仅借助单一的质量工具，存在一定的局限性，未必能得到预期的改善结果。例如，"新冠"疫情的流行，阻碍了伤口患者来院诊疗的脚步，碍于卧床患者核酸检测不便等原因，伤口师在工作中发现有不少家属只能通过向我们展现伤口照片的方式来配取所需药物，返家后自行进行操作。

我们不禁思考，患者家属展示的伤口照片是否会有失真的情况影响伤口师的判断；家属的口头描述是否全面；患者或家属如此往复奔波，是否无形之中也是他们沉重负担的一部分；家属给予患者实施的换药是不是符合基本的要求，能达到预期的效果……

在国家发力提倡和推广"互联网＋"照护服务的现今，互联网医院建立使得患者（尤其是免疫力低下的老年患者）不必前往人员聚集的医院、社区卫生服务中心等场所，减少不必要的交叉感染风险，提倡合理利用有限的医疗卫生资源，尽可能为患者带来方便。

我院伤口造口康复中心建立至今，通过专病专科项目建设，完成硬、软件全面升级，每年接诊院内、外各类伤口患者逾 3 万人次。中心的宗旨是始终提供让患者满意的护理服务。

因此，在本次 QFD 创新型品管圈活动中，从需求入手，把外部需求与内部质量关联起来，把来自患者、照护者的外部需求转化为内部业务改进点，规划、打造一套让患者满意的方案。

二、案例实操辅导

（一）主题选定

1. 主题评价　针对社区 1～2 期压力性损伤患者的照护过程中存在的问题，本圈圈员确定，结合目前的现状，为该类患者解决就诊难题是现在最迫切的。围绕该类患者的护理模式展开头脑风暴，提出了 14 个候选主题，运用权重评价法，选中得分最高的"1～2 期社区压力性损伤患者云照护模式的构建"为本次活动主题。以评价法进行主题评价，共 13 位圈员参与选题过程，票选分数：5 分最高、3 分普通、1 分最低，分数最高者为本次活动主题。

2. 定义

（1）云照护模式：指通过互联网为网民提供医疗照护服务的一种模式。其依托"互联网医院"平台，采用线上问诊、开药、线下药物配送的方法，克服患者来院就诊问题，既能实现门诊、住院、检查、体检的预约服务，又能实现定制的健康管理和咨询。适用人群为病情稳定、长期用药治疗的慢病患者。

（2）1～2 期压力性损伤：压力性损伤是社区居家长期卧床患者最常见的并

发症之一，指发生在皮肤/潜在皮下软组织的局限性损伤，常发生在骨隆突处/皮肤与医疗设备接触处。1 期患者患处指压不变白，皮肤仍完整；2 期患者患处皮肤缺失或者是部分真皮损失。经治疗护理得当，预后良好。

3. QC-STORY 判定　如表 8-59、8-60 所示。

表 8-59　"安馨圈"QC STORY 判定表（1）

创新型问题	关系程度		解析型问题
以前未曾有过经验，欲顺利完成首次面临的工作（新规业务的应对）	43	28	欲解决原来已在实施的工作中的问题
欲大幅度打破现状（现况突破）	60	52	欲维持、提升现况水平
欲挑战魅力质量、魅力水平（魅力质量的创造）	58	40	欲确保当然质量、当然水平
欲提前应对可预见的课题	47	45	欲防止再发生已出现的问题
通过方案、想法的追究与实施可达成目标	63	16	通过探究问题的原因并消除原因，可获得问题的解决方法
判断结果	合计分数		判断结果
√	228	153	×

表 8-60　"安馨圈"QC STORY 判定表（2）

QFD 创新型	关系程度		课题研究型
目标：提升满意度、系统化创新（新模式、新服务）打造魅力质量亮点	49	59	目标：开拓新业务、突破现状打造魅力质量
问题：主要聚焦创新和满意问题（如满意度提升，新服务，新方案设计，考虑多因素影响的改进问题，考虑改进创新的系统性、科学性提升等）涉及部门和辐射范围与创新和满意问题相关	54	42	问题：问题难度大、涉及部门多、辐射范围广
工具：QFD 及其与 AHP、TRIZ、FMEA 等方法的集成	45	56	工具：PDCA、QC 手法
顾客（患者）导向：用 HOQ 系统地将外部需求转化为内部业务改进点，并给出价值排序；关联性更强，并提出内部改进创新的科学依据	64	45	顾客（患者）导向：内部改进点与外部顾客（患者）需求有关联

续 表

QFD 创新型	关系程度		课题研究型
魅力质量打造：量化魅力质量值并嵌入 QFD 质量规划，提供具体定量化的魅力质量/创新点打造方法	60	32	魅力质量打造：以魅力质量的创造为目标，但具体方法不明确
方案优化：运用 HOQ 工具进行质量设计，系统地导出一种具有魅力质量亮点的新方案，并从风险、冲突等多角度对这种方案的内部参数进行组合优化	56	40	方案优化：用方策拟订评价表制订多个方案，用最适合方策探究表优选出一个
障碍消除：借助由行业外数百万项专利提炼的 TRIZ 创新规律和发明原理，推导出矛盾冲突解决策略，不需要经验也能有科学依据导出最佳方案	45	33	障碍消除：应用 PDPC 法进行障碍和副作用判定，制订消除障碍的措施
判断结果	合计分数		判断结果
√	373	307	×

注：关系程度三段评价为大＝5分，中＝3分，小＝1分；2.圈员15人，实到13人，各自评价给分并合计后确定。根据 QC STORY(1、2)判定本次活动主题为 QFD 创新型品管圈。

4. QFD 构建模式 如图 8-18 所示。

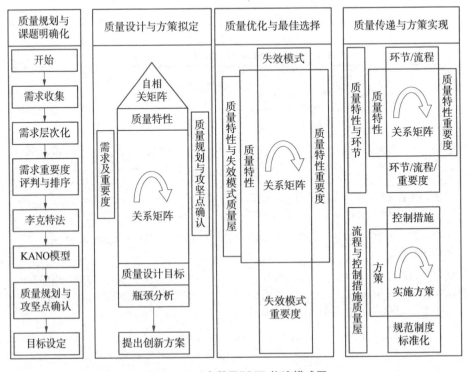

图 8-18 "安馨圈"QFD 构建模式图

5. **活动计划拟定** 主题确定后，明确活动步骤、确定日程、各步骤分工及责任人，所有计划均如期完成。

（二）质量规划与课题明确化

1. **需求挖掘** 圈组通过对 24 位相关人士进行现场访谈，其中 12 位为伤口治疗相关的医护人员、6 位患者、6 位患者照护者，收集到各类需求 64 条，圈组成员将相关方需求中相似的需求合并后总结为 13 条，如表 8-61 所示。

表 8-61 "安馨圈"服务质量需求表

序号	服务质量需求	序号	服务质量需求
1	掌握处理伤口的知识	8	得到亲友的陪伴
2	掌握处理伤口的技能	9	能随时向医护人员咨询问题
3	掌握未发生时的预防方法	10	能和家里有相同疾病的人商量和讨论
4	伤口治疗师能上门指导	11	看诊便利
5	资料方便获得	12	有送药上门服务
6	家里有固定的人照顾患者	13	得到医护亲自指导
7	照护人有责任心		

2. **需求情景分析** 将收集的需求规范化，经圈组讨论，删除了与本课题研究范围不相符的需求，对收集需求的具体情景进行分析，整理后的需求更具体，便于讨论需求时更有针对性（表 8-62）。

表 8-62 "安馨圈"需求情景分析表

客户	情景分析	需求
社区 1~2 期压力性损伤患者	知识和操作	掌握处理伤口的知识
		掌握处理伤口的技能
		掌握未发生时的预防方法
	居家照顾	伤口治疗师能上门指导
		家里有固定的人照顾患者
		照护人有责任心
		得到亲友的陪伴
		有送药上门服务

客户	情景分析	需求
	患者就诊	看诊便利
		得到医护亲自指导
	获取帮助	能随时向医护人员咨询问题
		资料方便获得
		能和家里有相同疾病的人商量和讨论

3. **需求层次化**　通过圈员的头脑风暴，整理出第一层3条，第二层5条，第三层13条（表8-63）。

表8-63　"安馨圈"需求层次化表

第一层	第二层	第三层
专业内容	压力性损伤的处置	掌握处理伤口的知识
		掌握处理伤口的技能
		掌握未发生时的预防方法
	健康教育	伤口治疗师能上门服务
		资料方便获得
人文照护	照护者/患者依从性	家里有固定的人照顾患者
		照护人有责任心
		得到亲友的陪伴
	沟通	能随时向医护人员咨询问题
		能和家里有相同疾病的人商量和讨论
医疗资源	社区/上级医院医疗资源的获取	看诊便利
		有送药上门服务
		得到医护亲自指导

辅导员问与答

Q：课题研究型和QFD创新型品管圈有什么区别？

A：差异体现在：①课题研究型拟方策方法较灵活，容易实施，但是路径没有特别明确。②QFD创新将方策区分。第1步,制订方案,通过QFD将需求分解为可执行的细化质量特性(业务指标);第2步,根据业务指标进一步向下轮转换,如分解为医疗环节的流程或设计要素;第3步,根据流程或者设计要素拟定策略,每一层之间开展管理决策评审,杜绝无用功。

Q:如何在需求收集阶段开展有效的访谈?

A:QFD创新型品管圈在医疗行业的实际运用中,由于医患视角的偏差,很多时候我们很难把握患者真正的需求,因此,通过相关方的访谈,我们更容易收集到从患者/相关人员的视角出发,如何真正提高满意度的相关资料。在开始访谈前,需经由圈员开展文献查阅、现况调研、小组讨论等方式确定访谈提纲;访谈过程中,由圈员把控访谈主题及方向,保持客观、中立的态度,收集资料时采用追问、反问、确认等技术,避免进行引导性提问及暗示;根据访谈对象的回答情况,灵活掌握访谈问题的顺序和时间。访谈对象当时的表情、动作等非语言行为及研究者当时的想法均被记录在访谈资料中,资料的收集尽可能全面,以便于后续对需求内容进行提取和分析。

Q:经过多方努力,收集的需求仍不太充分时该怎么办?

A:需求收集的方法主要有现场访谈、问卷、满意度调研,研究分析投诉案件等,在充分使用了各种方法后,如收集的需求仍不充分,可使用情景法将各个碎片需求串联,依次分析每一个场景中是否仍有欠缺的环节;每一个环节中,是否仍有欠缺的部分,把信息补充完整,从而成为完整的工作场景,再从中挖掘可能存在的需求点。

4. **需求重要度判定与排序** 圈员选用李克特法进行重要度判定,通过对需求重要度评估进行需求筛选,得出质量需求的重要度,如表8-64、图8-19所示。

表8-64 "安馨圈"需求重要度判定表

需求		重要度
专业内容 压力性损伤的处置	掌握处理伤口的知识	4
	掌握处理伤口的技能	5
	掌握未发生时的预防方法	5

续　表

	需求		重要度
	健康教育	伤口治疗师能上门指导	4
		资料方便获得	5
人文照护	照护者/患者依从性	家里有固定的人照顾患者	3
		照护人有责任心	3
		得到亲友的陪伴	4
	沟通	能随时向医护人员咨询问题	5
		能和家里有相同疾病的人商量和讨论	3
医疗资源	社区/上级医院医疗资源的获取	看诊便利	5
		有送药上门服务	4
		得到医护亲自指导	4

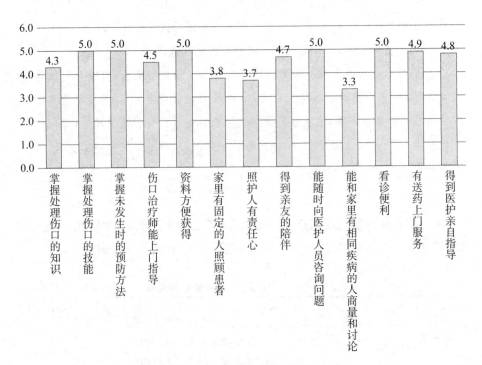

图 8-19　需求重要度排序图

5. **质量水平提升分析**　圈组选择两家有代表性的医院（A为专科医院，B为综合性医院）进行对比，通过对医院的走访和问卷调查，设定了本课题要达成的目标水平，并计算水平提高率（表8-65）。

表8-65　"安馨圈"质量水平提升分析表

需求			重要度	本院水平	A院水平	B院水平	目标水平	水平提高率
专业内容	压力性损伤的处置	掌握处理伤口的知识	4	4	5	4	4	1.00
		掌握处理伤口的技能	5	4	5	4	5	1.00
		掌握未发生时的预防方法	5	4	5	4	5	1.00
	健康教育	伤口治疗师能上门指导	4	4	5	4	5	1.25
		资料方便获得	3	4	5	5	4	1.33
人文照护	照护者/患者依从性	家里有固定的人照顾患者	3	5	5	5	3	1.00
		照护人有责任心	3	5	4	4	4	1.33
		得到亲友的陪伴	4	4	3	4	4	1.00
	沟通	能随时向医护人员咨询问题	3	4	5	5	5	1.67
		能和家里有相同疾病的人商量和讨论	3	3	4	3	4	1.33
医疗资源	社区/上级医院医疗资源的获取	看诊便利	5	4	4	5	5	1.00
		有送药上门服务	4	3	4	4	4	1.00
		得到医护亲自指导	4	3	4	4	4	1.00

6. **魅力质量创新点识别**　通过内部评审结合问卷调查，得出KANO模型的质量需求分类，其中基本质量需求4项，一维质量需求6项，魅力质量需求3项，如表8-66所示。

表 8-66 "安馨圈"魅力质量创新点识别表

KANO 模型分类	需求
基本质量需求	掌握处理伤口的知识
	掌握处理伤口的技能
	掌握未发生时的预防方法
	照护人有责任心
一维质量需求	资料方便获得
	家里有固定的人照顾患者
	得到亲友的陪伴
	能和家里有相同疾病的人商量和讨论
	得到医护亲自指导
	看诊便利
魅力质量需求	伤口治疗师上门指导
	一键送药上门
	能随时向医护人员咨询问题

辅导员问与答

Q:QFD 与 KANO 模型结合运用有什么意义?

A:KANO 模型根据产品或服务特性对顾客需求的满足程度,分为基本质量、魅力型质量、一维质量等质量特性,能使质量与满意水平的提高定量化。其与 QFD 结合用于确定重要度。对于服务感知质量如何影响顾客满意度,存在很多影响因素,有研究发现,质量是顾客满意的一个关键指标。质量是一种获取运营效率,改进运营绩效的战略工具;服务感知质量是服务质量在服务接受者中的映射,代表了服务接受者对所接受服务的一种感受。KANO 模型被用于通过识别顾客满意的关键点,来解决成本最小化下的质量提高最大化优化问题,使用 KANO 模型能定量识别患者质量需求中通过改进能够最大化提高患者满意度的项目。

7. 质量规划与攻坚点确定

通过重要度、水平提高率、魅力质量的确定（魅力质量赋值为1.5、一维质量赋值为1.2、基本质量赋值为1.0），计算出绝对权重：绝对权重＝重要度×水平提高率×魅力质量；相对权重：将绝对权重求和，各项目所占的百分比就是需求的相对权重。将需求相对权重进行排序（表8-67），结合实际情况，选择相对权重较高的作为攻坚点，从1～2期社区压力性损伤患者及其照护者的角度提出三大攻坚点：①伤口治疗师能上门服务；②能随时向医护人员咨询问题；③能得到医护亲自指导。

表8-67 "安馨圈"需求相对权重及排序

需求	重要度	水平提高率	魅力质值	绝对权重	相对权重	排序
掌握处理伤口的知识	4	1.00	1.0	4.00	5.93%	11
掌握处理伤口的技能	5	1.00	1.0	5.00	7.41%	6
掌握未发生时的预防方法	5	1.00	1.0	5.00	7.41%	6
伤口治疗师能上门服务	4	1.25	1.5	7.50	11.11%	1
资料方便获得	3	1.33	1.2	4.80	7.11%	8
家里有固定的人照顾患者	3	1.00	1.2	3.60	5.33%	13
照护人有责任心	3	1.33	1.0	4.00	5.93%	11
得到亲友的陪伴	4	1.00	1.2	4.80	7.11%	8
能随时向医护人员咨询问题	3	1.67	1.2	6.00	8.89%	2
能和家里有相同疾病的人商量和讨论	3	1.33	1.2	4.80	7.11%	8
看诊便利	5	1.00	1.2	6.00	8.89%	2
能送药上门	4	1.00	1.5	6.00	8.89%	2
得到医护亲自指导	4	1.00	1.5	6.00	8.89%	2

8. 目标设定 设定理由如下（表8-68）。

（1）压力性损伤照护知识掌握率：根据行业平均水平及文献设定目标值为＞75%。

（2）压力性损伤照护技能掌握率：根据行业平均水平及文献设定目标值为>80%。

（3）照护人依从率：应用依从性量表评分，根据其他医院水平设定目标值为>80%。

（4）医联体线下转介患者数：通过对本院过去3年的数据回顾设定目标值为同比降低20%。

（5）伤口治疗师在线服务满意率：根据问卷调查和本院实际情况及可行性，设定目标值为>80分。

表8-68　"安馨圈"目标值设定表

攻坚点	指标	目标
压力性损伤的处置能力	压力性损伤照护知识掌握率	>75%
	压力性损伤照护技能掌握率	>80%
健康教育	照护人依从率	>80%
服务特色	医联体线下转介患者数	同比降低20%
	伤口治疗师在线服务满意率	>80分

（三）质量设计与方策拟定

1. **质量特性展开**　为了将外部需求转化成内部业务要素，圈组成员首先针对患者服务质量需求的每一项进行抽取与转化。使用质量特征转换表，列清患者质量需求中抽出的质量特征（表8-69）。

2. **需求与质量特性关系评估**　构建患者需求——质量特性HOQ，质量屋的左墙列出了患者需求的各项指标，天花板列出了各项需求对应的质量特性。圈组成员对每一项患者需求与质量特性之间的关系打分，5分代表强相关关系，即改善某个质量特性与满足其对应的患者质量需求强相关；3分代表中等相关关系，即改善某个质量特性与满足其对应的患者质量需求中等相关；1分代表弱相关关系，即改善某个质量特性与满足其对应的患者质量需求弱相关。采用独立配点法进行重要度转换，将质量需求重要度转换为质量特性重要度（表8-70）。

表 8-69 "安馨圈"质量特性展开

患者质量需求			质量特征		
第一层	第二层	第三层	第三层	第二层	第一层
专业内容	压力性损伤的处置	掌握处理伤口的知识	压力性损伤照护知识掌握率	知识和操作	专业技能
		掌握处理伤口的技能	压力性损伤照护技能掌握率		
		掌握未发生时的预防方法	压力性损伤预防方法知晓率		
	健康教育	护士能上门服务	上门访视数	居家照顾	健康教育
		资料方便获得	疾病资料获取渠道数		
人文照护	照护者/患者依从性	家里有固定的人照顾患者	固定陪护数		
		照护人有责任心	照护人依从率		
		得到亲友的陪伴	亲友陪伴时数		
	沟通	能随时向医护人员咨询问题	伤口治疗师在线服务满意率	获取帮助	
		能和家里有相同疾病的人商量和讨论	病友联谊活动参与率		
医疗资源	社区/上级医院医疗资源的获取	看诊便利	医联体转介患者数	患者就诊	服务特色
		能送药上门	送药上门率		
		在附近社区医院也能得到和大医院专家一样的指导	伤口治疗师在线服务满意率		

表8-70　"安馨圈"质量需求与质量特性 HOQ

患者需求 第一层	第二层	第三层	压力性损伤照护知识掌握率	压力性损伤预防技能掌握率	上门访视数	疾病资料获取渠道数	固定照护陪护人数	照护人依从率	亲友陪伴时率	伤口治疗师在线服务满意率	病友联谊活动参与率	医联体介入者数	上门指导与患者初次数	伤口治疗师服务满意率	重要度	本医院(近况水平)	A医院水平	B医院质量	计划质量	水平提高率	魅力值	绝对重要度	相对重要度
		各项护理措施落实到位	5												5	4	5	4	5	1.00	1.2	6.00	6.09%
		得到饮食指导			5										4	4	5	4	4	1.00	1.5	6.00	6.09%
		掌握翻身的方法及卧位的选择				5	5								5	4	5	4	4	0.80	1.0	4.00	4.06%
专业内容	压力性损伤相关知识、技能运用熟练	伤口处理知识、技能储备				5	5	3							5	4	5	4	5	1.00	1.2	6.00	6.09%
		知晓压力性损伤预防方法				5	5	5							5	4	5	5	5	1.00	1.2	6.00	6.09%
		根据情况选择使用新型敷料处理伤口	5			3	1	3	3						4	5	5	5	5	1.25	1.2	6.00	6.09%
		拒绝相信偏方	3			3			5						5	5	5	4	5	1.00	1.5	7.50	7.61%
		对于自己的护理不盲目自信				5				5					4	5	3	5	4	1.00	1.0	4.00	4.06%

续　表

第一层	第二层	第三层	压力性损伤照护知识掌握率	压力性损伤照护技能掌握率	上门访视次数	伤损伤预防方法知晓率	疾病资料获取渠道数	固定照护人数	亲护陪伴时数	伤口治疗师在线服务满意率	病友联谊活动参与率	医联体转介患者数	上门指导与随访次数	伤口治疗师服务满意率	重要度	本医院（近况水平）	A医院	B医院	计划质量	水平提高率	魅力值	绝对重要度	相对重要度
	健康教育形式多样化	护士能定期上门指导、访视			3					3			5		3	3	5	5	5	1.67	1.0	5.00	5.08%
		得到面对面的健康教育								5	3		3		4	4	4	5	5	1.25	1.0	5.00	5.08%
		得到社区发放纸质版宣传资料								3	3	3			5	5	3	4	4	0.80	1.0	4.00	4.06%
人文照护	照护者主观意识	主观上不重视压力性损伤的处理	3												5	5	5	4	4	0.80	1.5	6.00	6.09%
	护患沟通有效	照护者人员保持相对固定													4	4	4	4	5	1.25	1.2	6.00	6.09%
		照护者具有责任心													4	4	4	4	4	1.00	1.5	6.00	6.09%

（说明：患者需求分为第一层、第二层、第三层；质量特性包括专业技能、健康教育、服务特色；并列竞争性评估、计划目标、权重等项目。）

续　表

患者需求 第一层	第二层	第三层	质量特性 — 专业技能 压力性损伤照护知识掌握率	压力性损伤照护技能掌握率	上门访视数	健康教育 疾病资料获取渠道数	固定照护人依数	照护人依从率	服务特色 伤口治疗师在线陪伴服务满意率	病友联谊活动参与率	医联体转介患者数	上门指导与转诊次数	伤口治疗师服务满意率	重要度	竞争性评估 本医院(近况水平)	A医院	B医院	计划目标 计划质量	水平提高率	魅力值	权重 绝对重要度	相对重要度
医疗资源	社区/上级医院医疗资源便利可及	患者配合操作	5											4	5	5	5	5	1.25	1.2	6.00	6.09%
		与护士能有效沟通										1		4	4	5	5	3	0.75	1.0	3.00	3.05%
		前往医院配药便利						1	5					4	4	5	4	2	0.50	1.5	3.00	3.05%
	护患沟通有效	所属社区医院可提供基本的敷料										1	3	5	4	4	4	5	1.00	1.5	7.50	7.61%
														5	5	5	5	1	0.20	1.5	1.50	1.52%
质量特性重要度			0.56	0.59	0.67	0.30	0.37	0.37	0.56	0.64	0.50	0.51	0.65 0.80 0.36									

辅导员问与答

Q：如何搭建质量屋？

A：质量屋可以让我们对"what's"及"产品制造者或服务提供者如何满足顾客需求"一目了然，将顾客期望品质（多数情况下被描述为顾客需求、质量需求或者简单的说成是"是什么"）与各种各样的含义（所谓的服务元素或者"hows"）联系在一起。质量屋是驱动整个质量功能展开过程的核心，它是一个形象直观的二维矩阵展开图，一般由 6 个不同部分组成，分别为：①左墙——顾客需求，通常可用亲和图和树图表示。不同产品顾客需求不尽相同，作为质量功能展开研究的原始输入，其准确识别至关重要。为了能准确获取并有效转换顾客需求，首先就要对顾客需求进行分析。但是大多数顾客的原始需求可能是模糊的或者是通常个性化的，甚至有些需求是相互对立的。②天花板——矩阵技术需求，主要包含质量特性或者技术措施，是我们用来满足顾客需求的手段，质量特性也因产品不同而有差异，质量特性必须用标准化的表述。QFD 中是利用顾客需求来产生质量特性的。③房间——相互关系矩阵。用来表述顾客需求和质量需求之间的关系，是最重要的组成部分。这部分描述的是需求元素与指标之间的关联强度，它们之间存在 4 种关联强度，即强相关、中等相关、弱相关和不相关。④屋顶——hows 相互关系矩阵，它表示技术需求矩阵内各项目的关联关系。⑤右墙——评价矩阵，它包含市场竞争性评估、企业产品评价、竞争对手产品评价、改进后产品评价。⑥地下室——hows 输出项矩阵（技术需求重要度、技术竞争性评估、目标值），通过定性和定量的分析计算，得出 hows 项，完成"需求什么"到"怎样去做"的转换。

3. 质量设计　针对各项质量特性与竞争对手医院的数据进行比较分析，设定最适合本院水平的质量设计目标值。表 8 - 71 中对关键指标进行调查，对非关键指标采用五级打分制进行描述，最终设定质量特性设计目标值。

表 8-71　"安馨圈"需求相对权重及排序

患者需求			质量特性								
			重要度	竞争性评估			计划目标			权重		排序
第一层	第二层	第三层		本医院(近况水平)	A 医院	B 医院	计划质量	水平提高率	魅力值	绝对重要度	相对重要度	
专业内容	压力性损伤的处置	掌握处理伤口的知识	4	4	5	4	4	1	1	4	5.93%	11
		掌握处理伤口的技能	5	4	5	4	5	1	1	5	7.41%	6
		掌握未发生时的预防方法	5	4	5	4	5	1	1	5	7.41%	6
	健康教育	护士能上门服务	4	4	5	4	5	1.25	1.5	7.5	11.11%	1
		资料方便获得	3	4	5	5	4	1.33	1.2	4.8	7.11%	8
人文照护	照护者/患者依从性	家里有固定的人照顾患者	3	5	5	5	3	1	1.2	3.6	5.33%	13
		照护人有责任心	3	5	4	3	4	1.33	1	4	5.93%	11
		得到亲友的陪伴	4	4	3	5	4	1	1.2	4.8	7.11%	8
	沟通	能随时向医护人员咨询问题	3	4	5	5	5	1.67	1.2	6	8.89%	2
		能和家里有相同疾病的人商量和讨论	3	3	4	3	4	1.33	1.2	4.8	7.11%	8
医疗资源	社区/上级医院医疗资源的获取	看诊便利	5	4	4	5	5	1	1.2	6	8.89%	2
		能送药上门	4	3	4	4	4	1	1.5	6	8.89%	2
		在附近社区医院也能得到和大医院专家一样的指导	4	3	4	4	4	1	1.5	6	8.89%	2
质量特性重要度			5	5	5	5	1	0.20	1.5	1.50	1.52%	/

4. 瓶颈分析　根据医院的实际情况，圈组成员对质量特性按重要度与难度（按 1～10 分评判）进行整理分析（表 8−72），确定攻坚点各个分区。

表 8−72　"安馨圈"质量特性重要度与难度值分析表

序号	质量特性	质量特性重要度	难度值
1	压力性损伤照护知识掌握率	0.56	8
2	压力性损伤照护技能掌握率	0.59	6
3	压力性损伤预防方法知晓率	0.67	4
4	上门访视数	0.30	9
5	疾病资料获取渠道数	0.37	3
6	固定陪护数	0.37	8
7	照护人依从率	0.56	7
8	亲友陪伴时数	0.64	4
9	伤口治疗师在线服务满意率	0.50	4
10	病友联谊活动参与率	0.51	5
11	医联体转介患者数	0.65	6
12	上门指导与访视次数	0.80	9
13	提供指导医院就诊数	0.36	8

5. 提出创新方案　根据瓶颈分析图，风险区的质量特性有：上门访视数、固定陪护数、伤口治疗师服务满意率，3 个质量特性通过伤口治疗师提供上门服务、随时解答咨询问题、家里有固定的人照顾患者来实现；安全区的质量特性有：疾病资料获取渠道数，此项质量特性通过提供方便获得的资料来实现；快赢区的质量特性有：压力性损伤预防方法知晓率、亲友陪伴时数、提供指导医院就诊数，这 3 个质量特性通过掌握未发生时的预防方法、亲友陪伴、得到医护亲自指导来实现。

综合以上，提出了我们的"云照护"模式（图 8−20）：基于浦医互联网医院的平台，医联体、伤口治疗师、患者和患者照护者在云科普、云转介及云沟通中建立连接。兼顾知识技能，联通线下线上，服务优质高效，构成 1～2 期社区压力性损伤患者云照护模式。

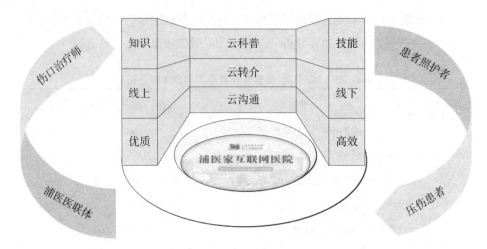

图 8‑20　1—2 期社区压力性损伤患者"云照护"模式图

(四) 质量优化与最佳选择

针对攻坚点,用 FMEA 方法进行失效模式与效应分析,计算其 RPN 值,确定控制措施 (表 8‑73)。

辅导员问与答

Q:在 QFD 中,使用 FMEA 方法进行失效模式与效应分析有何意义?

A:QFD 和 FMEA 联合模型在需求确定、产品开发设计及质量提升等方面用途广泛,在医疗卫生领域也因其前瞻的性质显示出很强的适用性。FEMA 主要分为以下 5 个部分:确定失效模式、进行失效原因分析、进行失效影响分析、进行危害度分析,并在最后提出改进措施建议。这 5 个部分形成了一个密切联系的整体。通过 FMEA 方法的介入,能够在方策拟定之初,就对可能引起系统失效的模式进行分析,然后有针对性地采取预防措施,进一步克服 QFD 技术的缺陷。二者的联合以 QFD 为导向,获取患者的关键需求,并以 FMEA 为指导,对可能产生的失效模式及潜在风险进行预测,对于后续提高方案可行性具有现实意义。

表8-73　"安馨圈"FMEA及控制措施

要求	潜在失效模式	潜在失效后果	严重度S	失效原因	发生率O	预防控制方法	可检测度D	风险顺序系数RPN	建议措施	责任人	严重度S	发生率O	可检测度D	风险顺序系数RPN
压力性损伤的处置能力	照护者压力性损伤处理知识不合格	落实错误的处理方式	7	照护者个人文化水平及理解、记忆能力	5	纳入合适的照护者	2	70	选择相对年轻、文化程度较高的照护者	A	7	5	2	70
				未采用合适的宣教方法	9	对照护者实施个体化教育方法	4	252	评估照护者,选择多种途径的宣教方式,如文字、视频、单页、图片等	B	7	2	4	56
				未对照护者进行掌握程度的评估及反馈	9	对照护者进行理论考核	4	252	采用自制问卷对照护者进行理论知识考核,并针对不足予以强化	C		3	4	84
	照护者压力性损伤技能掌握不合格	无法完成伤口的居家照护	9	照护者个人文化水平及理解、记忆能力不足	5	增加、合理分配人员	4	180	选择相对年轻、文化程度较高的照护者	D	9	3	4	108
				未对照护者进行掌握程度的评估及反馈	5	增加设备	3	75	对照护者进行操作技能考核,并针对不足予以强化	E		2	3	54
	家庭环境、设施、物品不完备	无法完成伤口的居家照护	6	无法获取需要的药物	7	告知配药途径	8	366	使用互联网医院配送药物;门诊自助配药时,提供便利	F	6	3	4	72
				不了解家用相关器材	3	普及器材知识	5	90	在门户网站上传相关内容介绍	G		3	5	90

续　表

要求	潜在失效模式	潜在失效后果	严重度S	失效原因	发生率O	预防控制方法	可检测度D	风险顺序系数RPN	建议措施	责任人	严重度S	发生率O	可检测度D	风险顺序系数RPN
健康教育	照护人依从性不足	照护中断	7	个人/家庭原因无法继续照护	5	纳入合适的照护者	2	70	充分告知	C	7	5	2	70
				照护人重视程度不足	6	提供必要的协助	5	210	针对具体困难给予解决方案的建议	D		3	5	105
					7	提高照护人对压力损伤性的认知	3	147	告知照护人除发病之外需关注的照护重点	G		3	3	63
				频繁更换照护人	8	提前告知	2	112	在培训照护人时同步培训后备替换人员	H		6	2	84
				患者不配合	5	充分告知	7	245	更新理念、邀请家属参与	I		2	7	98
		患者压力性损伤加重	5	照护人未落实照护措施	5	充分告知	5	125	给予照护人培训	J	5	3	5	75
			5	照护人落实了错误的照护措施	5	告知正确的照护措施	4	100	对照护措施中的错误予以纠正	K	5	2	4	40

续　表

要求	潜在失效模式	潜在失效后果	严重度 S	失效原因	发生率 O	预防控制方法	可检测度 D	风险顺序系数 RPN	建议措施	责任人	严重度 S	发生率 O	可检测度 D	风险顺序系数 RPN
服务特色	患者未及时得到二、三级医院的治疗	压力性损伤加重	4	社区未建立患者线上转介机制	2	建立相关规章制度	4	32	建立"护理联盟"、医联体患者转介机制/流程	A	4	2	4	32
			6	转介不及时	2	建立相关规章制度	4	48	建立"护理联盟"、医联体患者转介机制/流程	A	6	2	4	48
		患者对医护人员满意度下降	6	社区医院缺乏所需药物	3	提供配药便利	5	90	医联体访视时提供送药上门服务	B	6	3	5	90
			4	咨询问题未得到及时应答	7	及时为患者解答疑惑	1	28	建立解答咨询服务流程	C	4	7	1	28
			5	人员不充足	4	伤口师合理排班	3	60	优化伤口造口康复中心排班	L	5	4	3	60
			4	服务意识不强	5	满意度测评	4	80	满意度测评,将测评结果纳入考核	M	4	5	4	80

续　表

要求	潜在失效模式	潜在失效后果	严重度 S	失效原因	发生率 O	预防控制方法	可检测度 D	风险顺序系数 RPN	建议措施	责任人	严重度 S	发生率 O	可检测度 D	风险顺序系数 RPN
	照护者未得到及时的咨询应答	压力性损伤加重	4	照护人照护过程中遇到问题未得到解答	5	落实伤口师首问负责制	5	100	将伤口师应答数纳入考核	A	4	5	5	100
			9	照护人提出问题后，伤口师延迟回复	2	对线上提问每日清零	6	108	修订伤口治疗师岗位职责	H	9	2	6	108
		患者流失	5	伤口师提出的指导不适用	4	对伤口师进行指导培训	5	100	针对伤口治疗师举办服务培训	C	5	4	5	100
			4	患者及照护人未得到满意的回应	6	提高伤口师的回复质量	3	72	针对具体困难给予解决方案的建议	F	4	6	3	72
			4	患者及照护人不再信任我院伤口师	5	为患者及照护人提供优质的帮助	4	80	修订伤口治疗师岗位职责	H	4	5	4	80

（五）质量传递与方策实现

根据 FMEA 分析结果，进一步明确措施并落实。

1. 方策群组一　兼顾知识、技能水平，开展多形式"云科普"。

改善前照护人无法完成伤口的居家照护；照护者压力性损伤技能掌握不合格；照护人落实错误的照护措施；对压力性损伤造成的危害了解不足、照护重视不足。通过举办云科普讲座，共享优质学习资源；教育前知识、技能水平评估；教育后考核；预防先行，注重风险评价、指导高风险患者"预警护理"；制作科普视频，开展云端培训；治愈病案推送，增强康复信心等对策的实施，我们修订了压力性损伤相关制度中，患者健康教育的内容。

对策实施后，照护者对压力性损伤照护知识知晓率由原来的 36.80％ 提升至 80.17％；照护者的压力性损伤照护技能掌握率由改善前的 42.70％ 提升至 94.30％。

2. 方策群组二　联合线上、线下，实行社区患者"云转介"。

改善前有部分照护者无法坚持为患者的伤口进行照护；患者需频繁前往门诊换药；照护者门诊代配药频繁；医联体线下转介患者数多，占用有限的医疗资源；成立"护理联盟"，制订"社区医院压力性损伤患者转介流程"；衔接期护士上门指导，陪护者来院学习；使用远程机器人入户培训；推广使用"药物一键自主配送"系统；联合药剂科，完成"使用互联网医院药物配送流程"的制订等对策的实施。发布公众号推文共计 6 篇，病案分享 12 项。

对策实施后，照护人对压力性损伤照护的依从率从 10.10％ 上升至 62.40％；医联体社区线下将压力性损伤患者转诊至我院就诊的患者数从 80 位/年下降为 55 位/年，同比下降约 31.25％；转诊至互联网医院线上就诊的患者数从 36 位/年上升至 65 位/年，同比提升约 80.56％。

3. 方策群组三　优化在线服务，建立高质量医患"云沟通"。

改善前线上伤口治疗师非每日排班；线上沟通缺乏技巧；线上沟通人文情感交流较少。通过建立患者追踪档案，帮助家庭选择合适的照护者；专人记录、跟进、抽查掌握情况；伤口治疗师接受沟通技巧专项培训；互联网医院线上值守答疑；鼓励留言点评，留下服务建议等对策的实施，我们将伤口治疗师该部分工作纳入"伤口造口康复中心护士岗位说明书"。

对策实施后，伤口治疗师在线服务满意度为 99.05％，比改善前 62.13％ 上升了 36.92%。

(六) 效果确认

1. **有形成果** 改善前、后，压力性损伤照护知识知晓目标达成率为 130.63%，进步率为 1.18%；压力性损伤照护技能掌握率为 138.34%，进步率为 1.21%；照护人依从目标达成率为 131.08%，进步率为 5.18%；医联体线下转介患者数线上转介目标达成率 114.29%，线下转介目标达成 83.33%；线上转介进步率为 80.56%，线下转介进步率为 31.25%。伤口治疗师在线服务满意度目标达成率为 105.88%，进步率为 59.42%。

2. **无形成果** 从雷达图（图 8-21）可以看出，通过品管圈活动开展，圈员的各项能力均有所提升。

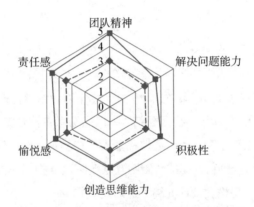

图 8-21 "安馨圈"活动前后无形成果雷达图
注:-◆-改善前平均值;-■-改善后平均值。

3. **附加效益**

（1）从卫生经济学角度来说，基于免费医疗指导的云照护模式，为患者缩短了痊愈的时间，平均痊愈天数由原来的 18.8 天下降至 14.8 天。因此，来院就诊的次数也同步减少。按照改善前患者的痊愈天数计算，一般伤口换药频率为 2~3 天 1 次，病程中的换药次数约为 6 次，将挂号费、诊疗费、车马费等纳入计算，可为该类患者平均每人节约医疗支出约 420 元。能在一定程度上为患者减少了经济负担，同时达到节约医院医疗资源的目的。

（2）专利认证:①一种病床床单边角固定装置——组员 A;②一种可弯曲伤

口探测仪——组员 B；③一种换药吸引装置——组员 C。

（3）论文发表：①《基于远程医疗技术的护理干预在社区压力性损伤患者中的应用效果临床医学研究与实践》；②中华护理学会"造口伤口失禁学术交流会"本圈圈员 2 篇论文入选"大会优秀论文"。

（4）课题申报：基于三维质量结构模式的护理专科门诊质量评价指标体系构建与应用研究。

（5）人才培养：1 名 ICW 国际伤口治疗师毕业。

（6）项目推广：①参选浦东医院优质服务品牌，将本圈项目进行汇报；②接收来自"护理联盟"社区医院 26 名护士来中心进修，助力 4 家社区开设伤口门诊。

（七）标准化

1. 修订护理制度 修订"压力性损伤管理制度""压力性损伤诊疗和护理规范"。

2. 修订岗位说明书 修订"伤口造口康复中心护士岗位职责""伤口造口康复中心护师岗位职责""伤口造口康复中心主管护师岗位职责"。

辅导员问与答

Q：为什么我们需要将成果标准化？

A：为了使员工工作时有切实可参照的行为标准，在活动结束后，院方相关部门应配合制订或持续修订管理制度，为医疗服务的工作人员提供参考。例如，制订岗位职责能在一定程度上让员工非常清楚自己的工作职责，这也大大减小了员工工作出错的几率，变相提高了患者对本医院医务人员的信赖程度和对医院的满意度。实行诊疗和护理规范能让员工明确自己在工作各个环节的操作规程，有助于提升工作的准确性和效率。我们所提到的这些制度和措施有些是医疗机构沿用已久的，有些则是暂时尚未制订或实行的，在品管圈开展的过程中，应结合顾客对本机构的需求重要度及自身的薄弱环节来找出重点对策，查缺补漏，认真制订并严格执行各项规章制度。

（八）检讨与改进

小组将针对此次活动中发现的问题，进行持续质量改进：

（1）在互联网医院复诊配药流程中，新型伤口敷料尚未纳入配送药品目录，目前正与药剂科、信息科、医联部等积极协调中，以期尽快上线。

（2）在本次活动过程中，由于受到新冠疫情影响，无法组织已康复的患者及照护者与现患病友及家属进行线下互动、开展同伴教育，未对该项活动改为线上进行的效果进行探讨。

三、院长点评

（一）案例总评

该课题为 QFD 创新型品管圈。该小组在当时新冠疫情的大环境下，针对社区 1～2 期的压力性损伤的患者，开展以"线下"为主的护理模式存在不足。该阶段的压力性损伤照护难度不高，预后良好，但若恶化，其进展快、病程长、治疗费用高，将给家庭增加照护负担。小组成员按照 QFD 创新型品管圈八大步骤，使用情景展开法 1～2 期的压力性损伤患者及相关方人员开展访谈，通过对访谈内容进行梳理，将原始的数据转换成质量需求，进行深度挖掘及层次化，构建具有魅力质量亮点的"1～2 期社区压力性损伤患者云照护模式"，兼顾知识技能，联通线下线上，服务优质高效，且后续效果巩固良好，可见本次改善活动有明显成效。

（二）过程讲评

（1）本品管圈按照主题选定、质量规划与课题明确化、质量设计与方策拟定、质量优化与最佳选择、质量传递与方策实施、效果确认、标准化几个步骤开展活动。圈员们头脑风暴提出了目前亟待解决的问题，如提高护理安全事件上报质量合格率、提高新护士 PDA 使用正确率等，主题评价得分最高的题目为本期主题。通过 QC story 判定课题范围及系统创新实现路径、方法为 QFD 创新型品管圈。项目按照 QFD 模型各步骤开展，并拟定活动计划书。

（2）在质量规划与课题明确化阶段，首先圈员们走访社区，对 1～2 期的压力性损伤的患者及相关人员如社区医院的护士、患者的照护者等人员进行访谈，梳理访谈内容，挖掘需求 64 条，将原始的数据转换成质量需求，得到服务质量需求 13 条,通过开展情景分析,得出这些需求主要分布在知识操作、居家照护、医院就诊、获取帮助 4 个场景中。选择有代表性的两家医院进行对比,通过对医院的走访交流、和患者的问卷调研,运用李克特法进行评估,对我院和其他医院的质量水平进行评价,结合我院自身能力进行目标设定,计算出水平提高率。针对所有需求项,圈成员开展内部评审,结合访谈调研结果,运用卡诺模型进行评估,根据需求的重要度、水平提高率和魅力值,得到 4 项基本质量需求、5 项一维质量需求及 3 项魅力质量需求。使用质量屋对需求质量与质量特性关系进行评估赋分,构建患者需求——质量特征 HOQ。对各项质量特性进行重要度和难度评判,开展瓶颈分析,提出针对性的创新方案——基于浦医互联网医院的平台,医联体、伤口治疗师、患者和患者照护者在云科普、云转介及云沟通中建立连接,兼顾知识技能,联通线下线上,服务优质高效,构成 1～2 期社区压力性损伤患者云照护模式。

(3)效果确认阶段,对照衡量指标,比对有形成果,将改善前与目标值、改善后数据相比较,并计算目标达成率、进步率;圈员对无形成果进行评估,对解决问题能力、个人素质修养、品管手法掌握程度、协调沟通能力、团结合作能力等作出评估,并与活动前的评估作比较,确认对策实施有效。最后进入标准化阶段,完成制度、岗位说明书等的修订,使工作机制更为完善。

(4)总结展望:回顾整个项目中的各个步骤,本圈是首次开展 QFD 创新型品管圈项目,各项工具的使用手法略显生涩,总结不足,也在项目开展过程中不断探索主题本身尚存的待解决问题,确定今后努力方向。圈员对于下一步选题的确定再次开展头脑风暴,确定下期活动主题为"提高互联网医院伤口敷料配送及时率"。

(三)案例特点与改进建议

1. **主要特点**　该项目对于特定的患者人群具有积极的意义,在选题上具有创新性,亦符合当下的形势,具有应用性。QC STORY 判定准确,提出的课题明确化,结构完整、层次分明、逻辑清晰,模式构建符合规范,活动计划进度设计合理,攻坚点发掘较准确。项目构建的各步骤具有科学性,图表应用规范。各方策群组实施规范有效,效果确认规范,达到了预期的有形成果,呈现的无形成果规范客观,标准化文件符合规范,各项工作的开展具有较强的逻辑性。

2. **改进机会**　选题符合当下政策对于"互联网 +"的推进,该项目在实施过程中遇到的主要阻力来自老年人对于互联网技术的应用难度大。无论是硬件设备还是涉及人员的学习能力、接受能力上，都具有较大的差异性。在项目开展前期，未对此情况深度分析，导致在方策实施阶段，圈员及医联体医务人员花费大量精力指导患者及照护者使用智能手机及互联网医院的各项功能，在随访中，能使用视频形式参与的患者数少于预期。

虽然在项目构建前期，我们进行了 FMEA 分析，一定程度上规避了一些措施失效的风险，但还是欠缺深入的研究，对于 FMEA 分析方法的运用停留于较为片面的层次。

（辅导员：潘秀红；编写：唐晓雯；圈组成员：瞿海红、周花仙、瞿如意、李婷婷）

后 记

那是在 2009 年的一个初夏，也许是成熟思考后的一次偶然，余波院长指令新成立的质控办，以"医疗质量万里行"活动为契机，在医院首次发起 QC 小组活动。彼时，国家新一轮医改正全面启动。

QC 小组从 2009 年蹒跚起步，至 2014 年药剂科"甜甜圈"获得了首个全国医院品管圈大赛一等奖，历经了 5 年。这 5 年时间，医院多次分批派出一线员工走访全国各地、世界各地，从求知、探索，到思考、实践，由最基础的一线员工开启全面质量管理之旅。

或许正是品管圈推进的加持，医院管理理念、管理思维，员工的管理意识、管理知识在不经意之中发生了翻天覆地的变化，"全员、全过程、全方位"的全面质量管理开始沉淀，由一线参与的品管圈活动从医疗、到医技、到护理、到行政、到后勤，从单纯地提高医疗护理质量扩展到医院管理的各个方面。圈员、圈长、辅导员、品管师、护士长、中层干部、医院院长，均成为了小小品管圈中的一员。不知不觉中，品管圈成为了医院管理人才培养与挖掘的摇篮。

2015 年，浦东医院高分通过国际质量与安全管理标准体系认证。在质量改进与患者安全（QPS）标准严格评审中，品管圈相关的 86 个质量改进项目接受现场质量与安全追踪及访谈，评审委员一致给出了满分。医院收获了来自于一线员工征集的"以人为本、质量至上、知行合一、持续改进"十六字箴言，也成就了来源于实践的医院管理制度、流程，形成了制度管理体系。这一年，医务部的"救生圈"在全国医院品管圈大赛中获得一等奖。

总体上，品管圈在医院层面，甚至是在全球层面的共识是它的主要功能为保障安全、提升质量、改善服务、控制成本。有了品管圈作为全面质量管理的基础，大家对医院质量管理的理解也越来越通透，品管之路似乎也走得越来越得心应手。2016 年，全国医院品管圈大赛推出了首个课题研究型品管圈专场，在与诸多高水平医院的角逐中，跨科室、跨部门、跨医院的"常维康圈"获得首个课题研究品管圈一等奖，质量管理工具应用正式从问题解决型跨向更为复杂的课题研究型。

2017 年是全国医院品管圈大赛五周年，药剂科"钥匙圈"再获问题解决型品管圈一等奖。这一年评委给全体参赛队员都进行了颁奖，队员们上上下下，无一疏漏，品管圈参赛队员也第一次体会了一把赛场上的胜败荣辱，激发了不服输的斗志。正是这一年，浦东医院首次派出了 2 支参赛队伍，"6S"管理、HFMEA 管理首现品管圈赛场，品管圈活动开始向多维管理工具应用转换。

PDCA "大环保小环，小环推大环"。2018 年从品管圈的小循环推动管理大循环，浦东医院成为浦东新区首家获得区长质量奖的医疗机构，并获得上海市质量管理奖，以战略管理为标志的 GB/T 19580 卓越绩效管理体系也正式通过评审。这一年，全国医院品管圈赛场新推出急诊专场，急诊护理团队以"speed（快速诊治）、simple（方便和快捷服务）、specialty（专业）、safe（安全）"为标志的"4S"精灵圈在首次急诊专场获得一等奖。

2019 年是等级医院评审年，质量管理工具应用已深度融入医院日常管理，平衡计分卡经过信息化考核系统应用已日趋成熟，历经十年摸索打造了战略管理体系，"公立医院基于 BSC 的战略体系构建与实施"在全国医院品管圈大赛首次的平衡计分卡专场首次亮相，获平衡计分卡专场一等奖。

2020 年全国人民众志成城，品管圈构成疫情防控防火墙，作为上海市入境人员疫情防控主战场，"感控圈"活动主题"提高境外旅客医学观察隔离区员工感控预防措施达标率"首次参赛疫情防控专场。这一年，"BSC - QCC"双循环战略管理模式获得了上海市医院管理创新奖，人民网公立医院高质量发展典型案例。

2021 年品管圈联盟在上海市浦东医院新组建成立 HFMEA&RCA 专业委员会，全国医院品管圈大赛也在疫情防控模式下恢复了现场比赛，比赛以现场线上直播方式展开，参赛者观摩者更多，竞赛要求更加严格规范，浦东医院派出 6 支参赛队获得 4 项一等奖，在 HFMEA&RCA 专场获得首次首场比赛一等奖。

时间推进到了 2022 年，正值上海市浦东医院建院 90 周年，全国医院品管圈大赛举办至第十届，从质量发展过程看医院品管圈活动，是一个星星之火可以燎原的过程。然而这一年，新冠疫情也在上海突然爆发。战疫中，医院品管圈团队与山西、河南、江苏援沪团队不期而遇：在 ICU 病房一起借鉴"6S"管理经验、一起研究老年人营养管理、一起探索俯卧位通气，无一不在疫情防控的管理现场开花结果，取得良好成效。

　　此时，我们在想，用历年来圈长的感悟、辅导员的体验、专家的点评来推出这样一本由上海市浦东医院品管圈团队集体创作的获奖专辑《QCC 一案例一方法：医院品管圈大赛获奖案例辅导与点评》是一件多么有意义的事！通过质量改进工具的运用，一线的员工变成了管理者，从"你要我做"，转化为"我主动做"，凝聚人心、形成合力，这应该是一个很大的医疗质量安全行业理念与管理文化的变革。

　　最后，感谢时刻关心着、关爱着、关注着上海市浦东医院成长的学者、老师，感谢一直指导、支持、帮助品管圈等质量改进工具应用的各级部门、各位同道，谨以此书献给大家！愿此书能帮助圈员、圈友解疑答惑，在共同学习中不断成长，并传播医院品管圈理念，坚定不移推动高质量发展。

　　后续也期待我们能尽快将《医院多维工具一案例一方法：医院品管圈大赛获奖案例辅导与点评》出版。

图书在版编目（CIP）数据

QCC 一案例一方法：医院品管圈大赛获奖案例辅导与点评/余波,曾艺鹏主编.—上海：复旦大学出版社，2024.4
（医院管理实操系列）
ISBN 978-7-309-17109-9

Ⅰ.①Q… Ⅱ.①余… ②曾… Ⅲ.①医院-管理-研究-中国 Ⅳ.①R197.32

中国国家版本馆 CIP 数据核字（2023）第 234418 号

QCC 一案例一方法：医院品管圈大赛获奖案例辅导与点评
余　波　曾艺鹏　主编
责任编辑/刘　冉

复旦大学出版社有限公司出版发行
上海市国权路 579 号　邮编：200433
网址：fupnet@ fudanpress.com　http://www. fudanpress.com
门市零售：86-21-65102580　　团体订购：86-21-65104505
出版部电话：86-21-65642845
上海盛通时代印刷有限公司

开本 787 毫米×1092 毫米　1/16　印张 35.5　字数 596 千字
2024 年 4 月第 1 版
2024 年 4 月第 1 版第 1 次印刷

ISBN 978-7-309-17109-9/R·2063
定价：78.00 元